Hebammen-Lehrbuch.

Herausgegeben im Auftrage

des Preußischen Ministers für Volkswohlfahrt.

Mit zahlreichen Abbildungen im Text.

Ausgabe 1920.

Berlin.
Verlag von Julius Springer.
1920.

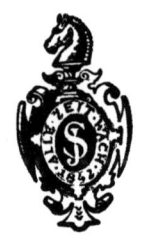

ISBN 978-3-642-90161-4   ISBN 978-3-642-92018-9 (eBook)
DOI 10.1007/978-3-642-92018-9
Softcover reprint of the hardcover 1st edition 1920

Vorwort zur Ausgabe 1912.

Die im Jahre 1905 erschienene 2. Auflage des Hebammenlehrbuches 1904 war Anfang 1912 so weit vergriffen, daß sich die Herausgabe einer neuen Auflage für spätestens Ende des Jahres 1912 als notwendig erwies. Mit Rücksicht auf die seit Erscheinen der letzten Auflage gesammelten Erfahrungen und die lautgewordenen Wünsche, betreffend Abänderung des Hebammenlehrbuches, berief der Herr Minister des Innern eine aus Mitgliedern der Medizinalabteilung des Ministeriums, Universitätsprofessoren, Direktoren von Provinzial-Hebammenlehranstalten und Medizinalbeamten zusammengesetzte Kommission, die im Februar 1912 über die wichtigsten der Abänderungsvorschläge eingehend beriet. Eine Anzahl der hierbei beschlossenen Änderungen wurde darauf, namentlich soweit es sich um die Umarbeitung verschiedener Abschnitte des Lehrbuches handelte, von einzelnen Mitgliedern der genannten Kommission und einigen anderen Fachmännern im Wortlaut entworfen und von einer aus drei Mitgliedern bestehenden engeren Redaktionskommission nachgeprüft. Mehrere besonders wichtige Fragen wurden auch von der dazu gehörten Wissenschaftlichen Deputation für das Medizinalwesen begutachtet. Schließlich wurde der endgültige Wortlaut aller Abänderungen nach einheitlichen Gesichtspunkten in der Medizinalabteilung des Ministeriums festgestellt.

Maßgebend bei der Neubearbeitung des Buches war der Grundsatz, sachliche Änderungen nur, soweit dies nach den neuesten Fortschritten der geburtshilflichen Wissenschaft und der beim Hebammenunterricht gesammelten Erfahrungen nötig schien, Änderungen des Wortlautes aber nur zu dem Zwecke vorzunehmen, dem Verständnis und Auffassungsvermögen der Hebammen mehr entgegenzukommen. Immerhin ist die Anzahl der Änderungen recht erheblich geworden. Im übrigen ist der Grundcharakter des Lehrbuches derselbe geblieben, namentlich die Einteilung des

Buches mit geringen Abweichungen beibehalten, auch Anzahl und Nummer der einzelnen Paragraphen nicht geändert worden.

Abgesehen von zahlreichen, mehr oder minder wichtigen Änderungen einzelner Worte, Satzwendungen und Paragraphen sind hauptsächlich die Abschnitte über die Knochenlehre, allgemeine Krankheitslehre, Gebärmutterkrebs, Wundheilung, Wundkrankheit und Desinfektion, geburtshilfliche Untersuchung, Pflege des Kindes, Kindbettfieber usw. einer zum Teil wesentlichen Umarbeitung unterzogen worden. Die wichtigste Änderung ist die des bisherigen Desinfektionsverfahrens. Die Desinfektion mit Sublimat ist mit Rücksicht auf die ernsten Bedenken, die sich im Laufe der Zeit gegen ihre Anwendung durch die Hebammen ergeben hatten, ganz aufgegeben worden. An ihrer Stelle ist unter Beseitigung der aus mehrfachen Gründen unzweckmäßig erscheinenden Trennung in einfache und verschärfte Desinfektion die Verpflichtung der Hebammen zu der in allen Fällen anzuwendenden Alkohol-Kresolseifen-Desinfektion eingeführt worden; dabei ist aber den Hebammen, auch auf Grund des zustimmenden Gutachtens der Wissenschaftlichen Deputation für das Medizinalwesen, zur möglichsten Kostenersparnis für die Ausführung der Alkoholwaschung die Anwendung des gewöhnlichen billigeren Brennspiritus gestattet worden.

Von den bisherigen Figuren sind einige, die unbrauchbar und entbehrlich erschienen, ganz aufgegeben, andere durch bessere Figuren ersetzt worden; einige Paragraphen, die der dringend notwendigen figürlichen Darstellung bisher entbehrten, sind gleichfalls mit Figuren versehen worden.

Die vorgeschriebene Ausrüstung der Hebammentasche ist durch Aufgabe oder Änderung einiger bisheriger und Hinzufügung mehrerer neuer Gegenstände entsprechend abgeändert worden.

Ein Fremdwörterverzeichnis enthaltend eine Erklärung der wichtigsten, im Hebammenunterricht vorkommenden Fremdworte ist am Schluß des Buches neu angefügt, das Register der Neubearbeitung entsprechend gestaltet, im übrigen auch noch zur Erleichterung der Übersicht über den Lehrstoff des Buches die Einrichtung getroffen worden, daß der Inhalt fast jedes Paragraphen, abgesehen von denen mit besonderer Überschrift, an den einzelnen Seiten des Buches durch Stichworte an einer oder mehreren Stellen besonders bezeichnet worden ist.

Auch das von der Hebamme zu führende Tagebuch und die dazu gegebene Anweisung haben einige Abänderungen und Zusätze erfahren. Schließlich ist auch die im Anhang befindliche Dienstanweisung für die Hebammen in einzelnen, nicht unwesentlichen Punkten geändert oder ergänzt worden.

Eine Einschränkung der Operationsbefugnis der Hebammen, wie sie von mehreren Seiten vorgeschlagen worden war, ist nicht vorgenommen, sie ist sogar durch die im § 427 neu eingeführte Befugnis zum Herunterholen eines Fußes zur Blutstillung bei unvollständig vorliegendem Mutterkuchen in geringem Grade erweitert worden. Dagegen ist auf die dringend nötige weitere Einschränkung der inneren Untersuchung der Schwangeren und Gebärenden an verschiedenen Stellen des Buches mit noch größerem Nachdruck als in der alten Auflage hingewiesen worden.

Die vielfachen Änderungen des Lehrbuches und der Dienstanweisung machen es notwendig, daß sich alle Hebammen die neue Auflage des Lehrbuches beschaffen und baldigst mit dem Inhalt desselben eingehend vertraut machen.

Vorwort zur 2. Ausgabe 1912.

(Erschienen im Jahre 1918.)

Da die im Jahre 1912 herausgegebene, in vielen wichtigen Einzelpunkten abgeänderte, hinsichtlich mehrerer Abschnitte aber völlig umgearbeitete 3. Auflage der Ausgabe 1904 des Hebammenlehrbuchs im Herbst 1917 nahezu vergriffen war, war es notwendig, noch während des Krieges eine neue Auflage des Buches erscheinen zu lassen. Die in der Medizinalabteilung des Ministeriums des Innern erfolgte Prüfung der Frage, ob mit Rücksicht auf inzwischen laut gewordene Wünsche grundlegende Veränderungen des Hebammenlehrbuchs vorzunehmen wären, führte zu dem Ergebnis, daß aus mehrfachen Gründen, insbesondere im Hinblick auf den seit Erscheinen der letzten Auflage verflossenen kurzen Zeitraum von einschneidenden Änderungen des Lehrbuches, die für die Hebammen das Erlernen vielfacher neuer Vorschriften notwendig machen würden, Abstand zu nehmen sei. Dies erschien auch um deswillen empfehlenswert, weil die Neuauflage infolge der durch den Krieg bedingten Knappheit an Papier auf eine weit geringere Zahl von Büchern als bei der Auflage des Jahres 1912 beschränkt und deshalb schon jetzt mit der Notwendigkeit einer weiteren Neuauflage im Laufe der nächsten Jahre gerechnet werden mußte; es dürfte daher zweckmäßig sein, die Vornahme etwa notwendiger einschneidender Änderungen des Buches mindestens bis zur nächsten Neuauflage zu verschieben.

Trotz alledem war es aber, auch nach dem Gutachten verschiedener Leiter von Hebammenlehranstalten, erforderlich, wenigstens eine Reihe von Druckfehlern, Unklarheiten im Ausdruck und Unstimmigkeiten im Texte des Buches, die sich in den letzten Jahren im Hebammenunterricht als störend erwiesen hatten, in der Neuauflage zu beseitigen und bei dieser Gelegenheit auch verschiedene sachliche Verbesserungen einzelner Paragraphen vorzunehmen, die von den Sachverständigen als notwendig bezeichnet wurden, die aber keine einschneidenden Veränderungen des Lehrstoffes bedeuteten. Von diesen aus sachlichen Gründen erfolgten Abänderungen mögen nur folgende erwähnt sein:

Die Bedeutung sorgfältiger Reinigung bzw. Desinfektion der Hände, der Instrumente usw. wurde an verschiedenen Stellen noch stärker betont als bisher, beispielsweise dadurch, daß die Worte „saubere Hände" mehrfach durch „desinfizierte Hände", die Worte „reine Watte" durch „sterile Watte" ersetzt wurden. oder daß anstatt einer 1%igen Kresolseifenlösung die vorgeschriebene 1½%ige eingesetzt wurde, was unter anderem im § 114 des Lehrbuches für das Auskochen der Instrumente erforderlich schien.

In dem die Durchmesser des kindlichen Kopfes behandelnden § 131 wurde der bisher unter Ziff. 4 aufgeführte schräge Durchmesser als großer schräger Durchmesser bezeichnet und unter einer neuen Ziffer 5 der kleine schräge Durchmesser eingefügt; demgemäß wurde Fig. 30 entsprechend ergänzt.

Im § 194 wurde in der Übersicht über die Gerätschaften der Hebamme unter Ziff. 11 eingefügt, daß das zum Abmessen der Desinfektionsmittel erforderliche Glasgefäß auch mit einer Marke für 15 g versehen sein muß, da eine solche Bezeichnung mit Rücksicht auf die vorgeschriebene Herstellung 1½%iger Kresolseifenlösung zweckmäßig erschien.

Im § 212 wurde angeordnet, daß die Augenlider des Kindes nach dem Durchtreten des Kopfes nicht wie bisher mit einem trockenen, sondern mit einem in reines Wasser getauchten Wattebausch abzuwischen seien.

Der § 217 Abs. 2 wurde dahin ergänzt, daß die Hebamme an dem Neugeborenen nicht nur die Körperlänge, sondern auch den Kopfumfang mit dem Bandmaß zu messen und, soweit möglich, auch das Gewicht des Kindes festzustellen habe. Demgemäß wurde auch das Tagebuch (S. 386—387) in Spalte 4 unter e) entsprechend ergänzt, jedoch in der Anweisung zur Führung eines Tagebuchs (S. 384) ausdrücklich hervorgehoben, daß das Gewicht des Kindes im Tagebuch nur anzugeben sei, wenn die Hebamme zur Feststellung desselben eine zuverlässige Wage habe benutzen können.

Im § 494 Abs. 6 wurde mit größerer Deutlichkeit zum Ausdruck gebracht, daß es, abgesehen von kräftiger Ernährung, keine Mittel, namentlich keine Arzneimittel gibt, welche die Milchabsonderung der weiblichen Brustdrüse vermehren.

An einigen Stellen des Buches wurde die Notwendigkeit der Einholung ärztlichen Rates bzw. der Hinzuziehung sofortiger ärztlicher Hilfe stärker betont.

Die Dienstanweisung für die Hebammen hat trotz mancher Abänderungsvorschläge ihre bisherige Fassung behalten, da gegen ihre Änderung im gegenwärtigen Zeitpunkte grundsätzliche Bedenken bestehen.

Um es allen Hebammen zu ermöglichen, auch bei Benutzung der bisherigen Auflage der Ausgabe 1912 sich mit den vorgenommenen Abänderungen rasch vertraut zu machen, ist mit der Verlagsbuchhandlung vereinbart worden, daß hinsichtlich der wichtigsten Änderungen Ergänzungsblätter hergestellt werden, die alle Hebammen für einen geringen Preis erhalten und in die alten Bücher einkleben können.

Vorwort zur Ausgabe 1920.

Wie zu erwarten, war die 1918 in nur geringem Umfange gedruckte Neuauflage des Hebammenlehrbuches bereits Ende 1919 vollständig vergriffen. Bei näherer Prüfung der Frage ergab sich die Notwendigkeit, eine für einen längeren Zeitraum reichende Neuauflage herauszugeben und mit Rücksicht auf die in Aussicht genommene Verlängerung und Vertiefung der Hebammenausbildung das Lehrbuch nach Möglichkeit zu verbessern und den Fortschritten der geburtshilflichen Wissenschaft und Kinderheilkunde in erhöhtem Maße anzupassen. Der Herr Minister für Volkswohlfahrt, in dessen Geschäftsbereich die vom Ministerium des Innern abgetrennte Medizinalabteilung im Jahre 1919 übergegangen war, holte zunächst von einer größeren Zahl von Sachverständigen Gutachten darüber ein, ob und inwieweit wichtige Abänderungen des Lehrbuches erforderlich seien. Die hierauf eingegangenen Berichte enthielten eine außerordentlich große Zahl von zum Teil sehr weitgehenden Änderungsvorschlägen. Behufs Klarstellung der Frage, in welchem Umfange diese Vorschläge zu berücksichtigen seien, berief der Herr Minister nunmehr einen aus Hebammenlehrern, Medizinalbeamten und einem Kinderarzt bestehenden Sachverständigenausschuß, der am 31. Mai und 1. Juni 1920 im Ministerium für Volkswohlfahrt zu einer Beratung zusammentrat, an der folgende Herren teilnahmen:

1. Der Fachreferent im Ministerium für Volkswohlfahrt, Geheimer Obermedizinalrat Dr. Krohne als Vorsitzender,
2. der Direktor der Frauenklinik des Charité-Krankenhauses Geheimer Medizinalrat Prof. Dr. Franz-Berlin,
3. der Direktor der Provinzial-Hebammenlehranstalt Geheimer Sanitätsrat Dr. Baumm-Breslau,
4. der Direktor der Provinzial-Hebammenlehranstalt Professor Dr. Hammerschlag-Berlin-Neukölln,
5. der Direktor der Provinzial-Hebammenlehranstalt Dr. Horst-Erfurt,
6. der Direktor der Provinzial-Hebammenlehranstalt Dr. Scheffzeck-Oppeln,
7. der Direktor der Provinzial-Hebammenlehranstalt Professor Dr. Martin-Elberfeld,
8. der Oberarzt und Hebammenlehrer an der Frauenklinik des Charité-Krankenhauses Professor Dr. Freund-Berlin,
9. der Direktor des Kaiserin Auguste Viktoria-Hauses zur Bekämpfung der Säuglingssterblichkeit Professor Dr. Langstein-Berlin-Charlottenburg,
10. Regierungs- und Medizinalrat Dr. Berger-Gumbinnen,
11. Regierungs- und Medizinalrat Dr. König-Arnsberg,
12. Regierungs- und Medizinalrat Dr. Frey-Frankfurt a. O.,
13. Kreisarzt Medizinalrat Dr. Hafemann-Luckau,
14. Kreisarzt Dr. Saehrendt-Gelsenkirchen,
15. Kreisarzt Dr. Tiling-Heinrichswalde.

Dieser Sachverständigenausschuß gelangte in der zweitägigen, sehr eingehenden Aussprache in den Hauptpunkten zu folgendem Ergebnis:

An dem Grundcharakter des bisherigen Hebammenlehrbuches (Aufbau, Stoffverteilung) ist festzuhalten. Auch der Abschnitt über allgemeine Krankheitslehre (§§ 57—100), dessen völlige Umgestaltung von verschiedenen Seiten verlangt worden war, ist zwar im allgemeinen beizubehalten, aber durch eine Reihe wichtiger Zusätze und Abänderungen zu verbessern. Die Abschnitte über die regelmäßigen Vorgänge beim Kinde in den ersten Lebenstagen (§§ 234—239), die Pflege des Kindes (§§ 257 bis 271) und über die Krankheiten der Neugeborenen (§§ 496 bis 515) bedürfen dagegen mit Rücksicht auf die Fortschritte der modernen Kinderheilkunde und die Notwendigkeit, gerade auf diesem Gebiet die Hebammen künftig wesentlich besser auszubilden, einer grundlegenden Umarbeitung durch einen aus mehreren Kinderärzten und einem Hebammenlehrer zu bildenden besonderen Ausschuß. Eine Änderung des Desinfektionsverfahrens ist dringend zu widerraten, da dieses sich zweifellos bewährt hat und eine erneute Änderung der jetzigen, für die Hebammen erst vor 8 Jahren eingeführten Desinfektionsmethode aus verschiedenen Gründen bedenklich erscheint. Auch eine Änderung der Darstellung über das Kindbettfieber wurde von den Sachverständigen aus ähnlichen Gründen abgelehnt. Die von mancher Seite geforderte Einschränkung der Operationsbefugnisse der Hebammen (insbesondere die Beseitigung der Erlaubnis zur Nachgeburtslösung, zur Vornahme der Tamponade sowie zur Ausführung der inneren Wendung in den Ostprovinzen) wurde nach eingehender Prüfung dieser Frage vom Ausschuß verworfen, da jede Einschränkung der Operationsbefugnis der Hebammen geeignet sei, die Gebärenden in Einzelfällen, namentlich beim Eintreten schwerer Blutungen und ähnlicher Zufälle, ernstlich zu gefährden, und daher nicht verantwortet werden könne. Überhaupt war der Ausschuß der Meinung, daß es aus grundsätzlichen Erwägungen nicht zeitgemäß erscheine, die Selbständigkeit der Hebammen noch mehr einzuschränken, daß im Gegenteil eine ständige Verbesserung ihrer Ausbildung und ihre Erziehung zu tüchtigen und möglichst selbständigen Persönlichkeiten angestrebt werden müsse. Die Sachverständigen kamen bei Beratung dieser Frage in ihrer Mehrheit sogar zu dem Beschluß, daß die Operationsbefugnis der Hebammen durch die Erlaubnis, unter gewissen Umständen die Blasensprengung selbständig vorzunehmen, erweitert werden müsse. Weiterhin wurde es für zweckmäßig erachtet, den Hebammen durch eine neue Vorschrift auch die Vornahme der subkutanen Einspritzung unter den gleichen Voraussetzungen zu gestatten, wie sie den geprüften Krankenpflegepersonen schon seit einer Reihe von Jahren auf ärztliche Anordnung erlaubt ist. Dagegen wurde die von einer Seite dringend beantragte selbständige Anwendung des Aorten-Kompressoriums durch die Hebammen bei Blutungen und dessen Aufnahme unter die Geräte der Hebammentasche einstimmig verworfen.

In der Einzelberatung über die sonst vorliegenden Gutachten, unter denen namentlich noch Vorschläge der Direktoren der Provinzial-Hebammenlehranstalten Dr. Köstlin in Danzig und Dr. Rißmann in Osnabrück sowie des Lehrers der staatlichen Hebammenschule Prof. Dr. Burckhard in Würzburg berücksichtigt wurden, einigten sich die Sachverständigen auf eine große Zahl wichtiger Abänderungen einzelner Kapitel und Paragraphen. Hier ist namentlich zu erwähnen die Neufassung der Paragraphen über die Lage, Stellung und Haltung der Frucht, über die Leitung der Geburt durch die Hebamme, die Einträufelung der Höllensteinlösung in die Augen des Neugeborenen, die künftig ausnahmslos in allen Fällen vorzunehmen ist, über die Fehlgeburt und die Tamponade, sowie die Vornahme der wesentlich einzuschränkenden Scheidenausspülungen, über die Messung von Temperatur und Puls während der Geburt, im Wochenbett sowie nach Tamponade, über die Abweichungen vom regelmäßigen Geburtsverlauf usw. usw. Auch der Ersatz einiger Figuren durch bessere Darstellungen wurde für notwendig erklärt. Weiterhin wurde die Einfügung eines Hinweises auf die Bedeutung der Einrichtungen für Mütter- und Säuglingsfürsorge in das Lehrbuch angeregt. Ferner ergab sich die Notwendigkeit der Aufnahme einer Darstellung der angeborenen Verkrüppelungen des Neugeborenen sowie einer Vorschrift über die nach dem Krüppelfürsorgegesetz vom 6. Mai 1920 den Hebammen künftig obliegende Untersuchung des Kindes auf etwa vorhandene Verkrüppelung und die Anzeige solcher Leiden an die vorgeschriebene amtliche Stelle. Auch eine Ergänzung der Gerätschaften durch ein Hörrohr zur Feststellung der kindlichen Herztöne, eine Umarbeitung des Formulars für das Tagebuch der Hebammen, sowie eine Anzahl wichtiger Änderungen und Zusätze zur Dienstanweisung der Hebammen wurden von den Sachverständigen vorgeschlagen. Schließlich wurde die Bildung eines engeren Redaktionsausschusses, der die endgültige Fassung aller Vorschläge formulieren solle, empfohlen.

Der Herr Minister genehmigte alle ihm auf Grund dieser Beratung gemachten Vorschläge. Er beauftragte zunächst den Geheimen Obermedizinalrat Dr. Krohne und den Professor Dr. Hammerschlag-Berlin, im Einvernehmen mit dem Professor Dr. Freund-Berlin den endgültigen Wortlaut des neuen Lehrbuches — und zwar nach Prüfung auch der sämtlichen von den Sachverständigen noch nicht erörterten Vorschläge — festzustellen. Gleichzeitig ersuchte der Herr Minister die Kinderärztin Fräulein Dr. Landé in Breslau, in Gemeinschaft mit den Kinderärzten Professor Dr. Langstein-Berlin, Professor Dr. Kleinschmidt-Berlin-Weissensee und dem Direktor der Provinzial-Hebammenlehranstalt Geh. Sanitätsrat Dr. Baumm in Breslau die Abschnitte über die Kindespflege, die Krankheiten der Neugeborenen usw. gründlich umzuarbeiten und diesen Entwurf dem engeren Redaktionsausschuß vorzulegen. Nachdem der Herr Minister noch eine neue, in verschiedenen wichtigen Punkten veränderte Dienstanweisung für die Hebammen erlassen hatte, bei deren anderweitiger Fassung auch eine Reihe besonderer aus dem Hebammenstande geäußerter Wünsche berücksichtigt wurde, wurde die neue Auflage des Lehrbuches — auch nach Vornahme zahlreicher stilistischer Verbesserungen und Umarbeitung des Inhaltsverzeichnisses und Sachregisters — nach den Anweisungen des Herrn Ministers fertiggestellt.

Mit Rücksicht auf die große Menge der Änderungen des Buches, namentlich auch auf die weitgehende Umgestaltung der Abschnitte über die Säuglingspflege usw. hat der Herr Minister für Volkswohlfahrt entschieden, daß die Herstellung besonderer, die vorgenommenen Änderungen enthaltender Deckblätter, die etwa in die alten Lehrbücher einzukleben wären, nicht in Betracht gezogen werden könnte, daß vielmehr die Beschaffung des Buches für sämtliche preußischen Hebammen trotz der bei der enormen Steigerung der Kosten für Druckpapier, Löhne usw. auch für das Hebammenlehrbuch eingetretenen erheblichen Preiserhöhung unvermeidlich sei. Sämtliche Hebammen werden sich deshalb innerhalb der ihnen gestellten Frist die Neuauflage des Lehrbuches beschaffen und mit seinem in wesentlichen Punkten veränderten Inhalt baldigst vertraut machen müssen.

Inhalts-Verzeichnis.

	Seite
Einleitung	1

Erster Teil.

Vorkenntnisse.

1. **Der Bau und die Verrichtungen des menschlichen Körpers** . . 3
   - Die Knochen 3
   - Die Weichteile 8
   - Der feinere Aufbau des menschlichen Körpers 20
   - Das Blut, die Ernährung und der Stoffwechsel des Körpers 21
   - Der Bau und die Verrichtungen des weiblichen Körpers 23
   - Das weibliche Becken 24
   - Der Bau der weiblichen Geschlechtsteile 30
       - Äußere Geschlechtsteile 31
       - Innere Geschlechtsteile 32
       - Die weiblichen Brüste 37
   - Die Verrichtungen der weiblichen Geschlechtsteile 37
   - Die Wechseljahre 40
2. **Allgemeine Krankheitslehre** 41
   - Einleitung 41
   - Krankheitsursachen und Krankheitsverlauf im allgemeinen . . 41
   - Krankenbeobachtung, Krankheitserscheinungen und Untersuchungs-
     mittel 43
   - Krankenpflege 52
   - Wichtige Krankheiten 59
       - Ansteckende Geschlechtskrankheiten (Venerische Krankheiten) 63
       - Besondere Frauenkrankheiten. Gebärmutterkrebs . . 68

	Seite
Besondere Hilfeleistungen	73
Das Abnehmen des Harns oder das Katheterisieren	73
Die Einspritzung unter die Haut	74
Der Darmeinlauf	75
Ausspülungen der Scheide	76
Das Ausstopfen oder die Tamponade der Scheide	77
Die Anwendung von Bädern	78
Die Anwendung von Wärme und Kälte auf einzelne Körperteile	79
Die Bereitung von Teeaufgüssen	81
Hilfeleistung bei der Betäubung mit Chloroform (Narkose)	81
Wundheilung und Wundkrankheit	83
Wundschutz und Desinfektion	87
Anhang: Erste Hilfe bei Unglücksfällen	96

Zweiter Teil.
Die regelmäßige Schwangerschaft.

Befruchtung und Entwicklung des Eies	99
Die Frucht mit ihren Anhängen	104
Die Frucht in den einzelnen Monaten der Schwangerschaft	108
Die reife Frucht	110
Die Veränderungen des weiblichen Körpers in der Schwangerschaft	114
Die geburtshilfliche Untersuchung	118
Die äußere Untersuchung	120
Die innere Untersuchung	127
Die Erkennung der Schwangerschaft	131
Die Zeichen der ersten und wiederholten Schwangerschaft	133
Die Zeitrechnung der Schwangerschaft	134
Lebensregeln für Schwangere	137

Dritter Teil.
Die regelmäßige Geburt.

Erklärung der Geburt	141
Die Geburtswege	142
Die Lagen des Kindes	143
Die austreibenden Kräfte	144
Der Verlauf der regelmäßigen Geburt	146
Die Art des Durchtritts des Kindes durch das Becken	155

	Seite
Erkennung und Verlauf der ersten und zweiten Schädellage, erste Unterart (Hinterhauptslage)	162
Erste (linke) Hinterhauptslage	162
Zweite (rechte) Hinterhauptslage	163
Erkennung und Verlauf der ersten und zweiten Schädellage, zweite Unterart	164
Die Leitung der regelmäßigen Geburt durch die Hebamme	164

Vierter Teil.
Das regelmäßige Wochenbett.

Erklärung des Wochenbettes	189
Die regelmäßigen Vorgänge bei der Mutter	189
Die regelmäßigen Vorgänge beim Neugeborenen in den ersten Lebenstagen	194
Die Pflege der Wöchnerin	198
Der Wochenbesuch der Hebamme	207
Die Pflege des Säuglings	210
Die natürliche Ernährung	213
Die unnatürliche oder künstliche Ernährung	223
Kleidung, Wohnung und allgemeine Lebensweise des Säuglings	227
Zeichen der normalen körperlichen und geistigen Entwicklung des Säuglings	230
Die Feststellung einer vorausgegangenen Geburt	230
Die Kennzeichen eines neugeborenen Kindes	232

Fünfter Teil.
Abweichungen von dem regelmäßigen Verlauf der Schwangerschaft.

Einleitung	232
Die Krankheiten der Mutter	234
Die Krankheiten der Geschlechtsteile	240
Die Krankheiten des Eies	246
Der Tod der Frucht in der Schwangerschaft	251
Die vorzeitige Unterbrechung der Schwangerschaft (Fehlgeburt, Frühgeburt)	253
Der Verlauf der Fehlgeburt	255
Frühgeburt	263
Die Schwangerschaft außerhalb der Gebärmutter	264
Der Tod der Mutter in der Schwangerschaft	267

Sechster Teil.
Abweichungen von dem regelmäßigen Verlauf der Geburt.

	Seite
Einleitung	269
Der regelwidrige Geburtsverlauf durch abweichende Stellungen, Haltungen und Lagen der Frucht	271
Abweichende Stellungen bei Schädellagen	271
Die Strecklagen (Vorderhaupts-, Stirn-, Gesichtslagen)	271
Die Beckenendlagen	276
Die Lösung der Arme und des Kopfes	285
Die Querlage	288
Das Vorliegen und der Vorfall kleiner Teile	294
Das Vorliegen und der Vorfall der Nabelschnur	295
Die Regelwidrigkeiten der austreibenden Kräfte	297
Die Regelwidrigkeiten des Geburtskanals	303
Das enge Becken	303
Die Regelwidrigkeiten des weichen Geburtskanals	315
Die Regelwidrigkeiten seitens der Eihäute und des Fruchtwassers	318
Die Regelwidrigkeiten seitens des Kindes	320
Übermäßige Größe des Kindes	320
Die mehrfache Schwangerschaft und Geburt	320
Die Verkrüppelungen und Mißbildungen des Kindes	324
Besondere Zufälle während der Geburt	330
Die Zerreißungen	330
Die Blutungen	334
Die vorzeitige Lösung des Mutterkuchens bei regelmäßigem Sitz	336
Der vorliegende Mutterkuchen	337
Die lebensbedrohlichen Erscheinungen der Blutarmut und ihre Behandlung	344
Die Blutungen in der Nachgeburtsperiode	345
Die Umstülpung der Gebärmutter	352
Die Blutgeschwulst	353
Die allgemeinen Krämpfe der Schwangeren, Gebärenden und Wöchnerinnen (Eklampsie)	353
Der Tod der Mutter während der Geburt	355
Der Tod des Kindes während der Geburt und der Scheintod des Neugeborenen	356

Siebenter Teil.
Abweichungen von dem regelmäßigen Verlauf des Wochenbettes.

	Seite
Einleitung	364
Die Wundkrankheiten des Wochenbettes. Kindbettfieber	365
Ursache und Verhütung des Kindbettfiebers	367
Die Erscheinungen des Kindbettfiebers	371
Die Erkennung des Kindbettfiebers	373
Verhalten der Hebamme und Vorschriften bei Kindbettfieber	374
Die Wundrose, der Starrkrampf und andere Wundkrankheiten.	
Die Trippererkrankung	378
Die mangelhafte Rückbildung der Gebärmutter und andere Störungen im Wochenbett	379
Die Störungen des Säugegeschäftes	383
Zufällige Erkrankungen im Wochenbett	385
Die Krankheiten des Neugeborenen und des Säuglings	386
Geburtsverletzungen	386
Nabelerkrankungen	388
Ansteckende Krankheiten des Neugeborenen	391
Schälblasen	391
Die eitrige Augenentzündung der Neugeborenen	392
Wundrose und Wundstarrkrampf	394
Verdauungsstörungen	396
Die Mittelohrentzündung	397
Die Frühgeburt	398
Die wichtigsten Erkrankungen des Säuglings	400
Die Verdauungsstörungen (Ernährungsstörungen)	400
Ansteckende Krankheiten des Säuglingsalters	403
Erkrankungen der Haut	407
Die Englische Krankheit (Rachitis)	409
Die Krämpfe	410

Anhang.

Die innere Wendung bei Querlage	411
Dienstanweisung für die im preußischen Staatsgebiet tätigen Hebammen	415
Vordruck und Anweisung zur Führung des Tagebuches	432
Vordruck für die regelmäßigen Eintragungen in das Tagebuch	434
Vordruck für den Bericht über den Tod eines Neugeborenen	436
Zusammenstellung und Erklärung wichtiger Fremdwörter	437
Sachverzeichnis	440

Einleitung.

Die Hebamme hat den Beruf, den Schwangeren, Gebärenden, Wöchnerinnen und dem neugeborenen Kinde Beistand zu leisten.

Schwangerschaft nennen wir den Zustand des Weibes, in welchem es eine Frucht in seinem Leibe trägt. Bei der Geburt wird die Frucht aus dem Mutterleibe ausgetrieben. Im Wochenbett bilden sich die Geburtsteile wieder zurück, und die Frau beginnt das Kind an ihren Brüsten zu nähren.

Alle diese Zustände sind natürliche. Aber das menschliche Weib bedarf bei ihnen doch des Rates und der Hilfe, ebenso wie das neugeborene Kind der Wartung. Durch solche Hilfe werden die Leiden des gebärenden Weibes gelindert, die Gesundheit, die durch diese Zustände leicht gefährdet werden kann, wird dem Weibe bewahrt und das Gedeihen des Kindes gefördert.

Aber diese Zustände können auch trotz bester Hilfe einen regelwidrigen Verlauf nehmen, so daß Gesundheit und Leben von Mutter und Kind in Gefahr kommen. Diese Regelwidrigkeiten zu beseitigen, erfordert eine tiefere wissenschaftliche Ausbildung, die nur der Arzt besitzt. Doch soll die Hebamme lernen, solche Störungen rechtzeitig zu erkennen, um, wenn sie erkannt sind, die Behandlung einem Arzt zu übergeben.

Übernimmt der Arzt die Behandlung, so wird die Hebamme seine Gehilfin, die seine Verordnungen entsprechend ihren Dienstvorschriften getreulich zu befolgen hat.

Um den Beruf der Hebamme zu ergreifen, bedarf es einer guten Schulbildung, gesunder Sinne und eines guten Menschenverstandes. Aber eine Frau, die sich diesem schweren und edlen Berufe widmen will, muß auch Lust und Liebe zur Sache haben. Nicht der Gewinn soll sie locken, sondern der Trieb, ihren Mitschwestern zu helfen in den Stunden ihrer Not.

Nur wer den hohen Beruf der Hebamme nicht kennt, kann ihn gering achten. In Wahrheit ist er mit Rücksicht auf die Bedeutung der Gesunderhaltung unserer Mütter und Neugeborenen eine der edelsten Berufsarten des Menschen!

Die Hebammenschülerin empfängt ihren Unterricht in der Hebammenlehranstalt. Sie lernt die Kenntnisse ihres Berufes aus diesem Hebammenlehrbuch und erfährt praktische Belehrung durch die Untersuchung und Wartung von Schwangeren, Gebärenden, Wöchnerinnen und Säuglingen.

Um aber die Vorgänge der Schwangerschaft, der Geburt und des Wochenbetts verstehen zu können, muß die Hebammenschülerin zunächst den Bau und die Verrichtungen des menschlichen, besonders aber des weiblichen Körpers kennen lernen.

Ferner soll die Hebammenschülerin Kenntnis haben von den wichtigsten Teilen der allgemeinen Krankheitslehre und Krankenpflege, damit sie auch die Störungen der Schwangerschaft, der Geburt und des Wochenbettes verstehen kann. Hierzu ist auch die Beobachtung und Wartung von unterleibskranken Frauen erforderlich.

Weiter ist es von größter Wichtigkeit, daß die Hebammenschülerin die Lehre von der Wundheilung und dem Wundschutz völlig in sich aufnimmt. Jede Gebärende erfährt durch die Geburt Verwundungen der Geschlechtsteile. Wunden heilen nur regelmäßig, wenn sie nicht verunreinigt werden. Geschieht eine Verunreinigung, z. B. durch die Hand bei der Untersuchung, so kann schwere Krankheit, ja der Tod der Gebärenden oder der Wöchnerin die Folge sein. Das Kindbettfieber — dieses Schreckenswort für alle Mütter — ist eine Blutvergiftung, die durch eine Verunreinigung der Wunden der gebärenden Frau zustande kommt.

Nachdem die Hebammenschülerin diese Vorkenntnisse gelernt hat, erfolgt die Belehrung über ihren eigentlichen Beruf. Sie lernt die regelmäßigen Vorgänge der Schwangerschaft, der Geburt und des Wochenbettes und die Hilfe, die sie zu leisten hat, sowie die wichtigsten Erfordernisse der Pflege der Neugeborenen kennen. Sie wird dann über die Regelwidrigkeiten belehrt und empfängt die Vorschriften, wann sie ihre Schutzbefohlenen der Behandlung des Arztes übergeben muß.

Schließlich soll die Hebammenschülerin mit der Beobachtung und Pflege auch älterer Säuglinge befaßt werden, damit sie — falls dies von ihr verlangt wird — auch den Forderungen der Säuglingsfürsorge entsprechen kann.

Erster Teil.
Vorkenntnisse.

1. Der Bau und die Verrichtungen des menschlichen Körpers.

§ 1.

Der menschliche Körper besteht aus Knochen und Weichteilen und wird durchflossen von dem Blut, das alle Teile ernährt. *Einteilung d. Körpers.*

Wir teilen den Körper der äußeren Gestalt nach ein in Kopf, Rumpf und Gliedmaßen.

Die Knochen.

§ 2.

Die harten Knochen geben dem Körper Festigkeit und Gestalt; sie umschließen die Körperhöhlen, in denen wichtige Werkzeuge für das Leben (Organe) liegen. Die Gesamtzahl aller Knochen des menschlichen Körpers beträgt 223; ihre natürliche Vereinigung nennt man das Knochengerüst oder Gerippe (Skelett). *Knochen u. Gelenke. Allgemeines.*

Die Knochen entstehen aus einer knorpeligen Substanz, die erst durch Aufnahme von Kalksalzen zum Knochen wird. Da die Knochen in der Jugend mehr knorpelige Beschaffenheit, im höheren Alter dagegen mehr Kalkgehalt besitzen, so sind junge Knochen elastischer und biegsamer, ältere Knochen mehr spröde und brüchig.

Der Form nach unterscheiden wir kurze, lange und platte Knochen. Aus platten Knochen ist die Schädelkapsel zusammengesetzt, kurze Knochen finden wir in der Hand- und Fußwurzel, die langen Röhrenknochen in Armen und Beinen.

Die einzelnen Knochen sind untereinander entweder fest durch Fugen und Nähte oder beweglich durch Gelenke verbunden. Die Verbindung einzelner Knochen durch Gelenke ermöglicht die verschiedenen Bewegungen dieser Knochen oder der entsprechenden Gliedmaßen. Die zu einem Gelenk gehörigen beiden Knochen passen mit ihren Enden zusammen, etwa wie das Ei in den Eierbecher. Das Ende des einen Knochens ist hohl und bildet die Gelenkpfanne, das Ende des anderen ist kugelig und bildet den Gelenkkopf. Beide Gelenkenden sind mit einem glatten Knorpelüberzug versehen, durch den die Reibung vermieden wird. Jedes Gelenk wird von einem sehnigen Beutel, der Gelenkkapsel, völlig umschlossen; in ihm wird die Gelenkschmiere abgesondert und dadurch die Beweglichkeit des Gelenkes erleichtert. Sehnige Bänder verstärken die Gelenkkapsel.

Neben den Knochen enthält das Skelett auch knorpelige Bestandteile; wir finden Knorpel in allen Nähten und Fugen, sowie an den Gelenkenden und an bestimmten Körpergegenden (Nase, Ohr, Kehlkopf und Luftröhre).

§ 3.

Schädelknochen. Der **Kopf** besteht aus dem **Schädel** und dem **Gesicht**. Der **Schädel** stellt eine knöcherne Kapsel dar, in der das Gehirn liegt. Die einzelnen Schädelknochen sind beim erwachsenen Menschen durch Nähte **fest** miteinander verbunden, beim neugeborenen Menschen sind dagegen die Nähte locker und verschiebbar und auch durch größere Knochenlücken unterbrochen (Fontanellen). Den vorderen Teil des Kopfes nennen wir die **Stirn**, den oberen den **Scheitel**, den hinteren den **Hinterkopf**. Scheitel und Hinterkopf sind behaart.

Die Knochen des **Gesichts** sind völlig fest ineinander gefügt mit Ausnahme des **Unterkiefers**, der beiderseits durch ein Gelenk mit einem Schädelknochen, dem Schläfenbein, verbunden ist (Unterkiefergelenk), wodurch das Kauen der Speisen ermöglicht wird. Der vorderste Teil des Unterkiefers heißt das Kinn. Der dem Unterkiefer nach oben gegenüberliegende Knochen ist der **Oberkiefer**. Beide Kiefer umschließen die Mundhöhle und sind mit Zähnen besetzt. Am Gesicht liegen ferner drei Paar Höhlen: die **Augenhöhlen**, die **Nasenhöhlen** und die **Ohrhöhlen**. Sie sind teils von Knochen, teils von Knorpel begrenzt und enthalten 3 Sinnesorgane: die Augen, das Geruchsorgan und das Gehörorgan. Die Mündungen beider Ohrhöhlen werden von der Ohrmuschel umgeben, welche die Töne und Ge-

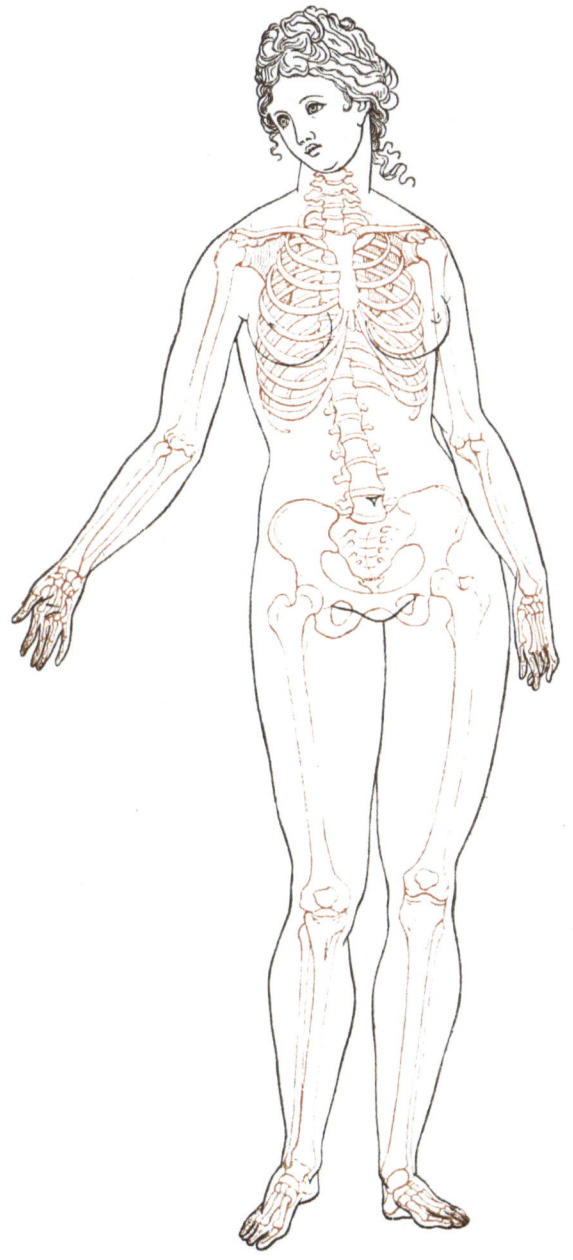

Fig. 1. Weibliche Gestalt mit Knochengerüst.
Nach B. S. Schultze.

räusche auffängt, damit diese von dem im Gehirn liegenden Gehörorgan besser wahrgenommen werden. Unterhalb der Augenhöhlen befinden sich die **Wangen** (Backen); seitlich hinter den Augenhöhlen liegt die **Schläfengegend**.

§ 4.

— **Rumpf.** Den **Rumpf** teilt man ein in **Hals, Brust** und **Bauch**. Den der Brust und dem Bauch entsprechenden hinteren Teil des Rumpfes nennen wir den **Rücken**. Das knöcherne Gerüst des Rumpfes bildet die **Wirbelsäule** oder das **Rückgrat** und das **Becken**.

Die **Wirbelsäule** verläuft vom unteren Teil des Kopfes bis zum Becken, an das sich nach unten die Beine ansetzen. Die Wirbelsäule besteht aus 24 **Wirbeln**. Der Wirbel ist ein knöcherner Ring, der nach hinten und seitlich stachelförmige Auswüchse (Dorn- und Seitenfortsätze) besitzt. Legt man die 24 Wirbelringe übereinander, so erhält man einen Kanal, der durch die Mitte der Wirbel läuft. Es ist das der **Rückgratskanal**, in dem das **Rückenmark** liegt, das eine Fortsetzung des Gehirns darstellt. Die **Wirbel** sind beweglich miteinander verbunden durch dazwischenliegende Knorpelscheiben und straffe Bänder, die der Wirbelsäule Festigkeit verleihen. Ihre Beweglichkeit gestattet aber Beugen, Strecken und Seitendrehung des Rumpfes. Die 24 Wirbel teilt man ein in 7 **Halswirbel**, 12 **Brustwirbel** und 5 **Lendenwirbel**. Die **Halswirbel** sind besonders seitlich und vorn von Weichteilen umschlossen und bilden den Hals des Menschen. Der oberste Halswirbel ist mit dem Schädel durch ein Gelenk verbunden, das es ermöglicht, den Kopf auf der Wirbelsäule zu bewegen.

An jeden der 12 **Brustwirbel** setzt sich auf jeder Seite eine **Rippe** beweglich an. Die 24 Rippen verlaufen leicht gekrümmt nach vorn und vereinigen sich vorn auf jeder Seite mit einem neuen Knochen, dem **Brustbein**. Sie setzen sich mit Knorpeln beweglich an das Brustbein an und bilden mit ihm und den Brustwirbeln eine Art Korb, genannt der **Brustkorb**. Der untere Rand desselben heißt **Rippenbogen**. Die beiden untersten Rippen erreichen das Brustbein nicht.

Auf die **Brustwirbel** folgen die 5 Lendenwirbel, deren letzter mit einem Knochen des Beckens, dem **Kreuzbein**, verbunden ist. Das **Becken** stellt einen knöchernen Ring dar.

Für die Hebamme ist das weibliche Becken, in dem die Geburtsorgane des Weibes liegen, der wichtigste Teil des Knochengerüstes; es wird deshalb noch besonders genau beschrieben werden. Die Lendenwirbel- und Beckengegend ist nach vorn zu umschlossen von Weichteilen, die den **Bauch** bilden.

Am **Brustkorb** sind aber noch je zwei Knochen zu merken: das **Schlüsselbein** und das **Schulterblatt**. Rechts und links von dem oberen Teile des Brustbeins geht jederseits das S-förmig gekrümmte **Schlüsselbein** nach außen und etwas nach hinten und verbindet sich mit dem dreieckigen **Schulterblatt**, welches hinten am Brustkorb rechts und links von der Brustwirbelsäule liegt. Mit dem Schulterblatt stehen die Oberarme in einer Gelenkverbindung (**Schultergelenk**).

§ 5.

Die **Glieder** teilen wir in die oberen, die **Arme**, und die unteren, die **Beine**. An dem Arm unterscheiden wir den **Oberarm**, der nur einen Knochen enthält und durch das Schultergelenk mit dem Rumpf in Verbindung steht. Die Höhlung unter dem Schultergelenk nennt man die **Achselhöhle**. Der **Unterarm** enthält dagegen zwei Knochen, die an der Kleinfingerseite gelegene **Elle** und die an der Daumenseite gelegene **Speiche**. An diese Knochen setzt sich die **Hand** an, welche aus der **Handwurzel**, der **Mittelhand** und den **Fingern** besteht. Oberarm und Unterarm werden durch das **Ellenbogengelenk** miteinander verbunden, der Unterarm mit der Handwurzel durch das **Handgelenk**. Aber auch Elle und Speiche sind umeinander drehbar, wodurch die Bewegungen der Handfläche nach oben und unten möglich werden. Die **Handwurzel** und **Mittelhandknochen** sind starr miteinander verbunden. Die Beweglichkeit der **Finger** in ihren zahlreichen Gelenken ist allbekannt.

Die unteren Glieder, die **Beine** oder **Schenkel**, tragen den Rumpf. Sie sind in die Seitenwand des Beckens mit einem kugeligen Gelenkkopf in die sogenannte Pfanne eingefügt. Wir nennen die Verbindung das **Hüftgelenk**. Der Schenkel ist ähnlich zusammengesetzt wie der Arm. Der **Oberschenkel** besteht aus einem Knochen, der **Unterschenkel** aus zwei, dem dickeren **Schienbein**, das mehr nach vorn liegt und gut durch die Weichteile zu fühlen ist, und dem dünneren von Weich-

— Arme u. Beine.

teilen fast völlig umgebenen **Wadenbein**. Zwischen Ober- und Unterschenkel liegt das **Kniegelenk**, das vorn noch durch einen besonderen Knochen, die **Kniescheibe**, gedeckt ist. Am **Fuß** unterscheidet man die **Fußwurzel** mit der **Ferse**, einem nach hinten stark vorspringenden Knochen, den **Mittelfuß** und die **Zehen**. Die Beweglichkeit der Zehen, besonders der großen Zehe, ist bei weitem geringer als die der Finger und besonders die des Daumens.

§ 6.

— Knochenhaut, Knochenmark. Jeder Knochen ist überzogen von einer **Knochenhaut**, in der die Blutgefäße liegen, die die Knochen ernähren. Die Knochen besitzen ferner in ihrem Innern Höhlen, in denen das **Knochenmark** liegt, das auch noch Blutgefäße enthält. Die Knochen sind außer den Zähnen die härtesten Bestandteile des Körpers. Ihre Härte wird bedingt durch die vorhandene Menge von Kalksalzen (§ 2).

Die Weichteile.

§ 7.

Weichteile. Allgemeines. Die Weichteile des Menschen bestehen hauptsächlich aus den **Muskeln**, dem **Fett**, der **Haut**, ferner den **Nerven** und **Adern** und endlich aus den in den Körperhöhlen liegenden **Eingeweiden**.

§ 8.

— Muskeln. Die **Muskeln** (das Fleisch) sind rotgefärbte faserige Bündel, die meist von einem Knochen zum anderen ziehen, sich mit straffen **Sehnen** an die Knochen ansetzen und die Beweglichkeit der Knochen untereinander vermitteln. Die Muskeln umhüllen das ganze Knochengerüst und geben dem Körper die äußere Form. Wenn ein Muskel sich bewegt, **so zieht er sich zusammen** und verdickt sich, wodurch der eine Knochen dem anderen genähert oder von ihm entfernt wird. Man umfasse einmal seinen eigenen Oberarm mit der Hand an der Vorderseite, beuge dann den Arm im Ellenbogengelenk, und man wird sofort fühlen, wie das Fleisch am Oberarm sich verdickt: es ist dies der bei der Beugung sich zusammenziehende Muskel.

Wir können die Muskeln einteilen in **Beuge-** und **Streckmuskeln**, je nachdem sie die Glieder oder den Rumpf beugen oder strecken. An der Brust finden sich **Atemmuskeln**, die den Brustkorb bei der Ein- und Ausatmung erweitern oder zusammenziehen. Auch die Zunge ist ein Muskel. Muskeln bilden ferner die Bauchwandungen, die den Bauch vorn schließen und sich in der Mitte in einem sehnigen Streifen, der sogenannten weißen Linie, vereinigen. Mitten auf dem Bauch sitzt der Nabel, dessen Entstehung wir später kennen lernen werden.

Die Bewegung der Muskeln kann aber nur erfolgen, wenn sie in Zusammenhang mit dem Gehirn oder Rückenmark stehen. Diesen Zusammenhang vermitteln die Nerven, die vom Gehirn oder Rückenmark als weiße sich vielfach verzweigende Stränge zu den Muskeln ziehen. Der im Gehirn des Menschen sitzende Wille vermittelt die Bewegung. Wir nennen daher diese Muskeln auch die willkürlichen. Ist der Nerv, der den Muskel mit dem Gehirn verbindet, durchtrennt, oder das Gehirn an der Stelle erkrankt, wo die Leitung des Nerven im Gehirn endigt, so ist der Muskel unbeweglich; er ist gelähmt.

So vermitteln die willkürlichen Muskeln die Bewegung des Rumpfes, der Glieder untereinander und die Fortbewegung des Körpers; aber auch bei der Atmung spielen sie eine wichtige Rolle.

Allerdings haben wir auch andere, unwillkürliche Muskeln, d. h. Muskeln, die sich unabhängig vom Willen des Menschen bewegen und ruhen. Als Beispiel nennen wir das Herz, das fortwährend sich bewegt, während des ganzen Lebens schlägt, ohne daß unser Wille darüber etwas vermag. Hört es auf zu schlagen, so ist der Mensch tot. Wir nennen weiter als Beispiel die Gebärmutter. Ihre Bewegungen sind auch Zusammenziehungen, die bei der Geburt das Kind, das in der Gebärmutter liegt, austreiben. Niemand vermag sie willkürlich zu erzeugen, niemand sie willkürlich zu unterbrechen. Weiter liegen solche unwillkürlichen Muskeln im Magen, Darm und in der Blase. Ihre Zusammenziehungen bewegen den Inhalt dieser Organe vorwärts.

§ 9.

Oberhalb der Muskeln an der Körperoberfläche liegt das — Fett. Fett in einer Schicht, die bei den einzelnen Menschen sehr verschieden dick ist. Es findet sich aber auch zwischen den einzelnen Muskeln und in den Körperhöhlen.

§ 10.

Der äußere Überzug des Körpers ist die Haut, die an ein- — Haut. zelnen Stellen wie am Kopf, an der Schamgegend und unter den

Achselhöhlen Haare besitzt. Besondere Gebilde der Haut sind die an den Endgliedern der Finger und Zehen sitzenden N ä g e l. Die Haut enthält ferner die S c h w e i ß d r ü s e n, die den Schweiß absondern, und T a l g d r ü s e n, die einen Stoff liefern, der die Haut geschmeidig erhält, den Hauttalg. Man kann die Haut in zwei Lagen sondern, in die O b e r h a u t, die keine Nerven und Gefäße enthält, und in die darunter liegende L e d e r h a u t mit Gefäßen und Nerven. Die Oberhaut befindet sich in einer fortwährenden Abschuppung, besonders an der Hand. Je dicker die Schuppen sind, um so schwerer ist die Hand zu reinigen. Je gröber die Arbeit ist, welche die Hand verrichtet, um so dicker und rissiger wird die Haut. Öfteres Waschen mit warmem Wasser erhält die Haut zart und geschmeidig. Diese Kenntnis ist für die Hebamme von größter Wichtigkeit, denn es ist eine ihrer wichtigsten Aufgaben, ihre Hände gut zu pflegen, um sie geschickt für die Untersuchung und leicht reinigungsfähig zu erhalten.

Eine regelmäßige Hautpflege durch Waschungen und Bäder ist aber auch im übrigen zur Kräftigung und Erhöhung der Widerstandsfähigkeit des Körpers von großem Nutzen.

In der Haut endigen die E m p f i n d u n g s n e r v e n, so daß die Haut auch ein Sinnesorgan genannt werden kann.

§ 11.

Schleimhaut. Aber auch die Innenseite der Eingeweide ist mit Haut ausgekleidet. Man nennt sie S c h l e i m h a u t, weil sie beständig Schleim absondert und dadurch die Oberfläche feucht erhält. An den Körperöffnungen wie am Munde sieht man die äußere Haut direkt in Schleimhaut übergehen. Am Lippenrot beginnt die Schleimhaut.

§ 12.

— Eingeweide, Gehirn, Rückenmark, Nerven. Die E i n g e w e i d e befinden sich in den großen K ö r p e r h ö h l e n, die teils von Knochen, teils von Weichteilen umschlossen sind. Wir unterscheiden die Schädelhöhle, den Rückgratskanal, die Brust- und die Bauchhöhle. In der Schädelhöhle liegt das G e h i r n, im Rückgratskanal das R ü c k e n m a r k. Beide hängen miteinander zusammen und bestehen aus Nervenmasse. Es sind das die höchstentwickelten Organe des menschlichen Körpers, in denen sich die feinsten Vorgänge abspielen. Das Gehirn ist der Sitz des Bewußtseins, des Denkens und des Gefühles, das R ü c k e n m a r k der Sitz des Gefühls und der Bewegung. Aber erst durch den Zusammenhang des Rückenmarkes mit dem Gehirn werden uns Gefühle und Bewegungen zum Bewußtsein gebracht. Vom Gehirn und Rückenmark gehen zahlreiche N e r v e n aus. Vom Gehirn ziehen die S i n n e s n e r v e n zu den Sinnes-

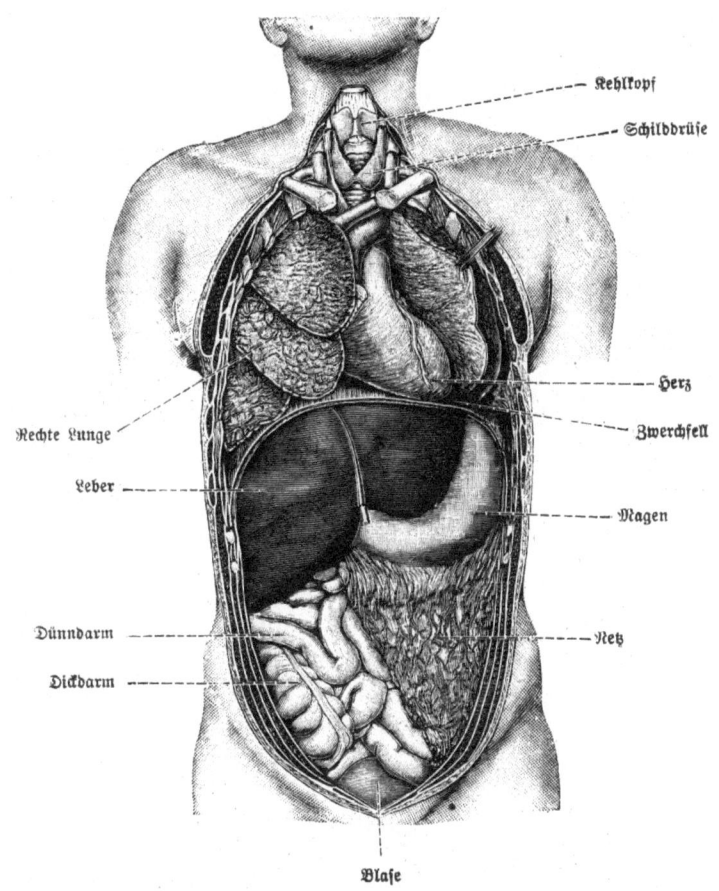

Fig. 2. Die Eingeweide der Brust- und Bauchhöhle.
Nach Eschner.

organen: zu den Augen (Gesichtsnerv), zu der Nase (Geruchsnerv), zu den Ohren (Gehörnerv) und zu der Zunge (Geschmacksnerv). Die übrigen Nerven kann man in B e w e g u n g s - und E m p f i n d u n g s n e r v e n einteilen. Die Bewegungsnerven ziehen zu den Muskeln und vermitteln die Bewegung. Die Empfindungsnerven gehen in die Haut und vermitteln den Gefühlssinn, d. h. sie empfinden die Berührung, den Schmerz; sie vermitteln ferner das Tastgefühl, das in den Fingerspitzen am feinsten ausgesprochen ist. Die ganze Körperoberfläche besitzt Empfindung. Gefühllos sind aber die Haare und Nägel, da sie keine Nerven besitzen.

Wichtige Nerven gehen aber auch zu den Bauch= und Brusteingeweiden und veranlassen ihre für das Leben notwendige Tätigkeit.

§ 13.

— **Brusthöhle, Bauchhöhle.**

In der **Brusthöhle**, die von dem Brustkorb umschlossen wird, liegen die Werkzeuge der **Atmung** und des **Kreislaufs des Blutes**, in der **Bauchhöhle**, die, wie oben auseinandergesetzt, hinten von den Lendenwirbeln und vorn von Weichteilen begrenzt wird, die **Werkzeuge der Verdauung**. Die Bauchhöhle setzt sich in die **Beckenhöhle** fort, in der sich beim Weibe die Gebärorgane befinden.

Brust= und Bauchhöhle werden geschieden durch das **Zwerchfell**, einen mit Sehnen durchwachsenen Muskel, der sich innen an die Rippen ansetzt und bei der Atmung auf= und absteigt. Die Brusthöhle ist von einer glänzenden glatten Haut ausgekleidet, die auch die Lungen überzieht und **Brustfell** oder **Rippenfell** heißt.

Schneidet man an einer Leiche den Brustkorb auf und entfernt das Brustbein, so sieht man rechts und links die beiden **Lungen** liegen, zwischen ihnen das **Herz**, umgeben von dem **Herzbeutel**. Entfernt man den Herzbeutel, so sieht man das etwa faustgroße Herz mit nach unten und etwas nach links gewendeter Spitze vor sich (s. Fig. 2).

§ 14.

— **Atmungsorgane.**

Die **Lungen** sind die Atmungsorgane. Sie bestehen aus einer unzähligen Menge kleiner **Bläschen**, die sich beim Einatmen mit Luft füllen, beim Ausatmen die Luft zum großen Teil wieder ausströmen lassen. Demnach dehnen sich die Lungen beim Einatmen aus, während sie beim Ausatmen wieder zusammenfallen. Die Luft strömt durch Nase (und Mund) ein, gelangt sodann in den **Kehlkopf**, von hier in die **Luftröhre** und darauf, indem die Luftröhre sich in zwei Äste teilt, in jede **Lunge**. Der Kehlkopf liegt unter dem Unterkiefer und ist von außen als ein harter Knollen fühlbar. Der Kehlkopf

— 13 —

enthält die Stimmbänder, die durch die ausströmende Luft in Schwingungen versetzt werden können, wodurch die S t i m m e und unter Vermittelung der Zunge die S p r a c h e entsteht. Unterhalb des Kehlkopfes vor der Luftröhre liegt die S c h i l d d r ü s e, die zwar nichts mit der Atmung zu tun hat, aber doch zum gesunden Leben des Menschen nötig ist. Die L u f t r ö h r e steigt vom Kehlkopf abwärts in den Brustkorb. Sie ist mit Knorpelringen besetzt und daher starr.

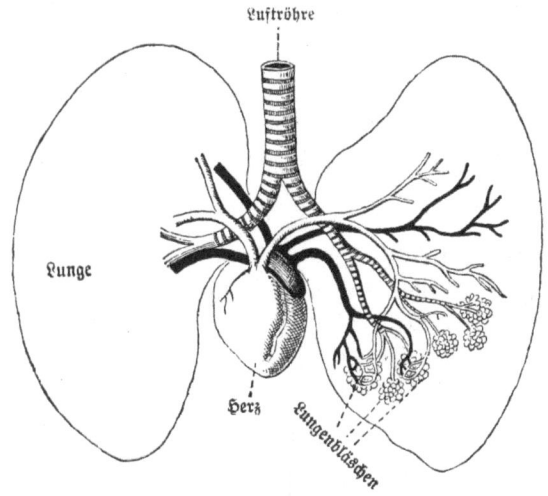

Fig. 3. Die Lungen mit den Verzweigungen der Luftröhre bis zu den Lungenbläschen und den Verzweigungen der Lungengefäße.
Nach Fehling.

Das E i n a t m e n geschieht durch Muskelbewegung. Die Brustmuskeln ziehen sich zusammen, heben die Rippen und erweitern dadurch den Brustkorb; gleichzeitig geht das Zwerchfell nach abwärts. Die Lungen folgen dem Zuge der Muskeln und erweitern sich. In den so erweiterten Brustkorb strömt jetzt die Luft durch Nase oder Mund ein, durch den Kehlkopf in die Luftröhre und die Lungen. Man atmet ein. Das Heben des Brustkorbes ist beim Einatmen deutlich sichtbar. Auf das Einatmen erfolgt das A u s a t m e n. Die Brustmuskeln erschlaffen, der Brustkorb fällt zusammen, das Zwerchfell steigt nach oben, und die Luft wird aus dem verengten Brustkorbe wieder ausgetrieben.

§ 15.

— Gasaustausch in den Lungen.

Das Einatmen erfolgt in der Minute ungefähr 16 mal. Ohne Atmung kann kein Mensch leben. Er stirbt den Erstickungstod, wenn die Atmung behindert ist.

Die Luft, die uns umgibt, ist ein Gemenge von Stickstoff und Sauerstoff. Beides sind geruchlose Gase. Der Stickstoff ist für das Leben des Menschen ohne Bedeutung; **doch kann kein Mensch leben, ohne Sauerstoff zu atmen!** Beim Einatmen gelangt also Stickstoff und Sauerstoff in die Lunge. Beim Ausatmen wird aber im wesentlichen nur der Stickstoff wieder entfernt. Der **Sauerstoff bleibt größtenteils im Körper** und verwandelt sich in **Kohlensäure**, die beim Ausatmen wieder den Körper verläßt. Mit dem Stickstoff und der Kohlensäure wird gleichzeitig etwas Wasserdampf ausgeatmet.

§ 16.

— Herz.

Das Herz, dessen Größe der Faust des betreffenden Menschen entspricht, ist ein hohler Muskel, der während des Lebens sich beständig, beim Weibe etwa 70 bis 80 mal in der Minute, zusammenzieht. Man fühlt den Herzschlag, wenn man die Hand auf die linke untere Brustseite legt. Das Innere des Herzens ist durch eine senkrechte Scheidewand in zwei Abteilungen geteilt. Man spricht vom **rechten und linken Herzen**. Jede Herzhälfte ist wieder in eine **Kammer** und **Vorkammer** geteilt. Alle Teile des Herzens sind mit Blut gefüllt. Jede Herzhälfte besitzt zwei Öffnungen, eine ausführende und eine einführende. An jede Öffnung schließen sich Kanäle, sogenannte **Adern (Blutgefäße)** an, welche das Blut infolge der Zusammenziehung und Ausdehnung des Herzens ein- und ausströmen lassen. Man hat wohl das Herz mit einem Pumpwerk verglichen, welches das Blut ansaugt und austreibt. Die Adern oder Blutgefäße, die vom Herzen ausgehen und in den **Körper** führen, heißen **Schlagadern**, weil man in ihnen den Schlag des Herzens, den **Puls**, fühlen kann. Die vom **Körper** zum **Herzen** zurückführenden Adern nennt man **Blutadern**. In den Körperschlagadern ist das Blut hellrot, in den Körperblutadern dunkler.

Indem das Blut durch die Zusammenziehung des Herzens in die Schlagadern strömt und durch die Blutadern zum Herzen zurückkehrt, entsteht ein **Kreislauf des Blutes**. Wir unterscheiden einen **großen Kreislauf**, bei dem das Blut durch

— 15 —

den ganzen Körper strömt, und einen kleinen oder Lungenkreislauf, der das Blut in die Lunge und von der Lunge zurück zum Herzen führt (s. Fig. 4).

§ 17.

Der große Kreislauf beginnt an der linken Herzkammer, hier entspringt die große Körperschlagader, die hellrotes Blut führt, sich teilt und Äste für die untere und obere Körperhälfte abgibt. Alle Äste verzweigen sich weiter und weiter, werden feiner und feiner, so daß der ganze Körper mit Schlagadern versorgt wird. Endlich werden sie so fein, daß man sie mit bloßem Auge nicht sehen könnte. Man nennt sie jetzt Haargefäße, die überall den Körper durchsetzen. Sticht man an einer beliebigen Stelle des Körpers eine Nadel ein, so dringen aus dem Stich einige Tropfen Blut, welche den Haargefäßen entstammen. Allmählich sammeln sich aber die Haargefäße wieder zu größeren Adern, die sich zu dicken Stämmen, Blutadern genannt, vereinigen, in denen das jetzt dunkler gefärbte Blut wieder zurückfließt. So sammelt sich alles zurückfließende Blut in zwei großen Gefäßen aus der oberen und unteren Körperhälfte (obere und untere Hohlvene) und fließt zurück in die rechte Herzvorkammer, womit der große Kreislauf geschlossen ist (s. Fig. 4).

— Blutkreislauf.

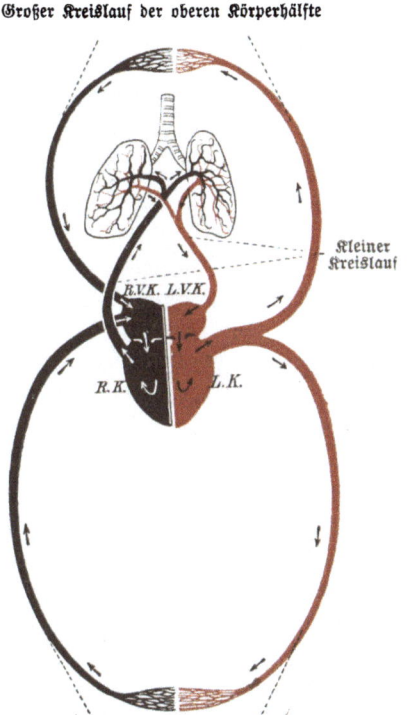

Großer Kreislauf der oberen Körperhälfte

Kleiner Kreislauf

Großer Kreislauf der unteren Körperhälfte

Fig. 4. Der große und kleine Blutkreislauf. R.K. rechte Herzkammer, R.V.K. rechte Herzvorkammer, L.K. linke Herzkammer, L.V.K. linke Herzvorkammer. Nach Piskacek.

Nun beginnt der kleine Kreislauf. Das dunkle Blut strömt aus der rechten Herzkammer durch die Lungenschlagader in die Lungen. Die Ader verzweigt sich, ebenso wie die anderen

Schlagadern, bis zu kleinsten Gefäßen, sodann sammelt sich das Blut wieder in größere Gefäße, die Lungenblutadern, durch die das nunmehr hellrot gefärbte Blut in die linke Herzvorkammer zurückströmt, womit der kleine Kreislauf geschlossen ist (s. Fig. 4).

§ 18.

— **Blut-kreislauf.** Diese beiden Kreisläufe des Blutes sind zur **Ernährung des Körpers notwendig.** Die verschiedenen Färbungen des Blutes werden durch den lebenswichtigen Sauerstoff veranlaßt. Bei der Atmung aus der Luft aufgenommen, tritt dieses Gas durch die Lunge **in das Blut und färbt es hellrot.** Das hellrote, sauerstoffhaltige Blut strömt zum linken Herzen und dann in der Körperschlagader und ihren Verzweigungen durch den ganzen Körper. Hier gibt es Sauerstoff an den Körper ab und kehrt sauerstoffarm, mit Kohlensäure beladen und dunkler gefärbt durch die Blutadern zum rechten Herzen zurück. Das dunkelgefärbte Blut fließt durch die Lungenschlagader in die Lungen, nimmt hier Sauerstoff auf und geht hellrot gefärbt durch die Lungenblutader zum Herzen zurück. Im Lungenkreislauf **nimmt** das Blut also Sauerstoff **auf** und gibt Kohlensäure ab, im großen Kreislauf **gibt** es Sauerstoff **ab** und nimmt Kohlensäure auf.

Die **Körperschlagader** mit ihren Verzweigungen enthält also **hellrotes, die Lungenschlagader dunkles,** die **Körperblutadern** (obere und untere Hohlader) enthalten **dunkles,** die **Lungenblutadern hellrotes** Blut.

Da auch das Herz ernährt werden muß, so besitzt es selbst auch Gefäße, die das Herz kranzartig umziehen (Kranzadern).

§ 19.

— **Bauch-höhle. Allgemeines.** In der **Bauchhöhle** liegen die **Verdauungsorgane** und die **harnbereitenden Organe.**

§ 20.

— **Verdauungs-organe.** Durch die **Verdauung** werden die zur Ernährung geeigneten Stoffe der aufgenommenen Speisen in feinste Teile zerlegt und zur Aufsaugung in das Blut geeignet gemacht, während die nicht zur Ernährung brauchbaren Bestandteile wieder ausgeschieden werden.

Wie bekannt, wird die Nahrung im Munde durch die Zähne zerkleinert, dabei mit dem **Mundspeichel** vermischt und dann **verschluckt.** Den Speichel liefern **Speicheldrüsen,** die seitlich vom Unterkiefer in der Mundhöhle liegen. Drüsen sind Organe, die Flüssigkeit absondern. Die Nahrung gelangt darauf in eine lange häutige Röhre, die Speiseröhre, die hinter der Luftröhre im Halse herabsteigt, durch die Brusthöhle zieht und durch das Zwerchfell geht. Sie mündet in den Magen, einen häutigen, mit unwillkürlichen Muskeln versehenen Sack, der in der Bauchhöhle unterhalb des Zwerchfells liegt. Die Lage des Magens erkennt man äußerlich an einer Vertiefung unter

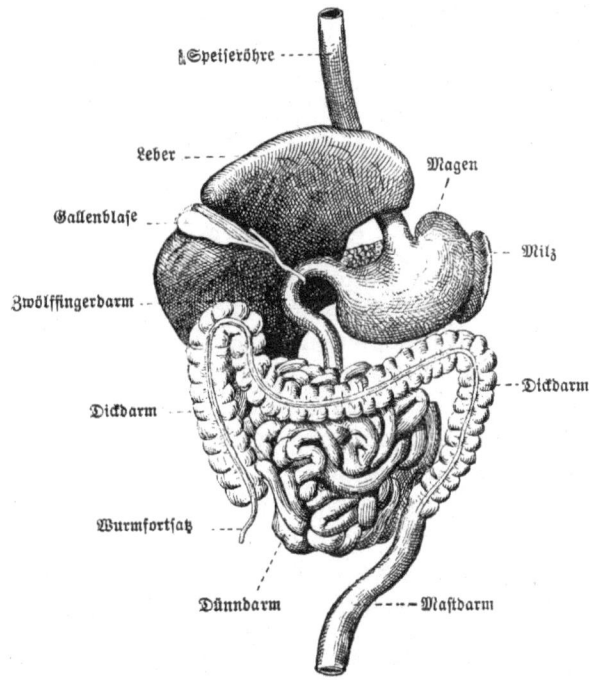

Fig. 5. Die Verdauungsorgane.

dem Brustbein, die wir Magengrube nennen. An den Magen schließt sich der Darm an (s. Fig. 5). Seine Gesamtlänge entspricht etwa der 5—6 fachen Länge des Körpers. Wir unterscheiden am Darm 4 Abschnitte, den sogenannten Zwölffingerdarm, den sehr langen Dünndarm, der in vielen Schlingen in der Bauchhöhle liegt, den Dickdarm und den Mastdarm, der in den After mündet. Öffnet man die Bauchwand, so sieht man die Darmschlingen zunächst bedeckt durch das sogenannte Netz (s. Fig. 2). Das

Netz ist eine mit vielem Fett versehene Haut, die vom Dickdarm und Magen herabhängt wie eine Schürze. Schlägt man das Netz zurück, so sieht man die Schlingen des Darmes vor sich. Der Dickdarm beginnt rechts oberhalb des rechten Darmbeins, zieht nach oben bis fast zur Leber, verläuft dann quer nach links und geht nach unten in den Mastdarm über (s. Fig. 5). Der untere Abschnitt des Dickdarms heißt an der Stelle, wo der Dünndarm in ihn eintritt, Blinddarm. Dieser besitzt einen etwa 6 bis 8 Zentimeter langen, nach unten blind endenden wurmförmigen Fortsatz, der zu schweren Erkrankungen Anlaß geben kann (Blinddarmentzündung). Auch der Darm hat in seiner Wand unwillkürliche Muskeln, durch deren Tätigkeit die Bewegungen des Darms hervorgerufen werden. Diese Bewegungen sind kriechend, wurmförmig, wie man sagt. Durch sie wird der Speisebrei weiter befördert.

§ 21.

— Vorgang der Verdauung.

Alle Innenwände der Organe der Brusthöhle wie der Bauchhöhle sind mit einer Schleimhaut ausgekleidet. Auch der Darm trägt an seiner Innenfläche eine solche Schleimhaut. Sie besitzt aber hier besondere Eigentümlichkeiten, nämlich Vorsprünge, sogenannte Darmzotten, welche die ernährenden Bestandteile des Darminhaltes durch Saugadern aufnehmen und als sogenannten Milchsaft dem Milchbrustgang zuführen. Durch diesen gelangen die Nahrungsstoffe in das Blut.

Aber ehe diese Sonderung von verdaulichen und unverdaulichen Bestandteilen im Magendarmkanal eintritt, fließen zu der Nahrung außer dem Speichel, der schon im Munde hinzutritt, wichtige Verdauungssäfte, welche diese Scheidung ermöglichen. Im Magen tritt zur Nahrung der saure Magensaft, im Darm dagegen der Darmsaft und die von der Leber stammende bittere Galle und von der Bauchspeicheldrüse der Bauchspeichel. Leber und Bauchspeicheldrüse ergießen diese Säfte in den Zwölffingerdarm. Die Leber ist das größte Organ im Körper und liegt rechts in der Bauchhöhle hinter den untersten Rippen. Unter ihr liegt die Gallenblase, in der sich die Galle ansammelt; aus der Gallenblase fließt dieser Saft durch einen besonderen Gang, sobald Nahrung in den Zwölffingerdarm gelangt, in diesen Darm. Die Bauchspeicheldrüse liegt hinter dem Magen. Ihr Saft fließt gleichfalls in den Zwölffingerdarm. Die Galle dient zur Verdauung des Fettes, der Magensaft zur Verdauung des

Eiweißes, der Saft der Bauchspeicheldrüse wandelt die Mehle in Zucker um und macht im übrigen, ähnlich wie Galle und Magen-

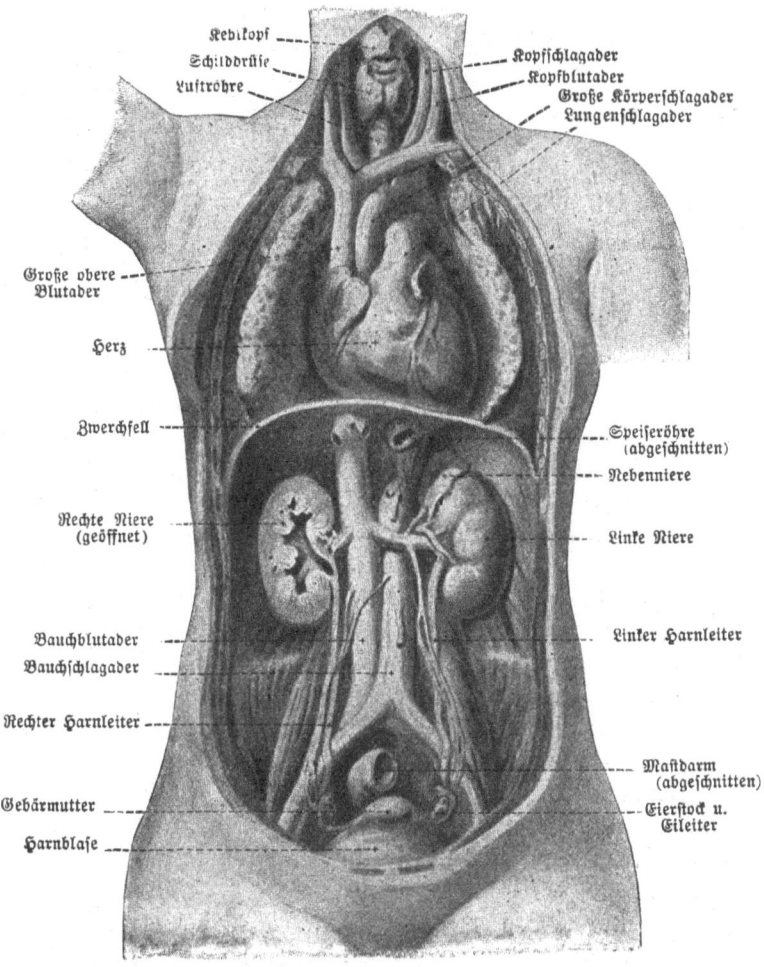

Fig. 6. Brusthöhle mit Herz ꝛc., Bauchhöhle mit Harnorganen ꝛc. Das Brustbein und die erste Rippe sind entfernt, desgleichen die sämtlichen Baucheingeweide. Die Abbildung zeigt die Lage des Herzens und der großen Gefäße, ferner die Lage, Größe und das Aussehen der Nieren, Harnleiter, Blase und Gebärmutter. Die rechte Niere ist geöffnet, indem die vordere Hälfte abgetragen ist, um den Verlauf des Harnleiters zu zeigen.
Nach Leopold-Zweifel.

saft, Fett und Eiweiß geeignet zur Aufsaugung. Aber auch der Mundspeichel wandelt Mehl in Zucker um. Der Darmsaft hilft bei der Verdauung mit. Die nicht verdaulichen Massen sammeln sich im Dick- und Mastdarm an und werden als Kot in einzelnen Absätzen durch den Stuhlgang aus dem After nach außen entleert. Der Mastdarm besitzt an seinem unteren Ende einen willkürlichen Schließmuskel.

§ 22.

— Bauchfell.
Es ist weiter von großer Bedeutung, zu wissen, daß die Innenwand der Bauchhöhle und alle die genannten Eingeweide von einer glänzenden, glatten Haut überzogen sind, dem **Bauchfell**. Erkrankungen des Bauchfelles sind meist lebensgefährlich, und da das Bauchfell sich bis zu den Gebärorganen fortsetzt, so können Erkrankungen dieser Organe sich auf das ganze Bauchfell verbreiten und rasch zum Tode führen (Unterleibsentzündung).

§ 23.

— Nieren.
Die **harnbereitenden** Organe sind die **Nieren** (s. Fig. 6); sie haben die Aufgabe, die wasserlöslichen, verbrauchten Stoffe aus dem Körper auszuscheiden. Die beiden Nieren liegen rechts und links von der Lendenwirbelsäule und besitzen die Größe einer kleinen Faust. Der von ihnen abgesonderte Harn läuft durch zwei lange häutige Röhren, die **Harnleiter**, in die **Harnblase** (Urinblase), die im kleinen Becken liegt und einen Schließmuskel besitzt. In ihr sammelt sich der Harn an und wird durch die Harnröhre willkürlich nach außen entleert. Der Harn besteht aus Wasser, Salzen, sowie aus Harnstoff und anderen verbrauchten Stoffen. Die Nieren haben die Aufgabe, diese verbrauchten Bestandteile aus dem Blut an sich zu ziehen und mit dem überschüssigen Wasser aus dem Körper zu entfernen. Eine Zurückhaltung dieser Stoffe im Blute würde das Leben sehr gefährden.

— Milz.
Ein weiteres Organ in der Bauchhöhle, das aber mit der Verdauung nichts zu tun hat, ist die **Milz**, die in länglicher Form unter dem linken Rippenbogen liegt und für die Blutbereitung Bedeutung besitzt (s. Fig. 5).

Der feinere Aufbau des menschlichen Körpers.

§ 24.

Feinerer Aufbau d. Körpers.
Wir haben den Bau des menschlichen Körpers bisher so beschrieben, wie wir ihn mit den bloßen Augen sehen. Wenn wir nun

aber seinen Bau durch besondere Gläser, die alles vergrößern, z. B. durch das Mikroskop betrachten, dann sehen wir, daß die einzelnen Körperteile in Wirklichkeit ganz anders erscheinen, und daß sie in äußerst kunstvoller und offenbar wohldurchdachter Weise aus zahllosen feinsten Teilchen zweckmäßig aufgebaut sind. Wir entdecken, daß sie alle aus kleinsten Teilen bestehen, den sogenannen Zellen, die, wie Bausteine, mehr oder minder eng aneinandergefügt liegen. Wir sehen ferner, daß alle einzelnen Teile, wie die Knochen, die Muskeln, die Nerven, einen besonderen Bau für sich besitzen, indem die Zellen, die sie bilden, mancherlei Besonderheiten haben, so daß man unter dem Mikroskop erkennen kann: das ist Knochen, das ist Muskel ꝛc.

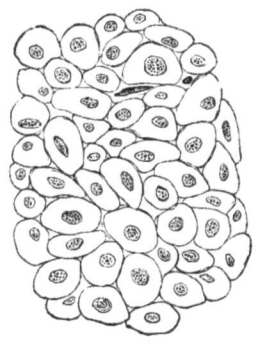

Fig. 7. Zellen aus dem Gewebe der Schleimhaut einer schwangeren Gebärmutter.

Man nennt diesen Aufbau die Gewebe, und so spricht man von Knochengewebe, Muskelgewebe, Nervengewebe ꝛc.

§ 25.

Feinerer Aufbau d. Körpers.

Die Gewebe des menschlichen Körpers sind nicht trocken, sondern durchtränkt von einer hauptsächlich aus dem Blute stammenden, farblosen Flüssigkeit, die wir Lymphe nennen. Sie findet sich in den feinsten Gewebsspalten und in besonderen Gefäßen, den Lymphgefäßen, die sich wie die Blutgefäße zu größeren Stämmen vereinigen und zu einzelnen Drüsen (Lymphdrüsen) ziehen, um schließlich ihren Inhalt in das Blut zu entleeren. Durch die Lymphgefäße können auch Krankheitsgifte im Körper verbreitet werden. Die Lymphgefäße entzünden sich dann, führen das Gift in die Lymphdrüsen, die anschwellen oder vereitern, oder noch weiter in den Körper hinein. Solche Lymphdrüsen liegen z. B. in der Achselhöhle, in der Schenkelbeuge (Leistengegend) und an anderen Orten.

Aber zum Verständnis des feineren Aufbaues des Körpers ist noch die Kenntnis eines besonderen Gewebes, das teilweise auch mit dem bloßen Auge sichtbar ist, nötig. Es ist das Bindegewebe, das die einzelnen Organe umhüllt, miteinander verbindet und Lücken und Räume zwischen den einzelnen Geweben ausfüllt. Man könnte es, wie bei einem Hause, den Mörtel des Körpers nennen, der alles befestigt und verbindet.

Das Blut, die Ernährung und der Stoffwechsel des Körpers.

§ 26.

— **Blutzusammensetzung.** Das Blut ist eine rote Flüssigkeit, die das Herz und die Blutgefäße erfüllt. Die Gesamtmenge des Blutes beträgt etwa $1/13$ des Körpergewichts. Betrachtet man einen Tropfen Blut unter dem Mikroskop, so sieht man in der Blutflüssigkeit (Blutwasser) zahlreiche rotgefärbte kleine Scheibchen, die roten Blutkörperchen, und zwischen ihnen einzelne kleine weiße Blutkörperchen in sehr viel geringerer Anzahl. Die roten Blutkörperchen färben das Blut rot, sie enthalten außerdem den Sauerstoff des Blutes, der bekanntlich beim Einatmen in die Lunge strömt und sich mit dem Blut verbindet. Außer anderen Stoffen findet sich auch das für die Ernährung wichtige Eisen im Blut.

Die Blutkörperchen werden hauptsächlich in dem Mark der Knochen und der Milz gebildet. Wenn das Blut die Gefäße verläßt, so verliert es seine flüssige Beschaffenheit, es gerinnt.

§ 27.

— **Stoffwechsel.** Außer dem durch die Lungen übermittelten Sauerstoff wird dem Blut auch der bei der Verdauung der eingenommenen Nahrung entstandene sogenannte Milchsaft (§ 21) zugeführt. Indem das Blut nun durch den ganzen Körper kreist und von den Lungen stets Sauerstoff, vom Darm her durch die Saugadern den Milchsaft aufnimmt, führt es Nahrung und Sauerstoff allen Geweben und Organen des Körpers zu, es ernährt sie, indem es Sauerstoff und Nahrung an sie abgibt. Erst durch diese Ernährung ist das Leben und das Wachstum der Menschen möglich. Die zugeführten Stoffe werden in den Geweben und Organen verbraucht, d. h. umgewandelt in andere Stoffe, man sagt auch, indem man diesen Vorgang mit der Flamme vergleicht, verbrannt. Diese zur Ausscheidung bestimmten Stoffe sind die Kohlensäure und der Harnstoff. Das Blut nimmt sie wieder auf und führt sie ab. Die Aufnahme und Abgabe von Stoffen findet in den feineren Haargefäßen statt.

Wir nennen diesen Vorgang den Stoffwechsel des Menschen. Die Kohlensäure wird in der Lunge ausgeschieden, d. h. beim Ausatmen entfernt, der Harnstoff in den Nieren, die ihn durch den Harn entleeren. Ebenso geht das überschüssige Blutwasser durch die Nieren ab, aber zum Teil auch durch die Verdunstung an der Körperoberfläche, die unter gewissen Bedingungen, z. B. bei großer Hitze oder Bewegung, in flüssiger Form als Schweiß erscheint.

Die zum Leben des Körpers notwendigen Stoffe werden also aufgenommen durch die Lungen und die Verdauungsorgane, die verbrauchten werden ausgeschieden durch Lungen, Nieren und Haut.

§ 28.

Wärmebildung im Körper.

Dieser Wechsel an Stoffen, das heißt der Verbrauch der zugeführten Nahrung und des Sauerstoffes in den Geweben des Körpers, erzeugt die für den menschlichen Körper so wichtige Wärme. Ebenso wie die Flamme Stoffe verzehrt und Wärme bildet, so bilden auch die Sauerstoff und Nahrung verzehrenden Gewebe Wärme. Daher fühlt der Körper des lebenden Menschen sich warm an, und die Leiche erkaltet, weil bei ihr infolge des Herzstillstands kein Stoffwechsel mehr erfolgen kann. Die Eigenwärme des Menschen (wir sagen auch die Blutwärme des Menschen) liegt zwischen 36,5 und 37,5 Grad. Sie ist abends etwas höher als morgens, bleibt aber in diesen Grenzen. Weicht sie erheblich ab, so ist der Mensch krank.

Der gesunde Mensch hat unter allen Verhältnissen die gleiche Blut-Temperatur, mag er liegen, laufen, steigen, in kalten oder heißen Gegenden leben. Man rechnet ihn daher zu den Warmblütern. Die sogenannten Kaltblüter, wie z. B. Fische, Schnecken usw. besitzen dagegen eine der Temperatur ihrer Umgebung etwa entsprechende Körperwärme.

§ 29.

Sauerstoff und Nahrung.

Der Mensch gebraucht also zum Leben Sauerstoff und Nahrung. Ohne Sauerstoff erstickt er, ohne Nahrung verhungert er. Den Sauerstoff entnimmt er aus der Luft, die Nahrung aus den Nahrungsmitteln, die er in der Pflanzen- und Tierwelt findet.

Was gebraucht nun der Mensch für Nahrung? In erster Linie Wasser und Salze, dann Eiweißstoffe, die sich in dem Fleisch, der Milch, den Eiern, Hülsenfrüchten reichlich finden; ferner sogenannte Kohlehydrate, das sind z. B. Mehl und Zucker; endlich Fett. Diese Stoffe findet er in den Nahrungsmitteln, die noch vielerlei andere für die Ernährung nicht brauchbare Stoffe enthalten. Durch die Verdauung werden die unbrauchbaren Stoffe von den brauchbaren gesondert. Die unbrauchbaren gehen als Kot ab und die brauchbaren Eiweißkörper, Kohlehydrate und Fette werden durch die

Verdauungssäfte für die Aufsaugung geeignet gemacht und zur Ernährung im Körper verbraucht.

Das Nahrungsbedürfnis wird als Hunger und Durst empfunden, das Bedürfnis nach Sauerstoff als Atmungsbedürfnis.

Der Bau und die Verrichtungen des weiblichen Körpers.

§ 30.

Weiblicher Körper. Wir haben bisher den Bau und die Verrichtungen des menschlichen Körpers beschrieben, wie sie dem männlichen und weiblichen Geschlecht gemeinsam sind.

Nun besitzen aber beide Geschlechter in Bau und Verrichtungen eine Anzahl von Verschiedenheiten, die wir beim weiblichen Geschlecht genauer kennen lernen müssen.

§ 31.

Besonderheiten des weiblichen Körpers. Der weibliche Körper unterscheidet sich in erster Linie von dem männlichen durch Verschiedenheiten der Geschlechtsteile, im übrigen noch durch andere Eigentümlichkeiten des Körperbaues.

Die Körpergröße des Weibes ist meist geringer als die des Mannes. Die Knochen sind kürzer und dünner, die Muskeln weniger kräftig ausgebildet. Das Fettpolster unter der Haut ist stärker entwickelt, wodurch die Glieder des Weibes runder und weicher erscheinen. Die Schultern sind schmaler, die Brusthöhle ist enger, dagegen sind die Hüften breiter und die Bauchhöhle geräumiger als beim Mann. Das Becken ist zwar bei beiden Geschlechtern gleich gebaut, indessen zeichnet sich das weibliche Becken durch größere Weite aus, da in ihm die Gebärorgane liegen und das Kind bei der Geburt durch das Becken seinen Weg nehmen muß.

Der Mann zeugt das Kind. Das Weib empfängt und gebiert es.

§ 32.

Mann und Weib. Der Mann ist durch seinen stärkeren Körperbau zu größerer körperlicher Arbeit befähigt. Er erwirbt durch seine Arbeit den Unterhalt der Familie, er schützt das Haus, die Familie, das Vaterland. Die Frau waltet im Hause und erzieht die Kinder. Aber die Frau ist auch geeignet, andere Berufsarten zu ergreifen. Sie besitzt z. B. eine besondere Befähigung für die Pflege der Kranken, für

— 25 —

die Verrichtungen und Hilfe bei der Geburt und im Wochenbett. Außer ihrer natürlichen Bestimmung, Frau und Mutter zu sein, kann sie daher auch in dem Beruf als Krankenpflegerin und Hebamme Hervorragendes leisten.

Das weibliche Becken.

§ 33.

Das Becken besteht beim erwachsenen Menschen aus 4 Knochen, dem Kreuzbein, dem Steißbein und den beiden Hüftbeinen. *Das Becken.*

§ 34.

Das Kreuzbein bildet die hintere Wand des Beckens (s. Fig. 8 u. 9). Es hat eine dreieckige keilförmige Gestalt. Die breite Kante sieht nach oben, die Spitze nach unten. Die vordere *Kreuzbein und Steißbein.*

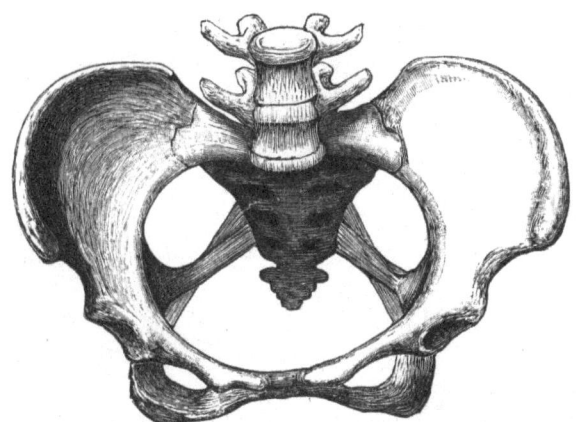

Fig. 8. Das weibliche Becken von oben gesehen.

Fläche ist ausgehöhlt, sowohl von oben nach unten, als von rechts nach links. Die hintere Fläche ist nach hinten ausgebogen und besitzt drei von oben nach unten verlaufende rauhe Erhabenheiten: rauhe Linien. An der vorderen und hinteren Wand bemerkt man 4 Paar Löcher. Aus diesen treten Nerven vom Rückenmark aus, die zu den Beckenorganen und unteren Gliedern ziehen. Denn auch das Kreuzbein ist wie die Wirbelsäule hohl und seine Höhlung ist die Fortsetzung des Rückgratskanals, in dem das Rückenmark liegt.

In der Kindheit besteht das Kreuzbein aus 5 einzelnen Knochenstücken, die wie die Wirbel übereinander liegen. Man nennt sie falsche Wirbel, sie verwachsen später fest untereinander. Quer-

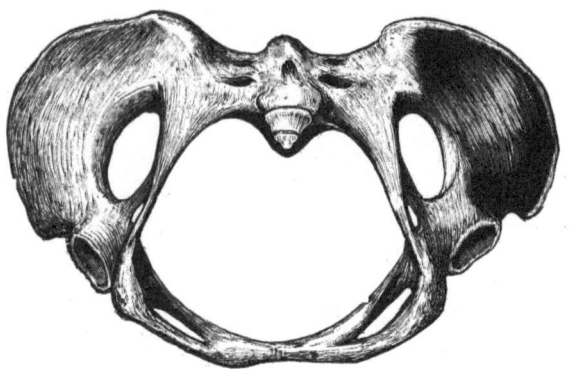

Fig. 9. Das weibliche Becken von hinten und unten gesehen.

laufende Knochenleisten, erhabene Linien, zeigen die frühere Trennung an der vorderen Seite des Kreuzbeins an. Die Teile des Kreuzbeins, welche rechts und links von den Löchern liegen, heißen

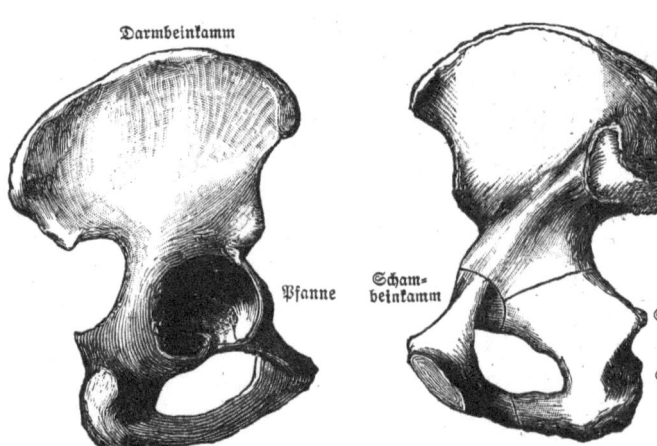

Fig. 10. Das rechte Hüftbein von außen gesehen.

Fig. 11. Das rechte Hüftbein von innen gesehen. Die Berührungsstelle des Darm-, Sitz- und Schambeins ist gut sichtbar.

Kreuzbeinflügel; dazwischen liegt der Kreuzbeinkörper. Das Kreuzbein ist verbunden nach oben mit dem 5. Lendenwirbel durch Bänder und eine zwischen beiden Knochen liegende Knorpelscheibe. Durch das Zusammentreffen des letzten Lendenwirbels mit dem Kreuzbein bildet sich ein Knochenvorsprung. Er wird der Vorberg genannt. Nach unten an die Spitze des Kreuzbeins setzt sich das kleine Steißbein mittels eines Gelenkes an.

Das Steißbein besteht aus 4 kleinen Wirbeln, die von oben nach unten an Größe abnehmen.

§ 35.

Die **Hüftbeine** liegen seitlich vom Kreuzbein. Sie sind durch die Kreuzdarmbeinfugen mit ihm verbunden und erstrecken sich in einem Bogen nach vorn, wo sie von rechts und links in der Scham- oder Schoßfuge zusammenstoßen. — Hüftbein.

In der Kindheit besteht das Hüftbein aus drei Knochen, die später miteinander verwachsen. Es sind das **Darmbein, Sitzbein** und **Schambein**. Diese drei Knochen treffen in der Gelenkpfanne, die seitlich unten und außen an der Beckenwand liegt und den Oberschenkelkopf aufnimmt, zusammen.

Das Darmbein ist der größte Knochen, er liegt nach oben, das Sitzbein nach unten, das Schambein nach vorn.

Das **Darmbein** (s. Fig. 10 u. 11) bildet die Seitenwand des Beckens und besitzt die Gestalt einer Schaufel, weshalb der vorn gelegene Teil auch **Darmbeinschaufel** genannt wird. Der obere Rand der Schaufel heißt der **Darmbeinkamm**, er endet in den vorderen und hinteren **Darmbeinstachel**, der untere bogenförmige Rand ist die **Bogenlinie**.

Das **Sitzbein** hat 2 Äste, einen hinteren und breiteren, den **absteigenden Sitzbeinast**, und einen vorderen schmäleren, den **aufsteigenden Sitzbeinast**. Der absteigende Ast trägt nach hinten und innen den **Sitzbeinstachel**. Die unterste dicke Partie des Sitzbeins, wo beide Äste zusammenstoßen, heißt der **Sitzbeinhöcker**. Von ihm und dem Sitzbeinstachel geht auf beiden Seiten des Beckens je ein starkes Band zum Seitenrande des Kreuzbeins, wodurch die Verbindung der Knochen untereinander größere Festigkeit bekommt (s. Fig. 8 u. 9).

Das **Scham-** oder **Schoßbein** besitzt einen queren und einen absteigenden **Schambeinast**. Der letztere geht in den aufsteigenden Sitzbeinast über. Auf dem queren Schambeinast verläuft eine scharfe Knochenkante, der **Schambeinkamm**. Die Schambeine stoßen vorn in der **Scham-** oder **Schoßfuge** zusammen. An ihrem unteren Rande liegt der **Schoß-** oder **Scham-**

bogen, der von den beiden absteigenden Schambein- und aufsteigenden Sitzbeinästen begrenzt wird.

Weiter sieht man an der vorderen Wand des Beckens zwei große Öffnungen unterhalb des queren Schambeinastes, es sind die beiden eirunden Löcher, welche durch eine sehnige Haut verschlossen sind.

§ 36.

— Großes u. kleines Becken. Wir teilen das Becken in das große und kleine Becken. Das große liegt über dem kleinen und ist seitlich begrenzt durch die Darmbeinschaufeln und hinten durch die Lendenwirbel. Das kleine Becken liegt unter der gebogenen Linie, dem Vorberg und dem oberen Rand der Schamfuge. Es wird hinten durch das Kreuz- und Steißbein, vorn durch die Schamfuge und seitlich durch die Gegenden der Pfannen gebildet. Nur das kleine Becken hat geburtshilfliche Bedeutung. Es ist verhältnismäßig eng für den Kopf des Kindes, der bei der Geburt durch das kleine Becken getrieben wird.

§ 37.

— Beckenabschnitte. Beckendurchmesser. Wir unterscheiden am kleinen Becken verschiedene Abschnitte: den Beckeneingang, die eigentliche Beckenhöhle oder Beckenmitte und den Beckenausgang.

Der Beckeneingang ist die obere Öffnung und wird begrenzt durch den Vorberg, die gebogenen Linien, die Schambeinkämme und den oberen Rand der Schoßfuge.

Wir merken in dem Beckeneingang folgende Durchmesser (siehe Fig. 12):

1. Den geraden Durchmesser, der von der Mitte des Vorberges zur Schoßfuge geht. Er beträgt 11 Zentimeter.

2. Den queren Durchmesser, der an den Bogenlinien die weitesten Punkte verbindet. Er mißt 13½ Zentimeter.

3. Die beiden schrägen Durchmesser. Der rechte schräge Durchmesser geht von der rechten Kreuzdarmbeinfuge zum linken queren Schambeinast. Der linke von der linken Kreuzdarmbeinfuge zum rechten queren Schambeinast. Jeder mißt 12 Zentimeter.

Der Beckenausgang ist die untere Öffnung des Beckens, die vom Steißbein, den Sitzbeinhöckern und dem Schambogen umgeben ist (s. Fig. 9). Wir merken uns:

1. Den geraden Durchmesser, der die Spitze des Steißbeins mit dem unteren Rand der Schoßfuge verbindet. Er mißt

11 Zentimeter. Er wird während der Geburt meist dadurch etwas erweitert, daß der Kindskopf das bewegliche Steißbein nach hinten zurückdrängt.

2. Den queren Durchmesser, der die beiden Sitzbeinhöcker verbindet. Er mißt ebenfalls 11 Zentimeter.

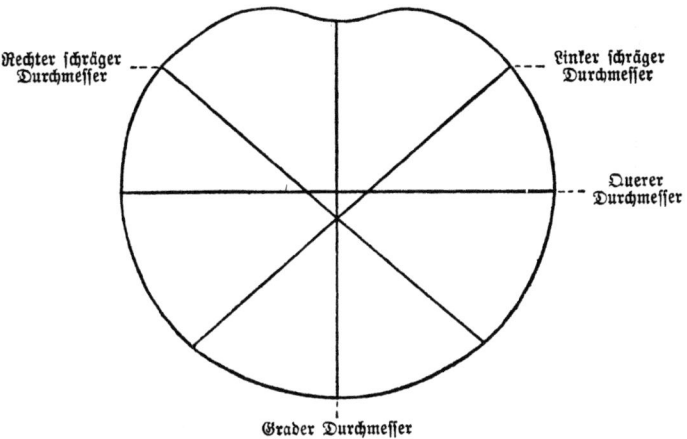

Fig. 12. Die Durchmesser des Beckeneingangs.

Zwischen Beckeneingang und Beckenausgang liegt die Beckenhöhle. Sie ist nach hinten durch das Kreuzbein ausgebuchtet, seitlich in sie hinein ragen die Sitzbeinstachel. In ihr sind die größten Durchmesser die schrägen. Jeder derselben ist 13,5 Zentimeter lang.

Im Beckeneingang ist also der größte Durchmesser der quere, in der Beckenhöhle der schräge und im Beckenausgang der gerade.

§ 38.

Halbiert man die geraden Durchmesser aller Beckenebenen — **Führungslinie im Becken.** und verbindet man diese Halbierungspunkte, so entsteht eine gebogene Linie, die überall gleich weit von den Beckenwänden absteht. Man nennt sie die **Führungslinie des Beckens**. Sie verläuft wie das Kreuzbein gebogen von unten nach oben. In dieser Linie muß die Hebamme den Finger bei der Untersuchung einführen. In dieser Richtung tritt das Kind bei der Geburt durch das Becken (s. Fig. 13).

Bei aufrechter Körperstellung ist das Becken etwas nach vorn geneigt, so daß der Beckeneingang nicht nach oben, sondern nach vorn und oben, der Beckenausgang nach unten und etwas nach hinten gerichtet ist. Man nennt diese Stellung die Neigung des Beckens. Diese Neigung wechselt mit der Lage des Körpers. Liegt z. B. die Frau flach auf dem Rücken, so sieht der Beckeneingang nach auf- und rückwärts und der Beckenausgang ist gerade nach vorn gerichtet.

§ 39.

Weichteile des Beckens. Das Becken ist außen von Muskeln umgeben, und auch die Innenwand trägt einige Muskeln, die den Raum noch mehr verengen. Namentlich gehen vom großen Becken seitlich neben dem Vorberg die großen Lendenmuskeln herab. Ferner ist der Beckenausgang durch Weichteile, Muskeln und sehnige Bänder (Beckenboden) verschlossen bis auf zwei Öffnungen. Die vordere Öffnung liegt unter dem Schambogen und heißt die **Schamspalte**, die hintere ist der **After**.

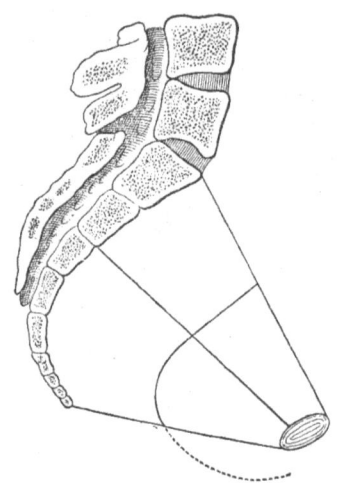

Fig. 13. Die Neigung und die Führungslinie des Beckens.

Die Höhle des kleinen Beckens, durch welche das Kind bei der Geburt getrieben wird, ist keineswegs sehr geräumig; infolgedessen erfolgt der Durchtritt langsam und ist von Schmerzen begleitet. Wäre das Kind nicht genötigt, bei der Geburt seinen Weg durch das Becken zu nehmen, so würde die Geburt kürzer und weniger schmerzhaft und, wie wir sehen werden, häufig auch weniger gefahrvoll verlaufen.

Der Bau der weiblichen Geschlechtsteile.

§ 40.

Weibliche Geschlechtsteile. Allgemeines. Man teilt die weiblichen Geschlechtsteile in **innere** und **äußere**. Die inneren befinden sich im Becken und sind nicht sichtbar, die äußeren liegen in und vor dem Schambogen. Zu den Geschlechtsteilen rechnen wir beim Weibe außerdem noch die **Brüste**.

Äußere Geschlechtsteile.

§ 41.

Oberhalb der Schoßfuge liegt der Schamberg. Er ist eine durch stärkere Ansammlung von Fett gekennzeichnete, mit Haut bedeckte Vorwölbung, die mit Haaren besetzt ist.

Vom Schamberg herab ziehen zwei an der äußeren Seite mit Haaren bedeckte breite Hautfalten, die großen Schamlippen (s. Fig. 14 u. 15). Sie vereinigen sich nach unten durch das Schamlippenbändchen. Zwischen den großen Schamlippen liegt die

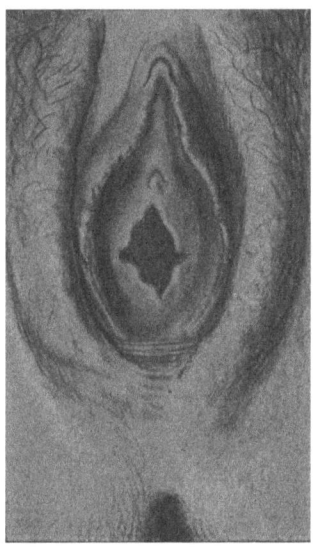

Fig. 14. Äußere Geschlechtsteile. Das Jungfernhäutchen ist eingerissen.

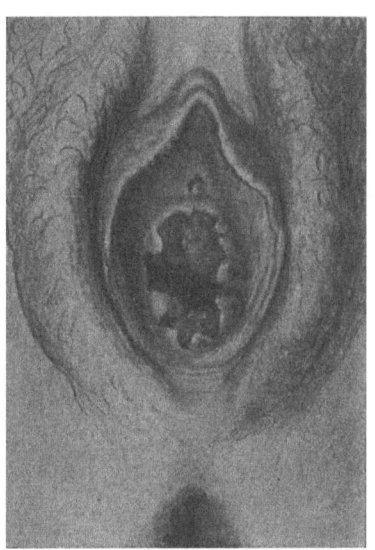

Fig. 15. Äußere Geschlechtsteile. Myrtenblattförmige Warzen des Jungfernhäutchens.

Schamspalte. Die großen Schamlippen liegen bei Jungfrauen eng aneinander; sie sind schlaffer bei Frauen, die geboren haben.

Die kleinen Schamlippen liegen zwischen den großen Schamlippen, sie sind kürzer und von Schleimhaut überzogen. Sie umschließen den Vorhof der Scheide und vereinigen sich nach oben in die Umhüllung einer kleinen erbsengroßen Hervorragung, die man Kitzler nennt. Der Kitzler ist sehr nervenreich und daher sehr empfindlich. Er wie seine Umgebung enthalten viel Blutgefäße.

Etwa zwei Zentimeter unterhalb des Kitzlers liegt die Mündung der Harnröhre. Die Harnröhre tritt unter dem Schambogen hervor und ist von einem dicken Wulst umgeben (Harnröhrenwulst). Noch etwas tiefer, umschlossen von den kleinen Schamlippen, findet sich der Scheideneingang als eine größere Öffnung, die aber bei Jungfrauen durch ein zartes Häutchen, das Jungfernhäutchen, bis auf eine kleine Spalte verschlossen ist. Durch den Beischlaf wird das Häutchen eingerissen. Durch die erste Geburt wird es aber fast völlig zerstört, so daß dann nur kleine warzenförmige Erhabenheiten (myrtenblattförmige Warzen) an Stelle des Jungfernhäutchens zurückbleiben (s. Fig. 14 u. 15).

Hinter dem Schamlippenbändchen ist der Beckenboden verschlossen durch den Damm, der aus Muskeln und straffen sehnigen Bändern besteht, mit Haut überzogen und sehr dehnbar ist. Hinter dem Damm liegt der After. Die Gegend hinter ihm heißt Hinterdamm.

Innere Geschlechtsteile.

§ 42.

Innere Geschlechtsteile. Der Scheideneingang führt in die Scheide. Die Scheide ist ein mit Schleimhaut ausgekleideter, sehr dehnbarer Gang, dessen Wand auch Muskeln enthält. Sie verläuft in der Richtung der Führungslinie durch das Becken zur Gebärmutter. Man unterscheidet eine vordere kürzere und eine hintere längere Scheidenwand. Beide liegen im leeren Zustande aufeinander. Die Scheidenwände sind mit straffen querlaufenden Schleimhautfalten besetzt, so daß sich die Wände rauh anfühlen. Durch häufigen Geschlechtsverkehr und namentlich nach Geburten werden die Scheide weiter und die Wände glatter und schlaffer. Der oberste Teil der Scheide heißt das Scheidengewölbe. In dies Gewölbe ragt von oben ein zapfenförmiger Teil der Gebärmutter hinein (Scheidenteil der Gebärmutter) und teilt das Gewölbe in zwei Abschnitte, die man als vorderes und als höher gelegenes hinteres Scheidengewölbe (s. Fig. 16) unterscheidet.

Zwischen Scheide und Schamfuge liegen die Harnblase und die Harnröhre. Zwischen Scheide und Kreuzbein der Mastdarm.

§ 43.

Gebärmutter. Die Gebärmutter ist ein hohler, dickwandiger Muskel, der die Gestalt einer plattgedrückten Birne hat. Der breite Teil

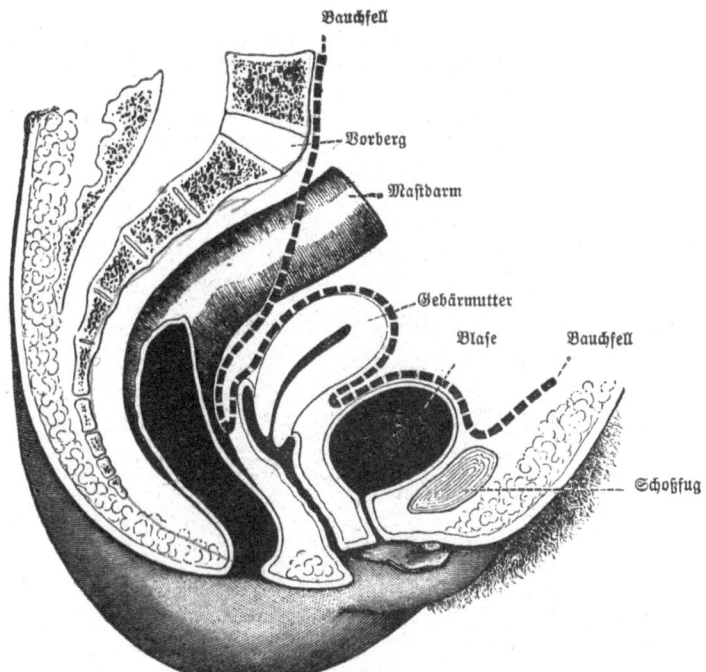

Fig. 16. Die inneren Geschlechtsorgane mit dem Bauchfell.

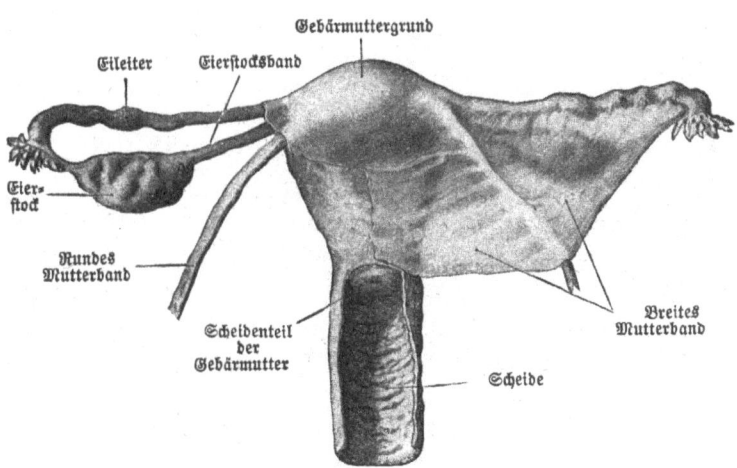

Fig. 17. Die inneren Geschlechtsteile.

sieht nach oben, der schmale Teil — der Stiel der Birne — nach unten. Man unterscheidet eine vordere und hintere Wand und eine rechte und linke Seitenkante. Der obere Teil der Gebärmutter heißt Gebärmuttergrund, der mittlere Teil der Gebärmutterkörper, der untere schmalere Teil Gebärmutterhals. Der unterste Teil des Halses ragt als Scheidenteil der Gebärmutter wie ein Zapfen in die Scheide.

Im Innern hat die Gebärmutter eine dreieckige Höhle, die von vorn nach hinten abgeplattet ist (s. Fig. 18). Die Höhle geht über in den Halskanal. Wo der Halskanal beginnt, ist eine engere Öffnung, der innere Muttermund. Wo der Halskanal

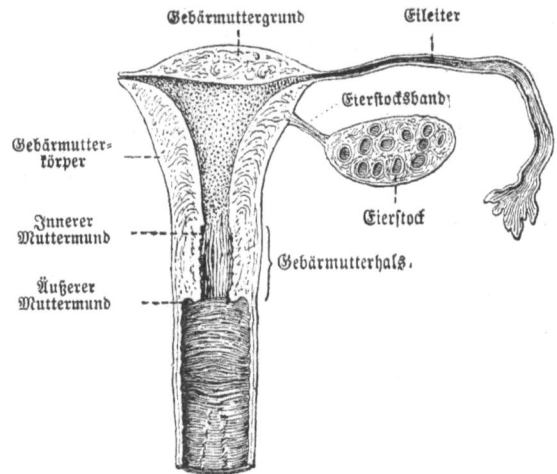

Fig. 18. Die inneren Geschlechtsteile, Scheide, Gebärmutter, Eileiter und Eierstock aufgeschnitten.
Nach Merkel.

sich in die Scheide öffnet, liegt der äußere Muttermund, der bei Erstgebärenden ein rundes Grübchen, bei Mehrgebärenden eine klaffende Querspalte mit vorderer und hinterer Muttermundslippe darstellt. Die Innenwand der Gebärmutter ist mit Schleimhaut ausgekleidet, die sich in die Scheidenschleimhaut fortsetzt. Vor der Gebärmutter liegt die Blase, hinter ihr der Mastdarm (s. Fig. 16).

In der Höhle der Gebärmutter entwickelt sich in der Schwangerschaft die Frucht. Die Muskeln der Wand der Gebärmutter dienen hauptsächlich dazu, durch ihre Zusammenziehung die Frucht bei der Geburt nach außen zu treiben: zu gebären.

§ 44.

Die Gebärmutter ist überzogen von dem Bauchfell wie alle Eingeweide der Bauchhöhle. Dieses Bauchfell zieht sich von der vorderen Bauchwand auf die Blase, bildet hier eine kleine Vertiefung, geht dann auf die Gebärmutter über und überzieht sie.

— Bauch-
fellüber-
zug der
Gebär-
mutter.

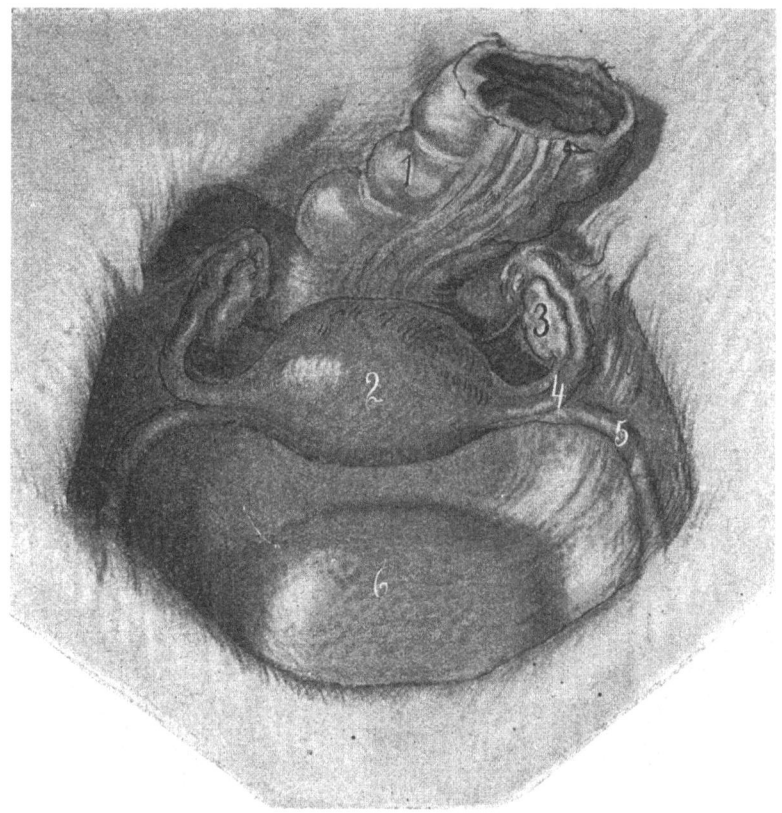

Fig. 19. Die inneren Geschlechtsteile von oben gesehen. 1. Mastdarm (nach oben abgeschnitten). 2. Gebärmutter. 3. Eierstock. 4. Eileiter. 5. Rundes Mutterband. 6. Harnblase.

Von der Gebärmutter verläuft das Bauchfell bis tief an das hintere Scheidengewölbe hinunter und geht dann auf den Mastdarm über (s. Fig. 16).

§ 45.

Die Gebärmutter liegt nicht fest im Becken, sondern ist an Bändern beweglich aufgehängt. Die breiten Gebär-

— Gebär-
mutter-
bänder.

mutterbänder gehen seitlich von der Gebärmutter ab zu den Beckenwänden. Sie bestehen aus einer doppelten Lage von Bauchfell. In der Höhe des inneren Muttermundes ziehen hinten von der Gebärmutter zum Kreuzbein die Gebärmutterkreuzbeinbänder, welche aus Bauchfell und Muskeln bestehen. An der vorderen Wand der Gebärmutter liegen die **runden Gebärmutterbänder**. Sie bestehen aus Muskeln, sind rund und ziehen von den Ecken des Gebärmuttergrundes nach vorn durch die Bauchwandungen in dem sogenannten Leistenkanal zu den großen Schamlippen. Weiter finden sich da, wo die Scheide sich an die Gebärmutter ansetzt, straffe **Faserbündel**, die der Lage der Gebärmutter mehr Halt verleihen.

Da die Gebärmutter an Bändern hängt, so ist sie beweglich, d. h. ihre Lage ist nicht immer die gleiche. Bei leerer Blase liegt der Gebärmuttergrund ein wenig nach vorn gebeugt (s. Fig. 19). Füllt sich die Blase mit Urin, so wird der Gebärmuttergrund etwas zurückgedrängt, ist gleichzeitig der Mastdarm voll Kot, so wird die ganze Gebärmutter gehoben. Legt sich die Frau auf die Seite, so sinkt der Grund der Gebärmutter nach derselben Seite, während der Hals nach der entgegengesetzten Seite abweicht. Besonders merkbar ist dieses Abweichen der Lage, wenn die Gebärmutter durch die Schwangerschaft vergrößert ist.

§ 46.

— Gebärmutterbänder.

Durch die breiten Gebärmutterbänder ziehen die Schlagadern zu der Gebärmutter, ebenso liegen in ihnen die das Blut zurückführenden Blutadern und die Nerven. Gefäße und Nerven sind von lockerem Bindegewebe umgeben. Entzündungen der Gebärmutter setzen sich daher leicht auf dieses Bindegewebe fort.

§ 47.

— Eileiter.

Von dem Grunde der Gebärmutter gehen seitlich rechts und links folgende Gebilde ab: vorn die runden Mutterbänder, in der Mitte die Eileiter und hinten die den Eierstock befestigenden Eierstocksbänder. Die **Eileiter** sind zwei häutige, mit Schleimhaut ausgekleidete Röhren, die vom oberen Rand des breiten Mutterbandes bedeckt sind, in leichten Schlängelungen gegen das Becken verlaufen und zwei Öffnungen besitzen. Die eine sehr feine Öffnung führt in die Gebärmutter, die andere besitzt eine trichterförmige Gestalt, ist von Fransen umgeben und mündet in die Bauchhöhle (s. Fig. 17, 18 u. 19).

§ 48.

Unterhalb der Franſen der Eileiter liegen die an der hinteren Fläche des breiten Mutterbandes befeſtigten Eierſtöcke (ſ. Fig. 17). Sie ſind annähernd von Taubeneigröße und beſitzen die Geſtalt einer Mandel. In ihrem Innern haben ſie zahlloſe Bläschen von verſchiedener Größe (ſ. Fig. 18). Jedes dieſer Bläschen enthält ein Ei. Das Ei iſt eine große Zelle, die Eiweiß enthält. Es iſt aber für das Auge nicht ſichtbar, ſondern nur mit dem Mikroſkop erkennbar. Es hat die Größe eines Staubkorns oder des 50. Teils eines Zentimeters. Von den im Eierſtock urſprünglich angelegten mehreren 100 000 Eiern kommt nur ein ſehr geringer Teil zur Reifung; die übrigen gehen zugrunde. — Eierſtöcke.

Die weiblichen Brüſte (Milchdrüſen).

§ 49.

Vorn auf dem Bruſtkorb zu beiden Seiten des Bruſtbeins liegen die halbkugelig geſtalteten Brüſte. Jede Bruſt trägt auf ihrer Mitte eine Bruſtwarze. Die Bruſtwarze iſt umgeben von dem dunkler gefärbten Warzenhof, der kleinere knötchenförmige Drüſen enthält. Die Bruſtwarze iſt ſehr nervenreich und ſehr empfindlich; Berührungen der Warze mit den Fingern ſollen deshalb vermieden werden. Faßt und hebt man eine Hautfalte des Warzenhofes, ſo tritt die Warze ſtärker hervor. An ihrer Spitze ſind eine Anzahl feiner Öffnungen, die Endigungen der Milchkanälchen. Die äußere Haut der Brüſte zeichnet ſich durch beſondere Weichheit und Zartheit aus. Bläulich gefärbte Blutadern ſchimmern meiſt durch ſie hindurch. Die Vertiefung zwiſchen den beiden Brüſten nennt man den Buſen. Brüſte.

Jede Milchdrüſe beſteht aus 12 bis 15 Einzeldrüſen, welche durch bindegewebige Zwiſchenwände voneinander getrennt ſind. Um die einzelnen Drüſenlappen herum befindet ſich Fett. Die drüſigen Lappen beſtehen aus kleinen Bläschen, welche die Milch aus dem Blut bereiten und abſondern, die ſich dann in einen Milchgang ergießt, der in die Warze mündet. Etwa 12 bis 15 ſolcher Milchgänge endigen in der Warze.

Die Verrichtungen der weiblichen Geſchlechtsteile.

§. 50.

Die weiblichen Geſchlechtsteile dienen der Fortpflanzung des Menſchen, d. h. ſie empfangen das Kind, tragen es aus und Fortpflanzung.

gebären es. Die Brüste spenden dem neugeborenen Kinde die erste Nahrung.

Fortpflanzen kann sich das Weib nicht durch sein ganzes Leben, sondern nur zur Zeit seiner Geschlechtsreife. Diese beginnt in unseren Gegenden etwa im Alter von 16 bis 17 Jahren und endet Ende der vierziger Jahre. Die Fortpflanzung wird ermöglicht durch Begattung eines geschlechtsreifen Weibes mit einem Manne, bei der männlicher Same in die weibliche Scheide ergossen wird.

§ 51.

Geschlechtsreife. In der Kindheit ruhen die Geschlechtsorgane, sie wachsen langsamer als der übrige Körper bis zum 13.—14. Lebensjahre. Dann aber reifen sie rasch ihrer völligen Ausbildung entgegen. In diesen sogenannten Entwicklungsjahren beginnen die Haare am Schamberg zu wachsen, die äußeren Geschlechtsteile werden größer und praller, die Brüste voller und runder. An den inneren Geschlechtsorganen treten wichtige Verrichtungen in Erscheinung: es beginnt die monatliche Blutung und die Reifung von Eiern im Eierstock. Das Mädchen ist geschlechtsreif, gleichsam mannbar geworden. Es ist zur Jungfrau herangereift.

§ 52.

— Die Monatsregel. Die Regel (Periode, monatliche Reinigung) besteht in einer Blutung aus den Geschlechtsteilen, die sich alle 28 Tage wiederholt und 4—5 Tage währt. Zu dieser Zeit findet ein stärkerer Blutandrang zu sämtlichen Unterleibsteilen, also auch zur Gebärmutter statt. Die Gefäße derselben werden strotzend gefüllt, wobei kleine, in der Gebärmutterschleimhaut gelegene Gefäße platzen. Das ausfließende Blut zerreißt die Oberfläche der Schleimhaut und geht mit Schleim vermischt nach außen ab. Die Regel beginnt in unseren Gegenden meist im 14. Jahre. Sie ist häufig von leichteren Schmerzen im Unterleib und Kreuz und einem Gefühl von Ermüdung begleitet. Bei vielen Frauen sind die Unterleibsbeschwerden stärker, und auch die allgemeine Abspannung ist recht unangenehm.

In der Zeit zwischen zwei Regeln vollzieht sich im Eierstock ein bedeutungsvoller Vorgang. Es platzt eines der Bläschen, die in ihm befindliche Flüssigkeit spritzt heraus und schwemmt dabei das reife Ei in die Bauchhöhle. Das Ei wird darauf von dem Eileiter aufgenommen und kann nunmehr befruchtet werden.

Bleibt die Befruchtung aus, so zerfällt das Ei und wird aus den Geschlechtsteilen unmerkbar ausgeschieden.

Dieser Vorgang, Blutung und Eilösung, wiederholt sich alle 4 Wochen bis zu den Wechseljahren des Weibes (§ 56) — es sei denn, daß das Weib schwanger wird. Dann hört die Regel auf, und sie tritt erst wieder ein nach dem Wochenbett, meist sogar erst nach dem Absetzen des Kindes.

§ 53.

Die Dauer der Regel, die Blutmenge und auch die Zwischenräume zwischen den Regeln sind bei vielen Frauen verschieden, ohne daß man von einer Krankheit sprechen dürfte. Auch die Zeit des ersten Auftretens der Regel wechselt, sie kann z. B. erst im 16. oder 17. Jahre erscheinen. — *Dauer der Regel.*

Nicht selten ist in der Zeit des ersten Auftretens die Regel unregelmäßig, sie bleibt z. B. zwei Monate oder mehrere aus und wird erst später regelmäßig. Besteht bei solchen Abweichungen völliges Wohlbefinden, so darf man nicht sogleich auf eine Krankheit schließen. Anders ist es, wenn die Regel bei einem jungen Mädchen überhaupt nicht eintritt und an ihrer Stelle sich regelmäßig vierwöchentlich Schmerzen einstellen, oder wenn beim Fortbleiben der Regel Unterleibsbeschwerden auftreten, oder das Mädchen bleich aussieht und sich elend fühlt. In allen solchen Fällen liegt, falls es sich nicht um Bleichsucht handelt, sehr wahrscheinlich eine Unterleibskrankheit (Frauenleiden) vor. Eine Verschleppung solcher Störungen der Regel kann zu dauernder Krankheit und völliger Unfruchtbarkeit des Weibes führen (s. § 86 Frauenkrankheiten).

§ 54.

Während der Regel muß die Frau ein bestimmtes Verhalten beobachten. Sie soll sich vor stärkeren Anstrengungen, vor Erkältungen und heftigen Gemütsbewegungen möglichst schützen. Viele Frauenleiden entstehen durch unzweckmäßiges Verhalten bei der Regel. Weiter ist Reinlichkeit bei der Regel durchaus geboten. Die Leibwäsche soll, wenn sie mit Blut besudelt ist, gewechselt werden. Täglich mindestens einmal sollen die Geschlechtsteile mit warmem Wasser gewaschen werden. Im Volke herrschen hier viele Vorurteile, welche die Hebamme bekämpfen muß. Sie muß wissen, daß ein unreinliches Verhalten bei der Regel ebenfalls Krankheiten zur Folge haben kann. — *Verhalten bei der Regel.*

Für die Gesundheit des Weibes ist es zweckmäßig, wenn es geschlossene Beinkleider trägt. Eine Verunreinigung der Geschlechtsorgane durch Staub und Schmutz, auch das Erkälten der Organe wird durch solche Beinkleider verhütet, was besonders wieder bei der Regel von großer Wichtigkeit ist. Auch empfiehlt es sich, daß die Frau bei der Regel eine **Binde** um die Geschlechtsteile trägt, die das Blut auffängt und die Besudelung der Beine und der Wäsche verhindert. Diese Binden bestehen aus einem einfachen, aus Leinwand hergestellten Leibgurt, an dem Kissen von Watte oder Holzwolle, die das Blut aufsaugen, befestigt sind. Diese Kissen sind nach Gebrauch zu verbrennen. Solche Binden sind jetzt vielfach im Handel. Man hat aber darauf zu achten, daß die Binde nicht zu fest auf die Geschlechtsteile drückt, da sonst das Blut aus der Scheide nicht abfließen könnte. Die Binde soll auch bequem sitzen, damit sie nicht die Haut wund scheuert.

Bei der Regel dürfen keine Bäder genommen werden, dagegen ist nach Beendigung der Regel ein warmes Reinigungsbad sehr zweckmäßig. Eine gefährliche Sitte ist es, wenn Frauen den Eintritt der Regel durch heiße Bäder oder heiße Fußbäder beschleunigen wollen. Es ist das entschieden zu bekämpfen, denn Krankheit kann die Folge von solchem leichtsinnigen Handeln sein.

§ 55.

Bedeutung des Geschlechtsverkehrs. Die monatliche Blutung und die Eilösung sind also Verrichtungen der Geschlechtsteile, die bei allen gesunden Frauen bis zu den Wechseljahren (§ 56) stattfinden. Sie sind aber nur die Vorbereitungen für andere Vorgänge, die durch den geschlechtlichen Verkehr zustande kommen können: die Empfängnis, die Schwangerschaft, die Geburt und das Wochenbett.

Die Wechseljahre.

§ 56.

Wechseljahre. Ende der vierziger Jahre erlöschen die Verrichtungen der Geschlechtsorgane, es treten die sogenannten Wechseljahre der Frau ein. Die Regel wird schwächer und seltener und hört schließlich ganz auf, ebenso die Absonderung von Eiern aus den Eierstöcken; damit schwindet die Fähigkeit, schwanger zu werden, die Geschlechtsorgane beginnen zu schrumpfen.

Oft leiden die Frauen in den Wechseljahren an nervösen Beschwerden, Wallungen, Herzklopfen, Hitzegefühl im Kopf, Schwindel, doch sind diese Erscheinungen ungefährlich und gehen meist nach einiger Zeit von selbst zurück.

Sehr häufig aber kommen bei Frauen gerade in den Wechseljahren krankhafte Störungen der Regel vor, indem die Blutungen zu oft oder zu stark auftreten, auch lange Zeit anhalten oder sich in ganz unregelmäßiger Weise zeigen, oder nach sehr langer Pause plötzlich wiederkehren. Die Hebamme merke sich, daß solche Störungen nicht selten durch die gefährlichste Krankheit der Frau, durch den Gebärmutterkrebs, hervorgerufen werden, und verweise Frauen mit ungewöhnlichen Blutungen in den Wechseljahren sofort zur Untersuchung an einen Arzt, da solche Frauen sonst möglicherweise rettungslos verloren sind (s. § 87).

Vorkenntnisse.

2. Allgemeine Krankheitslehre.

Einleitung.

§ 57.

Die Hebamme muß ähnlich einer Krankenpflegerin Kenntnisse in der allgemeinen Krankheitslehre besitzen; da nämlich bei einer Schwangeren, Gebärenden oder Wöchnerin jederzeit krankhafte Störungen der Schwangerschaft, der Geburt oder des Wochenbettes, bei Neugeborenen Entwickelungsstörungen oder sonstige krankhafte Veränderungen eintreten können, so muß die Hebamme ihre Schutzbefohlenen immer auf etwa vorhandene oder drohende Krankheiten beobachten und — soweit erforderlich — wie kranke Menschen pflegen. *Krankheitslehre. Allgemeines.*

Krankheitsursachen und Krankheitsverlauf im allgemeinen.

§ 58.

Wenn der Körper in seinem Bau oder in seinen Verrichtungen gestört ist, so nennen wir ihn krank. *Krankheitsursachen.*

Die Krankheitsursachen sind sehr verschieden. Die häufigsten sind: Unzweckmäßige Lebensweise, fehlerhafte oder schlechte Ernährung, Schädlichkeiten der Witterung (Erkältung, Überhitzung), ungesunde Beschäftigung oder Überanstrengung eines

Körperorgans, Verletzungen, Vergiftungen usw., vor allem aber Eindringen von Krankheitserregern in den Körper, d. h. Ansteckung (Infektion).

Wir scheiden daher die Krankheiten hinsichtlich ihrer Ursachen zweckmäßig in ansteckende und nicht ansteckende Krankheiten. Ansteckend sind viel mehr Krankheiten, als man früher glaubte. Die Ansteckung kann erfolgen durch Berührung mit ansteckenden Stoffen, Gegenständen oder erkrankten Personen, wie bei Kindbettfieber, Pocken und den Geschlechtskrankheiten, oder durch die genossene Nahrung wie bei Typhus und Cholera, oder durch die Luft, wie bei Diphtherie, Scharlach, Masern, Lungenschwindsucht. Von den bei uns vorkommenden ansteckenden Krankheiten sind besonders gefährlich Pocken, Scharlach, Masern, Diphtherie, Wundrose, Wundstarrkrampf, Typhus, Ruhr, Cholera, Kindbettfieber.

Die meisten ansteckenden Krankheiten werden erzeugt durch kleinste pflanzliche Gebilde (Spaltpilze, Bakterien), die in den Körper eindringen. Diese Gebilde, die auch Krankheitserreger oder Krankheitskeime genannt werden, werden wir später (§§ 101—103) noch näher kennen lernen. Werden an einem Ort oder in einer Gegend sehr viele Menschen von einer ansteckenden Krankheit befallen, so spricht man von einer Epidemie, z. B. Pockenepidemie, Typhusepidemie usw.

§ 58 a.

Krankheitsverlauf. Je nach dem Verlauf der Krankheiten teilt man diese in akute oder schnellverlaufende und chronische oder langsam verlaufende ein. Die akuten sind meist von Fieber, d. h. einer Steigerung der Blutwärme begleitet. Unter den akuten Krankheiten nennen wir das Kindbettfieber, die Lungenentzündung, Diphtherie, Scharlach, Masern und andere. Chronische Krankheiten sind z. B. die Lungenschwindsucht (Lungentuberkulose), Herzfehler, viele Nervenkrankheiten, wie die Fallsucht und Hysterie, die Geschlechtskrankheiten. Die chronischen Erkrankungen verlaufen meist, aber nicht immer, ohne Fieber.

Die Krankheiten können in Genesung (vollständige oder unvollständige) oder in Tod ausgehen.

Krankheiten zu verhüten, zu erkennen und zu heilen ist Aufgabe der medizinischen Wissenschaft und der Ärzte. Wir verhüten die Krankheiten, indem wir den Menschen lehren, gesundheitsgemäß zu leben. Wir erkennen die Krankheiten durch Beobachtung, durch Befragen und durch Untersuchung des Kranken. Wir heilen die Krankheiten durch vielerlei Mittel: Zweckmäßige Ernährung, Arzneien, Luft- und Wasserbehandlung, Anwendung physikalischer Heilmethoden, operative Eingriffe usw. Aber nicht alle Krankheiten sind heilbar; manche sind unheilbar oder tödlich. Dann suchen wir die Leiden der Kranken zu lindern.

Die Behandlung der Krankheiten ist lediglich Sache des Arztes. Dabei ist aber eine gute Pflegerin von hohem Werte, bei vielen Krankheiten geradezu unentbehrlich, da sie die Kranken in Abwesenheit des Arztes zu beobachten und die Pflege nach den Anweisungen des Arztes auszuüben hat.

Krankenbeobachtung, Krankheitserscheinungen und Untersuchungsmittel.

§ 59.

Da der Arzt meist nur kurze Zeit am Krankenbett verweilt, so ist er für die Beurteilung der Krankheit in mancher Hinsicht auf die Beobachtung durch die Pflegerin angewiesen. Die Beobachtung der Kranken muß daher sehr genau geschehen, damit die Pflegerin über alle Einzelheiten (Krankheitserscheinungen, Wirkung der ärztlichen Verordnungen usw.) Bescheid erteilen kann. Die Beobachtung soll unauffällig geschehen und darf dem Kranken niemals lästig werden. *Krankenbeobachtung.*

Die Veränderungen, die durch Krankheiten am Körper hervorgebracht werden, nennen wir Krankheitserscheinungen. Wir teilen sie in allgemeine und örtliche. Die allgemeinen Krankheitserscheinungen sind: Mattigkeit, Abgeschlagenheit, Kopf- und Gliederschmerzen, Hitze- oder Kältegefühl, Fieber, Unlust zum Essen und zu körperlicher und geistiger Arbeit, unruhiger Schlaf usw. Als örtliche Krankheitserscheinungen bezeichnen wir die Störungen einzelner Körperteile und Organe, z. B. des Magens und der Därme, der Atmungsorgane, des Herzens, der Nieren, der Geschlechtsteile, der weiblichen Brüste usw. Wir werden die wichtigsten Krankheitserscheinungen der Reihe nach kennen lernen. *Krankheitserscheinungen.*

Zur richtigen Deutung der Krankheitserscheinungen und zur Erkennung der Krankheit bedarf es der Untersuchung. Einige Untersuchungsmittel muß die Hebamme kennen. *Untersuchungsmittel.*

Von großer Bedeutung ist die Messung der Eigenwärme des Menschen. Die Eigenwärme ist bei fieberhaften Erkrantungen erhöht; zu ihrer Messung dient das Thermometer (Wärmemesser). Das Thermometer ist eine oben zugeschmolzene Glasröhre, in deren unterem dickem Ende sich Quecksilber befindet. Das Quecksilber dehnt sich durch Wärme aus und steigt in dem Glasröhrchen empor. Durch Kälte zieht es sich zusammen, das Quecksilber sinkt. Wie hoch es steigt, oder wie tief es sinkt, gibt eine Anzahl von Strichen an, die mit Zahlen bezeichnet und an der Glasröhre befestigt sind. Die Entfernungen der Striche voneinander nennen wir Grade. Jeder Grad ist in 10 Teile geteilt. Das Thermometer enthält 100 Grade.

Die Hebamme merke sich, daß bei 100 Grad das Wasser siedet, d. h. sich in Dampf verwandelt (Siedepunkt), daß bei 0 Grad das Wasser anfängt zu frieren (Gefrierpunkt). Die Grade unter dem Null- oder Gefrierpunkt bezeichnet man als Kältegrade, die Grade oberhalb des Nullpunkts als Wärmegrade.

Das Thermometer zum Messen der **Blutwärme** hat nur die Grade von etwa 32—43 (Krankenthermometer). Andere Thermometer sind das **Badethermometer** zur Messung der **Wärme des Badewassers**. Es ist mit Holz umkleidet, damit es im Wasser schwimmt. Ein weiteres Thermometer ist das Thermometer zur Messung der **Wärme der Luft** (Zimmerthermometer). Diese Thermometer zeigen Wärme- und Kältegrade an. Man nennt das 100teilige Thermometer auch das Thermometer nach Celsius. Andere Thermometer, z. B. das nach Réaumur, das in 80 Grade geteilt ist, dürfen von den Hebammen in Preußen nicht mehr gebraucht werden.

§ 60.

— Ermittelung d. Körperwärme.

Zur Ermittelung der Körperwärme ist ein amtlich geprüftes Krankenthermometer zu verwenden. Man legt das untere Ende des Krankenthermometers in die völlig entblößte, vorher abgetrocknete Achselhöhle ein, läßt den Arm fest an die Brust und die Hand auf die entgegengesetzte Schulter legen, damit das Quecksilber enthaltende untere Ende des Thermometers allseitig von der Achselhöhle umschlossen ist. 15 Minuten sind nötig, damit das langsam steigende Quecksilber seinen höchsten Stand erreicht. Nun liest man den Stand der Quecksilbersäule ab und entfernt erst dann das Thermometer aus der Achselhöhle. Besser sind die sogenannten Maximalthermometer, die den bei einer Wärmemessung erreichten Stand behalten, auch wenn das Thermometer aus der warmen Achselhöhle entfernt wird. Vor ihrer

Benutzung muß daher das Quecksilber jedesmal erst durch eine Schleuderbewegung nach unten gebracht werden.

§ 61.

Wie bereits gelehrt (§ 28), liegt die Blutwärme des Menschen zwischen 36,5 und 37,5 Grad. Steigt das Thermometer auf 38 Grad und darüber, so besteht Fieber. Das Fieber kann bis 40 und darüber, selbst bis 41 und 42 Grad steigen. Je höher das Fieber steigt, um so kränker ist der Mensch. Das Fieber zeigt meistens auch die täglichen Schwankungen der Temperatur, d. h. es ist abends meist höher als morgens. — Messung bei Fieber.

Temperaturen von 37,6—37,9 Grad geben die Fiebergrenze (erhöhte Temperatur) an. Zeigt das Thermometer z. B. morgens 37,6 Grad, so ist zu erwarten, daß abends 38 oder darüber gemessen wird, also Fieber bestehen wird. Wird die Hebamme nach der Temperatur gefragt, so hat sie zunächst die Abendtemperatur anzugeben, denn diese ist fast ausnahmslos die wichtigste.

Auch sehr niedrige Temperaturen kommen vor, z. B. von 35,5 Grad oder noch weniger, wie nach starken Blutungen, großen Operationen, bei bedrohlicher Herzschwäche und endlich kurz vor dem Tode.

§ 62.

Zur Messung der Blutwärme kann man das Thermometer auch in den After einführen; doch soll in diesem Fall das Thermometer vor seiner Einführung durch Eintauchen in reines Öl oder durch Bestreichen mit Vaseline schlüpfrig gemacht werden. Diese Art der Messung ist besonders bei Kindern empfehlenswert. Man achte aber darauf, daß das Kind dabei ruhig liegt, damit das Thermometer nicht im After zerbricht. Im After ist schon nach 5 Minuten die richtige Körperwärme ermittelt. Die Aftertemperatur ist um einige Zehntel höher als die Achselhöhlentemperatur. Vor und nach dem Gebrauch ist das Thermometer zu reinigen. Bei Verdacht auf das Bestehen einer ansteckenden Erkrankung ist das Thermometer nach dem Gebrauch durch Abreiben mit Kresolseifenlösung zu desinfizieren. — Messung der Blutwärme im After.

§ 63.

Nach längerem Gebrauch zeigen die Thermometer oft um einige Zehntel falsch. Es ist daher nötig, daß die Hebamme ihr Thermometer zuweilen mit anderen vergleicht, am besten mit einem sogenannten geaichten Thermometer. — Prüfung des Thermometers.

§ 64.

— Fieber. Das Fieber zeigt immer an, daß krankmachende giftige Stoffe (Spaltpilze, Krankheitserreger) in den Körper eingedrungen sind, die in stärkerem Maße Wärme erzeugen und eine erhöhte Lebenstätigkeit wichtiger Organe verursachen; deswegen steigen auch Puls und Atmung. Da bei der stärkeren Wärmeerzeugung natürlich mehr Körpergewebe verbrannt wird als sonst, erleidet der fiebernde Körper eine Entkräftung, und zwar um so mehr, als gleichzeitig auch die Eßlust sinkt. Besondere Begleiterscheinungen des Fiebers sind noch: Kopfschmerzen, gerötetes Gesicht, Schlaflosigkeit, Durst, trockene Zunge und trockene Haut, dunkler Urin. Bei hohem Fieber können auch Delirien eintreten, d. h. die Kranke redet irre und hat Täuschungen in der Wahrnehmung durch die Sinne.

— Schüttelfrost. Manche Krankheiten, bei denen die Temperatur plötzlich sehr hoch ansteigt, beginnen mit einem sogenannten Schüttelfrost, z. B. oft das Kindbettfieber. Der Frost kann so stark sein, daß die Kranke sich schüttelt, zuweilen so stark, daß das Bett mitbewegt wird. Nach einem solchen Frost muß sofort das Thermometer eingelegt werden. Bei dem Schüttelfrost steigt es bereits während des Frostes auf 39,5 und 40 Grad. Fehlt dagegen die Temperatursteigerung, so hat der Frost weniger Bedeutung und geht zuweilen nur von den Nerven aus. Der Schüttelfrost zeigt stets eine schwere Erkrankung an, namentlich dann, wenn mehrere Schüttelfröste aufeinander folgen. Der Schüttelfrost kann eine halbe, selbst eine ganze Stunde währen. Es folgt auf ihn gewöhnlich das Gefühl einer brennenden Hitze, zuweilen ein Schweißausbruch. Schüttelfröste sollen stets nach Tag und Stunde vermerkt werden.

§ 65.

— Puls. Ein anderes Mittel zur Erkennung von Krankheiten ist das Fühlen und Zählen des Pulses. Der Puls ist der in die Schlagadern fortgesetzte Herzstoß; er kann an allen Stellen gefühlt werden, wo Schlagadern der Körperoberfläche nahe liegen. Am besten fühlt man ihn oberhalb des Handgelenks an der Daumenseite. Man nennt ihn hier den Speichenschlagaderpuls (Radialpuls), weil er in der Speichenschlagader gefühlt wird. Man legt Mittel- und Zeigefinger auf die genannte Stelle und wird sofort den stoßweisen Anschlag des Pulses fühlen. Man zählt ihn mit einer Sekundenuhr in der Hand eine Viertel Minute lang und vervielfältigt die gefundene Zahl mit 4. So erhält man die Pulszahl in der Minute. Oder die Hebamme zählt nach einer Sanduhr, die sie mit sich führt. Das gesunde Weib hat 70 bis 80 Pulsschläge in der Minute. Die Zahl der Schläge wird vermehrt durch seelische Erregung oder durch lebhafte Bewegung, z. B. Laufen, kehrt aber beim gesunden Menschen stets wieder auf die richtige Zahl zurück.

Dauernd vermehrt ist die Zahl der Pulsschläge beim Fieber. Die Zahl steigt auf 96, 100, 120, selbst 140 und mehr.

Je höher die Pulszahl beim Fieber steigt, um so kränker ist im allgemeinen der Mensch. Aber auch ohne Fieber kann die Pulszahl sehr ansteigen, z. B. nach großen Blutverlusten oder bei anderen Schwächezuständen.

Bei einiger Übung lernt man auch die Größe oder Kleinheit des Pulses zu beurteilen, d. h. ob das Herz wenig oder viel Blut in die Schlagadern treibt. Ist der Puls groß oder, wie man sagt, kräftig oder voll, so ist der Anschlag der Pulswelle deutlich und gut fühlbar und das Herz arbeitet kräftig. Ist er klein d. h. schwach, so fühlt man den Puls nur wenig und mit Mühe, wie z. B. nach großen Blutungen. Das Herz arbeitet schwach. Ein kleiner und sehr rascher Puls zeigt immer einen ernsten Zustand des Menschen an (Herzschwäche). Auch ein unregelmäßiger, aussetzender Puls bedeutet eine ernste Gefahr.

Wir sehen also, daß nicht nur das Messen der Körperwärme, sondern auch die Bestimmung des Pulses eine wichtige Aufgabe der Hebamme ist, die sie nicht versäumen darf.

§ 66.

Auch die Atmung muß bei Krankheiten beobachtet werden. Der gesunde Erwachsene atmet etwa 16 mal in der Minute. Die Atmung kann ruhig und tief, beschleunigt und oberflächlich, regelmäßig oder unregelmäßig, leicht oder mühsam sein. Die Zahl der Atemzüge ist vermehrt beim Fieber, besonders aber bei Herz- und Lungenkrankheiten. Die Atmung kann so erschwert sein, daß die Kranke nach Atem ringt: sie sitzt mit ängstlichem Gesichtsausdruck aufrecht im Bett, man sieht, wie die Halsmuskeln den Brustkorb mühsam heben und die Nasenflügel sich erweitern. Oft ist das Gesicht dabei bläulich verfärbt. Ein solcher Zustand

— Atmung.

deutet immer auf ein lebensbedrohendes Hindernis der Atmung oder des Blutumlaufes.

Zu den Störungen der Atmungsorgane gehört auch der Husten. Es ist zu beobachten, ob er mit Auswurf einhergeht oder trocken ist, welchen Klang er hat, wie sich Dauer und Stärke der einzelnen Anfälle gestaltet. Blutige oder rostfarbene Beimengungen im Auswurf sind immer von ernster Bedeutung, namentlich wenn gleichzeitig Fieber oder Nachtschweiße bestehen (§ 77 Abs. 2). Der Auswurf hustender Kranker ist in besonderen Speigläsern für den Arzt zu sammeln.

§ 67.

— Eßlust. Die Eßlust ist bei vielen Krankheiten beeinträchtigt, besonders bei den fieberhaften. Ein weißer oder mißfarbiger Belag auf der Zunge zeigt an, daß die Magenverdauung nicht in Ordnung ist. Dazu gehört auch das Aufstoßen und Erbrechen. Meist geht dem Erbrechen Übelkeit voraus. Erbrechen ist oft eine ernste Krankheitserscheinung, namentlich wenn der Leib aufgetrieben ist und kein Stuhl und keine Blähungen abgehen, wenn Unterleibsbrüche herausgetreten sind, wenn das Erbrochene Blut enthält oder gar nach Kot riecht. Das Erbrochene muß für die Untersuchung durch den Arzt in einem geeigneten Raume (Abort) aufbewahrt werden. Von geringerer Bedeutung ist das Erbrechen Kreißender und das nach der Narkose.

Die Schleimhaut des Mundes, der Zunge und der Lippen kann bei fiebernden Kranken trocken, borkig belegt, selbst geschwürig sein (Mundfäule). Bisweilen dringt infolgedessen übler Geruch aus dem Munde.

— Stuhlgang. Die Stuhlentleerung zeigt häufig Störungen. Wir unterscheiden geformten, breiigen und dünnen Stuhl. Die Entleerung von dünnem, zu häufigem Stuhl nennen wir Durchfall. Er ist das Zeichen einer Darmerkrankung. Oft ist der Durchfall von schmerzhaften Darmzusammenziehungen (Koliken) begleitet.

Eine sehr quälende Erscheinung ist der Stuhlzwang (Tenesmus), bei dem ein schmerzhafter und häufiger Drang zum Stuhle besteht, ohne daß Stuhlgang erfolgt. Läßt die Kranke den Stuhlgang unbewußt unter sich, so ist dies dem Arzte mitzuteilen; die Kranke ist sofort sorgfältig zu reinigen.

Auf besondere und meist sehr schwere Erkrankungen deuten Stuhlgänge von auffälliger Farbe hin (weißlich, lehm-

farben, schwarz, blutig) oder solche von **auffälliger Form**
(bandförmig, schafkotartig) oder **erbsbrei- und reiswasser-
ähnliche Stuhlentleerungen** oder solche mit **Beimengungen
von Schleim, Eiter, Blut, unverdauten Nahrungsmitteln, Würmern** usw. Sehr häufig ist bei Frauen die **Stuhlverstopfung.**
Dabei erfolgt der Stuhlgang nur nach mehreren Tagen und dann
oft nur wenig. Sehr bedenklich ist Stuhlverstopfung bei **gleichzeitiger Auftreibung und Druckempfindlichkeit des
Leibes.** Dabei ist Bettruhe erforderlich und die Beobachtung des
Abgehens oder Fehlens von Blähungen von größter Bedeutung.

§ 68.

Wichtig ist auch der **Harn.** Der Harn hat eine bernsteingelbe, — Harn.
durchsichtige Farbe und wird in 24 Stunden in einer Menge von
1—1½ Liter entleert. Er enthält hauptsächlich Wasser, Salze
und Harnstoff. Hält der Mensch sich in heißer Luft auf, oder
bewegt er sich viel, ohne viel Wasser zu trinken, so sieht der Urin
dunkler aus, er ist wasserärmer, wogegen er bei vielem Trinken
und Aufenthalt in kalter Luft reichlicher und heller wird. Beim
Fieber ist der Urin gleichfalls dunkler und geringer an Wasser.
Oft trübt sich der klar entleerte Urin nach einiger Zeit, nachdem
er kalt geworden ist, und es zeigt sich ein gelblichroter Bodensatz.
Erwärmt man solchen Urin wieder, so löst sich der Bodensatz
wieder auf. Er besteht aus Harnsalzen. Diese Trübung ist im
allgemeinen ohne Bedeutung. **Ist aber der eben entleerte
Urin schon getrübt, so liegt meist eine Krankheit der Blase
oder der Nieren vor.** Wenn die Hebamme also nach Trübung
des Urins gefragt wird, so hat sie sorgfältig zu beachten, ob er
bereits trübe entleert wurde, oder ob die Trübung erst später eintrat. Bei Nierenkrankheiten ist die Menge des täglich entleerten
Urins oft sehr verringert. Dadurch werden die Ausscheidungsstoffe
wie der Harnstoff im Blut zurückgehalten.

Bei manchen Krankheiten finden sich auch fremde Bestandteile
in dem Harn, so Zucker bei der Zuckerkrankheit, Eiweiß bei Nierenkrankheiten, Blut bei Nierenentzündungen und Nierenverletzungen.
Durch besondere Untersuchungen ermittelt der Arzt diese Stoffe.

Auf besondere Farbe und besonderen Geruch des Harns
ist der Arzt aufmerksam zu machen.

Bei einigen Blasenleiden, z. B. Blasenkatarrh, werden die
Kranken von fortwährendem, schmerzhaftem Urindrang gequält.

Es kommt auch vor, daß der Urin unwillkürlich abgeht, oder gar nicht gelassen werden kann.

§ 69.

— Aussehen der Kranken. Auch über das Aussehen der Kranken muß die Hebamme urteilen können. Bleiche Lippen verraten eine ungenügende Blutbildung, während eingefallene Wangen und Schläfengegenden sowie tiefliegende Augen schlechte Ernährung andeuten. Bei Fieberkranken ist das Gesicht oft hochrot. Der gesunde Mensch hat einen klaren, freien Blick, der Kranke ein müdes, mattes Aussehen. Besorgniserregend ist es, wenn das Gesicht gedunsen oder — besonders an den Lippen — blaurot wird. Eine bläuliche Färbung finden wir bei behinderter Atmungs= oder Herztätigkeit (Sauerstoffmangel), gedunsenes Gesicht z. B. bei der Eklampsie oder Erkrankung der Nieren. Schwerkranke sinken in der Rückenlage im Bett zusammen, rutschen herunter wegen ihrer Körperschwäche.

Auch die Haut kann mancherlei Veränderungen zeigen. Man achtet auf Verfärbungen, Feuchtigkeit, Ausschläge, Entzündungen, wässerige Schwellungen und Blutadererweiterungen.

Die Hautverfärbungen äußern sich in auffallender Blässe, Rötung, Blausucht und Gelbsucht; letztere kommt dadurch zustande, daß die Galle ins Blut tritt, so daß sich die ganze Haut und sogar das Weiße im Auge gelb färbt.

Die Absonderungen der Schweißdrüsen bilden den Schweiß. Manche Kranke, wie auch die Wöchnerinnen, schwitzen leicht. Vieles Schwitzen ist oft ein Zeichen von Schwäche, wie z. B. bei Lungenschwindsucht. Es gibt warmen und kalten Schweiß. Der warme Schweiß ist gewöhnlich reichlich und großtropfig. Er tritt häufig beim Temperaturabfall, auch nach einem Schüttelfrost auf. Kalter Schweiß ist in der Regel ein ungünstiges Zeichen. Er tritt meist in geringer Menge auf, ist klebrig, deutet gewöhnlich auf große Schwäche und tritt oft kurz vor dem Tode auf. (Todesschweiß.)

Wassersucht in einzelnen Körperteilen oder im ganzen Körper entsteht durch ein Hindernis im Kreislauf, und zwar direkt durch Verstopfung, Verlegung oder Abknickung von Blutadern, indirekt durch teilweises Versagen von Nieren= und Herztätigkeit, wie es bei Nieren= und Herzerkrankungen vorkommt. In solchen Fällen tritt aus den überfüllten Blutadern Blutwasser durch die Gefäßwand in das umliegende Gewebe, wodurch es zu einer teigigen An=

ſchwellung der betreffenden Körperteile oder zu einer Flüſſig=
keitsanſammlung in einer Körperhöhle kommt.

Manchmal führen Stauungen in den Blutgefäßen der Beine
zu ſogenannten Krampfadern, die bei Schwangeren und Wöch=
nerinnen auch „Kindsadern" heißen.

Von nervöſen Zuſtänden kommen in Betracht: Abge= — Ner=
ſchlagenheit, Verſtimmung, Verwirrung, Erregung, Zuckungen, vöſe
Krämpfe, Schwindelanfälle, Lähmungen, Aufregungszuſtände Zuſtände.
(Delirien), Bewußtſeinsſtörungen, Sinnestäuſchungen (Halluzina=
tionen).

Krämpfe ſind unwillkürliche Zuſammenziehungen der will=
kürlichen Muskeln. Solche Krämpfe können in einzelnen Muskeln
auftreten, z. B. Wadenkrämpfe, aber auch die geſamte Muskulatur
kann befallen ſein (Starrkrampf). Andere Krämpfe erfolgen
mehr ſtoßweiſe, wie bei der Fallſucht (Epilepſie), bei der die
allgemeinen Krämpfe in Anfällen auftreten, und der Eklampſie,
einer ſchweren Erkrankung Schwangerer und Gebärender. Bei
Epilepſie und Eklampſie iſt das Bewußtſein geſchwunden. Hyſte=
riſche Krämpfe kommen bei nervöſen Perſonen vor. Dieſe
führen ſchlagende oder windende Bewegungen aus. Das Bewußt=
ſein ſchwindet dabei gar nicht oder nur für kurze Zeit.

Ohnmacht iſt ein Zuſtand, bei dem unter der Empfindung — Ohn=
von Schwindel und großer Schwäche Beſinnungsloſigkeit eintritt. macht.
Die Ohnmächtige fällt zu Boden. Der Puls iſt klein und meiſt
langſam, die Atmung oberflächlich. Meiſt geht die Ohnmacht raſch
vorüber. Währt ſie längere Zeit, ſo liegt ihr eine ernſtere Erkran=
kung zugrunde. Ohnmacht wird durch Herzſchwäche oder durch Blut=
leere des Gehirns hervorgerufen. Schwache und blutleere Menſchen,
Geneſende, die ſich nach langem Krankenlager zum erſtenmal auf=
richten oder aufſtehen, beſonders auch ſolche Menſchen, die
ſchwere Blutverluſte gehabt haben, werden leicht ohnmächtig.

Beim Scheintod ſchwinden die meiſten Lebensäußerungen, —Schein=
ſelbſt der Herzſchlag wird kaum wahrgenommen. Die Kranke tod.
ſcheint tot zu ſein; nur der ſchwache Herzſchlag verrät noch Leben.

Dem Tode geht meiſt der ſogenannte Todeskampf voran. — Tod.
Die Sterbende röchelt, die Glieder werden kalt, der Puls ſchwin=
det. In Wahrheit iſt dieſes Abſterben aber kein Kampf, ſondern
eine raſch fortſchreitende Lähmung, die auch das Bewußtſein
trübt, ſo daß die Sterbende meiſt nichts mehr empfindet. Mit
dem Herzſtillſtand iſt der Tod eingetreten. Einige Stunden nach

4*

dem Tode stellt sich die sogenannte Totenstarre ein, die Muskeln werden starr, so daß der ganze Körper steif wird. Nach einigen Stunden löst sich die Starre wieder auf.

Man spricht von Herzschlag, wenn der Tod ganz plötzlich durch Herzlähmung eingetreten ist, wie zuweilen bei Herzfehlern oder wenn Luft ins Herz kommt.

Ein Lungenschlag kommt durch eine Verstopfung der Lungenschlagader durch ein Blutgerinnsel oder durch Eindringen von Luft in diese zustande. Unter heftiger Atemnot tritt ganz plötzlich der Tod ein (s. § 495). Gehirnschlag ist eine Blutung im Gehirn, die von Lähmung der Glieder, meist nur einer Seite, und von Sprachstörungen begleitet ist. Der Gehirnschlag kehrt oft wieder und kann plötzlichen Tod zur Folge haben.

Krankenpflege.

§ 70.

Verhalten bei Krankenpflege. Schwerkranke Frauen wird die Hebamme in der Regel nicht zu pflegen haben; es ist ja überhaupt nicht ihre Aufgabe, den Beruf einer Krankenpflegerin auszuüben. Ansteckende Krankheiten muß sie sogar ängstlich meiden, weil sie solche auf Gebärende übertragen könnte. Trotzdem ist es aber für ihre Berufstätigkeit als Helferin der Schwangeren, Gebärenden, Wöchnerinnen und Neugeborenen notwendig, daß sie die wichtigsten Punkte der Krankenpflege kennen lernt. Dies ist auch schon um deswillen nötig, weil die Hebamme sehr oft den Arzt über alles unterrichten muß, was sie bei der Pflege und Wartung kranker Gebärender, Wöchnerinnen und Neugeborener beobachtet hat.

Die Hebamme muß deshalb bei ihren Schutzbefohlenen auf alles, was in den vorhergehenden Abschnitten (§§ 57—69) geschildert ist, genau Acht geben und dem Arzt über alle ihre Beobachtungen berichten. Recht empfehlenswert ist es, besonders wichtige Beobachtungen und Krankheitserscheinungen schriftlich — etwa in ein Notizbuch — zu vermerken. Alle Verordnungen des Arztes sind, soweit sie nicht etwa mit den Vorschriften der Dienstanweisung für die Hebammen im Widerspruch stehen, pünktlich auszuführen.

Bei der Untersuchung einer Kranken soll die Hebamme dem Arzt in jeder Hinsicht zur Hand gehen, z. B. das nötige Waschwasser für ihn bereit halten, die Lagerstätte der Kranken herrichten und für den Arzt zugänglich machen und dergl. mehr.

§ 71.

Die ersten Bedingungen für die Genesung einer Kranken sind Sauberkeit und gute Luft. Die Pflegerin sei am Körper und in ihrer Kleidung peinlich sauber. Sie wasche sich stets die Hände, ehe sie die Kranken berührt oder Zureichungen bei ihnen macht. Sie halte aber auch auf größte Reinlichkeit der Kranken selbst, der Leibwäsche, des Bettes, Zimmers, des Eßgeschirrs.

Reinlichkeit bei Krankenpflege.

§ 72.

Das Krankenzimmer soll trocken, geräumig, luftig und hell sein. Nicht geeignet sind Zimmer, deren Fenster wegen übler Gerüche oder störender Geräusche geschlossen bleiben müssen. Auch im Hause selbst ist nach Möglichkeit für Abstellung des Lärms zu sorgen.

Krankenzimmer.

Die Luft im Krankenzimmer muß sich erneuern können. Wie jeder Mensch Sauerstoff zu seinem Leben braucht, so hat ihn auch der kranke Mensch, ja noch mehr als der gesunde, nötig. In einem nicht gut gelüfteten Zimmer wird der Sauerstoff allmählich von den Insassen aufgezehrt, und die ausgeatmete Kohlensäure sammelt sich im Zimmer an. Die Luft wird schlecht. Die Erneuerung der Luft geschieht am besten durch **Öffnen eines Fensters**, das so gelegen ist, daß die Kranke nicht direkt dem kühleren Luftstrom ausgesetzt ist. Sehr zweckmäßig ist es, wenn nur die **oberen Scheiben** eines Fensters geöffnet werden. Es zieht dann die warme Luft, die sich stets in den oberen Luftschichten befindet, ab, und die kalte einströmende Luft fällt auf den Boden und verteilt sich. So entsteht eine beständige Luftströmung, und die Luft erneuert sich dauernd. Es ist im allgemeinen nicht zu befürchten, daß im Bett liegende Kranke sich erkälten, wiewohl viele in dieser Beziehung sehr besorgt sind. Ist die Kälte im Freien stark, so kann man statt im Krankenzimmer in einem Nebenraum, der wie das Krankenzimmer geheizt ist, ein Fenster öffnen. Dann strömt die frische Luft, durch warme Luftschichten erwärmt, zum Bett der Kranken. Krankenhäuser besitzen besondere Einrichtungen für die Lüftung der Zimmer (Ventilationseinrichtungen).

Zu trockene Luft läßt sich feuchter machen, indem man nasse Laken aufhängt oder mit Wasser gefüllte Gefäße am Ofen oder an den Heizkörpern anbringt. Räucherungen zur Luftverbesserung, wie sie noch vielfach vorgenommen werden, sind unsinnig, da sie die Luft nur verschlechtern und den Kranken belästigen.

Die Temperatur des Krankenzimmers soll 17—19° C betragen.

Der Mensch hat morgens mehr Wärmebedürfnis als abends. Blutarme, heruntergekommene Menschen bedürfen überhaupt einer größeren Wärme des Zimmers. Die Temperatur im Krankenzimmer muß möglichst danach eingerichtet werden. Wenn die Pflegerin ein im Freien am Fenster angebrachtes Thermometer beobachten kann, so wird sie nach der Außentemperatur leichter die Wärme des Zimmers regeln können.

Das Krankenzimmer soll nur dann verdunkelt werden, wenn das Licht so grell hineinscheint, daß es die Kranke belästigt.

Lampen dürfen weder qualmen noch riechen. Alle Lampen müssen außerhalb des Krankenzimmers ausgeblasen werden. Die Lampen müssen Schirme haben, die eine Verdunkelung des Zimmers gestatten.

Für größte Sauberkeit des Krankenzimmers, das täglich feucht aufzuwischen ist, ist immer Sorge zu tragen.

§ 73.

— Krankenbett.
Das Krankenbett wird sich die Krankenpflegerin in privaten Verhältnissen nicht immer so gut zurichten können, wie in einem wohleingerichteten Krankenhause. Sie beachte aber folgendes: Die Kranke soll auf einer Matratze liegen, am besten von Roßhaar, der Kopf liege auf einem Roßhaar-Kopfpolster; bedeckt sei sie mit ein oder zwei Wolldecken. Federbetten sind wenig zu empfehlen, wiewohl man sie in manchen Gegenden Deutschlands schwer entbehren will; als Unterbetten dürfen Federbetten überhaupt nicht benutzt werden. Das Bett stehe möglichst nach allen Seiten frei. Das über der Matratze liegende Leintuch muß sorgfältig glatt gelegt und festgesteckt werden, damit es keine Falten bildet. Ebenso muß das Hemd auf der Rückseite öfter glatt gezogen werden. Die Kranke muß auch im Bett täglich gereinigt, d. h. Gesicht und Hände müssen gewaschen werden. Ebenso ist das Haar in Ordnung zu halten.

— Leibwäsche.
Als Leibwäsche sollen bettlägerige Kranke nur Hemd, Halstuch und eine Nachtjacke tragen. Die Leibwäsche soll den Kranken möglichst immer gewärmt angezogen werden. Bei Frauen mit Ausflüssen aus den Geschlechtsteilen wird das Hemd hinten bis zur Lendengegend in die Höhe genommen. Das Wechseln des Hemdes bei Schwerkranken erfordert Übung. Beim Anziehen

werden zuerst die Ärmel über die Arme gestreift und dann erst wird das Hemd über den Kopf gezogen. Beim Ausziehen wird umgekehrt verfahren: erst wird das Hemd von hinten über Rücken, Nacken und Kopf gestreift, und zum Schluß werden die Ärmel von den Armen gezogen.

Zum Krankenbett gehören Unterlagen. Man unterscheidet 2 Arten: Solche aus durchlässigem, aufsaugendem und solche aus wasserdichtem Stoff. Zu ersteren wählt man dickgewebte Stoffe, Leinwand, Barchent usw. Als Unterlagen ungeeignet sind die oft beliebten, kleinen Steppdecken, weil sie schwer zu reinigen sind. Als weiche, gut aufsaugende Unterlagen sind am besten Moos-, Waldwoll- oder Zellstoffkissen zu verwenden. Die wasserdichten Unterlagen dienen zum Schutz des Bettes vor Durchnässung oder Verschmutzung. Sie sind immer mit einer Stoffunterlage zu bedecken. Weitere Hilfsgegenstände für bequeme Lagerung der Kranken im Bett sind Genickrollen, Fußrollen, Spreu-, Wasser-, Luftkissen, stellbare Kopf- und Rückenlehnen, Betttische und Krankenselbstheber. — Unterlagen.

Zur Entleerung des Stuhlganges und des Harns (Urins) gebraucht man einen Bettschieber (Stechbecken, Unterschieber) von Porzellan oder Emaille. Der entleerte Kot und Harn ist stets zu besichtigen und auf Anordnung dem Arzte zur Besichtigung aufzuheben. Den Harn bewahrt man in einem Glase (Uringlas) auf. Zur Aufnahme des Auswurfes beim Husten dient ein Speiglas mit Deckel. Beim Erbrechen der Kranken unterstütze die Pflegerin den Kopf derselben.

Beim Genuß von Speisen und Getränken im Bett muß die Pflegerin hilfreiche Hand leisten. Darf die Kranke nicht aufgesetzt werden, so schiebt die Pflegerin einen Arm unter den Nacken der Kranken, hebt ihn etwas und reicht nun mit der anderen Hand die Getränke in einem Kaffeelöffel oder kleinen halbgefüllten Becher, die Speise mit einem kleinen Löffel langsam und vorsichtig; recht zweckmäßig ist die Benutzung von gebogenen Trinkgläsern, Schnabeltassen und dergl. Ist das Aufrichten der Kranken erlaubt, so wird Kopf und Nacken durch ein Polster unterstützt und hochgelegt, so daß die Kranke bequem trinken kann. Bei längerem Bettlager sind die Krankentische sehr angenehm für die Kranken.

Beim Eingeben von Arzneien muß die Pflegerin die ärztliche Verordnung, die ebenso wie der Name der Kranken auf — Eingeben von Arzneien.

dem Schild der Flasche, der Schachtel usw. schriftlich vermerkt sein muß, genau beachten. Besonders achte die Pflegerin darauf, daß Arzneien, die zum **innerlichen Gebrauch** bestimmt sind (runde Flaschen), nicht mit solchen zum **äußerlichen Gebrauch** bestimmten (sechseckigen Flaschen) verwechselt werden, und daß solche Gefäße, die mit einer Aufschrift wie „**feuergefährlich**" oder „**Gift**" (mit einem Totenkopf) bezeichnet sind, besonders sorgfältig und zwar möglichst **unter Verschluß** aufbewahrt werden.

§ 74.

— Durchwärmung d. Bettes. Schwache Kranke sollen in ein durchwärmtes Bett gebracht werden. Die Durchwärmung geschieht mit Wärmflaschen. Das sind metallene Behälter, die mit heißem Wasser gefüllt und dann mit einer Verschraubung fest verschlossen werden. Man hüllt sie in ein Tuch und legt sie an das Fußende des Bettes. Niemals darf die Wärmflasche bei einer Kranken, die bewußtlos ist, im Bett liegen, sondern sie soll vor der Bettung der Kranken aus dem vorher durchwärmten Bett entfernt werden. Brandwunden durch Wärmflaschen sind leider sehr häufig vorgekommen. Nehmen wir folgendes Beispiel: Die operierte, noch durch Chloroform betäubte Kranke wird in das Bett gebracht, zu heiße Wärmflaschen liegen an ihrem Fußende. Die Betäubung hindert die Schmerzempfindung, bis beim Erwachen die Kranke endlich laute Schmerzensschreie ausstößt. Das Unglück ist geschehen. Beide Fußsohlen sind verbrannt. Dasselbe kann mit Frauen, die infolge einer Blutung ohnmächtig geworden sind, geschehen, wenn man in deren Bett zur Erwärmung Wärmflaschen gelegt hat. Durch Sorgfalt wird man solches Unglück vermeiden können. Leider lehrt die Erfahrung, daß es sich trotzdem ereignet: Die Wärterin hat sich dann der fahrlässigen Körperverletzung schuldig gemacht.

§ 75.

— Umbetten der Kranken. Sehr wichtig ist das Umbetten, d. h. das Tragen einer Kranken von einem Bett in ein anderes (s. Fig. 20). Das neue Bett wird so gestellt, daß sein Fußende dem Kopfende des alten entspricht. Das Hinüberheben der Kranken ist verschieden, je nachdem ein, zwei oder drei Träger zur Verfügung stehen. Heben durch eine Person ist nur möglich, wenn die Kranke imstande ist, ihre Arme fest um den Hals der tragenden Person zu legen. Die Pflegerin umfaßt dabei die Kranke dicht unterhalb der

— 57 —

Sitzbeinhöcker und am Rücken, so daß die Kranke wie in einem
Lehnstuhl sitzt. Sind zwei Personen zum Tragen da, so faßt die
eine unter Nacken und Rücken, die andere unter Becken und Oberschenkel. Beide müssen von derselben Seite her anfassen. Stehen
drei Personen zur Verfügung, so stellen sich alle drei ebenfalls

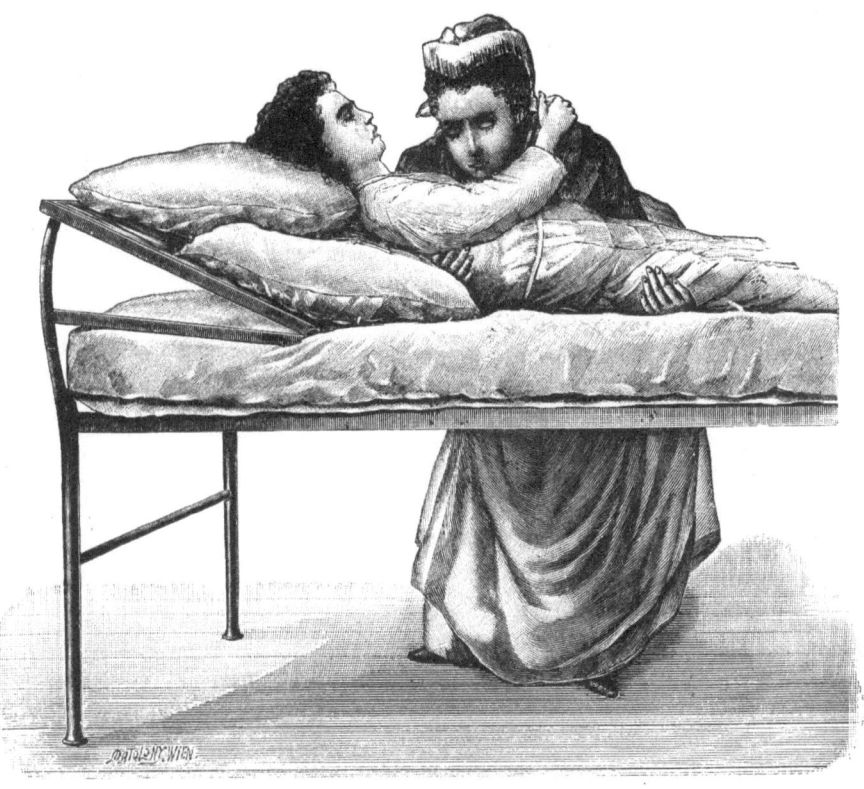

Fig. 20. Das Umbetten der Kranken.
Nach Billroth.

auf derselben Bettseite auf. Die erste greift mit der einen Hand
unter den Nacken, mit der anderen unter der Schulter der Kranken
hindurch bis zur abgewandten Achselhöhle, die zweite mit dem
einen Arm oberhalb des Beckens, mit dem anderen unterhalb des
Gesäßes, die dritte mit beiden Armen unter den Unterschenkeln
hindurch. Auf diese Weise wird dann die Kranke gehoben und
langsam und vorsichtig nach dem neuen Bett getragen.

§ 76.

Durchliegen d. Kranken.

Eine sehr wichtige Aufgabe ist es, bei langem Krankenlager das Durchliegen der Kranken zu verhüten, das besonders in der Kreuzbeingegend auftritt (Decubitus). Gutes Reinhalten und Trockenhalten dieser Körpergegend, Sorge für glatte Lage des Betttuches verhindern allein schon in vielen Fällen das Durchliegen. Tritt trotzdem ein empfindlicher roter Fleck auf, so ist der Arzt zu benachrichtigen; inzwischen bestreicht man den roten Fleck am besten mit einer durchschnittenen Zitrone und legt, wenn möglich, die Kranke auf ein ringförmiges Luftkissen, so daß der kranke Teil hohl liegt. Hat sich der rote Fleck in eine offene Wunde verwandelt, so läßt man die Kranke, wenn ihr Zustand es erlaubt, zeitweise die Seitenlage einnehmen. Das weitere wird der Arzt bestimmen. Viel schlimmer ist der brandige Decubitus, der bei schweren, langdauernden Krankheiten, wie bei Typhus oder Kindbettfieber, beobachtet wird. Durch das ständige Liegen auf derselben Stelle hört der Blutumlauf an dieser Stelle auf, sie stirbt ab, „wird brandig". Man sieht einen tiefblauen Fleck, meist in der Gegend des Kreuzbeines. Die tote Gewebspartie stößt sich allmählich ab, und es bleibt eine Wunde, die nur langsam abheilt. Die Pflegerin hat das Auftreten eines solchen blauen Fleckes stets sofort zu melden. Man wird die Kranke auf ein Wasserkissen betten, und der Arzt wird die weitere Behandlung bestimmen. Läßt die Krankheit die Behandlung mit Bädern zu, so sind diese das beste Verhütungsmittel gegen beide Formen des Durchliegens.

Eine größere Ausdehnung des Durchliegens wird sich fast immer verhüten lassen, wenn die Pflegerin die ersten Anzeichen sofort dem Arzte meldet.

§ 76 a.

Pflege Sterbender.

Bei Kranken, deren Tod vorauszusehen ist, muß die Pflegerin bis zum letzten Augenblick mit treuer Fürsorge und erhöhter Sorgfalt ihres Amtes walten und alles tun, was dazu beitragen kann, die letzten Stunden zu erleichtern. Dazu gehört Ruhe und Stille im Zimmer, gelegentliches Zureichen erfrischender Getränke, Sorge für bequeme Lagerung der Kranken, Zuwehen frischer Luft, Abwehren der Fliegen, Abtrocknen des Schweißes usw. Verlangen solche Kranke noch geistlichen Trost, so muß diesem Wunsche ungesäumt entsprochen werden.

Unmittelbar nach dem Tode wird die Leiche gerade gestreckt,

die Augenlider werden sanft zugedrückt; um den Unterkiefer wird ein bis über den Scheitel führendes Tuch gebunden, damit der Mund sich schließt. Dann wird die Leiche mit einem Laken zugedeckt und das Zimmer gelüftet.

Wichtige Krankheiten.

§ 77.

Von einigen Krankheiten, welche Schwangerschaft und Geburt ungünstig beeinflussen können, muß die Hebamme genauere Kenntnis haben.

Frauen, welche an Lungentuberkulose (Schwindsucht) leiden, sind meist stark abgemagert, haben tiefliegende Augen, husten viel, werfen dabei viel aus, oft Blut. Werden plötzlich große Massen von Blut ausgehustet, so spricht man von Blutsturz. Oft haben die Kranken abends Fieber, viele schwitzen stark — namentlich zur Nachtzeit —, manche haben Durchfälle. Eltern und Geschwister sind häufig auch an Tuberkulose erkrankt. Ist die Krankheit noch nicht weit vorgeschritten, so ist sie in guter Luft und bei sorgsamer Pflege wohl heilbar. Viele Tuberkulöse sterben aber nach oft jahrelangem Kranksein unter fortschreitender Abmagerung an der Krankheit, da ihre Lungen immer mehr durch die Tuberkulose zerstört werden. Auch diese Krankheit entsteht durch kleine Spaltpilze, welche in dem Auswurf der Kranken enthalten sind. Der Auswurf ist daher ansteckend, er soll deswegen niemals auf den Boden gespuckt, sondern in Speigläser, die mit einer desinfizierenden Flüssigkeit gefüllt und mit einem Deckel versehen sind, entleert werden. Der Auswurf ist sodann zu vernichten.

Lungentuberkulose.

Infolge der durch unsere Feinde im Weltkriege über uns verhängten Hungerblockade und der hierdurch entstandenen Unterernährung des deutschen Volkes hat die Tuberkulose, die wir in den letzten Jahrzehnten mit wachsendem Erfolge bekämpft und zurückgedrängt hatten, seit einigen Jahren wieder außerordentlich zugenommen. Wir müssen deshalb diese gefährliche Volksseuche in verstärktem Maße und mit allen Mitteln bekämpfen. Hierbei sollen und müssen auch die Hebammen mithelfen. Insbesondere sollen die Hebammen allen Personen, bei denen ein Verdacht auf Lungentuberkulose besteht, dringend anraten, baldigst ärztliche Hilfe in Anspruch zu nehmen oder mindestens die nächstgelegene Fürsorgestelle für Lungenkranke aufzusuchen.

§ 78.

Lungen-entzündung. Grippe.
Lungenentzündung ist eine akute Erkrankung, die eine oder auch beide Lungen befällt, unter hohem Fieber, mit Seitenstichen und großer Atemnot verläuft. Meist wird rotbrauner Auswurf ausgehustet. Viele Fälle gehen schon nach 7 Tagen in Heilung über, andere verlaufen langsamer; sie können in Tuberkulose übergehen. Doch kann ein Kranker mit Lungenentzündung auch schon binnen wenigen Tagen sterben. Einen sehr gefährlichen Verlauf hat bei Schwangeren meist die Lungenentzündung, die im Anschluß an die seuchenartig auftretende Grippe entsteht.

§ 79.

Herzfehler.
Herzfehler sind chronische Krankheiten, die meist durch Infektionskrankheiten, häufig durch einen schweren Gelenkrheumatismus erworben sind. Durch den Herzfehler wird der Blutumlauf in beiden Kreisläufen beeinträchtigt. Die Kranken sind kurzatmig, haben einen schnellen Puls, viele zeigen infolge des schlechten Blutumlaufes in den Lungen ein bläuliches Aussehen. Oft befinden sich solche Herzkranke bei vorsichtiger Lebensweise viele Jahre hindurch recht gut, viele sterben aber unter den Erscheinungen der Wassersucht.

Nierenkrankheiten.
Nierenkrankheiten können ebenso wie Herzfehler gerade für Schwangere verhängnisvoll werden. Es handelt sich meist um Nierenentzündungen, welche die natürliche Aufgabe der Nieren, Wasser und unbrauchbare Stoffe aus dem Blut auszuscheiden, ernstlich stören. Oft treten ausgedehnte wäßrige Anschwellungen der Haut (Wassersucht) auf; die sonstigen verbrauchten Stoffe, die nicht ausgeschieden werden, können im Körper giftig wirken und Krämpfe hervorrufen. In besonders schweren Fällen solcher Nierenerkrankungen kommt es während der Schwangerschaft, der Geburt oder im Wochenbett zu Eklampsie (§ 450).

§ 80.

Typhus.
Der Typhus ist eine akute fieberhafte Darmkrankheit, die in der Regel etwa 6 Wochen dauert. Es bilden sich im Dünndarm Geschwüre. Die Krankheit entsteht meist durch Genuß von Nahrungsmitteln, an welchen der Typhusspaltpilz haftet, besonders durch infiziertes Trinkwasser oder durch Ansteckung mit den Ausleerungen Typhuskranker. Die Krankheit ist sehr ansteckend und nicht selten tödlich und tritt meist epidemisch auf.

Ruhr ist eine sich gleichfalls im Darmkanal abspielende, anstectende und fieberhafte Krankheit, bei der es unter ständigem quälenden Stuhlzwang zu häufigen schleimig-blutigen Durchfällen kommt; auch Ruhr verläuft oft tödlich. — Ruhr.

Cholera ist eine epidemisch auftretende, verheerende, hochgradig anstectende Seuche; sie entsteht meist durch den Genuß von Nahrungsmitteln oder Trinkwasser, die durch Choleraspaltpilze verunreinigt sind, oder durch Ansteckung mit den Ausleerungen Cholerakranker. Die Cholera äußert sich in sehr heftigen, reiswasserähnlichen Durchfällen und Erbrechen, sowie sehr schmerzhaften Wadenkrämpfen und raschem Kräfteverfall und führt oft schon in wenigen Stunden zum Tode. — Cholera.

§ 81.

Die Diphtherie ist eine sehr anstectende, fieberhafte, oft tödliche Krankheit, die zumeist Kinder befällt, und bei der auf dem Gaumen und im Rachen sich grauweiße Beläge bilden. — Diphtherie.

Scharlach ist gleichfalls eine fieberhafte, epidemisch auftretende, meistens Kinder befallende, anstectende Krankheit, die oft tödlich verläuft; sie hat ihren Namen von einem bei Beginn der Krankheit auftretenden scharlachroten, sich über die ganze Haut verbreitenden Ausschlag. Gebärende und Wöchnerinnen sind durch Scharlach besonders gefährdet, da ein Eindringen des Scharlachgiftes in die Geschlechtsteile einer Gebärenden oder Wöchnerin schweres Kindbettfieber hervorrufen kann. — Scharlach.

§ 82.

Die Pocken sind eine sehr schwere, fieberhafte, häufig tödliche Krankheit, bei der sich Pockenbläschen in großer Zahl auf der Haut bilden, die später vereitern und Narben hinterlassen. Die Krankheit ist sehr anstectend und sehr gefährlich. In früheren Jahren haben die großen Pockenepidemien zahllose Menschenleben vernichtet. Heute kommen bei uns in Deutschland fast keine schweren Pockenfälle mehr vor. Wir verdanken das der sogenannten Schutzpockenimpfung mit Kälberlymphe. Das Kalb oder die Kuh besitzt nämlich eine ähnliche, aber viel weniger gefährliche Pockenkrankheit, die Kuhpocken. Nimmt man nun aus einem solchen Kuhpockenbläschen etwas von der wäßrigen Flüssigkeit mit einem Messerchen und bringt dies durch einen kleinen Schnitt in die Haut — Pocken.

eines Menschen, so entsteht an dieser Stelle beim Menschen auch eine Kuhpocke. Man nennt das die Impfung mit Kuhpockenlymphe. Ein so geimpfter Mensch wird die wahren Menschenpocken fast niemals bekommen, und wenn er wirklich doch daran erkrankt, so werden sie ganz milde und niemals tödlich verlaufen. Eine solche Impfung hält etwa 5 Jahre vor und muß dann erneuert werden. Im Deutschen Reich muß nach dem Impfgesetz jedes neugeborene Kind spätestens in dem auf sein Geburtsjahr folgenden Kalenderjahr geimpft werden. Im 12. Jahre soll eine Wiederimpfung erfolgen.

Der Segen dieser durch das Gesetz vorgeschriebenen Impfung ist ganz außerordentlich groß und kann nur von sehr törichten Menschen bestritten werden. Wir haben das schon in dem großen deutsch-französischen Kriege 1870/71 gesehen. Die französischen Kriegsgefangenen erkrankten in großen Scharen an Pocken und starben massenhaft, weil sie nicht geimpft waren. Die sie bewachenden deutschen Soldaten blieben fast alle gesund, da sie schon alle geimpft waren, während von der zum großen Teil damals noch nicht geimpften Zivilbevölkerung Deutschlands über 144 000 Personen an den Pocken starben. Noch stärker trat der Nutzen der Pockenschutzimpfung in dem abgelaufenen Weltkriege in den Jahren 1914—1918 in Erscheinung. Trotz der außerordentlich großen Gefahr der Einschleppung der Pocken durch die mehr als 1½ Millionen russischer Kriegsgefangener und anderer Einschleppungsmöglichkeiten kam es nämlich während des Krieges in Deutschland nur zu einer verhältnismäßig geringen Zahl von Pockenerkrankungen und nur zu vereinzelten kleinen Epidemien, in deren Verlauf insgesamt nur etwa 5—600 deutsche Soldaten und Angehörige der Zivilbevölkerung an Pocken verstarben. Dieser Erfolg ist einzig und allein auf den guten Pockenschutz zurückzuführen, den unsere Bevölkerung seit Einführung des Reichsimpfgesetzes vom Jahre 1874 besitzt.

Wenn die Impfung mit Kälberlymphe gut ausgeführt wird, so ist sie völlig unschädlich. Niemand erkrankt danach. Sollte einmal die Hebamme die Behauptung hören, daß das Impfen schädlich sei, oder daß gar davor gewarnt wird, so weiß sie, daß das ein großer Irrtum ist. Sie muß solche Redereien durch Belehrung bekämpfen, und sie wird auch dadurch Gutes stiften, denn die Impfung ist in Wahrheit ein Segen für unsere Volksgesundheit, da durch die Impfung Tausende und aber Tausende von Menschen, die früher sicher dem Pockentod verfallen wären, mit Sicherheit erhalten werden. —

Fleck-fieber. Das Fleckfieber (Flecktyphus) ist eine sehr gefährliche, während des Weltkrieges namentlich durch russische Kriegsgefangene in zahlreichen Fällen nach Deutschland verschleppte Krankheit, die aber mit dem im § 80 beschriebenen Unterleibstyphus nichts zu tun hat. Das Fleckfieber, dessen Verbreitung durch unhygienische Zustände, Schmutz und Unsauberkeit an Orten, wo größere Menschenmengen zusammenströmen, und vor allem durch Hungersnot (daher auch der Name „Hungertyphus") besonders begünstigt wird, ist gleichfalls sehr **ansteckend und wird lediglich durch Läuse, vor allen Dingen durch Kleiderläuse auf die Menschen übertragen.** Die Erkrankung beginnt mit starken Kopfschmerzen, Entzündung der Schleimhäute der Nase und Augen, Schnupfen und sehr hohem Fieber. Nach einigen Tagen treten auf dem Bauch, bald am ganzen Rumpf und den Gliedern, besonders auch auf den Handflächen und Fußsohlen zahlreiche rote Flecken auf. Die Erkrankung, die in der Regel mehrere Wochen anhält, verläuft meist sehr schwer und führt in vielen Fällen zum Tode. Um sich vor Ansteckung mit Fleckfieber zu schützen, muß man sich **vor allem vor jeder Verunreinigung mit Läusen hüten** (s. § 145).

§ 82 a.

Die in den §§ 77—82 beschriebenen ansteckenden Krankheiten sind auch für die Hebamme sehr gefährlich. Sie kann sich selbst anstecken oder jene Krankheiten auf die Gebärende und Wöchnerin übertragen. Von dem Verhalten der Hebamme und den Vorschriften der Behörde unter solchen Verhältnissen siehe unter Kindbettfieber (§§ 468—483).

Auch über andere Krankheiten, die der Wöchnerin gefährlich werden können, siehe unter Kindbettfieber.

Ansteckende Geschlechtskrankheiten.
(Venerische Krankheiten.)

§ 83.

Geschlechtskrankheiten. Zu den ansteckenden Geschlechtskrankheiten gehören der Tripper (ansteckender Ausfluß, Gonorrhoe) und die Syphilis (Lustseuche, Lues). Die Ansteckung erfolgt fast immer an den Geschlechtsteilen bei Gelegenheit des Beischlafs, weshalb diese Krankheiten als Geschlechtskrankheiten bezeichnet werden; allerdings kann gelegentlich die Ansteckung mit Syphilis auch an anderen Körperstellen, z. B. an den Lippen durch Küssen oder an den Fingern durch innere Untersuchung einer syphilitischen Gebärenden, entstehen.

§ 84.

— Tripper.

Der Tripper: Das Wesen desselben ist eine Schleimhautentzündung, die durch einen besonderen Spaltpilz (den Gonococcus Neißer) hervorgerufen wird. Der Sitz der Erkrankung ist gewöhnlich die Schleimhaut der Geschlechts- und Harnorgane, beim Weibe meist der Harnröhre, Scheide und Gebärmutter, hier wieder besonders des Gebärmutterhalses. Die Schleimhaut ist hochrot und sondert eine eitrige Flüssigkeit ab, die zuweilen in einem wahren Strome aus den Geschlechtsteilen fließt und die Schamlippen und deren Umgebung rötet und anätzt. Dieser Eiter enthält die höchst ansteckenden Gonokokken. Gelangt von diesem Eiter auch nur eine Spur auf eine gesunde Schleimhaut, so dringen die Spaltpilze in diese ein, und die Schleimhaut erkrankt auf dieselbe Weise, auch wenn keine Wunde vorhanden ist. Die Schärfe des Ausflusses erzeugt zuweilen an den äußeren Geschlechtsteilen kleine Wärzchen, die spitzen Feigwarzen (spitze Condylome), welche besonders in der Schwangerschaft eine große Ausdehnung erlangen können; auch fühlt sich dabei zuweilen die Scheide eigentümlich derb und körnig an.

Die Krankheit kann auch die höheren Partien des Harn- und Geschlechtsapparats befallen, also Blase, Harnleiter, Nieren und die Eileiter, Eierstöcke und das Beckenbauchfell. Dadurch entstehen einerseits ernste Blasen-, Harnleiter- und Nierenkrankheiten; andererseits führt die eitrige Entzündung der Eileiter und des Beckenbauchfells (Unterleibsentzündung) zu schwerer und oft dauernder Schädigung dieser Organe, so daß außer fortwährenden Schmerzen im Unterleib auch Unfruchtbarkeit der Frau eintritt. Jung verheiratete Frauen, die unterleibskrank und nicht schwanger werden, sind oft mit Tripper angesteckt.

Außer der Schleimhaut der Geschlechts- und Harnorgane werden auch andere Schleimhäute leicht angesteckt. So die Schleimhaut des Afters und Mastdarms, die von dem über den Damm fließenden Trippereiter infiziert wird. Ganz besonders gefährlich aber ist die Übertragung des Trippereiters auf das Auge. Es entsteht dann eine heftige eitrige Augenentzündung, die zum Verlust der Sehkraft führen kann. Neugeborene werden während der Geburt leicht von der kranken Mutter angesteckt und erkranken dann, namentlich wenn die Hebamme die nötigen Vorsichtsmaßregeln außer acht läßt (§§ 217 und 380), nach 3—4 Tagen an einer schweren eitrigen Augenentzündung, die zu völliger Erblindung oder Zerstörung eines oder beider Augen führen kann.

Die Erkennung des Trippers ist von großer Bedeutung. Ausfluß aus den Geschlechtsteilen (weißen Fluß) haben allerdings viele Frauen aus verschiedenen Ursachen, ohne daß sie tripperkrank oder überhaupt erheblich krank sind. Ist der Ausfluß aber sehr reichlich und eitrig, d. h. von grünlich-gelber Beschaffenheit, ätzt er die äußeren Geschlechtsteile an, sind spitze Feigwarzen oder eine gekörnte Scheide vorhanden, so besteht der Verdacht auf Tripper. In manchen Fällen ist der Ausfluß nicht so reichlich und eitrig, sondern er kann, besonders bei längerem Bestehen der Krankheit, scheinbar eine ganz harmlose Beschaffenheit haben und doch sehr ansteckend sein. Daher wird die Hebamme nicht immer klar erkennen können, ob wirklich Tripper vorliegt. Schon aus diesem Grunde nenne sie niemals die Krankheit der Frau mit Namen, sondern weise sie an den Arzt, wenn der Verdacht der Krankheit besteht.

Von einer Behandlung der Krankheit durch die Hebamme darf niemals die Rede sein, aber sie soll der Kranken einprägen, daß die allergrößte Sauberkeit nötig ist, um den Tripper nicht weiter, insbesondere auf die Augen, zu übertragen. Sorgfältige Waschung der Hände und Auskochen aller benutzten Instrumente muß die Hebamme in der im nächsten Kapitel zu schildernden Weise nach jeder Berührung der kranken Teile vornehmen. Watte oder Verbandstoffe werden verbrannt. Niemals darf eine tripperkranke Person mit einer anderen, namentlich nicht mit einem Kinde in einem Bette zusammenschlafen. Übertragungen der Krankheit auf die Geschlechtsteile gesunder Personen, besonders kleiner Mädchen, sind auf diesem Wege oft beobachtet worden.

Wie die Hebamme sich beim Tripper bei einer Geburt und im Wochenbett zu verhalten hat, wird später noch eingehend gelehrt werden.

§ 85.

— Syphilis.

Die Syphilis (Lustseuche). Sie ist ihrem Wesen nach eine Blutvergiftung und kommt dadurch zustande, daß das Syphilisgift in eine, wenn auch noch so kleine Wunde und von da in das Blut gelangt. Das Syphilisgift enthält spiralförmige Krankheitskeime (Spirochäten). Sie sind in den feuchten Absonderungen krankhaft veränderter Körperstellen, im Blute, in der Milch und in sämtlichen Säften syphilitisch erkrankter Personen vorhanden.

In der Regel wird die Syphilis durch den Beischlaf mit einer an den Geschlechtsteilen syphilitisch erkrankten Person übertragen. Einige Wochen nach dem Beischlaf bildet sich an der Infektionsstelle ein Knötchen an den äußeren Geschlechtsteilen, aus dem ein Geschwür mit harter Umgebung wird (harter Schanker). Die Infektion schreitet von dem Schanker auf dem Wege der Lymphgefäße weiter fort, es schwellen deshalb bald darauf die Lymphdrüsen der Leistengegend an. Nachdem das Geschwür, das bei der Frau oft ziemlich unscheinbar sein kann und daher leicht übersehen wird, eine Zeitlang bestanden hat, erscheint plötzlich ein roter Ausschlag auf der Haut der Kranken. Er ist ein Anzeichen dafür, daß jetzt der ganze Körper angesteckt ist. Weiter können breite Feigwarzen an den Geschlechtsteilen, um den After, zuweilen unter der Brust oder zwischen den Zehen, überall da, wo Haut sich an Haut legt, entstehen. Sie sind meist mit einer wässerigen Schmiere bedeckt und sehr ansteckend. Oft geht die Krankheit noch weiter und befällt sogar die Eingeweide und das Knochengerüst. Nach Monaten oder Jahren, nachdem die Krankheit scheinbar abgeheilt ist, tritt plötzlich ein neuer Ausschlag auf, Geschwüre im Rachen entstehen, der Kehlkopf wird befallen, die Stimme wird heiser, es erkranken die Knochen, Auswüchse bilden sich an ihnen, die Nase fällt ein, schwere Zerstörungen können bewirkt werden. Es entsteht die Lebersyphilis und die sehr gefährliche Hirnsyphilis. Ja, noch nach langer Zeit, wenn schon völlige Gesundheit eingetreten zu sein scheint, können schwere Nervenkrankheiten, selbst Irrsinn die Folge der Lustseuche sein.

Die Krankheit erstreckt sich über Jahre, selbst Jahrzehnte. Sie ist wohl heilbar, wenn rechtzeitig ärztliche Behandlung eintritt. Trotz bester Behandlung kommen aber doch oft noch nach vielen Jahren Rückfälle vor.

Das Schlimmste aber ist, daß die Krankheit auf die Nachkommenschaft übertragen werden kann. Durch den Beischlaf mit einem syphilitischen Manne wird eine gesunde Frau auch syphilitisch. Meist wird sie dann die Erscheinungen der Syphilis aufweisen, es kann aber auch vorkommen, daß sie keine sichtbaren Zeichen der Erkrankung hat. Syphilis einer der Eltern oder beider Eltern kann sich in den mannigfaltigsten Formen auf die Frucht übertragen, da die Spirochäten den Mutterkuchen durchdringen. Es kommen je nach der Stärke der bestehenden syphilitischen Infektion folgende Möglichkeiten vor: frühzeitige Fehlgeburten, oder Frühgeburten mit toter, erweichter Frucht oder lebender Frucht, oder rechtzeitige Geburten mit toter oder lebender Frucht. Die lebenden Früchte können äußerlich erkennbar syphilitisch erkrankt sein, sehr häufig findet sich ein Blasenausschlag namentlich an Handtellern und Fußsohlen. Manche Kinder, die scheinbar gesund geboren sind, erkranken nach kürzerer oder längerer Zeit an Syphilis, andere bleiben ohne sichtbare Erkrankung, aber gedeihen schlecht. Nur selten bleiben solche Kinder dauernd gesund.

Die Syphilis wird im Gegensatz zu Tripper nur durch Wunden übertragen, die so unbedeutend sein können, daß sie leicht übersehen werden. Am ansteckendsten sind die Geschwüre und Feigwarzen an den Geschlechtsteilen. Manche Hebamme hat sich bei einer unachtsamen Untersuchung am eigenen Finger mit Syphilis angesteckt und ist unglücklich für ihr Leben geworden. Natürlich kann die Syphilis auch noch auf andere Weise, z. B. beim Küssen, Rasieren, durch Benützung von Trinkgefäßen und dergl. übertragen werden.

Auch die Behandlung der Syphilis ist selbstverständlich nicht Sache der Hebamme. Bemerkt sie die geschilderten Erscheinungen bei einer Frau, so weise sie dieselbe sofort an einen Arzt, ohne ihr den Namen der Krankheit zu nennen. Je früher die Behandlung der Erkrankung einsetzt, desto eher ist auf Heilung zu rechnen. Alles, was bei einer solchen Kranken gebraucht ist, muß ausgekocht werden. Was man nicht auskochen kann, wird verbrannt.

Von dem Verhalten der Hebammen in der Schwangerschaft und bei der Niederkunft syphilitischer Frauen wird später die Rede sein. Sie selbst schützt sich am besten vor Ansteckung, wenn sie die innere Untersuchung — falls eine solche überhaupt nötig ist — solcher Syphilitischer, die Erkrankungen an den Geschlechtsteilen zeigen, mit ausgekochten Gummihandschuhen vornimmt, die sie über ihre desinfizierten Hände zieht. Vor ihrer Anwendung muß sie sich überzeugen, daß die Handschuhe unverletzt sind (siehe § 194 Nr. 22).

Besondere Frauenkrankheiten. Gebärmutterkrebs.

§ 86.

Es ist zwar nicht Aufgabe der Hebamme, kranke Frauen zu untersuchen, geschweige denn zu behandeln, sie soll aber die Namen der Krankheiten und ihre wichtigsten Erscheinungen kennen, damit sie solchen Kranken raten kann, ärztliche Hilfe aufzusuchen. Denn gar oft und besonders auf dem Lande wird die Hebamme bei allerhand Beschwerden im Unterleibe von den Frauen um Rat gefragt, und leider verschleppen viele Frauen solche Leiden, bis es zu spät ist. Es wäre eine grobe Pflichtverletzung, wenn die Hebamme es unternehmen wollte, auf solche Klagen hin selbständig Ratschläge zu erteilen; sie würde damit zu einer Kurpfuscherin herabsinken. Sie muß wissen, daß hier nur ein Arzt helfen kann! Die Tätigkeit der Hebamme soll sich auf Schwangerschaft, Geburt und Wochenbett beschränken. Auf diesem Felde arbeitet sie selbständig, sofern die Zustände regelmäßig verlaufen. Klagen ihr andere Frauen ihre Leiden, so darf sie die Klagen zwar anhören, soll dann aber ärztliche Hilfe anraten, ja in manchen Fällen, wie bei Verdacht auf Krebs der Gebärmutter, der Frau mit allem Ernst die große Lebensgefahr vorstellen, die entsteht, wenn sie sich nicht sofort in ärztliche Behandlung begibt.

§ 87.

— Gebärmutterkrebs.

Der Krebs der Gebärmutter ist die fürchterlichste und gefährlichste Unterleibskrankheit, welche eine Frau befallen kann; jede Kranke, die gar nicht, zu spät oder unrichtig behandelt wird, verfällt unter den schrecklichsten Qualen dem Tode. Die einzige Hilfe für die krebskranken Frauen besteht in einer Operation, welche die vollständige Entfernung der vom Krebs befallenen Organe bezweckt; wird solche Operation rechtzeitig vorgenommen, so kann die Kranke dauernd vom Krebs befreit werden. Die Erfahrung der letzten Jahre hat gelehrt, daß der Krebs der Gebärmutter auch durch Röntgenstrahlen und durch Einlegen sehr kleiner Mengen des Metalls „Radium" geheilt werden kann;

die Erfolge dieser Behandlung hängen aber ebenfalls davon ab, daß sie so frühzeitig wie möglich begonnen wird.

Da erfahrungsgemäß viele krebskranke Frauen, namentlich auf dem Lande, sich mit ihren Klagen zunächst an eine Hebamme wenden, so wird das Schicksal der Kranken, ob Rettung oder Tod, oftmals von den Kenntnissen und von dem Verhalten der Hebamme abhängen. Die Hebamme muß deshalb die Krankheitserscheinungen des Krebses und die Vorschriften für ihr Verhalten kennen.

Der Krebs entwickelt sich meist am Scheidenteil, seltener im Körper der Gebärmutter und noch seltener in den Scheidenwandungen. Es entsteht zunächst ein rundlicher oder flacher Knoten, der sich allmählich durch Zerfall an seiner Oberfläche oder in der Tiefe in ein Geschwür mit harten Rändern verwandelt. Durch Wachstum am Rande und in der Tiefe greift der Krebs immer mehr um sich, zerstört nach und nach die ganze Gebärmutter, Blase und Mastdarm und frißt sich in die Gebärmutterbänder und das Bauchfell hinein. Schon ehe dies geschehen, hat sich der Krebs durch die Lymph= und Blutgefäße im Körper weiter verbreitet und die benachbarten Lymphdrüsen und inneren Organe, namentlich Leber und Lunge, angegriffen.

Eine Heilung ist nur möglich, solange der Krebs noch auf den Ort der ersten Entstehung beschränkt ist und weder die Nachbarschaft noch die inneren Organe ergriffen hat; deshalb kommt alles darauf an, die Kranke schon beim Beginn ihres Leidens einer Operation oder Strahlenbehandlung zuzuführen. Es muß dem Arzt vorbehalten bleiben, welche Behandlung er ausführen will. Immerhin kann die Hebamme denjenigen Frauen, welche sich aus Furcht vor einer Operation nicht in ärztliche Behandlung begeben wollen, mitteilen, daß ihr Leiden möglicherweise auch ohne eine solche und nur allein durch die schmerzlose und ungefährliche Strahlenbehandlung beseitigt werden könne. Unter allen Umständen muß aber verlangt werden, daß die Hebamme Frauen mit Krankheitserscheinungen, die auf Krebs hindeuten, sofort an den Arzt verweist. Diese Krebserscheinungen sind folgende:

1. Blutungen, die unmittelbar nach dem Beischlaf auftreten, die völlig unregelmäßig als sehr langdauernde Abgänge oder zwischen den regelmäßigen Perioden eintreten oder sich nach vollständigem Aufhören der Periode in höherem Alter wieder einstellen. Wenn solche Blutungen zuweilen auch aus anderen Ur-

ſachen (z. B. bei Polypen, Geſchwülſten) auftreten können, ſo weiſen ſie doch bei weitem am häufigſten auf Krebs hin.

2. **Ausflüſſe**, die blutig wäſſerig oder dickflüſſig und übelriechend erſcheinen. Rein eitrige, milchige oder ſchleimige Ausflüſſe weiſen mehr auf Katarrhe oder Entzündungen hin.

3. **Schmerzen** fehlen bei beginnendem Krebs faſt immer; ſie treten meiſt erſt dann auf, wenn der Krebs ſchon ſehr weit vorgeſchritten iſt.

Frauen, die ſolche Erſcheinungen den Hebammen klagen, ſollen **ſofort an den Arzt** gewieſen werden, denn nur er kann den Krebs erkennen und beſeitigen. Wenn die Kranken ſich weigern, ſo ſoll die Hebamme auf die Möglichkeit eines ſehr ernſten Leidens oder gar eines Krebſes hinweiſen und beſonders widerſpenſtige Frauen möglichſt ſelbſt zum Arzt hinführen.

Unter keinen Umſtänden ſoll aber die Hebamme eine ſolche Kranke ſelbſt auf Krebs unterſuchen; denn, da ſie den Krebs niemals ſelbſt erkennen kann und oft auch beim Vorhandenſein eines Krebſes nichts finden wird, würde ſie der Kranken nur eine falſche oder unbeſtimmte Antwort geben können; in beiden Fällen kann ſie den Verluſt eines Menſchenlebens durch Verzögerung einer rechtzeitigen Behandlung durch Operation oder Beſtrahlung verſchulden. Der Krebs als ſolcher wird zwar durch die Unterſuchung nicht übertragen, aber ſeine Abſonderungen enthalten die gefährlichſten Wundſpaltpilze in großer Zahl, ſo daß eine Überimpfung derſelben auf Gebärende höchſt gefährlich werden kann.

Die Aufgabe der Hebamme beſteht einzig und allein darin, eine krebskranke Frau möglichſt ſchnell zum Arzt zu bringen; wenn ſie nur **dies erreicht**, ſo wird ſie oft ein großes Verdienſt an der ſpäteren Heilung der Frau haben. Die Zahl der Frauen, die von den Hebammen rechtzeitig der ärztlichen Hilfe zugeführt werden, iſt leider noch gering; groß hingegen iſt die Zahl der armen Frauen, die ſich vertrauensvoll an ihre Hebammen wandten, von dieſen falſch beraten oder gar ſelbſtändig behandelt wurden und ſchließlich elend zugrunde gingen.

Die Hebamme ſoll ſich ferner an der Bekämpfung des Gebärmutterkrebſes, wie ſie jetzt überall geführt wird, dadurch beteiligen, daß ſie Frauen ihrer Bekanntſchaft über die Bedeutung der oben geſchilderten Krankheitserſcheinungen belehrt. Denn erfahrungsgemäß neigen die Frauen dazu, dieſe Anzeichen leicht zu nehmen und z. B. alle unregelmäßigen Blutungen in den höheren Jahren für Erscheinungen der Wechseljahre zu halten; dadurch verschleppen sie ihr Leiden und tragen selbst Schuld an ihrem unglücklichen Ende.

§ 88.

Der Krebs entwickelt sich auch häufig in den Brüsten der Frau. Er entsteht hier als kleiner harter Knoten entweder in der Tiefe oder dicht unter der Haut. Der Knoten vergrößert sich, kleine Knötchen treten in der Nachbarschaft, zuweilen in der Haut auf, zugleich verbreitet er sich durch die Lymphgefäße in die Lymphdrüsen der Achselhöhle; schließlich bildet die ganze Brust eine harte unverschiebliche Geschwulst, die von geröteter und gespannter Haut überzogen ist. Nicht alle Knoten der Brust sind Krebs; Entzündungen und gutartige Geschwülste können dem beginnenden Krebs sehr ähnlich werden. Die Unterscheidung zwischen beiden vermag aber wiederum nur ein Arzt zu machen. — Brustkrebs.

Ebenso wie beim Gebärmutterkrebs liegt das Heil der Kranken nur in einer rechtzeitigen Behandlung durch Operation oder Bestrahlung der erkrankten Brust.

Die Aufgabe der Hebamme besteht also auch bei diesem Leiden darin, daß sie jede Kranke, die ihr eine Anschwellung in der Brust zeigt, sofort an den Arzt verweist und beim Widerstreben sie auf die Möglichkeit eines Krebses hinweist oder selbst zum Arzt hinführt.

§ 89.

Andere Frauenkrankheiten bestehen in Geschwülsten. Die Geschwülste der Gebärmutter sind aus Muskeln zusammengesetzt (Muskelgeschwülste). Viele von ihnen verstärken die Regel erheblich und machen sie schmerzhaft, manche wachsen so stark, daß sie den Leibesumfang beträchtlich vermehren und ernste Störungen, z. B. fast unstillbare, sehr schwächende Blutungen, veranlassen können. Die Geschwülste des Eierstockes können sehr stark wachsen, so daß der Leibesumfang einer Hochschwangeren weit übertroffen wird. Sie bestehen meist aus einer Hülle, in der sich eine große Masse zäher Flüssigkeit befindet. Man nennt die Krankheit auch wohl Eierstockswassersucht. Solche Geschwülste sind lebensgefährlich und müssen durch Operation beseitigt werden. — Sonstige Geschwülste.

§ 90.

— Stö=
rungen
der Regel
b. Frauen=
leiden.
Unter=
leibsent=
zündung.

Starke Blutung bei der Regel und Schmerzhaftigkeit kommen bei vielen Frauenleiden vor, so auch bei der Entzündung der Gebärmutter, bei Veränderungen der regelmäßigen Lage der Gebärmutter, ferner wenn sich sogenannte Polypen, d. h. gestielte Geschwülste, die im Muttermund liegen, gebildet haben. Ge= wöhnlich besteht bei solchen Zuständen auch stärkerer weißer Fluß. Sehr starkes Jucken an den Geschlechtsteilen ist ein Zeichen, das nicht unbeachtet bleiben darf und unbedingt ärztliche Hilfe er= fordert. Die chronischen, d. h. langsam verlaufenden, Ent= zündungen im Unterleib erzeugen Schmerzen und Unregelmäßig= keiten der Regel. Die akute Unterleibsentzündung (Bauch= fellentzündung) ist eine lebensgefährliche Krankheit, sie kommt beim Kindbettfieber, aber auch sonst vor. Starke Auftreibung des Leibes, fortwährendes Erbrechen, unsägliche Schmerzen, rascher Verfall der Kräfte mit oft nur niedrigem Fieber, aber kleinem, be= schleunigtem Pulse sind die Haupterscheinungen.

§ 91.

— Folgen
v. Damm=
zerrei=
ßungen.

Schwere Geburten hinterlassen zuweilen üble Zerreißungen, die auch bei guter Behandlung nicht völlig ausheilen. So klagt manche Frau, sie könne die Blähungen und den Stuhlgang nicht halten. Als Ursache findet man gewöhnlich eine Zerreißung des Dammes bis in den After. Oder der Harn fließt unwillkürlich ab. Es besteht eine widernatürliche Verbindung zwischen der Harnblase und der Scheide, erzeugt durch Absterben der Zwischenwand infolge

— Harn=
fistel.

übergroßen und zu lange dauernden Geburtsdrucks (Harnfistel, Urinfistel). Gehen nur geringe Mengen Harn ab, z. B. beim Lachen, Husten, Niesen, so besteht wahrscheinlich eine Blasenschwäche. Die Hebamme muß wissen, daß sich alle diese regelwidrigen Zu= stände nur durch ärztliche Behandlung beseitigen lassen.

Über die Störungen beim Eintritt der Regel haben wir schon im § 53 gesprochen.

— Gebär=
mutter=
vorfall.

Unter Gebärmuttervorfall versteht man ein Herabsinken der Gebärmutter, so daß der Muttermund in oder vor den Ge= schlechtsteilen liegt, oder auch die ganze Gebärmutter zwischen den Schenkeln wie eine Geschwulst hängt (vollständiger Gebärmutter= vorfall). Bei einem solchen ist stets auch die ganze Scheide mit vorgefallen, so daß ein Scheidenkanal überhaupt nicht mehr besteht. In anderen Fällen ist nur die Scheide vorgefallen (Scheidenvor=

fall). Man sieht dann, wie die vordere und hintere Scheidenwand sich aus der klaffenden Schamspalte hervorwölbt. Der Vorfall nimmt beim Drängen und Pressen durch die Frau immer mehr zu. In der Rückenlage zieht er sich teilweise oder ganz zurück. Man soll daher die Frauen auf Vorfall der Gebärmutter und Scheide nicht morgens nach dem Aufstehen, sondern nachdem sie herumgegangen sind, ansehen.

Der Scheiden- und Gebärmuttervorfall entsteht durch Erschlaffung der Gebärmutterbänder und der Scheidenwandungen. Meist besteht auch noch ein alter oder schlecht geheilter Dammriß, der einen solchen Vorfall mit veranlassen kann. Die Hauptursache ist in der schlechten Abwartung eines oder mehrerer Wochenbetten zu suchen, in welchen mit der körperlichen Arbeit zu früh begonnen wurde. Vorfälle, die entstehen, ohne daß eine Geburt stattgefunden hat, sind sehr selten. Auch beim Vorfall vermag der Arzt Hilfe zu schaffen, und es ist keineswegs Sache der Hebamme, hier etwa durch Einlegen von Mutterringen oder ähnlichen Gegenständen behandeln zu wollen. Dies ist der Hebamme vielmehr durchaus verboten. Auch hier gilt die Regel: **höre die Klagen der Frau an und weise die Kranke dann an einen Arzt.**

Besondere Hilfeleistungen.

Das Abnehmen des Harns oder das Katheterisieren.

§ 92.

Der Katheter ist ein Rohr, mit dem der Harn aus der Blase abgelassen wird, wenn ihn die Frau nicht willkürlich entleeren kann. Der Katheter, den die Hebamme mit sich führen soll, ist von Neusilber. Vor jedem Abnehmen des Harns wird der Katheter 15 Minuten lang ausgekocht und bleibt dann in dem abgekochten Wasser oder in einer $1^1/_2$% Kresolseifenlösung (siehe hierüber § 114) so lange liegen, bis er gebraucht wird.

Katheterisieren.

Zum Abnehmen des Harns wird die Frau in die Rückenlage mit erhöhtem Kreuz gebracht und die Beine gespreizt aufgestellt. Ein Gefäß zum Auffangen des Harns wird bereitgestellt. Die Harnröhrenmündung muß für die Hand und das Auge gut zugänglich sein, sonst würde beim Einführen des Katheters leicht Schleim oder bei Wöchnerinnen Wochenfluß in die Blase hineingeschoben werden können. Jede Verunreinigung der Blase, mag sie nun am Katheter haften oder mit ihm von den Geschlechtsteilen hineingeschoben sein, erzeugt aber eine Entzündung der Blase (Blasenkatarrh).

Die Hebamme stellt sich, nachdem sie sich die Hände vorschriftsmäßig gewaschen und desinfiziert hat, an die rechte Seite des Lagers, zieht mit der linken Hand die kleinen Schamlippen auseinander, so daß sie die Mündung der Harnröhre sieht, und tupft mit einem in Kresolseifenlösung getauchten Wattebausch, den die rechte Hand ergriffen hat, die Harnröhrenmündung und ihre Umgebung rein von Schleim.

Während sie nun die Schamlippen noch gespreizt hält, nimmt sie mit der rechten Hand den Katheter, faßt ihn nahe dem offenen Ende mit Daumen, Zeige- und Mittelfinger und schiebt ihn vorsichtig in die Harnröhre ein. Sobald aus ihm Urin abläuft, ist die Spitze des Katheters in der Blase angekommen. Der Urin wird in dem bereitgestellten Gefäß aufgefangen. Ist der Urin abgelaufen, so verschließt die Hebamme mit dem Zeigefinger das offene Ende des Katheters und zieht ihn vorsichtig heraus.

Sogleich nach dem Gebrauch wird der Katheter wieder ausgekocht. Hat die Hebamme nicht genügend Tageslicht zum Aufsuchen der Harnröhre, so muß eine zweite Person mit einem Licht leuchten. Denn niemals und unter keiner Bedingung darf versucht werden, den Katheter einzuführen, ohne daß die Hebamme **die Harnröhrenmündung genau sieht.**

Sollte die Hebamme beim Einführen des Katheters auf Widerstand stoßen, so ist wahrscheinlich ein Krampf des Schließmuskels der Blase daran schuld. Sie warte dann einige Augenblicke, und der Krampf wird vergehen. Die Harnröhre kann aber auch verlagert oder verzogen sein, dann suche die Hebamme durch vorsichtiges Schieben des Katheters nach der einen oder anderen Richtung sich den richtigen Weg auf, doch ist dabei jede Anwendung von Gewalt zu vermeiden. Wenn die Einführung des Katheters nicht gelingt, ist ein Arzt hinzuzuziehen.

Die Einspritzung unter die Haut.
§ 92 a.

Die Hebamme wird bisweilen auf Anordnung des Arztes Einspritzungen von Medikamenten unter die Haut (subkutane Injektion) vorzunehmen haben. Diese werden mit kleinen, meist 1 ccm Flüssigkeit haltenden, in 10 Teile eingeteilten Spritzen ausgeführt (Pravazspritzen). Spritze und Nadel müssen vor dem

Gebrauch ausgekocht werden. Die verordnete Menge der einzuspritzenden Arznei ist auf das Genaueste zu beachten, dieselbe muß in die Spritze aufgezogen werden. Die gefüllte Spritze ist sodann mit der Nadel nach oben zu halten und unter Kontrolle des Auges jede Luftblase durch langsames Vorwärtsschieben des Spritzenstempels zu entfernen. Als Hautstelle, an der die Einspritzung vorgenommen werden soll, ist nur eine solche zu wählen, in der keine größeren Blutgefäße verlaufen, auch sind diejenigen Stellen zu vermeiden, an denen Blutadern durchschimmern oder an denen Knochen dicht unter der Haut liegen. Die zur Einspritzung bestimmte Hautstelle wird mit einem in 70%igen Alkohol getauchten Wattebausch abgerieben. Mit Daumen und Zeigefinger der linken Hand wird eine dicke Falte der abgeriebenen Hautstelle angehoben, mit der rechten Hand die gefüllte Spritze schreibfederartig gefaßt und die Nadel mit einem kurzen Stoß unter die Haut (nicht in die Haut) parallel zur Hautoberfläche eingestoßen. Der Inhalt der Spritze wird nunmehr durch langsames Vorwärtsschieben des Spritzenstempels unter die Haut gespritzt und die Nadel dann mit einem kurzen Ruck herausgezogen. Spritze und Nadel sind nach dem Gebrauche stets sofort zu reinigen.

Der Darmeinlauf.
§ 93.

Ein Einlauf in den Mastdarm hat den Zweck, die in ihm liegenden Kotmassen aufzuweichen und zu entleeren. Zum Einlauf bedient man sich der Spülkanne (Irrigator) mit 1 Meter langem Schlauch und Afterrohr (Klistierrohr). Die Spülkanne ist ein Gefäß von Glas, Porzellan oder Blech, das 1 Liter Flüssigkeit faßt und an dessen Boden sich eine Ausflußöffnung befindet, an der ein Gummischlauch befestigt ist. Am anderen Ende des Schlauches befindet sich das gläserne Afterrohr. Der Regel nach läßt man Wasser einlaufen, ½ Liter beim Erwachsenen, 1 kleinen Tassenkopf für das Neugeborene. Das Wasser soll angewärmt sein. Man kann die Wirkung des Einlaufes verstärken, wenn man dem Wasser 1 Teelöffel Salz zusetzt. Besondere Arten des Einlaufs mit Öl oder Medikamenten, oder solche zur Ernährung der kranken Frau, wenn die Schwangere z. B. alles erbricht, schreibt der Arzt vor.

Der Einlauf wird in Rückenlage mit erhöhtem Steiß oder besser in Seitenlage, wenn sie gestattet ist, ausgeführt. Mit

Einlauf.

der einen Hand hebt die Hebamme die gefüllte Spülkanne, mit der anderen führt sie das Afterrohr vorsichtig in den After etwa 7—8 Zentimeter ein, hebt die Spülkanne etwa ½ Meter hoch und läßt das Wasser einlaufen. Die Einführung des Rohres muß durchaus vorsichtig geschehen, niemals mit Gewalt, sonst könnte das Rohr den Mastdarm verletzen. Stockt der Einlauf, so genügt gewöhnlich ein leichtes Zurückziehen des Rohres, um das Einlaufen des Wassers wieder in Gang zu bringen. Je mehr die Frau in der Seitenlage nach der Bauchseite hinübergeneigt liegt, um so leichter wird meistens die Flüssigkeit einfließen.

Der Einlauf soll möglichst lange zurückgehalten werden, damit der Kot gründlich erweicht wird. Erfolgt Stuhldrang, so wird die Frau auf die Bettpfanne gebracht.

Ein Kind, das einen Einlauf erhalten soll, legt man in Bauchlage auf den Schoß. Das Rohr wird etwa 2 Zentimeter weit sehr vorsichtig eingeführt und die Spülkanne nur wenig erhoben.

Nach jedem Einlauf werden Spülkanne, Schlauch und Afterrohr gründlich gereinigt.

Ausspülungen der Scheide.

§ 94.

Scheidenausspülungen. Ausspülungen der Scheide darf die Hebamme nur unter bestimmten Bedingungen ausführen, die in den späteren Abschnitten des Buches genau angegeben werden. Die Ausspülungen sollen entweder die Scheide reinigen, oder sie sollen die Gebärmutter zu Zusammenziehungen anregen, um eine bestehende Blutung zu bekämpfen.

Reinigende Ausspülungen werden mit abgekochtem Wasser oder mit einer 1% Kresolseifenlösung ausgeführt. Die Spülflüssigkeit soll 35° C warm sein. Sollen Zusammenziehungen der Gebärmutter angeregt werden, so wird das Wasser heiß genommen mit einer Temperatur von 48—50° C; oder kalt mit einer Temperatur von 6—8°.

Die Spülkanne dient auch für die Ausspülung der Scheide, dazu wird aber nicht der gleiche Schlauch wie beim Einlauf, sondern ein besonderer Schlauch, der nur für Scheidenausspülungen gebraucht wird, an der Spülkanne befestigt. An den Schlauch wird ein gläsernes Scheidenrohr angebracht, das durch Auskochen rein zu halten ist.

Nachdem die Spülkanne mit der Spülflüssigkeit gefüllt ist, wird die Frau auf eine Bettpfanne gelegt. Die Hebamme faßt mit der einen Hand die Spülkanne und mit der anderen das Scheidenrohr und läßt etwas Spülflüssigkeit aus dem Irrigator durch den Schlauch und das Scheidenrohr in die Bettpfanne laufen. Nachdem so alle Luft aus Schlauch und Scheidenrohr durch den Wasserstrahl ausgetrieben ist, rieselt sie erst die äußeren Geschlechtsteile ab und führt dann das Rohr „laufend" in die Scheide ein. Ist bis auf einen kleinen Rest alles Wasser aus der Spülkanne durch die Scheide in die Bettpfanne gelaufen, zieht sie das Scheidenrohr zurück und die Ausspülung ist beendet. Spülkanne und Schlauch werden sorgfältig gereinigt, und das Scheidenrohr wird ausgekocht. Sehr sorgfältig ist darauf zu achten, daß bei der Ausspülung keine Luft in die Scheide eingespritzt wird, da dies zu sehr gefährlichen Zuständen führen kann. Die Hebamme vermeidet dies sicher, wenn sie das Rohr laufend und erst dann, wenn alle Luftblasen aus ihm herausgespült sind, in die Scheide einbringt. Vor dem Einführen des Rohrs sind stets die äußeren Teile erst abzuspülen, damit von ihnen keine Stoffe, Schleim usw., in die Scheide gebracht werden.

Die heißen Ausspülungen sind für manche Frauen etwas empfindlich, sie werden aber auch nur selten, wenn Blutungen durch Zusammenziehungen der Gebärmutter gestillt werden sollen, angewandt. Unter 48° C darf der Wärmegrad nicht liegen, sonst nutzen die heißen Ausspülungen nichts.

Das Ausstopfen oder die Tamponade der Scheide.
§ 95.

Die Scheide wird ausgestopft, um stärkere Blutungen aus den inneren Geschlechtsorganen bei einer Fehlgeburt oder einer vorzeitigen Lösung des Mutterkuchens durch Druck zu stillen. Als Stopfmittel (Tampons) gebraucht man walnußgroße, festzusammengewickelte Wattekugeln, an denen je ein Faden befestigt ist. Die Watte muß keimfrei sein und verschlossen aufbewahrt werden. Da aber auch solche Watte bei längerem Liegen in der Scheide leicht übelriechend wird, so ist der Hebamme vorgeschrieben, mit Jodoform bepuderte Tampons (Jodoformtampons) anzuwenden, die sie in vorschriftsmäßig verschlossenen Büchsen in den Apotheken erhält. Das Jodoform verhütet die

Scheidentamponade.

Entwickelung von schädlichen Keimen in der Watte. Vor Beginn einer Tamponade muß die Büchse mit Tampons bereitgestellt und geöffnet werden; die in der einmal geöffneten Büchse zurückbleibenden Tampons dürfen nicht wieder zur Tamponade benutzt werden.

Um die Tamponade auszuführen, wird die Frau auf ein Querbett (s. § 332 Abs. 4) gebracht. Nun werden die Schamhaare mit der dazu bestimmten Schere (§ 194 Nr. 7) möglichst kurz abgeschnitten und dann die Geschlechtsteile und ihre Umgebung energisch wie bei der Geburt abgeseift. Dann folgt eine Scheidenausspülung mit 1% Kresolseifenlösung. Jetzt **desinfiziert sich die Hebamme aufs sorgfältigste**, wie vorgeschrieben. Dann entnimmt sie mit der rechten Hand aus der vorher geöffneten Büchse einen Tampon, streift mit der linken Hand die Schamlippen auseinander, führt Zeige- und Mittelfinger der linken Hand tief in die Scheide ein und drückt den Damm kräftig nach unten. Auf und zwischen diesen beiden Fingern, gleichsam wie auf einer festen Rinne, schiebt der Zeigefinger der rechten Hand die einzelnen Tampons tief in die Scheide ein und fährt damit fort, bis die Scheide fest ausgestopft ist. **Bei jeder tamponierten Frau ist alle 2 Stunden eine Temperaturmessung vorzunehmen und aufzuschreiben. Steigt die Temperatur, so ist sofort ein Arzt zu benachrichtigen.**

Die Tampons können bis zu 6 Stunden, ausnahmsweise sogar bis zu 12 Stunden liegen bleiben. Man entfernt sie durch Zug an den heraushängenden Fäden und macht dann eine Scheidenausspülung mit 1% Kresolseifenlösung.

Die Tamponade ist nur wirksam, wenn sie fest gemacht wird, sie ist nur ungefährlich, wenn sie äußerst sauber ausgeführt wird. Das weitere siehe bei Fehlgeburt und vorliegendem Mutterkuchen.

Die Anwendung von Bädern.
§ 96.

Bäder. Bäder werden in erster Linie zur Reinigung des Körpers angewandt, aber man kann mit der Verordnung der Bäder auch Heilzwecke verbinden. Solche Bäder bestimmt der Arzt.

Man unterscheidet Vollbäder, in denen der ganze Körper gebadet wird, Halbbäder, bei denen der Körper nur bis an den Nabel vom Wasser bespült wird, Sitzbäder und Fußbäder.

Für die Hebamme kommen nur die warmen Vollbäder in Betracht. Das Badewasser muß mit dem Thermometer geprüft werden und soll 35 Grad Celsius warm sein. Der Körper der Frau soll bis an den oberen Teil der Brust im Wasser liegen. Mit dem Bade kann man eine Abseifung des ganzen Körpers und besonders auch der Geschlechtsteile verbinden. Heiße Bäder wird der Arzt zuweilen bei Krämpfen in der Schwangerschaft, während der Geburt oder im Wochenbett (Eklampsie) verordnen. Der Arzt bestimmt den Wärmegrad; er wird meist 38—40° C sein. Nach einem solchen Bade soll die Frau stark schwitzen. Sie wird daher unmittelbar nach dem Bade in stark erwärmte wollene Decken gepackt.

Die Dauer des gewöhnlichen Bades soll 10 Minuten nicht übersteigen. Bei Heilbädern bestimmt der Arzt die Dauer des Bades.

Über das Bad des neugeborenen Kindes siehe unter der regelmäßigen Geburt.

Die Anwendung von Wärme und Kälte auf einzelne Körperteile.

§ 97.

Die trockene Wärme kann man anwenden, indem man erwärmte Tücher oder in ein wollenes Tuch eingeschlagene heißgemachte Deckel oder Teller auf den zu erwärmenden Teil, z. B. den Unterleib, legt. Häufiger verwendet man feuchte, warme Umschläge. Man legt ein zusammengefaltetes Handtuch in recht warmes Wasser, ringt es aus und breitet es glatt zusammengefaltet auf dem kranken Teil, z. B. dem Unterleib, aus. Darüber kommt ein wollenes Tuch oder ein Stück wasserdichtes Zeug, welches das nasse Handtuch etwas überragt. So bleibt der Umschlag warm und feucht, da das Wasser nicht verdunsten kann. Man erneuert ihn alle ½ bis 1 Stunde.

Kalte und warme Umschläge.

Warme Breiumschläge fertigt die Hebamme an, indem sie Hafergrütze oder gestoßenen Leinsamen mit heißem Wasser zu einem Brei anrührt. Die Hälfte von dem bereiteten Brei schlägt sie dann in ein leinenes Tuch ein, das sie so zusammenfaltet, daß nichts aus dem Tuch ausfließen kann. Diesen Breiumschlag legt sie nun auf den kranken Körperteil, nachdem sie dadurch, daß sie den Umschlag mit einem ihrer Augenlider berührt hat, geprüft hat, ob er nicht zu heiß ist, denn er könnte sonst den Körperteil verbrennen. Um eine rasche Abkühlung zu verhindern, bedeckt man den Umschlag mit wollenen Tüchern. Ist er kalt geworden, so nimmt die Hebamme den anderen Teil des inzwischen warm gehaltenen Breies und erneuert den Umschlag.

Kälte wendet man am besten in der Form der Eisblase an. Diese besteht aus einem Beutel von Gummi, der soweit mit zerstoßenem Eise gefüllt wird, daß er sich dem kranken Körperteile bequem anschmiegen kann. Durch eine Verschraubung wird er verschlossen und dann auf den kranken Teil, z. B. den Unterleib, gelegt. Niemals darf der Eisbeutel direkt auf die Haut gelegt werden, sondern dazwischen soll ein dickes Stück Flanell oder ein mehrfach zusammengelegtes Leintuch kommen. Die Haut könnte sonst erfrieren. Schon wenn man bemerkt, daß die Haut von der Kälte rot wird, muß die Schicht zwischen Eisblase und Haut verstärkt werden. Man zerkleinert das Eis, indem man es in ein grobes reines Tuch wickelt und dann auf einer festen Unterlage mit dem Hammer zerschlägt.

Auch kann man die Kälte in der Form von kalten Umschlägen anwenden. Man legt in raschem Wechsel mehrfach zusammengelegte leinene Tücher, sogenannte Kompressen, die am besten kurz vorher aus Eiswasser genommen sind, auf den kranken Teil. Weniger umständlich und wirksamer ist die Eisblase, die aber im allgemeinen nur auf ärztliche Anordnung angewendet werden soll.

Die sogenannten Prießnitzschen Umschläge sind ein Mittelding zwischen kalten und warmen Umschlägen. Ein Handtuch wird in kaltes Wasser getaucht, man ringt es aus, legt es auf den kranken Teil und bedeckt es wie oben mit einem wasserdichten Stoff. Der kalte Umschlag wird durch die Wärme der Haut allmählich warm und bleibt unter dem wasserdichten Zeug feucht. Der Umschlag wird je nach Verordnung gewechselt. Man darf ihn bis zu 12 Stunden liegen lassen. Schmiegt sich der wasserdichte Stoff nicht genügend dem Körper an, so soll man ihn mit einem wollenen Tuch beschweren oder auch festbinden.

Diese Umschläge wirken schmerzlindernd und beruhigend und werden besonders bei Entzündungen und krampfähnlichen Zuständen angewandt. Müssen sie längere Zeit fortgesetzt werden, so nehme man statt des reinen Wassers eine dünne Lösung essigsaurer Tonerde ($\frac{1}{2}\%$) und lasse immer einen Umschlag in dieser Lösung bis zum Gebrauch liegen. Bei längerer Anwendung von Wasser entstehen nämlich zuweilen auf der Haut kleine Blutschwären, was durch die essigsaure Tonerde vermieden wird.

Einpackungen (Einwickelungen) des ganzen Körpers in nasse Leintücher macht man folgendermaßen. Eine große wollene Decke wird über das Bett gelegt, darüber kommt ein in Wasser getauchtes Leintuch. Hierauf wird der Kranke gelegt und mit dem Leintuch umhüllt. Darüber wickelt man die wollene Decke dicht um den Körper. Bei fieberhaften Krankheiten wird der Arzt zuweilen solche Einpackungen verordnen.

Senfteige legt man auf die Haut nach Verordnung des Arztes, wenn die Haut eines Körperteiles stark gereizt werden soll. Frisch gestoßener Senfsamen wird mit warmem Wasser zu einem dicken Brei angerührt, bis der scharfe Senfgeruch zu spüren ist. Dann wird der Brei etwa messerrückendick auf ein Stück Leinewand gestrichen und nun dies Senfpflaster auf die Haut gelegt. Es bleibt dort liegen, bis ein lebhaftes Brennen entsteht und die Haut sich stark rötet, wozu meist 10 Minuten nötig sind. Dann entfernt man das Pflaster und wäscht die gerötete Stelle mit warmem Wasser ab.

Statt dieses Senfpflasters kann man auch Senfpapier aus der Apotheke nehmen. Man feuchtet es mit Wasser an und legt es auf die Haut, worauf derselbe Erfolg eintritt.

Die Bereitung von Teeaufgüssen.

§ 98.

Für viele krankhafte Zustände sind warme Getränke heilsam und lindernd. Man wählt dazu einen Aufguß von Lindenblüten-, Flieder-, Pfefferminz- oder Fencheltee. Man gibt einen Teelöffel bis einen Eßlöffel von dem Tee in eine Kanne und gießt ¼ bis ½ Liter kochendes Wasser darüber. Zugedeckt läßt man die Mischung bis zu 10 Minuten stehen. Dann gießt man sie durch ein Sieb oder Leinentuch in eine Tasse, und der Teeaufguß ist fertig. Kochen soll der Tee nicht, denn dadurch würde er gerade die wirksamen Stoffe verlieren. *Teeaufgüsse.*

§ 99.

Welche Arzneien die Hebamme selbständig anwenden darf, erfährt sie in der dem Lehrbuch beigedruckten Dienstanweisung. *Anwendung von Arzneien.*

Hilfeleistung bei der Betäubung mit Chloroform (Narkose).

§ 100.

Wie die Hebamme bei der Geburt und bei anderen Zuständen dem herbeigerufenen Arzt zur Hand zu gehen hat, wird später *Betäubung m. Chloroform.*

ausführlich gelehrt werden. Hier sei aber erwähnt, daß die Hebamme auch bei der Betäubung mit Chloroform (Narkose) den Arzt zu unterstützen hat, wenn ein zweiter Arzt zur Ausführung der Betäubung nicht zu erreichen ist, wie sich das häufig besonders auf dem Lande ereignen wird.

Das Chloroform ist eine süßlich riechende Flüssigkeit, die rasch verdunstet. Eingeatmet, macht sie bewußtlos und empfindungslos. Während der Geburt wird das Chloroform bei der Ausführung von Operationen angewandt, zuweilen aber auch, um den starken Geburtsschmerz zu lindern. Das Chloroformieren ist eine Kunst, die die Hebamme nicht lernt; sie darf deshalb nur vom Arzt ausgeführt werden, wobei aber die Hebamme hilfreiche Hand bieten soll.

Vor dem Beginn der Betäubung hat die Frau künstliche Zähne oder ein Gebiß aus dem Munde zu entfernen. Einige Tropfen Chloroform werden in eine Maske gegossen und diese der Frau vorgehalten. Nach einiger Zeit, nachdem wiederholt Chloroform aufgeträufelt ist, wird die Frau bewußtlos. Jetzt beginnt der Arzt mit der Operation. Er wird die Maske der Hebamme geben, mit der Weisung, wieder Chloroform aufzugießen, sobald er dies anordnet. Gleichzeitig faßt die Hebamme den Puls und beobachtet die Atmung der Frau. Fühlt sie den Puls nicht gut oder stockt die Atmung, so meldet sie dies sofort dem Arzt. Wünscht der Arzt, daß Chloroform aufgegossen wird, so hält die Hebamme die Maske der Frau vor, träufelt einige Tropfen auf die Maske und beobachtet weiter sorgfältig Puls und Atmung. Zuweilen kann die Frau nicht gut atmen, wenn in der Betäubung der Unterkiefer mit der Zunge zurückgesunken ist. Sie rasselt dann stärker bei der Atmung und das Gesicht wird blau. Der Arzt wird jetzt anordnen, daß der Kiefer vorgezogen wird. Die Hebamme geht mit zwei Fingern jeder Hand hinten an die Kieferwinkel und schiebt den Unterkiefer nach vorn, worauf die Atmung regelmäßig werden wird. Dieser Kiefergriff soll im Unterricht geübt werden. Von manchen Ärzten wird übrigens anstatt des Chloroforms Äther zur Betäubung der Kranken angewendet. Die Hilfeleistung der Hebamme bei dieser Art von Betäubung ist im allgemeinen dieselbe wie bei der Anwendung von Chloroform.

Ist die Operation beendet, so läßt man die Frau ruhig liegen, bis sie wieder zu sich kommt, überwacht aber weiter den Puls. Zuweilen erfolgt nach der Betäubung mehrmaliges Erbrechen.

Wundheilung und Wundkrankheit.

§ 101.

Wunden. Behandlung derselben. Wenn die Oberfläche des Körpers oder innere Organe verletzt werden, sei es durch Schnitt, Stich, Zerreißung oder Quetschung, so entsteht eine Wunde. Das Zustandekommen einer Wunde ist stets von einer Zerreißung der Blutgefäße, d. h. von einer Blutung begleitet. Die Blutung ist gering, wenn nur Haargefäße, sie ist stärker, wenn Blutadern angerissen sind, ja sie kann zum Verblutungstode führen, besonders wenn größere Schlagadern zerrissen sind. Eine Schlagaderblutung erkennt man an dem stoßweisen Blutaustritt. Man sagt: „Es spritzt."

Die Behandlung der Wunde besteht in **Stillung der Blutung** und **Schutz vor Wundkrankheiten**. Ist beides erfüllt, so heilt die Wunde, es entsteht eine Narbe. Man stillt die Blutung durch Druck, durch die Naht oder durch die Unterbindung der Schlagader, die zu der blutenden Wunde führt. Man schützt die Wunde vor Wundkrankheiten dadurch, daß man **die Wunde rein hält**.

Die Wunde heilt am besten, wenn ihre Ränder verkleben und aneinander wachsen. Bei größeren Wunden muß der Arzt hierzu die Wundnaht ausführen. Andere Wunden, wie flächenhafte Wunden, Quetschwunden, Brandwunden und dergl. können in der Regel erst nach Eiterung heilen. Der Eiter ist eine grünlichgelbe Flüssigkeit, die unter dem Mikroskop viele weiße Zellen zeigt, ähnlich den weißen Blutkörperchen. Eitert die Wunde, so ist sie gewöhnlich verunreinigt worden.

§ 102.

Entstehung ein.Wundkrankheit und ansteckender Krankheiten. Die Wundkrankheit entsteht durch kleinste Lebewesen, die wir Spaltpilze (Bakterien) nennen. Sie sind äußerst klein und nur durch das Mikroskop erkennbar, einige Arten haben eine Kugelform und heißen deshalb Kugelkeime oder Kokken, andere sind stäbchenförmig und werden Stäbchenkeime oder Bazillen genannt.

Spaltpilze sind überall verbreitet, in der Luft, im Wasser, an allen Gegenständen, die uns umgeben. Es gibt viele Arten von Spaltpilzen. Manche sind ganz harmlos, andere veranlassen die Fäulnis. Fault ein Stück Fleisch, so geschieht das nur unter Einwirkung von Fäulnispilzen. Hält man die Pilze fern oder tötet man sie, z. B. durch Kochen des Fleisches, so wird dieses nicht faulen. Wieder andere sind sehr giftig für den menschlichen Körper.

Die gefährlichsten Spaltpilze sind solche, die in den Körper eindringen und in ihm besondere Krankheiten hervorrufen. Da nun diese Arten von Spaltpilzen oder — mit einem anderen Ausdruck — Krankheitskeimen von einem dadurch erkrankten Menschen auf andere Menschen übertragen werden und diese gleichfalls krank machen können, so nennen wir solche im § 58 schon näher geschilderten Krankheiten übertragbare oder ansteckende Krankheiten. Jede ansteckende Krankheit wird durch einen bestimmten Spaltpilz hervorgerufen. So gibt es einen Spaltpilz, der die Lungenschwindsucht (Tuberkulose) beim Menschen erzeugt, ein anderer erzeugt die Diphtherie, wieder ein anderer den Typhus usw. Auch der Tripper, die Cholera und andere ansteckende Krankheiten werden durch Spaltpilze erzeugt.

§ 103.

Wesen der Spaltpilze. Allgemeines.

Auch die Erkrankung einer Wunde wird durch giftige Spaltpilze, die in die Wunde eindringen, hervorgerufen. Diese Wundspaltpilze (Eiterspaltpilze) haben das Aussehen entweder

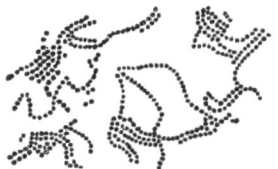 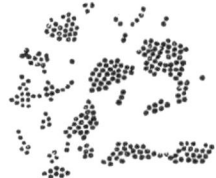

Fig. 21. Eiterspaltpilze in Kettenform.   Fig. 22. Eiterspaltpilze in Haufenform.

kleiner Stäbchen oder kleiner runder Kügelchen; letztere liegen in Haufen oder in Ketten aneinander (s. Fig. 21 u. 22). Die in Kettenform liegenden sind die gefährlicheren. Die Wundspaltpilze vermehren sich, auf eine Wunde gebracht, ungeheuer schnell durch Spaltung, so daß aus einem Pilz Millionen Pilze entstehen können. Sie erzeugen dabei Giftstoffe, welche die Zellen schädigen und ihre Lebensfähigkeit vernichten können.

Diese Vermehrung der Spaltpilze kann der Arzt durch wissenschaftliche Methoden auch außerhalb des Körpers studieren. Er nimmt etwas Eiter von der kranken Wunde und überträgt ihn auf Fleisch oder Blut oder Bouillon, auf einen Nährboden, wie man sagt. Unter bestimmten Bedingungen fangen dann die in dem Eiter befindlichen Pilze an, sich zu vermehren, was man dem Nährboden ansehen kann, in dem z. B. ein weißer, immer größer werdender Fleck entsteht. Man nennt dies Verfahren Kulturen anlegen und kann auf diese Weise feststellen, welche Spaltpilze eine Wunde enthält. Bringt man einem Tier durch eine kleine Wunde etwas von dieser Kultur der Spaltpilze bei, so erkrankt die Wunde des Tieres und das Tier selbst an der Giftwirkung der Spaltpilze, ebenso wie der kranke Mensch, von dem die Spaltpilze entnommen wurden.

§ 104.

Den gleichen Versuch kann man mit seinen eigenen Fingern machen. Bringt man kleine Teilchen von der Haut hinter dem Nagel auf einen Nährboden, so werden viele Spaltpilze wachsen, harmlose, zuweilen aber auch bösartige Eiterspaltpilze: ein Beweis, daß jeder Finger von Spaltpilzen besiedelt ist.

§ 105.

Gelangen solche Wundspaltpilze in die Wunde, so wird die Wunde krank, man sagt, „sie wird infiziert". Sie schmerzt, eitert, ihre Umgebung rötet sich und schwillt an. Sobald diese Erscheinungen (Schmerz, Rötung und Schwellung der Wunde und ihrer Umgebung) vorhanden sind, sagen wir „die Wunde ist entzündet". *Wundinfektion, Entzündung, Blutvergiftung.*

Nun haben die Wundspaltpilze eine sehr verschiedene Giftigkeit. Die weniger giftigen vermehren sich nur in der Wunde, die schlimmeren verbreiten sich aber weiter in die Umgebung der Wunde auf dem Wege der Salträume des Bindegewebes und der Lymphgefäße, weniger durch die Blutgefäße und machen so auch die weitere Umgebung der Wunde krank. Die Umgebung schwillt noch mehr an, die Schmerzhaftigkeit nimmt zu, und es entsteht Fieber. Ja die ganz giftigen Spaltpilze können sich rasch über den ganzen Körper verbreiten und ihn völlig vergiften. Es kommt zur allgemeinen Blutvergiftung, einer überaus schweren Erkrankung mit hohem Fieber, die den Tod zur Folge haben kann. Die Gefährlichkeit einer Infektion hängt hauptsächlich von folgenden Umständen ab: 1. von der Anzahl und Giftigkeit der eingedrungenen Keime, 2. von der Beschaffenheit der Eingangspforten und 3. von der Widerstandsfähigkeit des befallenen Körpers.

§ 106.

Allgemeines Vorkommen der Wundspaltpilze.

Wo finden sich solche Wundspaltpilze, welche die Wunden vergiften, sie krank machen und zum Tode führen können? Sie können überall sein, an jeder Hand, an jedem Gegenstande, in der Luft, in der Erde, in dem Wasser, nur kann man sie mit bloßem Auge nicht sehen. Besonders wichtig ist, daß jede nicht gereinigte Hand diese Spaltpilze enthalten kann. Es gibt aber besondere Orte, wo sie sich mit Vorliebe finden und von wo aus sie leicht verschleppt werden. Diese Orte muß jeder meiden, der mit Wunden zu tun hat. Sie entwickeln sich mit Vorliebe an unsauberen oder beschmutzten Stellen, auf fauligen Stoffen verschiedenster Art, in allen zersetzten menschlichen und tierischen Teilen, in kranken Wunden und besonders bei Blutvergiftung und bei anderen ansteckenden Krankheiten. Zu fürchten ist am meisten die Berührung von Leichen und Leichenteilen, auch Kleidern und Bettzeug von Leichen, so auch die Berührung einer alten, sich schon zersetzenden Nachgeburt, von faulendem Fruchtwasser, faulendem Blut, Wochenfluß, sowie allen Ausflüssen von Blutvergifteten, besonders bei Kindbettfieber, mögen sie nun aus der Wunde oder von anderer Stelle des vergifteten Körpers stammen. Zu fürchten sind weiter alle eiternden Wunden; sehr gefährlich ist auch der Ausfluß bei Gebärmutterkrebskranken.

Von ansteckenden Krankheiten sind besonders für Wunden zu fürchten, außer dem Kindbettfieber, die Rose, der Wundstarrkrampf, Scharlach, Pocken, Typhus, Ruhr, Cholera, die Diphtherie und alle Halsentzündungen, endlich jeder Fieberkranke — denn bei allen diesen Krankheiten können sich auch Eiterspaltpilze entwickeln.

§ 107.

Zustandekommen der Wundvergiftung.

Das sind also die Hauptbezugsquellen der giftigen Spaltpilze! Wie gelangen sie nun in die Wunde? Fast stets durch Berührung der Wunde, sehr viel seltener durch die Luft. Die Berührung kann schon bei Entstehung der Wunde geschehen. Der Gegenstand, der die Wunde machte, kann mit Spaltpilzen besetzt sein, oder die Kleider, welche die Wunde umgeben, oder ein zum Blutstillen benutztes Taschentuch und dergl. verunreinigen sie. Endlich aber kann das Gift durch Hände oder Verbandstoffe und Instrumente, die Keime enthalten, in die Wunde gebracht werden.

§ 107a.

Aus der Lehre von den Wundkrankheiten merke sich die Hebamme noch folgendes. Die Entzündung eines Körperteiles, z. B. eines Fingers oder einer Brust, erkennen wir daran, daß der Teil anschwillt, sich rötet, schmerzhaft wird und sich heiß anfühlt. Ein Geschwür ist eine kranke Wunde, die nicht heilen will und Eiter absondert. Der Brand eines Körperteiles tritt ein, wenn er vom Blutstrom nicht mehr ernährt wird. Der Teil wird kalt, empfindungslos: er stirbt ab. Dabei kann er eintrocknen, aber auch faulen. Der abgestorbene Teil wird nach einiger Zeit durch eine Entzündung seiner Umgebung vom Körper abgestoßen. Solches Absterben werden wir beim Nabelstrang kennen lernen. *Entzündung. Geschwür. Brand.*

Unter den Wundkrankheiten stehen diejenigen obenan, die durch die Eiterspaltpilze erzeugt werden. Eine andere Wundkrankheit ist die Wundrose, die außerordentlich ansteckend ist. Hier dringen Spaltpilze in eine kaum bemerkbare Wunde ein und machen die Haut der Umgebung krank. Die Haut schwillt an und wird rosenrot. Anschwellung und Rötung verbreiten sich unter lebhaftem Fieber rasch über die Haut weiter. *Wundrose.*

Eine sehr gefährliche Wundkrankheit ist der Wundstarrkrampf. Er entsteht, wenn gewisse Spaltpilze, die sich meist in der Erde und im Kehricht der Zimmer aufhalten, eine Wunde verunreinigen. Es brechen allgemeine Krämpfe in Anfällen aus, bei denen der Körper starr wird. Sie führen fast stets zum Tode. Auch die Wöchnerin und das neugeborene Kind können bei schlechter Behandlung ihrer Wunden, der Geburtsteile und des Nabels, wie an Wundrose, so auch an Wundstarrkrampf erkranken, an letzterem insbesondere, wenn Watte oder Verbandstoffe angewandt werden, die mit dem Fußboden in Berührung kamen. Dies gilt ganz besonders von der Nabelwunde des neugeborenen Kindes. *Wundstarrkrampf.*

Wundschutz und Desinfektion.

§ 108.

Für die Hebamme ist es von höchster Bedeutung, zu wissen, daß auch die gebärende Frau eine Verwundete ist! Bei der Geburt löst sich das Ei von der Innenfläche der Gebärmutter ab. Sie wird dadurch wund. Von den Wehen wird *Gefahr der Wundvergiftung bei Gebärenden.*

die Frucht durch den Mutterhalskanal, die Scheide und die Schamspalte getrieben. Dabei entstehen vielfache Einrisse, also wieder Wunden, besonders am Muttermund. Diese Wunden bluten auch. Nach der Geburt des Kindes geht in der Tat reichlich Blut ab. Kommen diese Wunden mit der Außenwelt nicht in Berührung, so bleiben sie keimfrei.

Nun wird aber die Hebamme, wenn sie die Kindeslage oder den Geburtsverlauf durch äußere Untersuchung allein nicht erkennen kann, eine innere Untersuchung ausführen. Dabei führt sie zwei Finger einer Hand durch die Schamspalte in die Scheide bis an den Muttermund. Sie berührt bei der Untersuchung also Teile, die verwundet sind. Ist jetzt die Hand nicht rein, sondern trägt sie Wundspaltpilze, was immer der Fall sein kann, so gelangen diese auf die Geburtswunde und vergiften sie, die Wöchnerin erkrankt. Das erste Zeichen der Wundkrankheit ist hier Fieber. Waren die Pilze sehr giftig, so vermehren sie sich, da sie in den Geburtswunden der Frau einen besonders guten Nährboden haben, rasch zu ungeheurer Menge und dringen schnell weiter vor in den Körper. Solche Blutvergiftung, die durch Eindringen von Spaltpilzen von der Geburtswunde her erzeugt wird, nennen wir das Kindbettfieber.

— Verhütung d. Wundvergiftung. Desinfektion.
Wie verhütet man das Eindringen der Spaltpilze in die Wunden? Man berühre die Wunden überhaupt nicht oder nur mit Gegenständen (Händen), die frei von Spaltpilzen sind, man sagt mit keimfreien (sterilen) Gegenständen (Händen). Die Keimfreiheit erzielen wir, indem wir die Spaltpilze abtöten. Da man niemals weiß, ob ein Gegenstand oder die Hand nicht Spaltpilze enthält, so ist alles keimfrei (steril) zu machen, was mit der Wunde in Berührung kommt.

Die Abtötung oder Vernichtung der Krankheitskeime wird Desinfektion genannt.

§ 109.

— Mittel zur Desinfektion und Erzielung d. Keimfreiheit.
Es gibt zwei Mittel, Keimfreiheit zu erzielen: 1. die Hitze, d. h. Temperaturen von 100 Grad, 2. chemische Mittel (Antiseptika). Beide töten die Spaltpilze sicher. Die Desinfektion durch Hitze wird dadurch erzielt, daß man den Gegenstand entweder 15 Minuten kochen oder auch ausglühen läßt, oder daß man längere Zeit erhitzten Wasserdampf durch den Gegenstand

strömen läßt. Die chemischen Mittel sind sehr zahlreich. Die für die Hebamme wichtigsten Mittel sind der Alkohol und die Kresolseife. Andere, weniger gebrauchte desinfizierende Mittel sind die Karbolsäure, die essigsaure Tonerde. Sehr wirksam ist auch, besonders für Tampons, das Jodoform. Es ist ein gelbes Pulver von starkem, süßlichem Geruch.

Instrumente und Verbandstoffe werden der Regel nach durch Hitze, die untersuchenden oder operierenden Hände und der Körper der Kranken stets mit chemischen Mitteln desinfiziert.

§ 110.

Kälte tötet die Spaltpilze nicht, sie hemmt nur ihre Entwickelung. Schmilzt Eis, so können die in ihm enthaltenen Spaltpilze sich wieder vermehren und schädigend einwirken.

§ 111.

Wenn der Arzt bei einem Kranken eine Wunde behufs Ausführung einer Operation erzeugen muß, so macht er zuerst seine Hände und die Körperstelle des Kranken, an der die Operation stattfinden soll, keimfrei durch Waschen und Abbürsten mit chemischen Mitteln, dann wendet er Instrumente und Verbandstoffe an, die durch Hitze keimfrei geworden sind. Von allen Gegenständen, die mit Wunden in Berührung kommen, sind die Hände die gefährlichsten, da sie infolge der Betätigung im täglichen Leben von vielen Keimen besetzt sind. Sie enthalten hinter den Nägeln die besten Schlupfwinkel für Keime; die Hände müssen daher am sorgfältigsten keimfrei gemacht werden. Ohne keimfreie Hände keine gute Wundheilung!

— Keimfreiheit bei Operationen.

§ 112.

Das Auskochen der Instrumente kann man in einem gewöhnlichen reinen Gefäß, das man mit Wasser füllt, vornehmen. Zu diesem Wasser wird zur Erhöhung der keimtötenden Kraft und zur Schonung der Instrumente ein Zusatz von Soda gemacht (ein Kinderlöffel Soda auf 1 l Wasser). Das Wasser muß aber mindestens 15 Minuten kochen, damit Keimfreiheit erzielt wird. Für Krankenanstalten (Entbindungsanstalten) hat man besondere Kochapparate (Desinfektionsapparate). Sie sind einfach und billig, so daß sich die Hebamme einen solchen an-

— Desinfektionsgerätschaften.

schaffen kann, um ihre Instrumente nach dem Gebrauch in ihrem Hause auszukochen. Für die Desinfektion mit strömendem Wasserdampf hat man besondere Apparate, in denen man auch größere Stücke, Betten, Matratzen, Kleider, desinfizieren kann. Die meisten Städte haben solche Apparate zum öffentlichen Gebrauch. Keimfreie Verbandstoffe erhält man in allen Apotheken und Verbandstoffhandlungen.

§ 113.

— Desinfektionsverfahren.
Nachdem die Hebamme das Wichtigste über die Wundheilung, die Wundkrankheiten und den Wundschutz kennen gelernt hat, geben wir die Vorschriften für die Desinfektion, an welche die Hebamme unbedingt gebunden ist.

1. Die Hebamme soll die Berührung aller Gegenstände sorgfältig meiden, von denen sie weiß, daß sie Krankheitskeime enthalten, also Leichen, Leichenteile und andere Stoffe, wie solche in § 106 ausführlich aufgezählt sind.

2. Die Hebamme sei am Körper und ihrer Kleidung reinlich und pflege ihre Hände sorgfältig; besonders pflege sie auch ihre Mundhöhle und Zähne durch tägliches Putzen der Zähne und Ausspülen der Mundhöhle. Sie sorge für lückenlose Zahnpflege, dulde keine hohlen Zähne im Munde, welche die gesunden Zähne anstecken, und beschaffe sich, wenn nötig, guten Zahnersatz. (Hierbei werden die versicherten Hebammen durch Krankenkassen und Landesversicherungsanstalten unterstützt.) Im übrigen soll die Reinlichkeit am Körper nicht nur durch Waschungen, sondern auch, so oft sich die Möglichkeit bietet, durch Vollbäder erzielt werden. Wenn möglich, nehme sie jedesmal nach ihrem Unwohlsein ein Bad. Sie soll bei Geburten stets und, wenn irgend angängig, auch bei Wochenbettbesuchen, nur Waschkleider mit kurzen Ärmeln, die den unteren Teil der Oberarme freilassen, tragen. Bei jeder Untersuchung binde sie sich eine große weiße reine Schürze mit kurzen Ärmeln vor (siehe § 194).

3. Die Hände sind die wertvollsten Werkzeuge der Hebammen. Nur eine Hand mit glatter, weicher Haut läßt sich sicher keimfrei machen. Grobe Arbeit macht die Haut der Hände hart, rauh, rissig. In solche Haut dringt das keimtötende Mittel schwer ein. Die Hebamme soll daher solche Arbeit meiden und durch häufige Waschungen mit warmem Seifenwasser die Haut weich und geschmeidig

erhalten. Sie hüte sich vor jeder, auch der kleinsten Verletzung der Hände. Solche sind schwer zu desinfizieren. Eiternde Stellen oder sogenannte Blutgeschwüre verbieten jede Untersuchung. Auch sich selbst kann die Hebamme anstecken, z. B. bei Syphilis der Frau, wenn sie eine Wunde am untersuchenden Finger hat. Ringe müssen vor jeder Desinfektion von den Fingern entfernt werden. Am besten trägt die Hebamme überhaupt keine Ringe.

Die Nägel sollen rund und kurz geschnitten getragen werden. Bei jeder Waschung soll die Nagelgegend gebürstet und der Nagelschmutz unter dem Nagel entfernt werden. Schwarze Nägel kennzeichnen die Hebamme als eine unsaubere Person. Sie wird trotz guter Desinfektion leicht Wundkrankheiten erzeugen.

4. **Unmittelbar vor jeder inneren Untersuchung sowie bei jedem Wochenbettbesuch müssen die Hände desinfiziert, d. h. keimfrei gemacht werden.** Die Desinfektion besteht 1. in einer Waschung mit heißem Wasser, Seife und Bürste; 2. in der eigentlichen Desinfektion mit keimtötenden Mitteln. Die geeignetsten Mittel hierzu sind der Alkohol und die Kresolseifenlösung.

Der Alkohol, der zu den stärksten Desinfektionsmitteln der Haut gehört, bewirkt bei gründlicher Waschung der Hände eine zuverlässige Abtötung der an ihnen haftenden Keime; die Kresolseifenlösung, die nach der Alkoholdesinfektion angewendet wird, erhöht noch die keimtötende Wirkung des Alkohols und gibt den Händen eine besonders für die innere Untersuchung sehr vorteilhafte schlüpfrige Beschaffenheit.

Aber mit aller Bestimmtheit muß hier die Tatsache betont werden, daß die Desinfektion mit den genannten beiden Mitteln unwirksam ist, wenn ihr nicht eine sorgfältige Waschung der Hände vorausgegangen ist.

5. **Beschreibung der Desinfektion.** Die Hebamme stellt sich zwei reine Schalen mit je einem Liter heißen Wassers auf. In die eine Schale werden 15 Gramm der Kresolseife, die die Hebamme mit sich führt, unter beständigem Umrühren oder Umschütteln gegossen; die Flüssigkeit muß so lange umgerührt werden, bis sich die Kresolseife vollständig gelöst hat.

In eine dritte kleinere saubere Schale, an deren Stelle im Notfall ein sehr tiefer reiner Teller oder ein ähnliches Gefäß benutzt werden kann, gießt sie mindestens 200 Kubikzentimeter des Alkohols, den sie mit sich führt und bedeckt diese Schale mit einem sauberen großen Teller, Topfdeckel oder einem ähnlichen reinen Gegenstand, da der Alkohol sehr leicht verdunstet.

Dann wird der Nagelreiniger (§ 194 Ziff. 6) der Hebammentasche entnommen und auf einer reinen Unterlage (einem Stück Watte oder einem reinen Handtuch) zurechtgelegt.

Jetzt hat die Hebamme eine Waschschale mit heißem Wasser, die kleinere Schale mit Alkohol und die Schale mit heißer 1½% Kresolseifenlösung vor sich. Von den beiden Wurzelbürsten, die sie gesondert mit sich führt, legt sie in die Waschschale mit heißem Wasser die größere Bürste mit der Aufschrift „Seife", in die Schale mit Kresolseifenlösung die kleinere Bürste mit der Aufschrift „Kresolseife", in die Schale mit Alkohol einen großen Bausch Watte. Nunmehr beginnt die Waschung der Hände und Vorderarme mit Seife und Bürste und heißem Wasser. Alle Teile der Hand werden sorgsam mit Seife abgebürstet, jeder Finger einzeln, am sorgfältigsten die Gegend der Nägel, weil hier der meiste Schmutz sitzt. Die Vorderarme werden abgeseift. Dieses Abbürsten und Waschen soll nach der Uhr gemessen mindestens 5 Minuten währen. Wir wiederholen: **Ohne gute Waschung ist die Desinfektion nutzlos.**

Nach der Waschung wird von einer Hilfsperson zunächst das Schmutzwasser weggegossen und durch reines, heißes Wasser ersetzt. Nunmehr wird mit dem Nagelreiniger der Schmutz unter den Nägeln sorgfältig entfernt, danach werden die Hände noch einmal in dem reinen Wasser gründlich abgebürstet.

Sodann beginnt die eigentliche Desinfektion. Die nassen Hände und Vorderarme werden in der Schale mit Alkohol — ebenso wie vorher mit heißem Wasser — gründlich gewaschen und mit dem in der Alkoholschale liegenden Wattebausch kräftig abgerieben derart, daß alle Falten der Hand, sämtliche Finger, besonders in der Nagelgegend, und die Vorderarme ausgiebig mit Alkohol in Berührung kommen. Diese Waschung mit Alkohol soll nach der Uhr gemessen mindestens 3 Minuten dauern.

Dann werden die noch nassen Hände in die Schale mit Kresolseifenlösung getaucht und mit der Bürste bearbeitet, wie bei den vorhergehenden Waschungen, jeder Finger einzeln, am meisten die Nagelgegenden. Die Vorderarme werden mit Kresolseifenlösung abgespült. Dieses Waschen der Hände mit Kresolseifenlösung dauert nach der Uhr gemessen 2 Minuten.

Eine nunmehr vorzunehmende innere Untersuchung führt die Hebamme in direktem Anschluß an die Desinfektion mit nassen Händen aus, ohne irgend einen Gegenstand vorher berührt zu haben. Sie kann annehmen, daß die Hände keimfrei sind, wenn sie genau nach Vorschrift desinfiziert sind und vorher keine verdächtigen Stoffe berührt haben. Nach jeder Untersuchung sind die Hände sogleich zu waschen, abzutrocknen und mit Kresolseifenlösung abzuspülen. Bei dem Alkohol beachte die Hebamme, daß er leichtentzündlich, also feuergefährlich ist.

Von der gründlichen Desinfektion der Hände der Hebamme hängt Gesundheit und Leben ihrer Schutzbefohlenen ab!

6. Die Geschlechtsteile der Frau soll die Hebamme bei der Geburt mit abgekochtem Wasser und Seife sorgfältig reinigen. Für alle Fälle, in denen kein abgekochtes Wasser zu beschaffen ist, wird eine 1½% Kresolseifenlösung gebraucht. Die 1½% Kresolseifenlösung wird, wie unter Ziffer 5 beschrieben, derart hergestellt, daß auf 1 Liter Wasser 15 Gramm Kresolseife abgemessen und mit diesem vermischt werden. Niemals darf die Mischung der Kresolseife mit Wasser in einer Spülkanne vorgenommen werden.

7. Ausspülungen während der Geburt macht die Hebamme nur auf Anordnung eines Arztes und in den später näher bezeichneten Fällen.

§ 114.

Ihre Instrumente soll die Hebamme durch Auskochen keimfrei machen. Die Dauer des Kochens muß 15 Minuten betragen; doch muß das Wasser mit dem Sodazusatz während dieser Zeit auch wirklich kochen. Sollte einmal das Auskochen unmöglich sein, so soll die Hebamme die Instrumente mit 1½% Kresolseifenlösung (15 Gramm Kresolseife auf 1 Liter Wasser) abreiben und in derselben Lösung bis zum Gebrauch liegen lassen.

— Desinfektion der Instrumente.

§ 115.

Den für die Desinfektion ihrer Hände nötigen 70% Alkohol erhält die Hebamme in der Apotheke, in einer Drogenhandlung oder einem sonstigen den Alkohol führenden Geschäft. Da der reine Alkohol ziemlich teuer ist, der weit billigere Brennspiritus (denaturierter Spiritus) aber reinem Alkohol an keimtötender Wirkung gleichsteht, so ist es der Hebamme erlaubt, anstatt

— Beschaffung v. Alkohol.

des reinen Alkohols auch den gewöhnlichen Brennspiritus zur Desinfektion ihrer Hände zu benutzen. Da nun die Hebamme für die Desinfektion ihrer Hände nur einen 70% Alkohol anwenden soll, der Brennspiritus aber 90—95% Alkohol enthält, so soll sie den von ihr zu verwendenden Brennspiritus entsprechend einem Viertel der Menge mit Wasser verdünnen. Dies geschieht in der Weise, daß die Hebamme auf je 100 Gramm Brennspiritus 25 Gramm reinen Wassers zusetzt und mit dem Brennspiritus vermischt, also bei 200 Gramm Brennspiritus 50 Gramm Wasser usw.

Der Brennspiritus wird nach Maßgabe der bestehenden Vorschriften im Kleinhandel für gewöhnlich in besonderen Gefäßen (Flaschen) von mindestens 1 Liter Inhalt abgegeben; doch ist unter gewissen Bedingungen auch schon die Abgabe kleinerer Mengen Brennspiritus zulässig. Da die Hebamme immer einen ausreichenden Vorrat an Alkohol besitzen muß, so wird ihr empfohlen, sich ständig etwa bis zu 5 Liter Brennspiritus vorrätig zu halten, diesen Vorrat aber an einem feuersicheren Ort (Keller) aufzubewahren. Größere Mengen Brennspiritus in ihrer Behausung vorrätig zu halten, empfiehlt sich mit Rücksicht auf die oft bestehenden Schwierigkeiten feuersicherer Aufbewahrung solcher Mengen für die Hebamme nicht. Beim Einfüllen von Brennspiritus aus einem Vorratsgefäß in die in ihrer Hebammentasche mitzuführende ³/₄ Liter-Flasche (Nr. 9 § 194) sei die Hebamme mit Rücksicht auf die Feuergefährlichkeit des Brennspiritus immer sehr vorsichtig; niemals sollte die Umfüllung von Brennspiritus bei künstlichem Licht, in der Nähe eines Lichtes oder eines Feuers geschehen.

Hat die Hebamme bei Entbindungen oder Wochenbettbesuchen ihren Vorrat an Alkohol vorzeitig verbraucht, so wird sie überall ohne Schwierigkeiten und rasch die erforderliche Menge von Brennspiritus in dem Haushalt der betreffenden Frau oder in einem geeigneten Geschäft erhalten können.

§ 116.

Beschaffung v. Kresolseife.
Die Kresolseife bezieht die Hebamme aus der Apotheke. Da die Benutzung der Kresolseife durch unbefugte Personen zu Vergiftungen führen kann, soll die Kresolseife immer sorgfältig aufbewahrt werden. Kresolseifenlösungen sind nach ihrer Benutzung wegzuschütten.

§ 117.

Pflege der Umgebung d. Geburtswunde.

Um gute Wundheilung besonders bei Gebärenden zu erzielen, ist aber noch die Beachtung folgender Vorschriften nötig. Auch die weitere Umgebung der Geburtswunde muß rein sein, es könnten von ihr aus sonst Spaltpilze durch einen Zufall in die Wunde gelangen. Daher ist die Frau mit reiner Wäsche zu bekleiden, sie muß auf reinen frischgewaschenen Unterlagen liegen, das Bettzeug muß rein sein. In Anstalten macht man diese Wäsche und die Unterlagen meist durch Auskochen keimfrei. Für die Hauspraxis genügt es, wenn sie frisch gewaschen sind. Eine wasserdichte Unterlage wird durch Abwaschen mit 1½% Kresolseifenlösung gereinigt.

Die Reinigung der Geschlechtsteile in der Schwangerschaft, während der Geburt und im Wochenbett darf nur mit reiner Wundwatte und abgekochtem Wasser erfolgen, niemals mit einem Schwamm. Ein Schwamm ist immer unrein und würde gefährliche Stoffe an die Geschlechtsteile bringen.

Alle Wunden und ihre Umgebung sind möglichst wenig zu berühren. Dies gilt ganz besonders von der Geburtswunde. Untersucht die Hebamme gar nicht innerlich, so wird sie auch die Geburtswunde nicht infizieren können. Je seltener sie untersucht, um so weniger, je häufiger sie untersucht, um so leichter ist eine Wundkrankheit zu fürchten. Auch die äußeren Geschlechtsteile sollen so wenig wie möglich berührt werden, und wenn dies geschieht, nur mit desinfizierter Hand.

Muß sie aber die Wunde berühren oder innerlich untersuchen, so wird der desinfizierte Finger direkt aus der Kresolseifenlösung auf die Wunde gebracht. Würde die Hand nach der Desinfektion noch irgend einen Gegenstand, z. B. die Kleidung oder die Bettwäsche, berühren, so würde sie wieder keimhaltig werden.

Ebenso sind Verbandstoffe und die ausgekochten Instrumente vor ihrer Anwendung nur mit keimfreier Hand anzufassen.

Von der Verbandwatte nehme man nur soviel aus dem mitgeführten Behälter, wie man zunächst gebraucht. Den herausgenommenen Bausch Watte schlägt man bis zum Gebrauch in ein reines Handtuch; wenn man ihn zur Waschung gebrauchen will, legt man ihn in eine Schale mit abgekochtem Wasser oder in 1½% Kresolseifenlösung. Niemals darf die Watte offen liegen bleiben. Die ausgekochten Instrumente bleiben in dem ausgekochten Wasser bis zum Gebrauch liegen oder werden in eine Schale mit 1½% Kresolseifenlösung gelegt. Ein Stück Watte oder Verbandzeug, das auf den Fußboden gefallen ist, darf nie wieder gebraucht werden. Ist das gleiche mit einem Instrument geschehen, so muß es sofort ausgekocht werden.

Alle gebrauchten Watte- und Verbandstücke sind sofort zu verbrennen! Läßt man sie herumliegen, so würden sie Gelegenheit zur weiteren Verbreitung von Spaltpilzen geben. Gebrauchte Wäsche und Unterlagen sind zu waschen, aber niemals durch die Hebamme, da sie dadurch ihre Hände verunreinigen würde. —

§ 118.

Zusammenfassend sei noch einmal gesagt: Von allen Gegenständen, die eine Wunde berühren, sind die Hände die gefährlichsten! Von der Desinfektion der Hände hängt in erster Linie Leben und Gesundheit ab!

§ 119.
Anhang.
Erste Hilfe bei Unglücksfällen.

Erste Hilfe bei Unglücksfällen. Hilfe zu leisten bei Unglücksfällen gehört zwar nicht zu dem eigentlichen Beruf der Hebamme. Wie es aber die Pflicht jedes Menschen ist, in solchen Fällen hilfreich beizuspringen, so muß auch die Hebamme zu solcher ersten Hilfe bereit sein, zumal ihre Kenntnisse von dem Bau und den Verrichtungen des menschlichen Körpers und von der Krankenpflege sie hierzu geeigneter machen als andere Menschen. Nicht selten wird es geschehen, daß die Hebamme die erste ist, die zur Hilfeleistung herbeigerufen wird. Besonders gilt dies auf dem Lande.

Aber die Hebamme soll auch hierbei nicht etwa den Arzt spielen wollen; ihre Aufgabe ist vielmehr nur, bis der gerufene Arzt erscheint, **die erste** schnell gebotene Hilfe zu leisten und zu verhüten, daß Unzweckmäßiges geschieht.

— Behandlung von Wunden. Bei Verwundungen ist die Aufmerksamkeit auf Stillung der Blutung und Reinhalten der Wunde gerichtet. Vor allem ist zu verhüten, daß die Wunde durch widersinnige und geradezu gefährliche Volksmittel, wie Auflegen von Spinngeweben usw.

verunreinigt wird. Die Blutung wird gestillt, indem man mit des- — **Blut-**
infizierter Hand einen in 1½% Kresolseifenlösung getauchten und **stillung.**
ausgedrückten Wattebausch gegen die Wunde drückt; doch darf die
Wunde dabei nicht etwa abgerieben oder abgewaschen werden, da
hierdurch eine Verunreinigung der Wunde herbeigeführt oder Blutgerinnsel losgerissen werden können, die ein vorher blutendes Gefäß
verschließen. Nur grobe Schmutzteile, wie Erde, Holzsplitter u. dgl.
dürfen vorsichtig aus der Wunde und ihrer Umgebung entfernt
werden. Im übrigen darf die Wunde selbst **niemals mit dem
Finger berührt** werden.

Sitzt die Wunde an einem Gliede, so umwickele die Hebamme das Glied mit einer Binde von seinem Ende, also vom Fuß
oder der Hand aus, nach oben bis über die blutende Stelle.
Spritzt aber eine Schlagader, so umschnürt sie das Glied **oberhalb** der blutenden Wunde kräftig mit einer am besten elastischen
Binde, z. B. einem Hosenträger oder einem Irrigatorschlauch. Die
Wunde und ihre Umgebung ist dann sorgfältig mit 1½% Kresolseifenlösung zu reinigen und die Wunde selbst mit einem in Kresolseifenlösung getauchten und ausgedrückten Wattebausch zu bedecken. Ganz besonders sorgfältig ist diese Reinigung zu machen,
wenn die Wunde mit Erde oder auch sonst bei der Verletzung verunreinigt war. Steht die Blutung, so legt man einen trockenen
Wattebausch auf den Kresolseifenbausch und befestigt ihn mit einer
Binde oder einem reinen Taschentuch oder Handtuch. Bei sehr
starkem Blutverlust wende die Hebamme Wiederbelebungsmittel
an, wie unter den Regelwidrigkeiten der Geburt gelehrt werden
wird (s. § 432 u. 433).

Bei **Verbrennungen** müssen die verbrannten Teile mit — **Ver-**
einer sogenannten Brandbinde oder wenigstens mit keimfreiem **bren-**
Mull und keimfreier Watte verbunden werden. Bei sehr ausge- **nungen.**
dehnten Verbrennungen bringe die Hebamme den Verbrannten,
wenn möglich, zunächst in ein warmes Bad von 35° C, wodurch
die oft furchtbaren Qualen nach der Verbrennung gelindert werden.

Bei **Vergifteten** muß der Magen von dem Gift durch Er- — **Ver-**
brechen entleert werden. Man führt einen Finger tief in den Hals **giftungen.**
oder kitzelt den Gaumen mit einem Federbart, worauf oft Erbrechen
eintritt. Hilft das nicht, so kann man Öl oder größere Mengen
von warmem Wasser mit Butter trinken lassen. Nur bei Phosphor-
vergiftung (Zündhölzchen) darf niemals Fett, also auch nicht Öl
oder Milch, gegeben werden.

— Erstickung. Künstliche Atmung.

Den Erstickten muß in erster Linie frische Luft zugeführt werden. Die Fenster sind zu öffnen oder, wenn das Zimmer mit gefährlichen Gasen erfüllt ist, wie z. B. mit Kohlendunst oder Leuchtgas, muß der Erstickte sofort in einen anderen Raum geschafft werden. Sodann sind alle beengenden Kleidungsstücke zu lösen oder zu entfernen, damit der Erstickte gut atmen kann. Besteht keine Atmung, so ist sofort die künstliche Atmung einzuleiten. Dies geschieht am besten in folgender Weise: Der scheinbar Erstickte wird wagerecht auf einen Tisch oder dergl. gelegt. Die Schultern werden leicht erhöht (Rollkissenunterlage). Die Hebamme stellt sich hinter den Kopf des Verunglückten, ihr Gesicht diesem zugewendet. Darauf faßt sie beide Arme des Erstickten dicht oberhalb der Ellenbogengelenke und führt sie langsam, ohne sie von der Unterlage zu erheben, nach hinten und oben bis unmittelbar an den Kopf des Erstickten heran. Bei Ausführung dieser Bewegung sieht man deutlich, wie der Brustkorb die Einatmungsstellung einnimmt. Nach 2 Sekunden werden beide Ellenbogen erhoben, dicht nebeneinander geführt und mit einem kräftigen Druck auf die vordere seitliche Brustgegend gepreßt (Ausatmung). Dies muß schnell, ungefähr 12 mal in der Minute, ausgeführt werden.

— Erhängen.

In gleicher Weise ist bei Erhängten die künstliche Atmung einzuleiten. Beim Abschneiden des Erhängten beachte man, daß der Körper nicht auf den Fußboden stürzt.

— Ertrinken.

Ertrunkene lagert man so, daß das Wasser aus den Luftwegen abfließen kann, d. h. man lagere den Körper auf die Seite und erhebe Brust und Bauch, so daß der Kopf tiefer liegt. Nach Entfernung aller beengenden Kleidungsstücke wird dann die künstliche Atmung, wie oben geschildert, eingeleitet.

— Erfrieren.

Erfrorene dürfen aus der Kälte nicht sogleich in einen warmen Raum gebracht werden. Man schneidet die Kleider ab und reibt die Körperoberfläche mit Tüchern, die vorher in Schnee oder in kaltes Wasser getaucht sind. Erst wenn Lebenszeichen vorhanden sind, darf der Verunglückte in einen wärmeren Raum gebracht werden.

Zweiter Teil.

Die regelmäßige Schwangerschaft.

Befruchtung und Entwicklung des Eies.

§ 120.

Die Schwangerschaft dauert etwa 280 Tage, sie beginnt mit der Befruchtung und endet mit der Geburt, d. h. mit der Austreibung der Frucht aus dem Mutterleibe.

Dauer der Schwangerschaft.

Die 280 Tage der Schwangerschaft teilt man in 10 Abschnitte und nennt jeden Abschnitt von 28 Tagen einen Schwangerschaftsmonat. Also ist das Weib 10 Schwangerschaftsmonate oder 40 Wochen schwanger. Nach Kalendermonaten währt die Schwangerschaft 9 Monate und 4—7 Tage.

§ 121.

Der beim Beischlaf in die Scheide ergossene flüssige männliche Samen enthält eigentümliche Zellen in großer Menge, die man Samenzellen nennt. Diese nur unter dem Mikroskop sichtbaren Zellen bestehen aus einem Köpfchen und einem fadenförmigen Anhängsel, dem sogenannten Schwanz. Durch peitschenförmige Bewegungen des Schwanzes bewegen die Samenzellen sich selbständig fort, gelangen durch den Halskanal in die Gebärmutterhöhle und von dort in die Eileiter. Sie können sich innerhalb der weiblichen Geschlechtsteile stunden= ja tagelang lebensfähig erhalten. Treffen die Samenzellen im Eileiter auf ein dort zufällig befindliches reifes Ei, so kann das Köpfchen einer Samenzelle in das Ei eindringen und dieses befruchten. Die Befruchtung fällt daher zeitlich nicht mit dem Beischlaf zusammen. In dem nunmehr befruchteten Ei setzt sofort eine sehr lebhafte Entwicklung ein. Das Ei teilt sich zunächst in zwei Teile, diese teilen sich wieder-

Befruchtung und Eientwicklung.

um und so fort, bis aus dem Ei, das zuerst eine einzige Zelle war, ein Gebilde entstanden ist, das aus einer großen Zahl kleinster Zellen besteht und dadurch eine Art Maulbeerenform angenommen hat. Diese kleinsten Zellen fangen nun an sich zu sondern, indem ein Teil sich zu der Fruchtanlage zusammenlegt, ein anderer Teil die sogenannte Dotterkugel bildet, aus der die Fruchtanlage ihre erste Nahrung bezieht. Auf der Oberfläche des Eies bilden sich feine Sprossen, feinsten Wurzeln vergleichbar, die den Namen Zotten führen. In diese Zotten wachsen aus dem Innern der Frucht Blutgefäße, welche, da der Nahrungsvorrat der Dotterkugel langsam zu Ende geht, die fernere Ernährung der Frucht in die Wege leiten sollen. Um die Fruchtanlage bildet sich eine häutige Umhüllung, die sich mit einer wäßrigen Flüssigkeit füllt, deshalb den Namen Wasserhaut führt und die Frucht völlig umschließt mit Ausnahme der Stelle, an der aus der Bauchseite der Frucht Blutgefäße hervortreten und die Verbindung mit der Dotterkugel (der Dottergang) besteht. (Später wird aus diesen Gebilden die Nabelschnur, s. § 125).

§ 122.

Einbettung des Eies. Während dieser Vorgänge ist das Ei, das im Gegensatz zur Samenzelle keine Eigenbewegung hat, auf folgende Weise

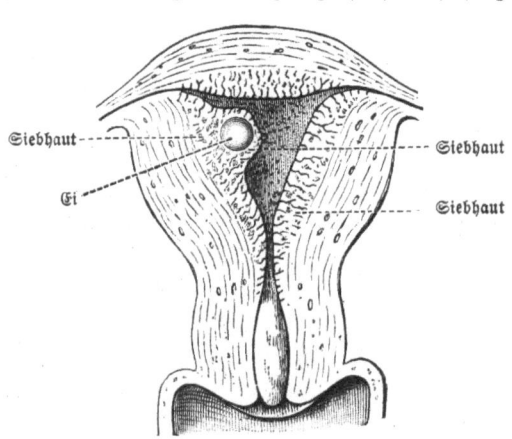

Fig. 23. Die Einbettung des Eies in die Schleimhaut der Gebärmutter.
Nach B. S. Schultze.

fortbewegt worden: Die Schleimhaut des Eileiters ist im Innern von kleinen Zellen besetzt, welche sogenannte Flimmer- oder

Wimperhärchen tragen. Diese Flimmerhärchen befinden sich in einer ständigen, gegen die Gebärmutter gerichteten Bewegung, ähnlich wie ein Ährenfeld, über das der Wind hinstreicht. Mit Hilfe der Flimmerhärchen wird das befruchtete Ei in die Gebärmutter befördert; sobald es dort angekommen ist, senkt es sich in die Schleimhaut ein, so daß diese sich über dem Ei wieder zusammenschließt und es völlig umgibt (s. Fig. 23). Die Schleimhaut der Gebärmutter hatte sich inzwischen erheblich verdickt und wird nunmehr, weil sie von zahlreichen jetzt deutlich sichtbaren Drüsenöffnungen durchbrochen und **siebartig durchlöchert** ist, **Siebhaut** genannt.

§ 123.

Die erwähnten, auf der Oberfläche des Eies entstandenen feinen Sprossen, die Zotten, haben sich inzwischen so ausgebildet, daß sie das ganze Ei wie mit einem feinen Wurzelwerk umkleiden (siehe Fig. 24). Man nennt die von den Zotten besetzte Oberfläche des Eies die Zottenhaut. Die Zotten senken sich in die sie umgebende Siebhaut ein, wie Wurzeln eines Baumes in den Erdboden. Bei dieser Gelegenheit treffen sie mit in der Siebhaut verlaufenden Blutgefäßen der Mutter zusammen und eröffnen dieselben, so daß sich mütterliches Blut zwischen die einzelnen Zotten ergießt. Diese mit mütterlichem Blut gefüllten Bluträume, in welche die Zotten eintauchen, nennt man den Zwischenzottenraum. Im Innern der Zotten verlaufen, wie wir schon oben gesehen haben, Blutgefäße der Frucht, so daß das mütterliche und kindliche Blut nur durch die Oberfläche der Zotten, die von einer doppelten Zellschicht gebildet wird, voneinander getrennt sind. Ähnlich nun wie die Darmzotten (siehe § 21) imstande sind, aus dem Speisebrei des Darmes die für den Körper nötigen Nahrungsstoffe aufzunehmen, vermögen auch die Zotten der Zottenhaut aus dem sie umspülenden mütterlichen Blut die für das Wachstum des Eies nötigen Stoffe zu entnehmen, und zwar gelangen sowohl chemisch veränderte und gelöste Nährstoffe aus dem Blute der Mutter in das Innere der Zotten, als auch ein zum Leben des Kindes ganz besonders wichtiger Bestandteil, der Sauerstoff. Sauerstoff und Nährstoffe, die somit in das Innere der Zotten gelangt sind, werden von den kindlichen Blutgefäßen aufgenommen und zur Frucht weitergeführt. Umgekehrt gelangen aus dem kindlichen Blute verbrauchte Stoffe, z. B. Kohlensäure

— Stoffwechsel des Eies. Eihüllen.

durch die Zottenwände in den Zwischenzottenraum, werden von dem mütterlichen Blut aufgenommen und fortgeleitet. Niemals

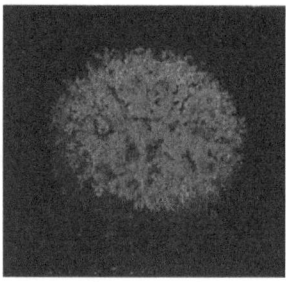

Fig. 24. Ei von 4 Wochen. Zotten bedecken die ganze Oberfläche des Eies.
Nach Bumm.

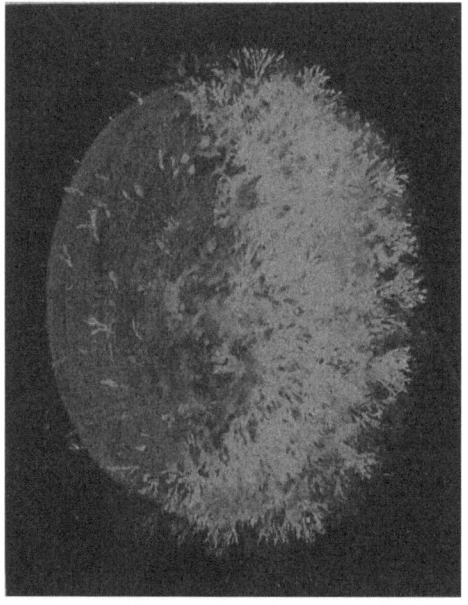

Fig. 25. Ei aus dem 3. Monat. Das Ei ist auf der einen Seite von Zotten entblößt (Lederhaut); auf der andern Seite sind sie stark gewuchert. Hier bildet sich der Mutterkuchen.
Nach Bumm.

aber findet eine Vermischung von mütterlichem und kindlichem Blute statt.

In die die Frucht umgebende Wasserhaut hat sich inzwischen immer mehr Flüssigkeit, das Fruchtwasser abgesondert, so daß die Wasserhaut mehr und mehr ausgedehnt wird. Infolgedessen umgeben schließlich drei Häute die Frucht, die äußerste stammt von der Mutter; es ist die Siebhaut, in die sich das Ei

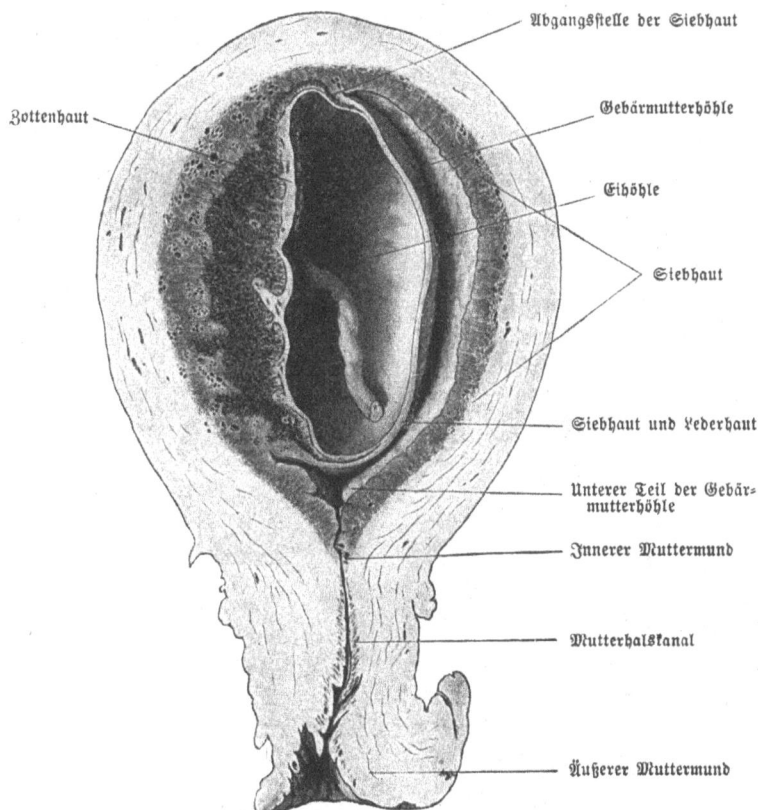

Fig. 26. Gebärmutter mit Ei vom Ende des 3. Monats der Schwangerschaft. Längsdurchschnitt.
Nach Bumm, Grundriß der Geburtshilfe.

eingebettet hat, die nächstfolgende ist die zur Zottenhaut gewandelte Oberfläche des Eies, schließlich folgt nach innen die Wasserhaut, die das Fruchtwasser umgibt (s. Fig. 27).

Die Siebhaut ist anfangs ziemlich dick und blutgefäßreich, beim weiteren Wachstum des Eies verdünnt sie sich und wird blutärmer. Der das Ei umgebende Teil der Siebhaut verklebt allmählich bei weiterem Wachstum des Eies mit dem gegenüberliegenden, die Gebärmutterinnenfläche auskleidenden Abschnitt der Siebhaut, so daß das Ei etwa in der 12. Woche die ganze Gebärmutterhöhle ausfüllt (s. Fig. 26).

Die Zottenhaut ist anfangs an ihrer ganzen Oberfläche mit Zotten besetzt (s. Fig. 24), im dritten Monat der Schwangerschaft aber ändern sich die Verhältnisse. An einem großen Teil der Oberfläche des Eies verlieren sich die Zotten und werden zu einer glatten Haut, Lederhaut genannt (s. Fig. 25). Nur an der Stelle, wo das Ei sich zunächst angesetzt hatte, wachsen die Zotten ganz besonders stark (s. Fig. 26), verzweigen sich baumartig und dringen hier tief in die Siebhaut ein. An dieser Stelle verdickt sich auch die Siebhaut, und es bilden sich in ihr die großen Blutgefäßräume des Zwischenzottenraumes, in welche die Zotten mit den kindlichen Blutgefäßen tief hineinwachsen. Durch dieses Zusammenwachsen von mütterlichem und kindlichem Gewebe entsteht der Mutterkuchen.

Die Wasserhaut ist eine klare durchsichtige Haut, die mit der Zottenhaut verklebt und das von ihr abgesonderte Fruchtwasser umgibt.

Die Frucht mit ihren Anhängen.

§ 124.

— Frucht mit Anhängen. Das reife Ei am Ende der Schwangerschaft setzt sich zusammen aus den 3 Eihäuten, die das Fruchtwasser umgeben, der Frucht, die in dem Fruchtwasser schwimmt, dem Mutterkuchen, der aus den Eihäuten gebildet wird und dem Nabelstrang, welcher Frucht und Mutterkuchen verbindet (s. Fig. 27).

§ 125.

— Nabelschnur. Von dem Mutterkuchen führt die Nabelschnur (Nabelstrang) (s. Fig. 28) zum Nabel des Kindes. Die Nabelschnur ist ein fingerdicker Strang, besitzt eine Länge von etwa 50 Zentimeter, ist mit Wasserhaut überzogen und enthält drei Gefäße: Zwei Nabelschnurschlagadern, welche kindliches Blut zum Fruchtkuchen führen, und eine Nabelschnurblutader, die das Blut vom Fruchtkuchen zum Kinde zurücklaufen läßt. Die Nabelschnurschlagadern gehen aus den Verzweigungen der großen Körperschlagader hervor, welche die Beckenorgane versorgen. Die Nabelschnurschlagadern pulsieren und beweisen damit ihren Zusammenhang mit dem kindlichen Herzen. Die Nabelschnurblutader mündet in die untere Hohlvene des Kindes.

Die Nabelschnurgefäße sind in eine sulzige, bindegewebige Masse eingebettet. Je nachdem die Nabelschnur viel oder wenig

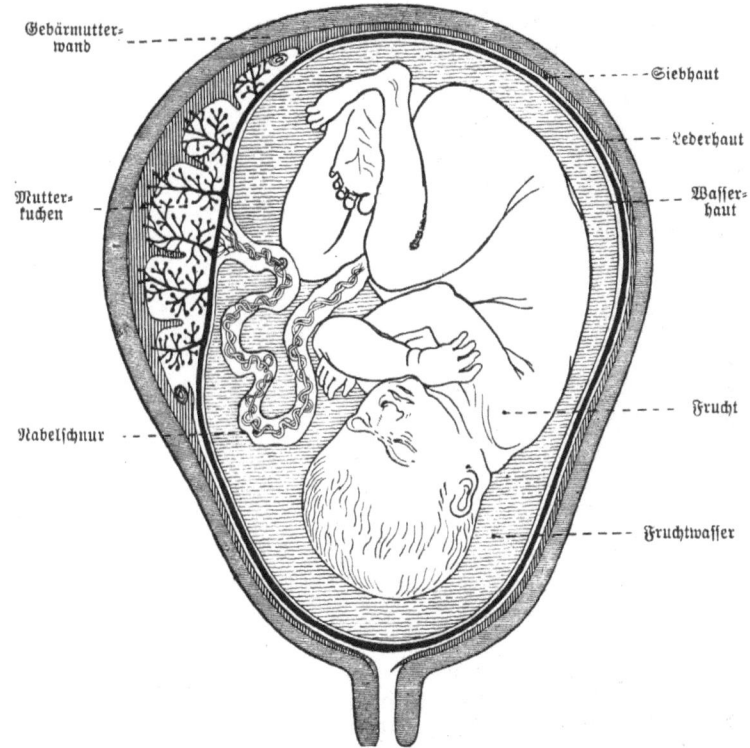

Fig. 27. Das reife Ei.

Sulze enthält, spricht man von sulzreicher oder sulzarmer Nabelschnur. Die Nabelschnurgefäße verlaufen in gewundener Richtung, wodurch die Nabelschnur ein gedrehtes Aussehen erhält. Zuweilen bemerkt man stärkere Schlängelungen der Gefäße, wodurch knotige Verdickungen in der Nabelschnur entstehen. Falsche oder Aderknoten.

§ 126.

Mutterkuchen. Kreislauf.

Der Frucht- oder Mutterkuchen (Plazenta) ist ein platter schwammiger Körper mit rundem Rand und von rotbrauner Farbe.

Er besitzt ein Gewicht von etwa 500 Gramm. Sein Sitz ist meist die hintere oder vordere Wand des Gebärmutterkörpers (s. Fig. 28). Die dem Kinde zugekehrte Seite ist von der glatten Wasserhaut überzogen, die der Mutter zugekehrte und mit der Gebärmutterwand verwachsene Seite ist rauh und lappig. Auf der glatten Seite setzt sich der Nabelstrang bald mehr in der Mitte, bald mehr an der Seite des Fruchtkuchens an. Die Nabelschnurschlagadern des Nabelstranges verzweigen sich hier sofort und bringen tief in den

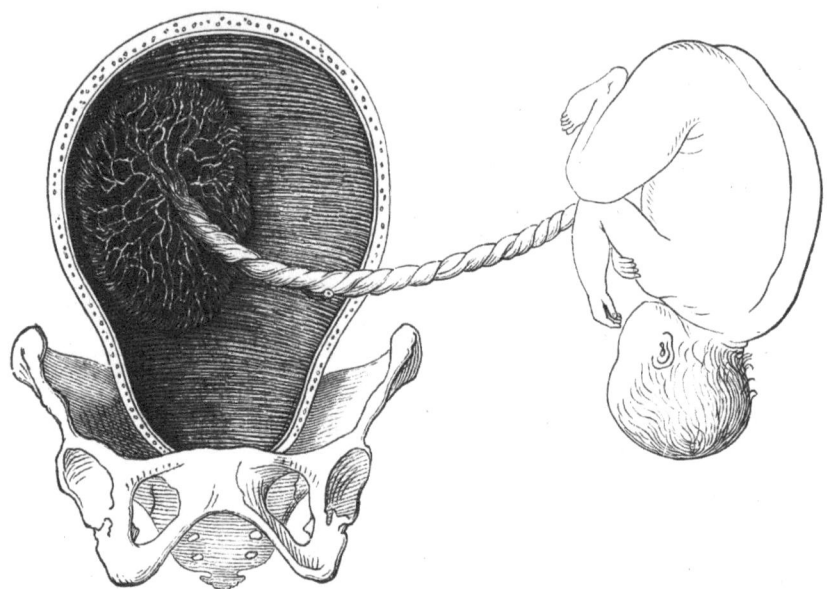

Fig. 28. Gebärmutter mit Mutterkuchen, Nabelschnur und Frucht.
Nach B. S. Schultze.

Mutterkuchen ein, bis sie zu kleinen Haargefäßen werden, die in die Zotten gehen. Hier kehren sie wieder um, sammeln sich zu größeren Gefäßen, die sich schließlich zu der Nabelschnurblutader vereinigen, die zum kindlichen Körper durch den Nabelstrang zurückkehrt. Dies ist der Nabelschnurkreislauf.

Die durch den Nabel in den kindlichen Körper gelangende Nabelschnurblutader führt das in ihr befindliche Blut der unteren Körperhohlvene zu. Diese mündet bekanntlich in die rechte Herzvorkammer. Während aber beim geborenen Menschen alles Blut von dort in die rechte Herzkammer fließt, um dann durch die Lungenschlagadern der Lunge zugeführt zu werden, da es dort mit Sauerstoff versehen werden soll, ist es beim ungeborenen Kinde anders, denn bei diesem besteht wegen der fehlenden Lungenatmung kein Lungenkreislauf. Es befindet sich bei der Frucht eine Öffnung in der Scheidewand zwischen der rechten und linken Herzvorkammer, und die Hauptmenge des Blutes fließt aus der rechten Herzvorkammer in die linke Herzvorkammer, von da in die linke Herzkammer und in die großse Körperschlagader. Nur ein kleiner Teil des Blutes gelangt von der rechten Herzvorkammer in die rechte Herzkammer und in die Lungen, nur soviel, wie zur Ernährung der Lungen notwendig ist. Der Blutkreislauf der Frucht ist daher ein anderer als beim geborenen Menschen. Erst bei der Geburt schließt sich die Öffnung zwischen den beiden Herzvorkammern, und es tritt der in den §§ 16 bis 18 geschilderte Kreislauf ein. Zu merken ist noch, daß die Nabelschnurschlagadern, die vom Kinde zum Mutterkuchen verlaufen, das verbrauchte Blut führen, das dann im Mutterkuchen durch die Aufnahme von Sauerstoff und Nährstoffen verbessert und als gutes Blut durch die Nabelschnurblutader dem Kinde wieder zugeführt wird.

Auch das Kind im Mutterleibe braucht Sauerstoff und Nahrung. Es hat einen **Stoffwechsel** wie der erwachsene Mensch, es bildet daher auch Wärme. In der Tat ist die Frucht einige Zehntelgrade wärmer als die Mutter. Jede Störung des Kreislaufes stört sofort das Befinden der Frucht. Der Mensch außerhalb des Mutterleibes erhält den für das Leben notwendigen Sauerstoff durch die Lungen mittels der Atmung, die Frucht ohne Atmung den Sauerstoff in dem Fruchtkuchen aus dem mütterlichen Blut. Der geborene Mensch nimmt seine Nahrung durch den Darm auf, die Frucht empfängt ihre Nahrung vom Fruchtkuchen aus dem mütterlichen Blut. Wird der Frucht die Sauerstoffzufuhr abgeschnitten, wenn z. B. die Nabelschnur zugedrückt wird oder der Fruchtkuchen sich von der Gebärmutter ablöst, so erstickt die Frucht. Sie würde auch schließlich verhungern. Aber der Mangel an Sauerstoff führt rascher zum Tode. Fast stets, wenn die Frucht im Mutterleibe abstirbt, ist es der Erstickungstod, der das Leben vernichtet. Dieses Ereignis geschieht nicht selten während der Geburt.

§ 127.

In der Eihöhle ist die Frucht vom **Fruchtwasser** umgeben. — Fruchtwasser. Es ist eine grauweiße trübe Flüssigkeit, etwa ½—1 Liter an Menge, die von der Wasserhaut abgesondert wird.

Das Fruchtwasser schützt den Blutumlauf, bewahrt Nabelstrang und Fruchtkuchen vor Druck und ermöglicht der Frucht die freie Bewegung der Glieder. Das Kind verschluckt Fruchtwasser und entleert in dasselbe seinen Harn. Die Gesamtheit von Mutterkuchen, Nabelschnur und Eihäuten wird auch die Nachgeburt genannt, weil sie nach der Geburt des Kindes ausgestoßen wird.

Die Frucht in den einzelnen Monaten der Schwangerschaft.

§ 128.

Wachstum der Frucht. Am Ende des ersten Schwangerschaftsmonats ist der Körper der menschlichen Frucht in dem Ei deutlich erkennbar. Der große Kopf und der Rücken sind am besten sichtbar, die Gliedmaßen bilden sich erst im Anfang des zweiten Monats stärker aus.

In der sechsten Woche hat die Frucht die Größe einer Biene (s. Fig. 29). Man sieht in der Wasserhaut die gekrümmte Frucht liegen, man erkennt den Nabelstrang und die Stelle, wo sich der Mutterkuchen bildet. Das gestielte helle Bläschen ist die Nabelblase, ein Rest der Dotterkugel.

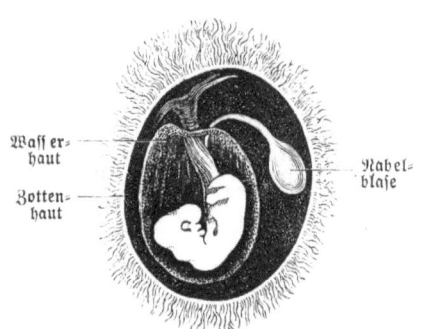

Fig. 29. Das Innere des Eies nach 6 Wochen in ungefähr natürlicher Größe. Nach B. S. Schultze.

In der neunten bis zehnten Woche hat das ganze Ei annähernd die Größe eines Hühnereies erreicht. Die Frucht ist ungefähr 7 Zentimeter lang. An der Außenfläche des Eies sieht man die Anfänge der Bildung des Mutterkuchens, während der übrige Umfang des Eies von den Zotten entblößt wird.

Am Ende des vierten Monats ist das Geschlecht der Frucht erkennbar. Sie ist etwa 16 Zentimeter lang. Jetzt ist das Ei in allen seinen Teilen ausgebildet.

Am Ende des fünften Monats, also in der Mitte der Schwangerschaft, ist die Frucht 25 Zentimeter lang und etwa 300 Gramm schwer. Auf der Haut sprießen jetzt die feinen Wollhaare empor.

Am Ende des siebenten Monats ist die Frucht etwa 35 Zentimeter lang und 1200 Gramm schwer. Der Kopf bedeckt sich mit Haaren, die Haut sondert eine weißliche, fettige Schmiere ab, den Käseschleim (Fruchtschleim). Wird eine Frucht in dieser Zeit d. h. vor der 28. Schwangerschaftswoche geboren, so macht sie wohl einzelne schnappende Atembewegungen, bewegt auch wohl die Gliedmaßen, geht aber nach kurzer Zeit zugrunde. Man nennt solche vor der 28. Woche geborenen Früchte **unzeitige Früchte** und solche Geburt eine **Fehlgeburt**.

Vom Beginn des achten Schwangerschaftsmonats werden die Kinder lebensfähig, d. h. sie können bei guter Pflege außerhalb der Gebärmutter am Leben erhalten werden. Sehr viele Kinder sterben aber noch, um so leichter, je jünger sie sind. Man nennt solche Früchte, die von der 29.—39. Woche geboren werden, **zu früh geborene Früchte** und die Geburt eine **Frühgeburt**.

Im neunten Monat wird die Frucht etwa 45 Zentimeter lang. Gewicht 2000 Gramm. Die Glieder beginnen sich infolge stärkerer Fettablagerung zu runden und die in früheren Monaten sehr rote Haut blaßt ab.

Ende des zehnten Monats erreicht die Frucht ihre Reife. Sie ist ausgetragen. Man sagt, die Geburt erfolgt rechtzeitig.

Die Hebamme muß das Alter vorzeitig ausgestoßener Früchte bestimmen können. Sie berechnet es nach der Länge der Frucht. Sie streckt die Frucht vorsichtig und mißt mit einem Bandmaß die Länge von dem Scheitel bis zur Sohle.

Die Länge der Frucht am Ende jedes Monats kann die Hebamme sich leicht nach folgender Tabelle merken.

Am Ende des 1. Monats	1 mal	1	Zentimeter	also	1	Zentimeter	
"	"	" 2.	"	2	"	2	"	, 4	"
"	"	" 3.	"	3	"	3	"	„ 9	"
"	"	" 4.	"	4	"	4	"	„ 16	"
"	"	" 5.	"	5	"	5	"	„ 25	"
"	"	" 6.	"	6	"	5	"	„ 30	"
"	"	" 7.	"	7	"	5	"	„ 35	"
"	"	" 8.	"	8	"	5	"	„ 40	"
"	"	" 9.	"	9	"	5	"	„ 45	"
"	"	„10.	"	10	"	5	"	„ 50	"

Die reife Frucht.

§ 129.

Reife der Frucht. Ein reifes Kind besitzt eine Länge von durchschnittlich 50 Zentimetern (48—52) und ein Gewicht von 3000—3600 Gramm. Rumpf und Glieder sind voll und rund. Die Haut ist hellrosarot. Nur an den Schultern und Oberarmen ist noch ein leichter Flaum von Wollhaaren sichtbar. Die Kopfknochen sind fest. Die Knorpel der Ohren und der Nase fühlen sich hart an. Die Hoden liegen im Hodensack. Die Nägel sind fest und überragen meist die Fingerspitzen. Der Nabel befindet sich in der Mitte des Körpers. Das lebend geborene reife Kind schreit sofort mit lauter Stimme, bewegt die Gliedmaßen kräftig, öffnet die Augen und macht nicht selten Saugbewegungen. Bald nach der Geburt entleert es Harn und aus dem After eine schwärzliche zähe Masse, das sogenannte Kindspech.

Zu früh geborene Kinder besitzen weder die genannte Länge und das Gewicht, es fehlen auch meist die übrigen Kennzeichen, insbesondere überragen die Nägel nicht die Fingerspitzen, und die Körperoberfläche weist viel Wollhaare auf. Sie schreien nur schwach, wimmern mehr, sind schlafsüchtig, nehmen schlecht die Brust und kühlen leicht ab.

Unter allen Kennzeichen der Reife ist die Länge das wichtigste. Die Hebamme soll ein Kind für reif erklären, das mindestens 49 Zentimeter lang ist. Ist es nur 48 lang, so darf sie es nur dann für reif halten, wenn alle übrigen Merkmale der Reife vorhanden sind.

Länge und Gewicht wechseln vielfach auch bei reifen Kindern (48—52 Zentimeter, 3000—3600 Gramm).

Knaben sind durchschnittlich länger und schwerer als Mädchen. Auch besitzen die Knaben meist größere Köpfe als die Mädchen. Kinder von Mehrgebärenden sind meist länger und schwerer als die von Erstgebärenden. Auf 100 Mädchen werden etwa 105 Knaben geboren. Bis zum 20. Lebensjahre sterben aber mehr Knaben als Mädchen, so daß dann meist eine Überzahl von Mädchen besteht.

§ 130.

Schädel des Neugeborenen. Die Hebamme muß den Kopf des neugeborenen Kindes ebenso genau wie das Becken der Frau kennen. Der Kopf ist der größte und härteste Teil des Kindes, der bei der Geburt durch das Becken getrieben wird. Der Kopf besteht aus Schädel und Gesicht. Der Schädel ist aus 7 Knochen zusammengesetzt. Hinten liegt das Hinterhauptbein, oben die beiden

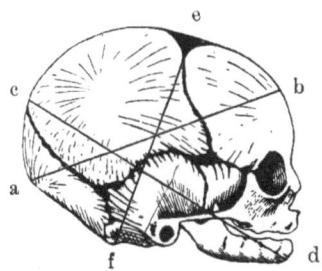

Fig. 30. Der Schädel von der rechten Seite gesehen. a b der gerade Durchmesser. c d der große schräge Durchmesser. e f der kleine schräge Durchmesser.
Nach B. S. Schultze.

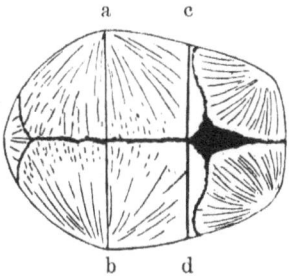

Fig. 31. Der Schädel von oben gesehen mit der großen Fontanelle. a b der große quere Durchmesser. c d der kleine quere Durchmesser.
Nach B. S. Schultze.

Scheitelbeine, vorn die beiden Stirnbeine und seitlich unten die beiden Schläfenbeine.

Die Schädelknochen sind beweglich miteinander verbunden. Zwischen je zwei Knochen liegt eine sehnige Haut, die man Naht nennt. Zwischen den beiden Stirnbeinen liegt die Stirnnaht, zwischen den beiden Scheitelbeinen die Pfeilnaht, zwischen den Scheitelbeinen und dem Hinterhauptbein die Hinterhauptnaht, zwischen Scheitelbeinen und Stirnbeinen die Kranznaht, zwischen Scheitelbeinen und Schläfenbeinen die Schläfennaht. Die Schädelknochen sind gewölbt. Die hervorragendsten Stellen an jedem Knochen nennt man Höcker. Man unterscheidet die Stirnbeinhöcker, die Scheitelbeinhöcker und den Hinterhaupthöcker.

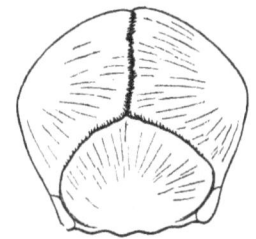

Fig. 32. Der Schädel von hinten gesehen mit der kleinen Fontanelle.
Nach B. S. Schultze.

Wo mehrere Nähte zusammenstoßen, liegen die Fontanellen. Die große Fontanelle liegt vorn am Vorderhaupt; die Gegend um die große Fontanelle nennen wir das „Vorderhaupt". 4 Nähte treffen in ihr zusammen, die Pfeilnaht, die Stirnnaht und die beiden Teile der Kranznaht. Sie besitzt die Gestalt eines Papierdrachens und stellt eine größere Knochenlücke dar, die durch eine sehnige Haut verschlossen ist (s. Fig. 31).

Die kleine Fontanelle liegt am Hinterkopf. 3 Nähte treffen sich hier, die Pfeilnaht und die beiden Teile der Hinterhauptnaht. Sie ist meist keine Knochenlücke, sondern die Knochen liegen hier eng aneinander (s. Fig. 32). Die Pfeilnaht verbindet die kleine mit der großen Fontanelle (s. Fig. 31).

Außerdem befinden sich vorn und hinten an den Schläfenbeinen an jeder Seite des Schädels je 2 Seitenfontanellen, die aber für die Hebamme keine besondere Bedeutung haben.

Bei nicht reifen Kindern sind die Nähte weiter und die Fontanellen größer; die kleine ist dann oft als eine Lücke zwischen den Knochen deutlich zu fühlen.

§ 131.

— Durchmesser des kindlichen Kopfes.

Man unterscheidet am Kopf folgende Durchmesser:
1. Der gerade Durchmesser von dem gewölbtesten Teil der Stirn bis zum Hinterhaupthöcker mißt beim reifen Kinde 12 Zentimeter (s. Fig. 30 a b).
2. Der große quere Durchmesser von einem Scheitelbeinhöcker zum anderen mißt 9½ Zentimeter (s. Fig. 31 a b).
3. Der kleine quere Durchmesser von einer Schläfe zur anderen mißt 8 Zentimeter (s. Fig. 31 c d).
4. Der große schräge Durchmesser vom Kinn bis zur Wölbung des Hinterhaupts mißt 13½ Zentimeter (s. Fig. 30 c d).
5. Der kleine schräge Durchmesser vom Nacken bis zur Mitte der großen Fontanelle mißt 9½ cm (s. Fig. 30 e f).

Der größte Umfang des Schädels beträgt 34 Zentimeter.

Weiter ist zu merken: Die Breite der Schultern beträgt 12 Zentimeter, die Breite der Hüften 11 Zentimeter. Alle die genannten Zahlen beziehen sich auf reife Kinder.

§ 132.

— Veränderungen der Kopfform bei der Geburt.

Da die Schädelknochen beweglich miteinander verbunden sind, kann der Schädel, wenn er bei der Geburt durch das Becken getrieben wird, gewisse Veränderungen der Gestalt erleiden: er vermag sich dem Becken etwas anzupassen. Das ist von großer Bedeutung, denn der Kopf hat keineswegs viel Raum im Becken, ja wenn das Becken ver-

— 113 —

engt ist, kann der Kopf nur sehr schwer, zuweilen sogar überhaupt nicht durch das Becken gehen.

§ 133.

Um erklären zu können, wie die Frucht in der Gebärmutterhöhle liegt, hat man bestimmte Bezeichnungen eingeführt. Wir

— Lage der Frucht in der Gebärmutter.

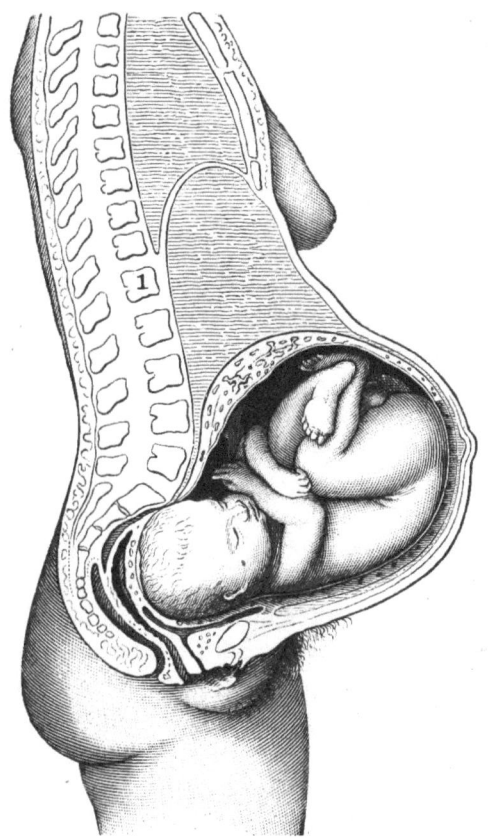

Fig. 33. Durchschnitt einer Hochschwangeren.
1. Schädellage, 1. Stellung, regelmäßige Haltung der Frucht.
Nach B. S. Schultze.

verstehen unter Lage der Frucht in der Gebärmutterhöhle das Verhältnis der Längsachse der Frucht zur Längsachse der Gebärmutter und nennen diejenige Lage, bei der die Längsachse der Frucht mit der Längsachse der Gebärmutter gleichlaufend ist,

Hebammen-Lehrbuch. Ausgabe 1920. 8

Längslage; diejenige, bei der die Längsachse der Frucht die Längsachse der Gebärmutter kreuzt, Querlage. Unter Stellung verstehen wir das Verhältnis des Rückens der Frucht (bei Querlage des Kopfes) zur Seite der Schwangeren. Liegt der Rücken bzw. der Kopf links, so ist es eine erste Stellung, liegt er rechts, eine zweite Stellung. Die Frucht hat auch eine bestimmte Haltung in der Gebärmutter, darunter verstehen wir das Verhältnis der einzelnen Fruchtteile zueinander. Die regelmäßige oder Beugehaltung besteht darin, daß der Fruchtkörper nach vorn gebeugt ist, dabei ist das Kinn der Brust angenähert, die Arme und Beine sind gegen die Bauchseite angezogen. Durch diese Haltung wird bedingt, daß das Kind den kleinsten Umfang annimmt und dabei am wenigsten Wärme abgibt. Die Haltung ist jedoch nicht unveränderlich starr, sondern ungezwungen, da das Kind sich in der Gebärmutter bewegt. Wechsel der Lage und Stellung der Frucht kommen in frühen Schwangerschaftsmonaten sehr häufig, in den letzten Monaten seltener vor. Je kleiner die Frucht ist, je mehr Fruchtwasser sie umgibt, um so beweglicher wird sie sein.

Die regelmäßigste Lage der Frucht in der Gebärmutterhöhle während der letzten Monate der Schwangerschaft ist die Längslage mit vorangehendem Kopf, wobei der tiefste Teil wegen der Beugehaltung des Kopfes der Schädel ist. Von 100 Kindern liegen etwa 95 in dieser Lage. Da es nun zu weitläufig wäre, jedes Mal die ganzen Begriffe von Lage, Stellung, Haltung aufzuführen, faßt man kurzerhand alles zusammen und spricht z. B. von einer ersten Schädellage, worunter man eine Längslage, eine Kopflage mit vorangehendem Schädel, eine erste Stellung und die regelmäßige Beugehaltung versteht.

Die Veränderungen des weiblichen Körpers in der Schwangerschaft.

§ 134.

Veränderungen des weibl. Körpers in der Schwangerschaft. Die wichtigsten Veränderungen erfahren die inneren Geschlechtsorgane, aber auch der übrige Körper wird durch die Schwangerschaft in Mitleidenschaft gezogen.

Am meisten fällt das Wachstum der die Frucht tragenden Gebärmutter auf. Sie steigt aus dem kleinen Becken empor und erreicht am Ende der Schwangerschaft die Gegend der Magengrube. Sie dehnt die Bauchdecken stark aus, so daß der Leibesumfang beträchtlich vermehrt wird. Gleichzeitig wird die Gebärmutter blutreicher und weicher. Ihre Wand, d. h. ihr Muskelfleisch, verdickt sich anfangs, indem sich viele neue Fleischfasern bilden. Später wird aber durch das wachsende Ei ihre Wandung erheblich verdünnt. Die Gestalt der Gebärmutter wird eiförmig, auch die dreieckige Höhle rundet sich ab. Die aus dem kleinen Becken emporgestiegene Gebärmutter liegt mit ihrer vorderen Wand den Bauchdecken an, meist mit der linken Seitenkante etwas nach vorn gewandt. Sie sinkt beim Liegen nach hinten auf die Wirbelsäule. Bei rechter Seitenlage sinkt ihr Grund nach rechts, und der Hals geht nach links. Das Umgekehrte geschieht bei Lagerung auf die linke Seite.

An diesem Wachstum der Gebärmutter nimmt der Hals nur wenig teil. Auch bleibt er in den ersten Monaten noch härter und beteiligt sich erst später an der Auflockerung des Gewebes. Mit dem Aufsteigen der Gebärmutter nach oben aus dem kleinen Becken rückt der Scheidenteil höher, so daß er gegen das Ende der Schwangerschaft schwieriger durch die Scheide mit dem Finger zu erreichen ist. Die feine Querspalte des Muttermundes verwandelt sich in ein rundes Grübchen. Der Halskanal ist mit einem zähen Schleimpfropf angefüllt.

Alle Blutgefäße der schwangeren Gebärmutter und ihrer Umgebung erfahren eine beträchtliche Erweiterung, ja auch eine Vermehrung ihrer Veräſtelungen. So wird der schwangeren Gebärmutter reichlicher Blut zugeführt, besonders zu der Stelle, an der sich der Mutterkuchen bildet. Auch die Lymphgefäße erweitern und vermehren sich.

§ 135.

Ähnliche Veränderungen zeigen alle Teile um und neben der Gebärmutter: sie werden aufgelockert, blutreicher und nehmen an Masse zu, so die Mutterbänder, die Eileiter, die Eierstöcke. In einem der Eierstöcke findet man, wenn man ihn durchschneidet, einen fast kirschkerngroßen gelben Körper. Es ist dies das Eierstockbläschen, welches das befruchtete Ei geliefert hat. — Anhänge.

Mit dem Eintreten der Empfängnis hört die Regel auf. Nur ausnahmsweise tritt noch ein geringer Blutabgang in den ersten Monaten auf.

Scheide. Auch die Scheide und die äußeren Geschlechtsteile werden blutreicher und schwellen an. Die Scheide wird weiter, dehnbarer und feuchter, ihre Wände und besonders der Scheideneingang nehmen eine bläuliche Färbung an. Durch die Schwellung der Wände des Scheidengewölbes fühlt sich der Scheidenteil der Gebärmutter verkürzt an. Die großen Schamlippen färben sich dunkler. Die Schamspalte klafft mehr. In der Regel wird etwas Ausfluß aus der Schamspalte bestehen.

Die Hüften und die ganze Beckengegend des schwangeren Weibes werden durch reichliche Fettablagerung schon im dritten bis vierten Monat voller und runder.

§ 136.

Verdauungsorgane. Harnorgane. Das gewaltige Wachstum der Gebärmutter bleibt nicht ohne Einfluß auf ihre benachbarten Teile. Der Darm wird nach oben, hinten und zur Seite gedrängt, ohne daß dadurch weitere Beschwerden entstehen. Aber der Druck auf den Mastdarm führt zu Stuhlverhaltung, der Druck auf die Harnblase zum häufigen Drang zum Harnlassen. Nicht selten und besonders bei Frauen, die schon mehrfach geboren haben, sieht man an den Beinen eine starke Erweiterung der oberflächlichen Blutadern, die wie dicke Stränge oder Knoten mit bläulicher Farbe durch die Haut schimmern (Kindsadern). Auch eine geringe wäßrige Anschwellung der Füße um die Knöchel oder auch an höheren Stellen der Beine findet sich zuweilen. Beides sind Zeichen von Stauungen in den Blutadern der unteren Körperhälfte, die oft schon auftreten, ehe von einem Druck der schwangeren Gebärmutter die Rede sein kann. Allerdings kann eine stärkere Anschwellung beider Schenkel auch eine ernste Bedeutung haben und von einer Nierenerkrankung herrühren. Hat die Gebärmutter ihren höchsten Stand erreicht, so bedrängt sie den Magen und das Zwerchfell, wodurch der Frau das tiefe Atmen erschwert wird.

Nabel. Bauchhaut. Durch die starke Dehnung der Bauchdecken wird allmählich die Nabelgrube flach und verstreicht schließlich ganz, ja in den letzten Monaten der Schwangerschaft wölbt sich der Nabel bläschenförmig vor. Die Unterhaut des Bauches kann der gewaltigen Dehnung nicht folgen. Sie weicht strichweise auseinander, so daß bläuliche oder bräunliche Streifen durch die Oberhaut schimmern. Sie sitzen meist rechts und links von der weißen Linie und um den Nabel, man nennt sie Schwangerschaftsstreifen. Sie bleiben nach der Geburt, nehmen dann aber eine weißliche Farbe und runzlige Beschaffenheit an (Schwangerschaftsnarben). Wird die Frau wieder schwanger, so treten zu den alten weißen Streifen neue bläuliche frische Streifen. Ähnliche Streifen kommen übrigens auch bei anderen starken Dehnungen der Bauchdecken, wie bei Geschwülsten und Bauchwassersucht, vor.

§ 137.

Auch die Brüste beteiligen sich an den Schwangerschaftsveränderungen. Sie werden voller, knotige Anschwellungen bilden sich in ihnen durch Verdickung der Drüsenläppchen, die schon in der Schwangerschaft die Absonderung der Milch vorbereiten. Aus den Warzen läßt sich in späteren Monaten eine wäßrige Flüssigkeit, mit gelben Punkten oder Streifen untermischt, herausdrücken, die sogenannte Vormilch (Kolostrum). Die Warzen treten mehr hervor, ihr Hof färbt sich dunkler, und die in ihm gelegenen kleinen Drüschen schwellen an. Auch Schwangerschaftsstreifen finden sich nicht selten an den Brüsten. Bläuliche Blutadern schimmern oft in großer Zahl durch die Haut der Brüste und ihrer Umgebung deutlich hindurch. — Brüste.

Dunkle Färbungen treten auch sonst am Körper auf, so am Nabel, und in der Mittellinie des Bauches als eine von der Schoßfuge bis zum Nabel und darüber verlaufende braune Linie. Auch im Gesicht zeigen sich zuweilen bräunliche Flecke, welche die Schwangere sehr entstellen können. Mit Ablauf der Schwangerschaft blassen diese dunklen Färbungen wieder ab und schwinden im Gesicht meist völlig. Sie sind übrigens je nach der natürlichen Hautfarbe des Gesichtes der Frau heller oder dunkler. — Hautfärbungen.

§ 138.

Die Ernährung der schwangeren Frau ist meist gut. Nur in der ersten Zeit besteht zuweilen Mangel an Eßlust, später ist diese recht rege, was wegen der Ernährung der Frucht von Bedeutung ist. Häufig besteht Neigung zu Verstopfung. — Ernährung.

Höchst unangenehme Erscheinungen sind Übelkeit sowie das Erbrechen der Schwangeren, das sich besonders des Morgens aber auch zuweilen am Tage vor oder nach den Mahlzeiten einstellt. Die erste Übelkeit tritt gewöhnlich ein, wenn zum ersten Mal die Regel ausgeblieben ist. Oft bleibt es bei Übelkeiten, aber recht viele Schwangere haben auch Erbrechen. In der Mitte der — Übelkeit. Erbrechen.

Schwangerschaft pflegen diese Beschwerden aber fast regelmäßig aufzuhören. Nur in manchen Fällen wird das Erbrechen so häufig, daß die Frau sehr herunterkommt, dann weise die Hebamme sie an einen Arzt.

— Störungen im Blutkreislauf.
Viele Schwangere leiden an Störungen im Kreislauf. Blutandrang zum Kopf tritt auf, Wallungen stellen sich ein, sehr häufig ist Herzklopfen vorhanden. Auch Schmerzen in den Beinen, die recht peinigend sein können, Kopfschmerzen und Zahnschmerzen zeigen sich nicht selten. Zuweilen kommen auch Störungen der Sinnesorgane vor, besonders des Sehvermögens, bei deren Eintreten sofort ein Arzt zuzuziehen ist.

Manche Schwangere haben eigentümliche Gelüste auf gewisse Speisen, z. B. Salat, Gurken, Apfelsinen usw., manche haben noch merkwürdigere Gelüste, z. B. Kreide zu essen.

§ 139.

— Gesichtsausdruck.
Der Gesichtsausdruck der Schwangeren ist meist verändert. Das frische Aussehen geht verloren, gewöhnlich ist das Auge etwas matter, bläuliche Ringe bilden sich um die Augen, die Gesichtshaut ist schlaffer. Die Gesichtszüge sind gröber geworden. Alle diese Eigentümlichkeiten schwinden nach dem Wochenbett.

— Gemütsstimmung.
Manche Schwangere zeigen auch Veränderungen der Gemütsstimmung. Einige werden reizbarer, andere schwermütiger und trauriger. Besonders in der ersten Hälfte der Schwangerschaft fühlt sich manche Frau unglücklich und furchtsam, während in der zweiten Hälfte gewöhnlich eine mehr zuversichtliche Stimmung besteht, besonders nach den ersten Wahrnehmungen der Kindsbewegungen, die der jungen Mutter über das Leben des Kindes Gewißheit geben.

Die geburtshilfliche Untersuchung.

§ 140.

Die geburtshilfliche Untersuchung ist der wichtigste Teil der Hebammenkunst. Sie ist im Unterricht unausgesetzt zu üben, denn keine Hebamme kann ihren Beruf gewissenhaft erfüllen, die nicht eine große Fertigkeit in der Untersuchung besitzt. Durch die Untersuchung erkennt sie, in der Schwangerschaft oder während der Geburt, ob regelmäßige oder regelwidrige Zustände vorliegen. Dabei soll die Hebamme auch den sonstigen Gesundheitszustand der Frau, Puls, Temperatur, Aussehen des Urins, etwa vorhandene Krankheitserscheinungen usw. genau beobachten. Erst wenn sie durch die Untersuchung den Zustand der Gebärenden oder der Schwangeren erkannt hat, wird sie raten und helfen können.

Aber die Untersuchung ist auch gefährlich, wenn sie unvorsichtig vorgenommen wird, ja sie ist äußerst gefährlich, wenn dabei Keime in die Geschlechtsteile eingeführt werden, wie in dem Kapitel über Wundheilung und Wundschutz schon ausführlich auseinandergesetzt ist. Niemand darf untersuchen, der nicht seine Hand keimfrei zu machen versteht. Je näher die Geburt bevorsteht, desto größer ist die Gefahr einer nicht keimfreien inneren Untersuchung. Diese soll deshalb immer nur in den allerdringendsten Fällen vorgenommen werden.

§ 141.

Wir unterscheiden die geburtshilfliche Untersuchung in der Schwangerschaft, während der Geburt und im Wochenbett. Die Untersuchung zerfällt in zwei Teile, in die äußere und innere. Bei der äußeren betasten und behorchen wir den Leib und besichtigen die äußeren Geschlechtsteile, bei der inneren betasten wir mit den in die Scheide eingeführten Fingern die inneren Geschlechtsteile und den nach unten liegenden „vorliegenden" Teil des Kindes. In der Schwangerschaft und während der Geburt wird die äußere und innere Untersuchung vorgenommen, im Wochenbett nur die äußere.

— Arten d. geburtshilflichen Untersuchung.

§ 142.

Wir sprechen jetzt nur von der geburtshilflichen Untersuchung in der Schwangerschaft.

Was will man durch diese erkennen? Man will wissen, ob die Frau schwanger ist, wie das Kind liegt und ob es lebt, ob die Schwangere Erst- oder Mehrgebärende ist, endlich, wann sie niederkommen wird.

— Zweck der Untersuchung b. Schwangerschaft.

§ 143.

Unternimmt die Hebamme die Untersuchung einer Schwangeren, was ja meist in der Wohnung der Schwangeren vor sich gehen wird, so bekleidet sie sich zuerst mit ihrer weißen Schürze, streift ihre Ärmel auf und baut ihren Waschapparat auf: 3 saubere Schalen, 2 Bürsten; sie bereitet warmes Waschwasser, Kresolseifenlösung und

— Ausführung der Untersuchung einer Schwangeren.

Alkohol (s. § 113). Inzwischen läßt sie die Schwangere Korsett und Beinkleider ablegen und lagert sie auf einem reinen, frisch bezogenen Lager oder Sofa oder einem reinen Bett auf den Rücken mit mäßig erhobenem Oberkörper. Es ist gut, wenn das Lager hart ist, damit das Becken der Frau nicht einsinkt. Auch ist es erwünscht, daß die Schwangere kurz vor der Untersuchung Harn läßt. Dann streift sie die Röcke der Frau nach oben, so daß der Bauch nur mit dem Hemd bekleidet ist. Hierauf wäscht sie sich die Hände in vorschriftsmäßiger Weise mit warmem Wasser, Bürste und Seife. Nachdem sie die Hände abgetrocknet hat, schreitet sie zu der äußeren Untersuchung. Nach Vollendung derselben wäscht sie die äußeren Geschlechtsteile der Frau mit Seife und warmem abgekochtem Wasser und mit Kresolseifenlösung ab. Sodann wäscht sie ihre Hände aufs neue, desinfiziert sie in vorschriftsmäßiger Weise mit Alkohol und Kresolseifenlösung und führt mit nasser Hand die innere Untersuchung aus.

Die Reihenfolge ist also:
1. Befragen der Frau,
2. Vorbereiten der Frau,
3. Vorbereiten des Untersuchungslagers,
4. Lagerung der zu Untersuchenden,
5. Besichtigung,
6. Waschen zur äußeren Untersuchung,
7. Äußere Untersuchung,
8. Waschen und Desinfektion zur inneren Untersuchung,
9. Innere Untersuchung.

Die äußere Untersuchung.
§ 144.

Äußere Untersuchung. **Die äußere Untersuchung einer Schwangeren oder Kreißenden ist von der allergrößten Bedeutung.** Jede Hebamme muß bestrebt sein, **die äußere Untersuchung so gründlich zu üben, daß sie die Kindeslage und die sonstigen für die Geburt wichtigen Vorgänge schon allein durch die äußere Untersuchung** erkennen kann, **damit sie nur in seltenen Fällen genötigt ist, die so sehr gefährliche innere Untersuchung** auszuführen.

Die Hebamme setzt sich auf den Rand des Lagers, das, wie im § 143 geschildert, vorbereitet ist, und schlägt das Hemd der Frau nach oben, so daß der Bauch völlig entblößt vor ihr liegt.

Sie besichtigt nunmehr die Ausdehnung und Form des Bauches, das Verhalten des Nabels, die Färbungen, die Schwangerschaftsstreifen. Dann beginnt die Tastung. Sie besteht in 4 Handgriffen.

Erster Handgriff: Die Hebamme legt beide Hände mit zusammengelegten Fingerspitzen auf den Bauch oberhalb der Schamfuge fest auf. Sie fühlt hier sogleich die härtere Gebärmutter durch die Bauchdecken. Dann gleitet sie mit beiden Händen

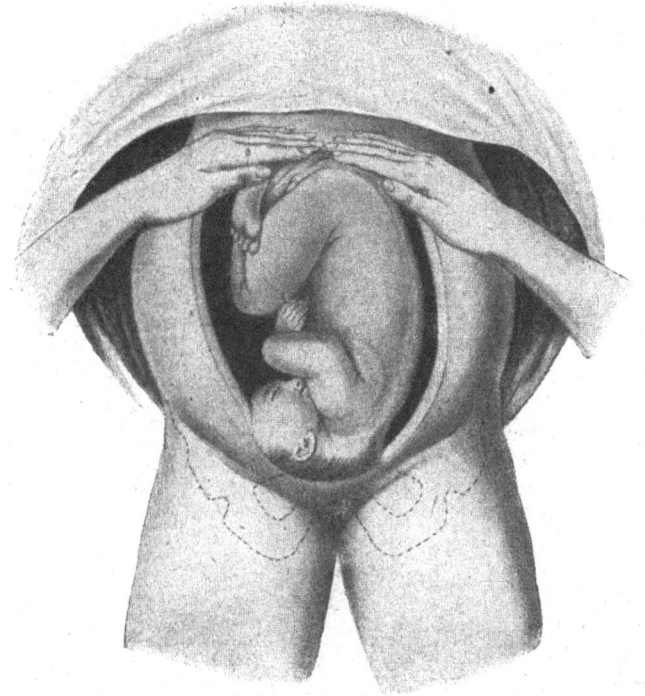

Fig. 34. Äußere Untersuchung. Erster Handgriff.

über die Gebärmutter nach aufwärts bis an den Nabel, über ihn hinaus und weiter bis zu der Stelle, wo der Widerstand der Gebärmutter aufhört und die Fingerspitzen tiefer in die Bauchdecken einsinken. Hier ist der höchste Stand der Gebärmutter, der Grund der Gebärmutter, den sie nunmehr mit beiden Händen fast wie eine harte Kugel gut umgreifen kann (s. Fig. 34). Sie merke sich, wo er steht, und messe an Fingerbreiten ab, wie hoch sich der Grund über der Schamfuge oder über dem Nabel befindet. Drückt sie mit beiden Händen zart auf den Grund der Gebärmutter, so fühlt sie in ihm einen Kindsteil, der durch den Schlag sich hin- und her bewegt.

Man unterscheidet große und kleine Kindsteile. Die großen sind der Kopf, der Steiß und der Rücken, die kleinen sind die Beine und die seltener fühlbaren Arme. Da das Kind meist in Längslage liegt, so fühlt man in der Regel im Grund

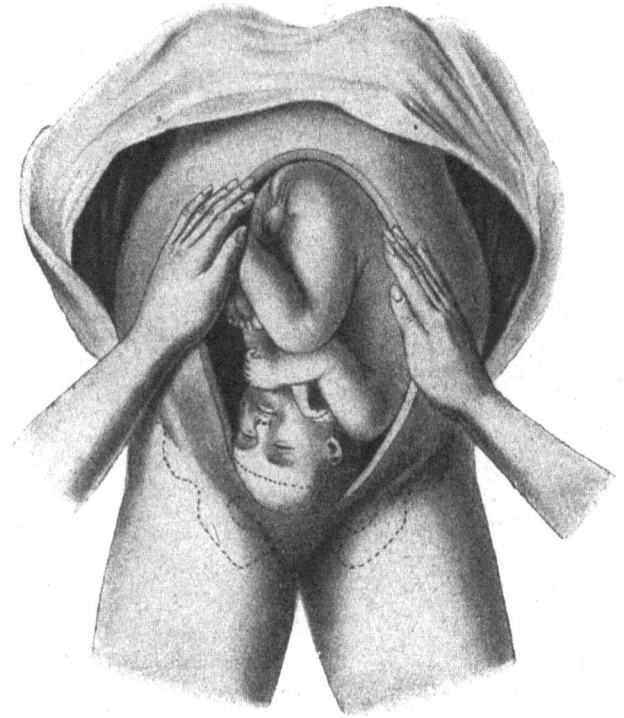

Fig. 35. Äußere Untersuchung. Zweiter Handgriff.

einen großen Teil. Da die meisten Längslagen Schädellagen sind, d. h. der Schädel unten liegt, so wird der im Grund liegende Teil meist der Steiß sein. Der Steiß ist weich und uneben. Der Kopf fühlt sich größer an und ist hart, rund und glatt.

Zweiter Handgriff: Beide Hände gleiten vom Grunde seitlich herab, wobei die Handflächen dem Bauch eng anliegen. Unter der einen Hand wird man eine große lange Walze, den Rücken des Kindes, auf der anderen Seite kleine, eckige verschiebbare Teile, die Füße, fühlen (s. Fig. 35). Nicht immer entdeckt man sogleich die Füße, denn sie liegen nicht stets der Gebärmutterwand an. In anderen Fällen bemerkt man sie sofort und fühlt auch unter der Hand ihre Eigenbewegungen. Kann man den Rücken nicht deutlich tasten, so übe man auf den Grund der Gebärmutter mit einer Hand einen Druck aus, dann krümmt sich der Rücken mehr, und

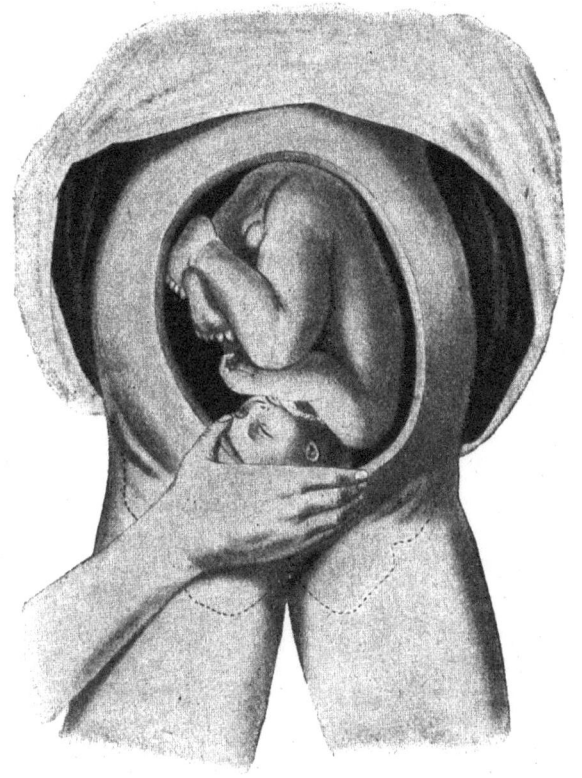

Fig. 36. Äußere Untersuchung. Dritter Handgriff.

er ist nunmehr mit der anderen Hand besser zu fühlen. Rücken und kleine Teile liegen fast immer entgegengesetzt. Die kleinen Teile entsprechen der Bauchseite der Frucht.

Dritter Handgriff: Die rechte Hand wird stark gespreizt auf die Gegend oberhalb der Schoßfuge gelegt. Daumen und Mittelfinger greifen dreist nach innen und können den vorliegen= den Kindsteil fühlen (s. Fig. 36). Ist er hart und rund, so liegt, wie meist, der Kopf vor. Oft läßt er sich noch zwischen den ihn umgreifenden Fingern hin und her bewegen. Er ist noch „beweglich". Fehlt der vorliegende Teil an dieser Stelle, so suche man ihn seitlich von der Schoßfuge auf. Oft aber fühlt man den Kopf durch den genannten Handgriff nur noch gerade eben hinter der Schoßfuge. Dann ist er schon tief in das Becken eingetreten wie

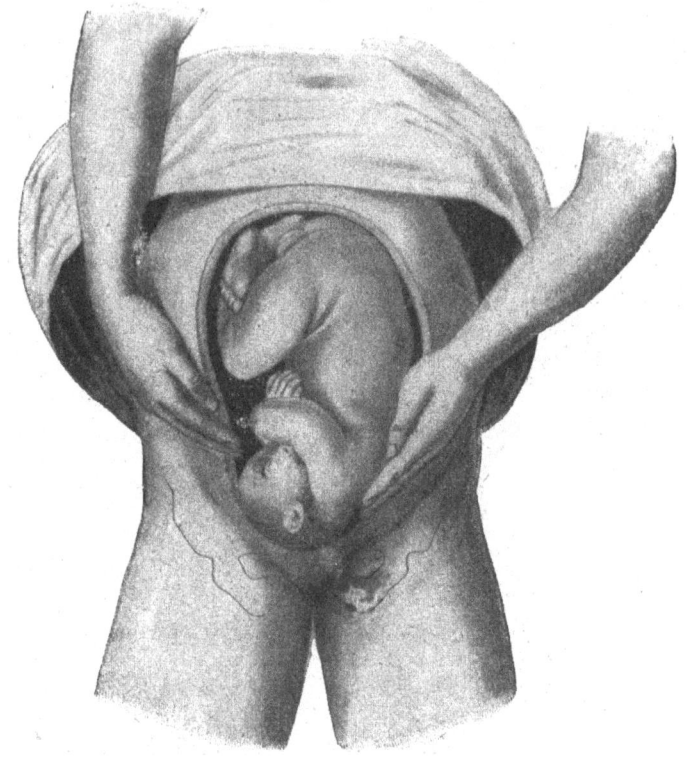

Fig. 37. Äußere Untersuchung. Vierter Handgriff.
Fig. 34 bis 37 nach Leopold=Zweifel.

bei Erstgebärenden ganz am Ende der Schwangerschaft. Jetzt kommt der

Vierte Handgriff in Anwendung: Die Hebamme stellt sich an den Rand des Lagers mit dem Gesicht den Füßen der Frau zugewandt. Mit den Fingerspitzen beider Hände dringt sie oberhalb der queren Schambeinäste langsam und tief in die Seitengegenden des kleinen Beckens ein. Jetzt wird sie deutlich fühlen, wie ein harter, glatter Teil, der Kopf, tief im Becken steht und es ganz ausfüllt (s. Fig. 37). Sie wird ferner die vorgewölbte Stirn und auf der entgegengesetzten Seite das flache Hinterhaupt und den Nacken gut unterscheiden können.

Bei dieser Betastung, besonders beim Handgriff 1 und 2, beachte die Hebamme die Menge des Fruchtwassers. Bei vielem Fruchtwasser ist die Gebärmutterwand stärker gespannt, ihre Gestalt mehr kugelig, die Kindsteile sind schlechter zu fühlen.

Nicht selten wird die Hebamme bei der Tastung eine Erhärtung der Gebärmutter wahrnehmen. Es ist das eine **Schwangerschaftswehe**. Sie unterbricht die Untersuchung, bis die Gebärmutter wieder weich geworden ist.

§ 145.

Nach der Untersuchung durch diese 4 Handgriffe folgt die Untersuchung durch das Gehör. Die Hebamme benutzt zu diesem Zweck das unter ihren Gerätschaften befindliche Hörrohr, das sie auf den entblößten Bauch der Schwangeren aufsetzt. Weniger zu empfehlen ist die Methode, daß die Hebamme den Bauch der Schwangeren mit einem reinen Handtuch bedeckt und nun ein Ohr fest auf den Bauch legt, indem sie niederkniet oder sich stark bückt, denn bei dieser Gelegenheit ist eine Übertragung von Ungeziefer auf die Hebamme (Gefahr des Flecktyphus s. § 82) möglich. Die wichtigsten Geräusche, die sie wahrnehmen muß, sind die **Herztöne des Kindes**. Die Herztöne hört man in der Regel da am deutlichsten, wo der Rücken des Kindes liegt, und zwar in der Nähe des Kopfes. Sie gleichen dem Ticken einer Taschenuhr, ihre Zahl ist in der Minute etwa 140, also etwa doppelt so groß, wie die der Herzschläge der erwachsenen Frau. Fühlt man gleichzeitig beim Hören der Herztöne den Puls der Mutter am Handgelenk, so bemerkt man den Unterschied deutlich. Der Puls der Mutter schlägt langsam, dazwischen hört man die lebhaften kindlichen Herztöne. Die Wahrnehmung der Herztöne sagt der Hebamme, daß das Kind lebt. Allerdings sind sie erst vom Ende des sechsten Monats an hörbar.

Ferner kann man das **Gebärmuttergefäßgeräusch** hören. Es entsteht in den großen Schlagadern der Gebärmutter oder ihrer nächsten Umgebung. Man hört es zur Seite des Gebärmutterhalses wie ein taktmäßiges Sausen oder Summen und zwar, da es von der Mutter herrührt, im Takt des Pulses der Mutter. Es hat keine besondere Bedeutung, ist auch nicht regelmäßig vorhanden.

Die Bewegungen der Frucht kann man zuweilen wie ein leises dumpfes Pochen hören.

Das Nabelschnurgeräusch ist ein schwaches Blasen, gleichzeitig mit den Herztönen des Kindes. Es entsteht in der Nabelschnur, wenn sie einem leichten Druck ausgesetzt ist, wie z. B. bei Umschlingungen derselben um einen Teil des Kindes. Man hört das Geräusch nur selten.

Stören lassen darf sich die Hebamme nicht in ihrer Untersuchung durch ein taktmäßiges Pochen, das von dem Puls der großen Schlagadern im Bauch der Schwangeren herrührt. Faßt sie den Puls der Mutter, so wird sie sogleich erkennen, daß das Pochen mit ihm gleichzeitig ist, also von der Mutter ausgeht.

Sehr lästig können die gurrenden und zischenden Darmgeräusche sein, die durch die Bewegung des mit Speisen gefüllten Darmes entstehen. Sie können die Herztöne völlig verdecken. Sie sind besonders stark einige Zeit nach der Mahlzeit, zu welcher Zeit man eine Schwangere am besten überhaupt nicht untersucht.

§ 146.

— Beckenverhältnisse. Auch über die Weite des Beckens soll sich die Hebamme durch die Besichtigung der Frau ein Urteil bilden. Eine genaue Beckenmessung vermag allerdings nur der Arzt mittelst besonderer Instrumente auszuführen. Grobe Beckenfehler kann die Hebamme aber auch erkennen. Ist die Wirbelsäule stark verbogen, sind die Beine stark gekrümmt, oder ist die Schwangere ungewöhnlich klein, so liegt höchstwahrscheinlich eine Unregelmäßigkeit der Beckenbildung, und zwar eine Verengung des Beckens, vor. Ferner machen sehr schmale Hüften, verringerter Abstand der Darmbeinstacheln, geringe Biegung der Darmbeinschaufeln eine Verengung des Beckens wahrscheinlich. (Siehe die Lehre vom engen Becken. §§ 360—378.)

§ 147.

— Äußere Geschlechtsteile. Bevor nun die innere Untersuchung beginnt, erfolgt bei gutem Licht eine Besichtigung der äußeren Geschlechtsteile auf etwaige krankhafte Zustände, Wunden, Geschwüre, Feigwarzen, eitrigen Ausfluß. Die Hebamme werfe auch einen Blick auf die Beine der Frau, achte auf Blutaderknoten und Anschwellungen.

Die innere Untersuchung.

§ 148.

Die innere Untersuchung ist für die Frau wegen der Gefahr einer Infektion durch die Hände der Hebamme immer sehr gefährlich und darf deshalb nur sehr selten vorgenommen werden. *Innere Untersuchung.*

Unmittelbar vor ihrer Ausführung vollzieht die Hebamme die gesamte Waschung und Desinfektion mit Alkohol und Kresolseifenlösung. Dann trocknet sie die Hände nicht ab, sondern untersucht mit nasser Hand.

Die Schwangere muß die Füße auf das Lager setzen, die Knie krümmen und die Schenkel spreizen. Die Hebamme öffnet mit 2 Fingern der einen Hand die Schamspalte, legt die zusammengelegten Zeige- und Mittelfinger der andern Hand auf das Schamlippenbändchen, drückt dasselbe nach abwärts, um den empfindlichen Harnröhrenwulst nicht zu berühren und führt nunmehr Zeige- und Mittelfinger tief in die Scheide ein. Der Daumen wird dabei stark abgezogen, die anderen Finger werden in die Hand geschlagen und an den Damm gelegt. Der Damm ist dehnbar und ziemlich unempfindlich, so daß die Hebamme die Finger fest an ihn anlegen kann. Die Gegend der Harnröhre und des Kitzlers ist dagegen äußerst empfindlich und darf bei keiner Untersuchung berührt werden. Während die Hebamme die Finger entlang der hinteren Scheidenwand in der Richtung der Führungslinie des Beckens nach oben führt, senkt sie den Ellenbogen stark, bis er auf das Lager zu liegen kommt.

Drei Dinge sind es, welche die Hebamme bei der Untersuchung hauptsächlich fühlen kann: den vorliegenden Teil, den Muttermund und den Scheidenteil.

Den vorliegenden Teil, der meist der Kopf sein wird, fühlt sie durch das vordere Scheidengewölbe. Die äußere Untersuchung wird sie schon gelehrt haben, wie der Stand des Kopfes ist. Sie prüft, ob er beweglich ist oder schon feststeht. Bei Erstgebärenden am Ende der Schwangerschaft drängt der fest im Becken stehende Kopf das vordere Scheidengewölbe tief herab, so daß der eingeführte Finger sogleich auf ihn stößt. In anderen Fällen steht der Kopf noch hoch und ist kaum erreichbar, wie zu einer früheren Zeit der Schwangerschaft oder bei regelwidrigen Verhältnissen. Dann lege die Hebamme die andere Hand auf den Unterbauch und suche sich den Kopf von außen entgegenzudrücken.

Diese Verbindung der äußeren mit der inneren Untersuchung ist auch dann von großem Vorteil, wenn die ganze Gebärmutter noch klein ist und man sie schwer von außen tasten kann. Durch den genannten Handgriff wird sie dann gut zwischen beiden Händen zur Wahrnehmung gebracht.

Nachdem die Hebamme den Kopf gefühlt hat, geht sie mit den Fingern tiefer in die Scheide ein und sucht den Scheidenteil zu erreichen. Das macht der Anfängerin oft Schwierigkeiten, da der Scheidenteil in der zweiten Hälfte der Schwangerschaft hoch steht und alle Teile sehr aufgelockert sind. Sie erkennt den Scheidenteil an der etwas größeren Härte im Verhältnis zu den sehr weichen Scheidenwandungen. Der Scheidenteil fühlt sich entweder wie ein Zapfen an, der wie ein Finger in die Scheide hineinragt, oder wie ein breiterer Wulst. Zapfenförmig ist er bei Erstgebärenden, wulstig bei Mehrgebärenden. Sie prüfe ferner seine Länge.

Auf der Spitze des Scheidenteiles sitzt der Muttermund. Dieser hat bei Erstgeschwängerten die Gestalt eines kleinen Grübchens, bei Mehrgeschwängerten die Gestalt einer etwas klaffenden Querspalte, deren Ränder oft härtliche Narben besitzen. Der runde Muttermund ist für den Finger nicht zugänglich, wohl aber der quergespaltene. Man soll aber bei der Schwangerschaftsuntersuchung nicht in den Muttermund eingehen, weil dadurch die Geburt eingeleitet werden könnte.

§ 149.

— Ausтastung des Beckens.

Endlich prüfe die Hebamme, ob der Vorberg durch die eingeführten Finger erreicht werden kann. Für gewöhnlich ist dies nicht möglich. Erreicht sie ihn aber, so liegt eine Verengung des Beckens sicher vor. Auch die Seitenwände des Beckens taste sie aus und beachte ihre weitere oder geringere Ausbiegung.

Beim Zurückziehen der Finger prüfe sie die vordere und hintere Scheidenwand auf ihre rauhen Wülste, beachte ferner die Weite der Scheide und des Scheideneinganges und die Größe des Schambogens.

Ist die Untersuchung beendet, so wäscht die Hebamme ihre Hände sogleich und spült sie mit Kresolseifenlösung ab.

§ 150.

— Untersuchung mit beiden Händen.

Die Hebamme soll möglichst abwechselnd, mit der rechten und linken Hand untersuchen, damit beide Hände gleich geschickt für die Untersuchung werden.

§ 151.

Nach Vollendung der äußeren und inneren Untersuchung prüfe schließlich die Hebamme noch die Brüste der Schwangeren. Sie beachte, ob sie groß oder klein, ob sie prall oder herabhängend sind, ob sie Milchknoten enthalten, vor allem aber, ob die Brustwarzen gut gebildet, d. h. faßbar für das Kind, sind.

— Untersuchung d. Brüste.

§ 152.

Einige Besonderheiten bei der Untersuchung müssen noch hervorgehoben werden. Ist der Mastdarm mit Kot stark angefüllt, so fühlt die Hebamme durch die hintere Scheidenwand harte Knollen, die so groß sein können, daß die Untersuchung unmöglich wird. Sie gebe dann der Frau erst einen Einlauf und warte die Darmentleerung ab, bevor sie untersucht. Der zuweilen verdickte Harnröhrenwulst ist, wenn der vorliegende Teil bereits tief steht, ein guter Wegweiser, der direkt auf den vorliegenden Teil führt.

— Besonderheiten der Untersuchung.

Während im allgemeinen die Untersuchung mit 2 Fingern ausgeführt wird, kann es in Ausnahmefällen bei besonders engem Scheideneingang einer Erstgebärenden erforderlich sein, nur mit dem Zeigefinger zu untersuchen, da das Einführen zweier Finger zu empfindlich sein würde. Niemals aber soll die Hebamme während der Untersuchung mit einem Finger den zweiten nachziehen, da derselbe am Damm gelegen hat und durch die Afterkeime verunreinigt ist.

§ 153.

Eine vorsichtige Untersuchung bereitet gesunden Frauen niemals Schmerzen. Ist trotzdem der Scheideneingang sehr empfindlich, so untersuche ihn die Hebamme genauer, ob er nicht stärker gerötet ist, oder ob viel Ausfluß aus der Schamspalte fließt. Dann liegt eine Unregelmäßigkeit vor.

— Besonderheiten der Untersuchung.

Oft hört man, daß die Hebamme der untersuchten Frau gesagt hat, sie sei eng gebaut, worauf die Frau, wie begreiflich, Furcht vor der Entbindung empfindet. Das ist meist ein törichtes Gerede. Enger Bau kann nur von einem engen Becken herrühren. Glaubt die Hebamme ein solches zu erkennen, so hat sie, wie wir sehen werden, unbedingt einen Arzt zu benachrichtigen. Ein enger Bau der Geschlechtsorgane ist sehr selten. Jedenfalls kann die Hebamme in der Schwangerschaft durchaus nicht beurteilen, wie sich die Geschlechtsteile während der Geburt dehnen werden, es sei denn, daß sie bestimmte Regelwidrigkeiten, wie narbige Verengungen der Scheide oder eine Geschwulst am Muttermund, gefühlt hat. Wissen muß sie allerdings, daß bei Erstgebärenden jenseits der dreißiger Jahre (alte Erstgebärende) die Weichteile straffer werden, wodurch die Geburt verzögert werden kann.

§ 154.

— Befragen der Schwangeren.

Vor und während der äußeren Untersuchung soll die Hebamme Fragen an die Schwangere stellen über ihre Gesundheit, wann sie als Kind laufen gelernt hat, über frühere Geburten, die letzte Regel, ihr Befinden in dieser Schwangerschaft.

§ 155.

— Ergebnis der Untersuchung.

Die nächsten Abschnitte werden lehren, was für Schlüsse die Hebamme aus der geburtshilflichen Untersuchung ziehen kann. Aber schon hier sei bemerkt, daß sie bei allen Regelwidrigkeiten, die sie bei der Untersuchung entdeckt, wie enges Becken, Krankheiten der Geschlechtsorgane, die sie erst unter den Regelwidrigkeiten der Geburt näher kennen lernen wird, unbedingt schon jetzt in der Schwangerschaft die Frau an einen Arzt weisen muß.

§ 156.

— Schonung des Schamgefühls.

Es braucht wohl kaum gesagt zu werden, daß bei allen Untersuchungen die Schamhaftigkeit der Frau soviel wie möglich geschont werden muß. Überflüssige Entblößungen sind durchaus zu meiden. Allerdings untersucht man, wie oben gelehrt, am sichersten auf dem entblößten Bauch der Frau. Niemals soll in der Gegenwart unnötiger Zeugen untersucht werden. Über das Ergebnis der Untersuchung hat die Hebamme volle Verschwiegenheit zu beobachten, es sei denn, daß ein Arzt zugezogen wird, dem sie dann einen wahrheitsgetreuen Bericht zu erstatten hat. Durch unbefugte Mitteilung des Untersuchungsergebnisses an andere Personen macht sie sich gemäß § 300 des Strafgesetzbuches wegen Verletzung des Berufsgeheimnisses strafbar.

Die Erkennung der Schwangerschaft.

§ 157.

Wir erkennen die Schwangerschaft an bestimmten Zeichen. Wir teilen diese Schwangerschaftszeichen in sichere und in wahrscheinliche oder unsichere Zeichen ein.

Schwangerschaftszeichen.

Die sicheren Schwangerschaftszeichen gehen von der Frucht aus. Es sind 1. die sicher gehörten kindlichen Herztöne, 2. die sicher wahrgenommenen Bewegungen des Kindes, 3. die durch äußere oder innere Untersuchung sicher gefühlten Teile des Kindes.

Das Hören der Herztöne ist das bei weitem sicherste Zeichen. Mit dem Nachweis der kindlichen Herztöne erlischt jeder Zweifel über den Zustand der Frau. Allerdings kann man die Herztöne erst vom sechsten Monat an hören, vorher sind sie zu leise, um erkannt werden zu können; auch Kindsteile und -Bewegungen nimmt man kaum eher wahr, so daß man für die ersten fünf Monate sichere Schwangerschaftszeichen überhaupt nicht besitzt. Bewegungen der Frucht haben natürlich nur Wert, wenn sie von der Hebamme oder dem Arzt gefühlt werden. Die Angabe der Frau, daß sie Bewegungen spüre, bedeutet nichts, da hier die größten Täuschungen vorkommen. Nicht selten geschieht es, daß eine Frau, die sich lebhaft Kinder wünscht, deutlich Kindsbewegungen zu spüren glaubt, während sie in Wahrheit gar nicht schwanger ist.

Nimmt die Hebamme keines dieser sicheren Zeichen wahr, so darf sie auch den sicheren Ausspruch, daß Schwangerschaft vorliege, nicht machen.

Zu den wahrscheinlichen Zeichen gehören:

1. Das Ausbleiben der Regel bei einer gesunden Frau, wenn die Regel bisher stets regelmäßig eingetreten war. Das Anzeichen ist nur ein wahrscheinliches, weil bei Veränderungen der Lebensweise und bei Krankheiten, die nicht immer sogleich zu erkennen sind, die Regel ausbleiben und weil auch im Beginn der Schwangerschaft sich noch eine Blutung zeigen kann.

2. Übelkeiten, Schwindel, Erbrechen, eigenartige Gelüste.

3. Die Vergrößerung und Auflockerung der Gebärmutter ist nur ein wahrscheinliches Zeichen, weil solches auch bei Geschwülsten vorkommt. Entspricht aber die Vergrößerung der Gebärmutter der Zeit des Ausbleibens der Regel, so gewinnt

die Ansicht, daß die Frau schwanger ist, an Wahrscheinlichkeit. Auch das Auftreten von Erhärtungen an der fraglichen Geschwulst macht es wahrscheinlich, daß sie die schwangere Gebärmutter ist.

4. Die bläuliche Verfärbung der Scheide, ebenso wie das Auftreten des Gebärmuttergefäßgeräusches haben nur Wert im Verein mit anderen wahrscheinlichen Zeichen, da sie fehlen können und das Gefäßgeräusch sich auch unter anderen Verhältnissen, z. B. bei Geschwülsten, zeigen kann.

5. Die Veränderungen an den Brüsten haben bei Frauen, die noch nicht geboren haben, wohl Wert, nicht aber bei solchen, die schon einmal niedergekommen sind, da die Veränderungen von der letzten Schwangerschaft herrühren können. Milchige Flüssigkeit (Kolostrum) tritt übrigens zuweilen auch bei Nichtschwangeren bei der Regel oder bei Krankheiten aus den Warzen aus.

Frauen, die schon schwanger waren, wissen allerdings bisweilen ein erneutes Auftreten dieser Anzeichen richtig dahin zu deuten, daß sie wieder schwanger sind. Indessen soll sich die Hebamme niemals auf diese nicht immer sicheren Zeichen allein verlassen.

§ 158.

Schwangerschaftszeichen. Nur wenn die Hebamme eines der sicheren Zeichen der Schwangerschaft nachweisen kann, darf sie den sicheren Ausspruch tun: Die Frau ist schwanger. Fehlen diese Anzeichen, wie es in den ersten vier bis fünf Monaten immer der Fall ist, so spreche sie nur von Wahrscheinlichkeit.

Wenn sie z. B. den Grund der Gebärmutter in der Mitte zwischen Schoßfuge und Nabel deutlich fühlt, wenn die Regel mehrere Monate ausgeblieben ist, die Frau Übelkeiten und Erbrechen seit dem Ausbleiben der Regel hat, die Brüste die oben geschilderten Veränderungen zeigen, müßte sie zu der Frau sagen, daß sie sehr wahrscheinlich schwanger sei, und daß eine erneute Untersuchung nach vier bis sechs Wochen die sichere Entscheidung bringen würde.

Leicht ist dagegen die sichere Erkennung der Schwangerschaft vom sechsten Monat an, weil dann die wahrscheinlichen Zeichen sehr deutlich vorhanden sind und die sicheren niemals fehlen.

Findet die Hebamme bei der Schwangerschaftsuntersuchung irgend welche Veränderungen, die sie nicht zu deuten vermag, so ziehe sie einen Arzt zu Rate.

Wenn z. B. die Geschwulst, die sie für die Gebärmutter hält, schon weit bis über den Nabel reicht, und sie trotzdem alle sicheren Zeichen vermißt, so ist es sehr wahrscheinlich, daß eine krankhafte Schwangerschaft oder überhaupt keine Schwangerschaft, sondern eine Geschwulst vorliegt. In solchen Fällen ist ein Arzt zu benachrichtigen.

Die Zeichen der ersten und der wiederholten Schwangerschaft.

§ 159.

Die Geburt hinterläßt gewisse Merkmale, die fast für das ganze Leben der Frau bestehen bleiben. Kann man solche in der Schwangerschaft nachweisen, so ist die Frau eine Mehrgeschwängerte, fehlen sie, so ist sie zum ersten Male schwanger. Der Muttermund reißt bei der Geburt ein, es bleibt statt des runden Grübchens eine klaffende, quere Spalte zurück, bedingt durch die Einrisse, die meist rechts und links sitzen. In der Umgebung findet sich zuweilen hartes, narbiges Gewebe. Der Scheidenteil verliert infolge des Durchtritts des Kindes seine zapfenförmige Beschaffenheit, er wird nach der Geburt ein breiterer Wulst. Wird die Frau nun wieder schwanger, so treten diese Eigentümlichkeiten infolge der Auflockerung aller Teile noch deutlicher hervor: Bei Mehrgeschwängerten ist der Scheidenteil wulstig und der Muttermund eine quere, offene Spalte. Bei Erstgeschwängerten ist der Scheidenteil zapfenförmig, verkürzt sich merkbar im Verlaufe der Schwangerschaft, der Muttermund ist ein rundes, für den Finger geschlossenes Grübchen.

Liegt die Geburt viele Jahre zurück, so sind diese Veränderungen allerdings nur undeutlich ausgeprägt.

Beim Durchtritt des Kopfes durch den Scheideneingang zerreißt das Jungfernhäutchen, und es bleiben von ihm die kleinen myrtenblattförmigen Warzen übrig. Dieses Anzeichen einer stattgehabten Geburt erhält sich durch das ganze Leben. Einrisse in das Jungfernhäutchen geschehen auch durch den Beischlaf, eine völlige Zerreißung aber nur durch die Geburt (s. Fig. 14 u. 15 S. 31). Übrigens lehne die Hebamme, wenn sie einmal gefragt werden sollte, ob eine Person schon einen Beischlaf ausgeführt habe, die Untersuchung daraufhin ab. Es ist das nicht ihre Sache, sondern die oft recht schwierige Entscheidung steht dem Arzt zu.

Neben diesen sicheren Anzeichen einer stattgehabten Geburt stehen noch einige andere. Ist das Schamlippenbändchen zerrissen, oder besteht ein alter Dammriß, so spricht dieser Befund für eine Geburt; das Fehlen dieser Veränderungen beweist nichts. Bei Mehrgebärenden klafft die Schamspalte, die Scheide ist weiter, die Runzeln sind mehr ausgeglichen und geglättet. Die Bauchdecken sind bei Mehrgebärenden schlaffer, die Fruchtteile lassen sich besser durchfühlen. Die Bauchdecken zeigen in der Regel neben den frischen, braunroten Schwangerschaftsstreifen auch alte, weißliche Streifen.

Die Hebamme muß aber wissen, daß weißliche, glänzende Streifen auch an den Oberschenkeln und dem Gesäß sich zuweilen bei Personen finden, die nicht schwanger sind und es niemals waren.

Fehlen die Zeichen einer stattgehabten Geburt, so ist damit noch nicht gesagt, daß die Frau nicht doch schon einmal schwanger gewesen ist. Eine Schwangerschaft kann auch durch eine Fehlgeburt, bei der wegen Kleinheit der Frucht die genannten Veränderungen nicht zustande kommen, beendet sein. Indessen fühlt man auch nach einer Fehlgeburt den Muttermund meist etwas eingekerbt.

Die Zeitrechnung der Schwangerschaft.

§ 160.

Berechnung der Schwangerschaft. Um die Zeit der Geburt zu ermitteln, kann die Hebamme 1. die Schwangere befragen und aus der Antwort die Zeit berechnen, 2. durch eine genaue Untersuchung den Zeitpunkt feststellen.

§ 161.

— nach dem Ausbleiben der Regel. Man berechnet die Dauer der Schwangerschaft nach dem Ausbleiben der Regel. Man zählt zu dem ersten Tag der letzten Regel 280 Tage hinzu. Dann erhält man annähernd den Zeitpunkt der Geburt. Man vereinfacht sich die Berechnung, wenn man von dem ersten Tage der letzten Regel drei Monate zurückrechnet und zu dem gefundenen Tage 7 Tage hinzuzählt. Ist die letzte Regel am 1. April eingetreten, so würde die Geburt etwa am 8. Januar zu erwarten sein.

Die Berechnung ergibt keine ganz sicheren Ergebnisse, zumal man nicht wissen kann, wann die Befruchtung erfolgt ist, denn es kann das Ei der zuletzt eingetretenen oder der zuerst ausgebliebenen Regel befruchtet werden. Sie ist aber immerhin noch die beste, die wir haben. Da die Frauen keine besonderen Empfindungen davon haben, ob der Beischlaf zur Empfängnis geführt hat, so kann man eine Berechnung vom befruchtenden Beischlaf aus nicht anstellen. Fand dagegen wirklich nur ein Beischlaf statt, so fällt das Ende der Schwangerschaft meist genau 9 Kalendermonate später.

Viel unsicherer ist die Berechnung nach der ersten Wahrnehmung der Kindsbewegungen. Die Mutter bemerkt gewöhnlich die ersten Bewegungen etwa 4½ Kalendermonate vor der rechtzeitigen Geburt. Indessen fällt der Zeitpunkt der ersten Wahrnehmung sehr verschieden aus. Mehrgeschwängerte können die Bewegungen besser deuten als Erstgeschwängerte, fühlen sie daher meist früher. Bei kräftigen Kindern werden die Bewegungen früher, bei vielem Fruchtwasser später gefühlt. Auch ist die Aufmerksamkeit der Frau natürlich von Bedeutung, alles Dinge, welche die Unsicherheit der Berechnung nach den Kindsbewegungen zeigen.

§ 162.

Das Befragen soll stets durch die Untersuchung der Schwangeren ergänzt werden. Denn was die Hebamme mit der geschulten Hand fühlt, hat mehr Wert als alles, was die Schwangere ihr angibt. Trifft die Berechnung mit dem Ergebnis der geburtshilflichen Untersuchung zusammen, so wird die Bestimmung der Zeit der Geburt eine so genaue sein, wie sie überhaupt möglich ist. — Berechnung durch Untersuchung.

§ 163.

In den einzelnen Monaten der Schwangerschaft ist der Befund folgender: — Befund in den einzelnen Monaten.

Im 2. Monat sind Veränderungen für die Hebamme noch kaum zu entdecken. Der Scheidenteil wird etwas aufgelockert, der Muttermund der Erstgeschwängerten wandelt sich allmählich in ein rundes Grübchen um. Legt die Hebamme den Zeigefinger an den Scheidenteil oder in das vordere Scheidengewölbe und drückt mit der anderen Hand hinter der Schoßfuge tief ein, so gelingt es ihr bisweilen, die vergrößerte Gebärmutter zu fühlen.

Im 3. Monat. Der Leib der Schwangeren oberhalb der Schambeine beginnt sich etwas vorzuwölben. Der Scheidenteil steht höher. Durch die Untersuchung von innen und außen läßt sich die vergrößerte Gebärmutter gut zwischen die Hände bringen.

Man fühlt ihre Erweichung und Auflockerung im oberen Abschnitt, während der Scheidenteil noch etwas härter ist. Die Brüste werden voller.

Im 4. Monat. Der Gebärmuttergrund läßt sich oberhalb des kleinen Beckens deutlich von außen tasten. Der Scheidenteil ist noch höher gerückt.

Im 5. Monat. Der Gebärmuttergrund steht in der Mitte zwischen Schoßfuge und Nabel. Zuweilen gelingt es, Kindsteile zu fühlen, auch Bewegungen mit dem Hörrohr zu hören oder zu fühlen. Indessen ist auf diese Wahrnehmungen nicht zu rechnen.

Im 6. Monat. Der Gebärmuttergrund steht am Nabel. Herztöne sind bei sorgfältiger Untersuchung zu hören, Kindsteile und Bewegungen zu fühlen.

Im 7. Monat. Der Gebärmuttergrund steht ein paar Querfinger breit über dem Nabel. Kindsteile sind sehr deutlich fühlbar und noch recht beweglich. Der Scheidenteil ist noch höher gerückt. Vor ihm fühlt man meist den vorliegenden Kopf der Frucht als eine kleine, sehr bewegliche Kugel.

Im 8. Monat steht der Gebärmuttergrund in der Mitte zwischen Nabel und Magengrube. Der Nabel ist oft verstrichen. Der Scheidenteil verkürzt sich bei Erstgeschwängerten.

Im 9. Monat erreicht der Gebärmuttergrund seinen höchsten Stand, er steht in der Magengrube und erreicht seitlich den Rippenbogen. Der sehr hochstehende Scheidenteil ist bei Erstgeschwängerten auf etwa ½ Zentimeter verkürzt. Der runde Muttermund ist für den Finger geschlossen. Bei Mehrgeschwängerten klafft der Halskanal und läßt den Finger bis zum inneren Muttermund eindringen. Das Atmen ist der Schwangeren bei Bewegungen erschwert. Die Frucht ist wenig beweglich.

Vom Anfang bis Ende des 10. Monats, d. h. also bis zur Geburt, sinkt der Gebärmuttergrund wieder herunter, indem er die Bauchdecken vor sich herdrängt. Der Gebärmuttergrund steht in der vierzigsten Woche wieder in der Mitte zwischen Nabel und Magengrube. Der Bauch erscheint aber vorgewölbter. Die Atmung wird dadurch freier, was die Schwangeren wohltuend empfinden. Der Nabel wölbt sich oft bläschenförmig vor. Der Scheidenteil rückt etwas tiefer, steht aber bei Erstgeschwängerten weit nach hinten und geht erst kurz vor Beginn der Geburt mehr nach vorn. Der Scheidenteil verstreicht schließlich völlig bei Erstgeschwängerten, der Muttermund öffnet sich etwas. Auch bei Mehrgeschwängerten verkürzt sich der Scheidenteil ein wenig, der ganze Halskanal klafft weit. Der Finger dringt bis an die Eihäute. Der Kopf steht fest auf dem Becken und drängt bei Erstgeschwängerten das vordere Scheidengewölbe tief herab.

§ 164.

Das wichtigste Kennzeichen für die Hebamme zur Zeitbestimmung der Schwangerschaft ist der Stand des Grundes der Gebärmutter. — Stand d. Gebärmuttergrundes.

Im 4. Monat erscheint er über der Schoßfuge, im 6. ist er am Nabel, im 9. in der Magengrube, im 8. und 10. in der Mitte zwischen Nabel und Magengrube. Im 8. Monat ist er bis dahin aufgestiegen, im 10. bis dahin heruntergesunken. Der Leibesumfang mit einem Bandmaß gemessen beträgt Ende des 10. Monats annähernd 100 Zentimeter. Wichtig ist das Verhalten des Scheidenteils. Bei Erstgebärenden verkürzt er sich in der zweiten Hälfte der Schwangerschaft, nahe der 40. Woche ist er meist verschwunden. Beginnt die Geburt, so ist kein Scheidenteil mehr fühlbar. Bei Mehrgeschwängerten verkürzt er sich kaum merkbar, aber der Halskanal wird mit fortschreitender Schwangerschaft weiter und weiter und schon im 9. Monat für den Finger durchgängig. Der vorliegende Kindsteil wird gegen Ende der Schwangerschaft, besonders bei Erstgeschwängerten, fester auf den Beckeneingang gedrängt. Im 10. Monat sinkt der Leib schließlich nach vorn über. Die Schwangere hat die Erleichterung deutlich gespürt.

So läßt sich bei regelmäßigen Verhältnissen der Monat der Schwangerschaft gut bestimmen und nach ihm der Termin der Geburt berechnen. Liegen aber regelwidrige Verhältnisse vor, dann kann die Bestimmung, z. B. bei engem Becken, vielem Fruchtwasser, Zwillingen, auch für den Arzt äußerst schwer sein.

Lebensregeln für Schwangere.

§ 165.

Die Schwangerschaft ist ein natürlicher Zustand des Weibes. Sie bedarf daher in der Regel keiner Behandlung. Aber die Schwangere muß auch der Natur gemäß leben. Unrichtiges Verhalten steigert die Schwangerschaftsbeschwerden bis zur Krankheit, und kann zur Unterbrechung der Schwangerschaft führen. Die Schwangere hat die doppelte Pflicht, vernünftig zu leben, denn von ihrem Wohlbefinden hängt auch das Wohl ihres Kindes ab. Sie geht der schweren Zeit der Geburt entgegen, sie soll das Kind später mit ihrer Milch ernähren. Sie muß daher auf die Erhaltung ihrer Gesundheit und ihrer Kräfte ganz besondere Sorgfalt verwenden.

Die Schwangere soll im allgemeinen so weiter leben, wie sie außerhalb der Schwangerschaft gelebt hat, aber alle Ausschreitungen vermeiden.

Frische Luft und Reinlichkeit sind für alle Menschen die wichtigsten Bedingungen des gesunden Lebens. Auch die Schwangere lebe möglichst in guter Luft, schlafe in einem gutgelüfteten Zimmer, vermeide den Aufenthalt in heißen, überfüllten Räumen. Sie bedarf nicht nur für sich, sondern auch für ihr Kind einer reichlichen Sauerstoffzufuhr. Schlechte Luft erzeugt mancherlei Beschwerden, Herzklopfen, erschwertes Atmen, selbst Ohnmachtsanwandlungen. Täglich gehe die Schwangere längere oder kürzere Zeit in die frische Luft. Nachts gönne sie sich einen langen Schlaf.

Die infolge gesteigerter Absonderung stets feuchten äußeren Geschlechtsteile sind täglich zu waschen, doch nicht mit einem Schwamm, da solcher niemals genügend zu reinigen ist, sondern mit Verbandwatte; das Wundwerden der Geschlechtsteile wird hierdurch verhütet. Wöchentlich 1 oder 2 Vollbäder von 35° C sind in der zweiten Hälfte der Schwangerschaft sehr zweckmäßig für die Reinlichkeit und wohltuend für das Allgemeinbefinden. Nach jedem Bade ist reine Wäsche anzulegen. Ist eine gesunde Schwangere an eine bestimmte Art von Bädern gewöhnt, so kann sie in der Schwangerschaft ebenso verfahren wie vorher. Verboten sind Sitzbäder und Fußbäder. Scheidenausspülungen dürfen nur auf Verordnung des Arztes angewandt werden.

So gut Bewegungen in frischer Luft sind und so sehr eine regelmäßige Beschäftigung der Schwangeren zu empfehlen ist, so muß doch alles maßvoll erfolgen, niemals bis zur völligen Ermüdung. Stärkere körperliche Bewegungen, wie Tanzen, Radeln, Tennisspielen, Reiten, auch große Reisen, sind zu vermeiden. Körperliche Arbeit, soweit sie der Beruf erfordert, wie Feldarbeit usw., kann wohl ausgeführt werden, aber es soll auch dabei Maß gehalten werden. Völlig zu meiden ist das Heben schwerer Lasten, das Zuschieben schwerer Schubladen, jede plötzliche Anstrengung des Körpers. Blutabgang oder sogar eine Fehlgeburt könnte die Folge sein.

Die Kleidung sei bequem und beenge nicht die Brust, lasse auch den Brüsten Raum zur freien Entwickelung und halte die Unterbauchgegend und Schenkel warm. Das Korsett soll abgelegt und dafür ein weiches Leibchen oder ein Umstandskorsett getragen werden, das auch die Brüste gut stützt. Die Röcke sollen nicht fest um den Leib gebunden werden, sondern sind am besten an das Leibchen, das Achselbänder hat, zu knüpfen. Auch die Strumpfbänder sind lose zu tragen oder durch Strumpfhalter, die an dem Leibchen befestigt sind, zu ersetzen, um Blutstockungen zu verhüten. Besteht ein Hängebauch, so lasse man eine passende Binde tragen. Die Warzen sollen durch tägliche Waschungen mit kaltem Wasser, Seife und einem Frottierlappen gut reingehalten werden, damit sich auf ihnen keine Schmutzborken bilden und die Haut abgehärtet wird. Waschungen mit Wasser unter Zusatz von Franzbranntwein sind gleichfalls nützlich. Die Warzen werden dann im Wochenbett weniger leicht wund.

Essen kann die Schwangere, was sie gewöhnt ist, nur schwer verdauliche, blähende Speisen, wie Kohl, frisches Brot, meide sie. Die Gelüste nach unschädlichen Speisen können auch befriedigt werden. Man zwinge die Schwangere nicht zu bestimmten Speisen. Sie esse, wonach sie Verlangen hat, esse aber nicht viel auf einmal. Abends sei sie besonders mäßig. Wein und Bier können die Frauen trinken, die daran gewöhnt sind, aber nur mit großer Zurückhaltung, da ein Übermaß an Alkoholgenuß nicht nur der Frau selbst, sondern vor allem der Gesundheit des Kindes Gefahr bringen kann.

Die Stuhlentleerung bereitet oft Schwierigkeiten. Man unterstütze sie durch Essen von Obst, Salat, lasse morgens ein Glas kaltes Wasser trinken. Wirken solche kleinen Mittel nicht, so kann zeitweise ein Einlauf gegeben werden. Abführmittel zu reichen, ist der Hebamme in der Schwangerschaft nicht erlaubt. Auf regelmäßige Harnentleerung ist besonders in den ersten Monaten zu achten. Bei dem morgendlichen Erbrechen, das gewöhnlich nach dem Aufstehen erfolgt, lasse man die Schwangere das erste Frühstück im Bette einnehmen und danach noch eine Stunde liegen bleiben.

Der Beischlaf darf in der ersten Hälfte der Schwangerschaft mit Vorsicht und selten ausgeübt werden. In den letzten 4 Wochen vor der Geburt ist er unbedingt zu unterlassen, weil durch ihn Keime in die inneren Geschlechtsteile eingeführt werden können, die schwere fieberhafte Erkrankungen im Wochenbett veranlassen würden. Aus demselben Grunde ist die Schwangere davor zu warnen, sich im letzten Monat vor der Geburt Scheidenausspülungen zu machen oder gar sich durch Einführen eines Fingers in die Scheide selbst zu untersuchen.

Eine ruhige und heitere Gemütsstimmung ist den Schwangeren nützlich. Man suche sie zu schaffen, indem man alle schwangeren Frauen nach Möglichkeit vor Gemütsbewegungen, Schreck, Kummer zu bewahren sucht und ängstlichen Frauen gut zuredet. Eine Schwangere hat ein leicht bewegliches Gemüt, und Eindrücke haften bei ihr tiefer, besonders wenn sie auf die Geburt oder ihr Kind Bezug haben. Dummes Geschwätz alberner Frauen verbittert mancher erstgeschwängerten Frau oft die Stimmung. Törichtes Gerede vom sogenannten Versehen der Schwangeren ängstigt manche sonst ganz verständige Frau. Hier ist es die schöne Aufgabe der Hebamme, die Frau zu belehren und zu trösten, auch ihr, wenn nötig, zu sagen, daß es ein sogenanntes Versehen mit der angeblichen Folgewirkung, daß ein Erschrecken der Frau an einem Gegenstande Mißbildungen der Kinder zur Folge habe, gar nicht gibt. Fehlerhafte Bildungen der Frucht entstehen durch unregelmäßiges Wachstum der Keimanlage in den ersten Wochen der Schwangerschaft, aber niemals durch seelische Erregungen. Ganz verwerflich wäre es, wenn eine Hebamme etwa durch Erzählen eigener Erlebnisse über schwere Geburten oder mit Ruhmredigkeit die Schwangere plagt. Solche Hebamme wird sich niemals das Vertrauen der Leute erwerben.

Sehr wünschenswert ist es, wenn die Hebamme, welche die Geburt leiten soll, bereits in der Schwangerschaft von der Frau zu Rate gezogen wird, damit alles für die Geburt gut vorbereitet werden kann. Die Hebamme wird dann alle Gerätschaften, die nötig sind, bereitstellen, sich um die Wäsche und Kinderkleidung kümmern, ein gutes Zimmer für die Geburt aussuchen und sich mit dem Haushalt bekannt machen. So gut vorbereitet, kann sie dann bei der Geburt rechtzeitig und in Ruhe alle Hilfeleistungen vornehmen, besser, als wenn sie erst bei der Geburt sich alles im Haushalt zusammensuchen muß. Sie wird dann auch in der Schwangerschaft schon Regelwidrigkeiten entdecken, die durch Hinzuziehen eines Arztes rechtzeitig beseitigt werden können. Auch fürsorgerischen Rat kann sie bei dieser Gelegenheit erteilen (s. § 247).

Dritter Teil.

Die regelmäßige Geburt.

Erklärung der Geburt.

§ 166.

Geburt ist der Vorgang, bei dem die Frucht mit ihren Hüllen und Anhängen durch natürliche Kräfte von der Mutter ausgeschieden wird. Nach der Geburt beginnt das neugeborene Kind sein selbständiges Dasein.

Die natürlichen Kräfte, welche die Frucht austreiben, sind die Zusammenziehungen der Gebärmutter, Wehen genannt, und die Bauchpresse. Den Weg, durch den die Frucht getrieben wird, bilden das Becken und die Geschlechtsteile des Weibes. Wir nennen das Becken den harten Geburtsweg, die Geschlechtsteile den weichen Geburtsweg.

Geburtsvorgang. Allgemeines.

§ 167.

Erfolgt die Geburt in der 40. Woche, so nennen wir die Geburt eine rechtzeitige. Geburten, die vor der 40. Woche erfolgen, werden vorzeitige genannt, und zwar heißen die Geburten, die vor der 28. Woche erfolgen, unzeitige oder Fehlgeburten, solche, die zwischen der 29. und 39. eintreten, frühzeitige oder Frühgeburten. Tritt die Geburt erst nach der 40. Woche ein, so sprechen wir von Spätgeburt.

— Rechtzeitige u. nicht rechtzeitige Geburt.

§ 168.

Jede Geburt ist von Schmerzen begleitet; jede Geburt dauert längere Zeit, mindestens Stunden, manche sogar Tage. In diesem Sinne spricht man von schweren und leichten Geburten. Der Ausgang der Geburt ist der Regel nach ein günstiger für Mutter und Kind. Doch kann auch das Kind während der Geburt ab-

— Geburtsdauer u. -verlauf. Allgemeines.

sterben und tot geboren werden, ja auch die Mutter kann, wiewohl sehr selten und meist durch Fahrlässigkeit in der Leitung der Geburt, ihr Leben verlieren.

Die regelmäßige Geburt bedarf keiner Kunsthilfe, die natürlichen Kräfte genügen zu ihrer Vollendung: natürliche Geburt. Ist dagegen Kunsthilfe notwendig, so nennt man solche Geburt eine künstliche Entbindung.

Einfache od. mehrfache Geburt. Der Regel nach wird eine Frucht geboren. Aber es können auch zwei Früchte (Zwillinge) und zuweilen auch mehr Früchte, geboren werden. Man spricht von einfacher und mehrfacher Geburt. (Über mehrfache Geburt siehe §§ 390—397.)

§ 169.

Von allen Unterscheidungen ist für die Hebamme die wichtigste, ob die Geburt eine regelmäßige oder regelwidrige ist.

Von den Regelwidrigkeiten wird später die Rede sein, in diesem Abschnitt behandeln wir nur die rechtzeitige, regelmäßige Geburt.

Die Geburtswege.

§ 170.

Harter Geburtsweg. Den harten Geburtsweg, das Becken, haben wir bereits bei dem Bau des weiblichen Körpers kennen gelernt. Wenn die Beckengelenke auch in der Schwangerschaft eine Auflockerung und etwas größere Beweglichkeit erlangen, so bleibt das Becken doch bei der Geburt ein starrer Kanal, der dem Kinde den Durchtritt gerade noch gestattet.

§ 171.

Weicher Geburtsweg. Der weiche Geburtsweg (Durchtrittsschlauch) liegt innerhalb des Beckens, beginnt oberhalb des inneren Muttermundes und endet in der Schamspalte. Er ist von der Natur eng angelegt. Wir erinnern uns, daß in den Muttermund nicht einmal ein Finger eingeführt werden kann. Dieser Weg muß also für das Kind erst gebahnt werden. Die Bahnung geschieht durch Dehnung dieser weichen Teile. Der Halskanal mit dem äußeren und inneren Muttermund wird durch die Eiblase (Fruchtblase) gedehnt. Es ist das der untere Abschnitt des Eies, der unter dem Einfluß der Wehen in den Kanal eindringt und ihn erweitert. Die völlige Eröffnung des äußeren Muttermunds übernimmt der vorliegende Teil, der auch die Scheide und die engen äußeren Geschlechtsteile dehnt. Diese Dehnung ist unvermeidlich verbunden mit kleinen Einrissen, insbesondere am Muttermund und an der Schamspalte. Wir erinnern an den quergespaltenen Muttermund der Mehrgebärenden, an die Zerstörung des Jungfernhäutchens, an die häufigen Einrisse des Schamlippenbändchens und des Dammes. Aber auch sonst entstehen vielfache kleine Schleimhautrisse. Wir wiederholen: Der weiche Geburtsweg erfährt während der Geburt von oben bis unten eine Verwundung, denn auch durch die Lösung des Eies in der Gebärmutter wird die Wand derselben zu einer Wunde.

Durch die Enge der harten und durch die notwendige Dehnung des weichen Geburtsweges wird die Schmerzhaftigkeit und die Dauer der Geburt bedingt. Die unvermeidliche Verwundung der Weichteile erhöht die Gefahr der Geburt.

Die Lagen des Kindes.

§ 172.

Das Kind wird von den austreibenden Kräften durch die Geburtswege getrieben. Um dies zu verstehen, müssen wir die Lagen des Kindes kennen lernen.

Wir teilen die Lagen ein in: 1. Längslagen, 2. Querlagen. Kinder in Längslagen können durch die Naturkräfte geboren werden; Querlagen erfordern stets Kunsthilfe.

Die Längslagen teilt man je nach dem vorliegenden Teil in:
    a) Kopflagen,
    b) Beckenendlagen.

Die Kopflagen teilt man in:
    a) Schädellagen,
    b) Gesichtslagen.

Die Beckenendlagen teilt man in:
    a) Steißlagen,
    b) Fußlagen.

Die Schädellage ist bei weitem die häufigste. Unter 100 Geburten liegt 95 mal das Kind in Schädellage. Sie ist aber auch die günstigste aller Lagen. Liegt bei Längslagen der Rücken links, so spricht man von erster Lage (Stellung), liegt er rechts, von zweiter Lage. Die erste Lage ist bei allen Lagen viel häufiger als die zweite. Somit ist die erste Schädellage die häufigste aller Lagen.

Nur die Schädellagen (Hinterhauptslagen) können als völlig regelmäßige Lagen bezeichnet werden. Wir besprechen daher hier nur die Geburt in Schädellage. Unter den Regelwidrigkeiten der Geburt werden die anderen Lagen behandelt werden.

Die austreibenden Kräfte.

§ 173.

—Wehen. Die Wehen und die Bauchpresse treiben das Kind durch das Becken und den weichen Geburtskanal.

Die Wehen sind schmerzhafte Zusammenziehungen der Gebärmutter, die bekanntlich ein hohler Muskel ist. Die Muskulatur der Gebärmutterwand ist so beschaffen, daß sie am stärksten am Gebärmuttergrund und in dem oberen Teil des Gebärmutterkörpers entwickelt ist, während sie im untersten Abschnitt des Gebärmutterkörpers und im Hals viel schwächer angelegt ist. Aus diesem Grunde zieht sich bei der Wehe nur der Gebärmuttergrund und der obere Abschnitt des Gebärmutterkörpers, der sogenannte Hohlmuskel, zusammen, während der untere Abschnitt des Gebärmutterkörpers und der Gebärmutterhals auseinander gezogen und gedehnt und deshalb unter Hinzurechnung der Scheide als Dehnungs- oder Durchtrittsschlauch bezeichnet wird. Während der Hohlmuskel durch seine Zusammenziehungen das Kind vorwärts treibt, dient der Dehnungsschlauch nur als Weg für den Durchtritt des Kindes. Die Wehen treten in einzelnen Absätzen auf. Der Zwischenraum zwischen je zwei Wehen heißt die Wehenpause. Die Zusammenziehungen sind unwillkürliche. Die Gebärende vermag also die Tätigkeit der Wehen weder hervorzurufen noch zu unterdrücken. Auch bei bewußtlosen Personen und solchen, die an den Gliedern gelähmt sind, treten die Wehen ebenso auf wie bei Gesunden.

Die Wehe, ebenso wie der mit ihr verbundene Schmerz, fängt langsam an, wird dann sehr stark und hört allmählich wieder auf. Man nimmt die Wehe wahr, wenn man die Hand auf die Gebärmutter legt. Man fühlt, wie diese bei jeder Zusammenziehung hart wird und der Grund sich etwas aufbäumt. Gleichzeitig wird sie schmaler, und der Grund steigt etwas empor.

Der Wehenschmerz rührt her von der Dehnung des Muttermundes, später von der Dehnung der Scheide und des Dammes. Schwache Wehen fühlt die Frau nur wie ein Hartwerden des Leibes, werden sie stärker, so beginnt die Schmerzempfindung im Kreuz und strahlt von hier in die Unterbauchgegend und die Oberschenkel aus.

— Wehenschmerz.

Bei jeder Wehe wird durch die Zusammenziehung des Hohlmuskels der Inhalt der Gebärmutter zusammengepreßt und gegen die Öffnung der Gebärmutter, den Muttermund, vorgeschoben, während gleichzeitig der untere Abschnitt der Gebärmutter in die Höhe und auseinander gezogen wird. Die dabei entwickelte Kraft ist sehr groß, so daß sie den Widerstand der Weichteile und des regelmäßig gebildeten Beckens bei der Geburt des Kindes gut zu überwinden vermag.

Im Beginn der Geburt sind die Wehen kurz und schwach und die Pausen lang. Sie nehmen mit dem Fortschritt der Geburt mehr und mehr zu, während die Pausen immer kürzer werden. Beim Austritt des Kopfes aus den Geschlechtsteilen sind die Wehen am stärksten.

— Verlauf der Wehen.

§ 174.

Sobald der Kopf in die Scheide tritt, werden die Wehen durch die Bauchpresse unterstützt. Die Frau stemmt die Beine auf, sucht mit den Händen eine Handhabe zu ergreifen, holt tief Atem, so daß das Zwerchfell nach unten tritt. Dann hält sie den Atem an und preßt die Bauchmuskeln kräftig zusammen. Man sagt, „sie preßt mit". Hierdurch wird der Kopf des Kindes vorwärts geschoben. Die Bauchpresse ist zwar sonst willkürlich, indessen ist gegen Ende der Geburt der Drang zum Mitpressen ein so gewaltiger, daß sie bei jeder Wehe fast unwillkürlich mitarbeitet.

— Bauchpresse.

§ 175.

Man erkennt, daß die Wehen regelmäßig sind, an folgenden Merkmalen: Die Gebärmutter fühlt sich bei der Wehe gleichmäßig hart an. Die Erhärtung wird von gleichmäßigen Pausen unterbrochen. Die Kraft und Häufigkeit der Wehen nehmen zu, je mehr die Geburt fortschreitet. Die Zusammenziehungen bewirken den Fortschritt der Geburt. Der Schmerz hält gleichen Schritt mit der Stärke der Wehen.

— Regelmäßigkeit d. Wehen.

Beachtet die Hebamme diese Lehre, so wird sie regelwidrige Wehen von regelmäßigen unterscheiden können. Sie wird auch andere Schmerzen, die z. B. vom Darm herrühren, nicht mit den Wehen verwechseln.

§ 176.

— Einteilung d. Wehen.

Man bezeichnet die Wehen folgendermaßen:

Die vorhersagenden Wehen (Vorwehen, Schwangerschaftswehen) bestehen schon in der letzten Zeit der Schwangerschaft. Es sind leichte Zusammenziehungen, die zeitweise auftreten und als Hartwerden des Leibes empfunden werden.

Die Eröffnungswehen treten mit Beginn der Geburt ein, sie eröffnen den Mutterhals und den Muttermund. Sie sind schmerzhafter und regelmäßiger.

Die Austreibungswehen treiben das Kind durch den Muttermund und die Scheide nach außen. Sie werden von der Bauchpresse unterstützt und heißen deshalb auch Preßwehen. Sie treten in rascher Folge auf und erreichen den Höhepunkt des Schmerzes beim Durchtritt des Kopfes durch die Schamspalte.

Die Nachgeburtswehen lösen die Nachgeburt von der Gebärmutterwand ab. Sie sind viel schwächer und weniger schmerzhaft.

Nachwehen sind Zusammenziehungen der Gebärmutter in den ersten Tagen des Wochenbettes.

Der Verlauf der regelmäßigen Geburt.

§ 177.

— Vorwehen.

Die Vorläufer der Geburt. In den letzten Wochen der Schwangerschaft treten die Vorwehen häufiger auf. Sie bereiten die Geburt vor, stellen den Kopf auf den Beckeneingang fest, verkürzen den Scheidenteil der Erstgebärenden, öffnen den Muttermund bei Mehrgebärenden. Zuweilen sind die Vorwehen so stark, daß man meint, die Geburt beginnt, während bald wieder Ruhe eintritt und die Geburt noch Tage auf sich warten läßt. Den Beginn der Geburt erkennt die Hebamme an dem Auftreten regelmäßiger Wehen.

— Perioden der Geburt.

Wir teilen die Geburt in drei Zeiten oder Perioden ein. Die Eröffnungszeit reicht vom Beginn der Geburt bis zur völligen Eröffnung des Muttermundes. Die Austreibungszeit erstreckt sich von der völligen Eröffnung des Muttermundes bis zur vollendeten Geburt des Kindes. Auf sie folgt die Nachgeburtszeit, in welcher die Nachgeburt ausgestoßen wird.

Der Blasensprung ereignet sich in der Regel gegen Ende der Eröffnungsperiode.

§ 178.

Die Eröffnungszeit. Der Geburtsbeginn wird angezeigt durch stärkere und häufigere Wehen, durch die fühlbare Erweiterung des Muttermundes während einer Wehe, durch das Abheben der Eihaut vom Kopf. Die Schwangere wird jetzt zur Gebärenden oder Kreißenden. — Eröffnungszeit.

Die stärkeren eröffnenden Wehen drängen durch die Zusammenziehung des Hohlmuskels das Ei nach unten, während gleichzeitig der untere Abschnitt der Gebärmutter nach oben gezogen wird. Infolge dieser Verschiebung zwischen Ei und Gebärmutterwand wird die Eihaut am unteren Abschnitt der Gebärmutter losgetrennt. In die gelöste Partie der Eihaut treibt der

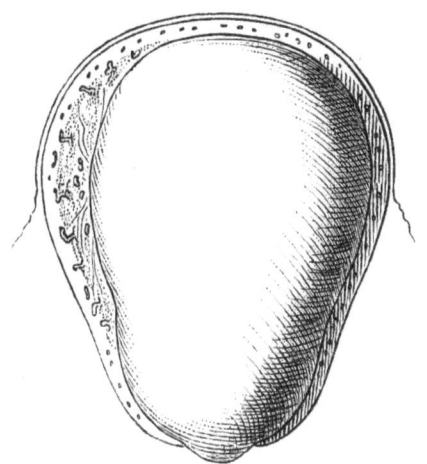

Fig. 38. Eröffnungszeit. Die Blase stellt sich.
Nach B. S. Schultze.

Druck der Wehe Fruchtwasser hinein. So entsteht eine mit Fruchtwasser gefüllte Blase (Fruchtblase, Eiblase), die sich bei der Wehe in den Halskanal hineinwölbt. Man sagt, die Blase stellt sich (s. Fig. 38). In der Wehenpause wird die Eiblase wieder schlaff, indem das Wasser wieder zurücksickert. Die nächste Wehe spannt sie noch mehr und treibt noch mehr Fruchtwasser in sie hinein, während in der Wehenpause die Eiblase wieder schlaff zurücksinkt. Die gefüllte Blase entspricht daher während der Wehe jedesmal genau der Größe des Muttermundes.

So folgt Wehe auf Wehe, und die sich immer mehr vorwölbende Blase erweitert den Halskanal und den äußeren Muttermund mehr und mehr. Schon im Beginn der Eröffnungszeit geht mit Blut gemischter Schleim ab. Es zeichnet, sagt man. Der Schleim stammt aus dem Halskanal, das Blut aus der Siebhaut, in der die Lösung der Eihäute erfolgte, und aus kleinen

Einrissen des Muttermundes. Bei Erstgebärenden steht jetzt der Kopf schon fest im Beckeneingang, bei Mehrgebärenden ist er noch oft etwas beweglich, wird aber während einer Wehe auch auf den Beckeneingang gepreßt.

Bei dem Stärkerwerden der Wehen stellt sich bei der Frau eine gewisse Unbehaglichkeit und Unruhe ein. Die Eßlust schwindet, manche frösteln, zuweilen tritt Übelkeit und Erbrechen auf. Die Mehrgebärende weiß jetzt genau, daß die Geburt beginnt, und

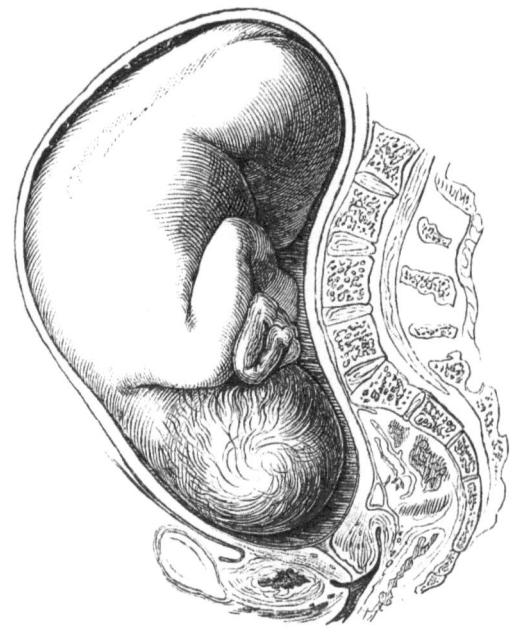

Fig. 39. Beginn der Geburt bei einer Erstgebärenden. Kopf im Beckeneingang.
Nach Leopold.

schickt sich zu den nötigen Vorbereitungen an. Die Erstgebärende kennt die Erscheinungen nicht, die zunehmende Schmerzhaftigkeit der Wehen erfüllt sie aber mit Unruhe.

Die eröffnenden Wehen erfolgen nun etwa in Pausen von drei bis fünf Minuten. Der Muttermund wird weiter und weiter. Seine Ränder werden bei der Wehe durch die Fruchtblase stark gedehnt, erschlaffen aber wieder in der Wehenpause mit dem Zurückweichen der Blase. Der Saum des Muttermundes verdünnt sich, bis er völlig scharfrandig wird. Man bezeichnet den

Grad der Erweiterung des Muttermundes nach der Größe bekannter Münzsorten. Man sagt, der Muttermund ist markstückgroß, dreimarkstück-, fünfmarkstückgroß, ferner nennt man ihn klein Handtellergroß-, Handtellergroß, vollständig erweitert. Schließlich ist

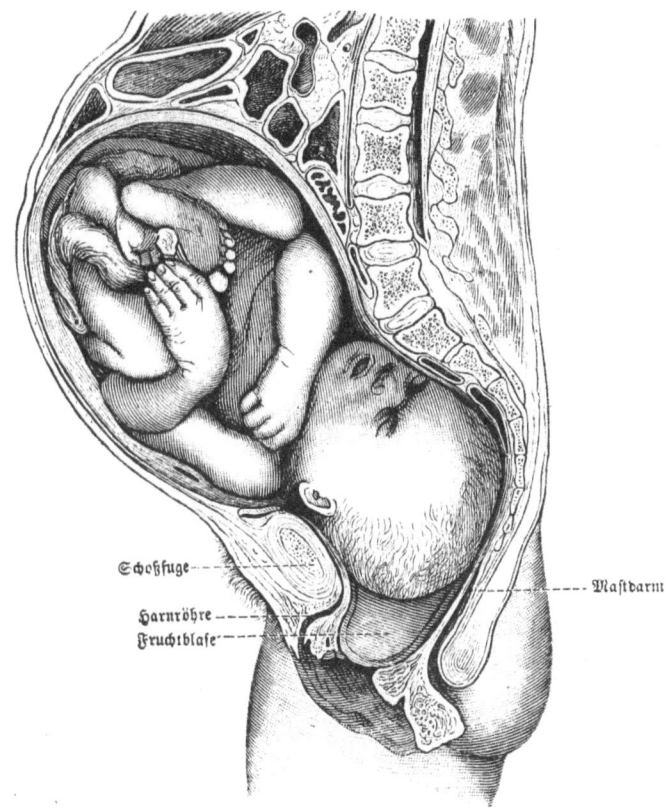

Fig. 40. Kopf in der Beckenhöhle. Blase steht noch.

der Muttermund verstrichen, d. h. Muttermundsränder sind nicht mehr zu fühlen, Gebärmutter und Scheide sind ein Kanal geworden.

Während bisher die Blase in der Wehenpause immer wieder schlaff wurde, kommt jetzt ein Zeitpunkt, wo sie auch außerhalb der Wehe gespannt bleibt. Die Blase ist springfertig. Der tiefer getretene Kopf, um den sich die Weichteile fest herumlagern (Berührungsgürtel), verhindert den Rückfluß des Fruchtwassers in der

Wehenpause. Jetzt dauert es nicht mehr lange, bis die Blase springt. Die im Muttermund liegende Eihaut der Fruchtblase reißt bei einer Wehe durch, und es fließt das vor dem Kopf befindliche erste Wasser (Vorwasser) ab. Seine Menge ist sehr verschieden, meist einige Eßlöffel voll. Die größere Menge Fruchtwasser wird durch den Kopf zurückgehalten und geht erst mit der Geburt des Kindes ab.

Der Blasensprung erfolgt meist, wenn der Muttermund über die Hälfte erweitert ist, seltener nach vollkommener Erweiterung. Die weitere Dehnung übernimmt nun der vorliegende Teil, der Kopf tritt in den Muttermund und ist von den Muttermundsrändern umgeben (s. Fig. 41).

Nach dem Blasensprung hören die Wehen meist eine kurze Zeit auf, um dann mit vermehrter Kraft und Häufigkeit einzusetzen.

§ 179.

— Austreibungszeit. — Die Austreibungszeit. Der Kopf tritt in die Scheide. Die Austreibungswehen beginnen und werden von der Bauchpresse begleitet (Preßwehen). Die Gebärende sucht eine passende Lage einzunehmen, um die Wehen gut „verarbeiten" zu können. Der Kopf rückt bei jeder Wehe vorwärts, während er in der Pause wieder etwas zurückgeht. Unter dem starken Druck, den der Kopf im Becken zu erleiden hat, faltet sich die Kopfhaut etwas, und es bildet sich auf dem im Muttermund liegenden Scheitelbein eine Anschwellung der Kopfbedeckungen, die Geburtsgeschwulst, die man bei Kopflagen Kopfgeschwulst nennt. Auch eine Verschiebung der Kopfknochen übereinander nimmt man nicht selten wahr.

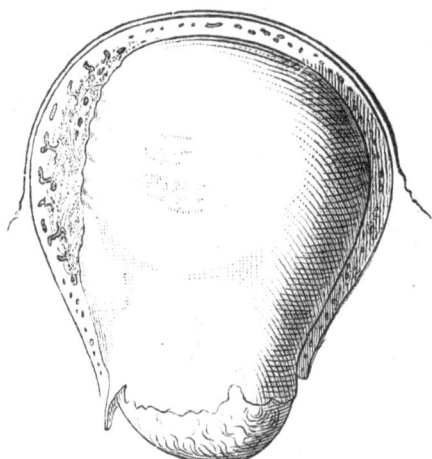

Fig. 41. Austreibungszeit. Die Blase ist gesprungen. Der Kopf tritt durch den Muttermund.
Nach B. S. Schultze.

Endlich hat der Kopf den Beckenboden erreicht. Ein Teil

des Schädels wird während der Wehe zwischen den auseinander weichenden Schamlippen sichtbar, geht aber zunächst in der Pause wieder zurück, worauf die Schamspalte sich wieder schließt: der Kopf schneidet ein. Durch wiederholtes Andrängen des Kopfes werden die äußeren Geschlechtsteile und besonders der sich stark vorwölbende Damm mehr und mehr gedehnt. Die Gebärende empfindet oft Stuhldrang durch den Druck des Kopfes auf den Mastdarm. Jetzt oder schon früher kann in vielen Fällen der Harn nicht mehr gelassen werden. Die Dehnung des Dammes nimmt zu, er wölbt sich wie eine Kugel vor, sein Gewebe verdünnt sich, der After wird klaffend und nach

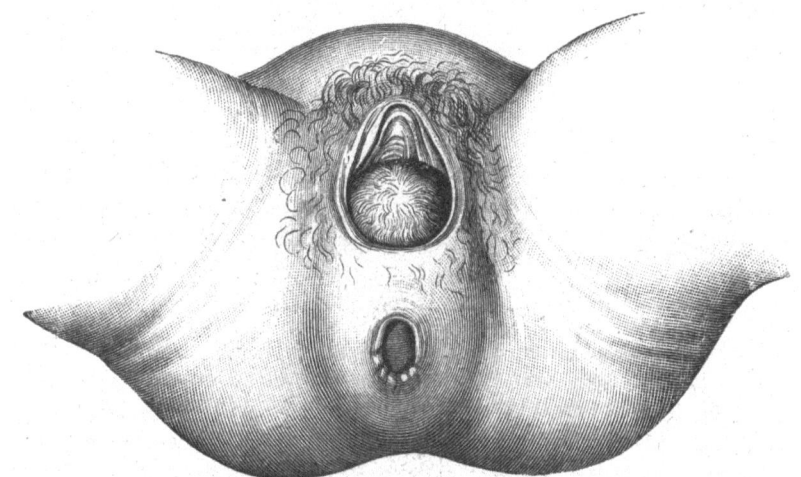

Fig. 42. Austreibungszeit. Kopf im Einschneiden.

vorn gezogen, zuweilen wird Stuhlgang ausgepreßt (f. Fig. 42). Endlich bleibt der Kopf auch in der Wehenpause sichtbar, er steht im Durchschneiden.

Die Stärke und Schmerzhaftigkeit der Wehen haben den höchsten Grad erreicht. Die Gebärende preßt bei den Wehen stark mit. Das Gesicht ist gerötet, die Lippen sind bläulich verfärbt, der Körper oft in Schweiß gebadet, die Knie zittern, die Gebärende jammert und schreit vor Schmerz, zuweilen stellen sich Wadenkrämpfe ein. Die Erregung steigert sich auf das höchste, bis endlich bei einer neuen Wehe der Kopf geboren wird, durchschneidet. Sofort empfindet die Gebärende eine außerordentliche Erleichterung. Nach kurzer Pause folgt dann bei einer neuen Wehe unter Anwendung der Bauchpresse der Rumpf. Er kann mit Leichtigkeit durch die vom Kopf gedehnten weichen Geburtswege gleiten.

Mit der Geburt des Rumpfes fließt der Rest des Fruchtwassers, das Nachwasser, untermischt mit etwas Blut, ab. Das neugeborene Kind fällt zwischen die Schenkel der Frau und bekundet sein Leben durch lebhaftes Schreien. Von seinem Nabel verläuft jetzt die Nabelschnur durch die klaffenden Geschlechtsteile der Mutter zu der noch in der Gebärmutter befindlichen Nachgeburt.

§ 180.

— Nachgeburtszeit.

Die Nachgeburtszeit. Nach Ausstoßung des Kindes ist der Grund der Gebärmutter bis an den Nabel gesunken. Durch die erschlafften Bauchdecken läßt er sich jetzt mit großer Deutlichkeit tasten. Während der ganzen Nachgeburtsperiode geht etwas Blut ab, besonders während einer Wehe. Dies stammt aus den geöffneten mütterlichen Gefäßen. Nach der Ausstoßung des Kindes nämlich hat sich die Gebärmutter, deren Grund vorher fast am Rippenbogen stand, ganz beträchtlich verkleinert. Die Verkleinerung erstreckt sich auch auf die Haftstelle des Mutterkuchens, der vermöge seiner Zusammenschiebbarkeit der Verkleinerung zwar bis zu einem gewissen Grade, aber nicht unbegrenzt folgen kann; er beginnt daher sich von seiner Unterfläche abzulösen. Wegen der plötzlich eintretenden Verkleinerung der Bauchhöhle sinkt gleichzeitig der in ihr herrschende Druck beträchtlich. Aus diesem Grunde fließt auf einmal viel Blut zu den Organen der Bauchhöhle und füllt alle in ihr verlaufenden Blutgefäße stark an. Diese übermäßige Füllung erstreckt sich auch auf den Zwischenzottenraum; durch den Druck des Blutes wird der Mutterkuchen weiter abgedrängt, das mütterliche Blut ergießt sich hinter ihn und beschleunigt seine Lösung (s. Fig. 43).

Die vollständige Lösung der Nachgeburt übernehmen aber unter fortgesetzter Verkleinerung der Haftstelle des Mutterkuchens die Nachgeburtswehen, die nach kurzer Pause einsetzen und wenig empfindlich sind. Die auf die Gebärmutter gelegte Hand fühlt deutlich ihre Erhärtung und Aufrichtung. Bei jeder Wehe geht stoßweise etwas Blut ab. Nach etwa 15 bis 20 Minuten ist die Lösung vollendet. Die Nachgeburt fällt auf den Muttermund und in die Scheide (s. Fig. 44). Dort bleibt sie zunächst liegen, bis ihre Austreibung durch die Bauchpresse erfolgt. Bisweilen empfindet

die Gebärende einen Drang zum Pressen, da die Scheide durch
den in sie eingetretenen Mutterkuchen gedehnt und hierdurch die
Bauchpresse zur Tätigkeit angeregt wird. In anderen Fällen wird
die Nachgeburt ausgetrieben, wenn die Gebärende aus anderen
Gründen die Bauchpresse wirken läßt, z. B. beim Husten, Niesen,
Urinlassen usw. Schließlich kann man die Austreibung der Nach=
geburt dadurch vollenden, daß man die Gebärende zum Pressen
auffordert. Bei der Austreibung zieht die Nachgeburt die Eihäute
hinter sich her und von der Gebärmutterwand ab (s. Fig. 44).
Dies hat die Folge, daß bei dem geborenen Mutterkuchen die
Eihäute fast immer auf der mütterlichen Seite liegen.

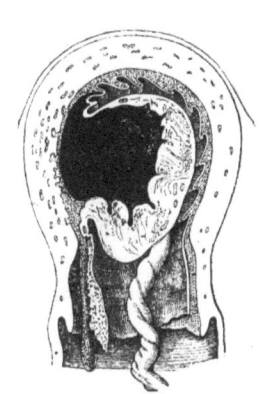

Fig. 43. Nachgeburtsperiode.
Der Mutterkuchen löst sich.
Nach B. S. Schultze.

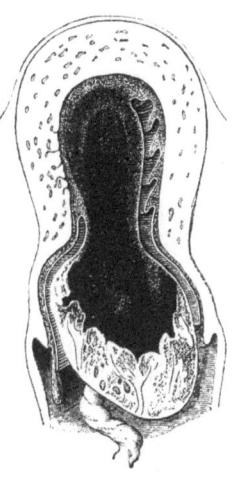

Fig. 44. Nachgeburtsperiode.
Der gelöste Mutterkuchen fällt
in die Scheide.
Nach B. S. Schultze.

Nach Entfernung der Nachgeburt ist die Gebärmutter wie eine
harte abgeplattete Kugel durch die Bauchdecken zu tasten. Der Grund
steht etwa handbreit über der Schoßfuge. Diese harte und an=
dauernde Zusammenziehung preßt die mütterlichen Blutgefäße
zusammen und beugt einer weiteren Blutung vor. Die Ge=
bärende empfindet jetzt häufig ein Kältegefühl, das sich zu einem
Frost steigern kann und sie nach wärmerer Bedeckung verlangen
läßt. Allmählich tritt aber eine behagliche Wärme ein, und die
Gebärende empfindet nach so starken, schmerzhaften Anstrengungen
wohltuend die erquickende Ruhe. Die Geburt ist beendet.

§ 181.

— Geburtsdauer.

Die Dauer der Geburt ist sehr verschieden. Sie hängt von der Stärke der Wehen, von der Weite des Geburtskanales und der Größe des Kindes ab. Die Eröffnungszeit dauert länger als die Austreibungszeit. Die Nachgeburtszeit ist meist kürzer als die Austreibungszeit. Bei Erstgebärenden dauert die Geburt erheblich länger als bei Mehrgebärenden. Man kann auf die Geburt der Erstgebärenden durchschnittlich 18 Stunden, auf die der Mehrgebärenden 12 Stunden rechnen. Die Eröffnungsperiode ist bei Erstgebärenden länger als bei Mehrgebärenden, auf die Austreibungszeit kommen bei Erstgebärenden etwa 1½—2, bei Mehrgebärenden etwa 1 Stunde oder noch weniger.

§ 182.

—Einfluß der Geburt auf den Körperzustand.

Der Einfluß der Geburt auf die Mutter zeigt sich besonders bei Erstgebärenden in einer körperlichen Erschöpfung nach der Geburt, die aber im Wochenbett bald wieder schwindet. Eine Steigerung der Blutwärme tritt bei der Geburt der Regel nach nicht oder in sehr geringem Grade ein. Temperaturen von 38 und darüber sind regelwidrig. Der Puls bietet keine Veränderungen, nur während einer Wehe nimmt seine Zahl etwas zu.

Die kleinen Zerreißungen und Quetschungen der Weichteile heilen im Wochenbett gut ab, wenn die Wunden nicht verunreinigt wurden.

Sehr lange Dauer der Geburt nach dem Blasensprung kann wegen der stärkeren Belastung und Quetschung des weichen Geburtskanales schlimme Folgen haben, worüber unter den Regelwidrigkeiten der Geburt noch näher gesprochen werden wird.

§ 183.

— Verhalten d. Frucht bei d. Geburt.

Das Kind nimmt an der Geburt keinen tätigen Anteil. Die Wehen treiben, und das Kind wird geschoben. Es ist daher auch für den Verlauf der Geburt gleichgültig, ob ein lebendes oder totes Kind geboren wird. Indessen sind Veränderungen der Herztöne bei jeder Geburt deutlich wahrnehmbar. Bei jeder Wehe, am meisten in der Austreibungszeit, tritt eine Verlangsamung der Anzahl der Herztöne ein, sie sinken z. B. von 140 in der Wehenpause während der Wehe auf 120. In der Wehenpause erholen sie sich aber wieder und erreichen ihre ursprüngliche Zahl. Man kann ferner bemerken, daß die Herztöne während der Wehe um so mehr an Zahl abnehmen, je mehr Fruchtwasser beim Blasensprung abgeflossen ist, d. h. je mehr die Gebärmutter sich nach dem Blasensprung verkleinert hat.

Diese Erscheinung der Verlangsamung der kindlichen Herztöne, welche die Hebamme gut beobachten muß, erklärt sich durch Verminderung des Austausches von Sauerstoff in dem Mutterkuchen während der Wehe. Die Wehe preßt die Gebärmutter zusammen und mit ihr auch die Haftstelle des Mutterkuchens. Durch das Zusammendrücken wird der Blutumlauf in den mütterlichen Gefäßen des Mutterkuchens etwas gehemmt. Dadurch bekommt die Frucht weniger Sauerstoff, was das Herz sofort durch Verlangsamung seiner Tätigkeit anzeigt. In der Pause hört die Zusammenpressung auf, das Blut fließt wieder freier, die Herztöne erhalten wieder ihre natürliche Anzahl. Ist nun Fruchtwasser abgeflossen, so verkleinert sich die Gebärmutter noch mehr. Es werden daher die Gefäße bei der Wehe stärker zusammengedrückt und deshalb in der Austreibungszeit die Verlangsamung auch stärker werden. Besonders gegen Ende der Austreibungszeit, wenn der vorangehende Teil des Kindes sich schon in der Scheide befindet, ist die Verkleinerung der Gebärmutter und dementsprechend die Verlangsamung der Herztöne beträchtlich. Je mehr Fruchtwasser während der Geburt abfließt, d. h. je mehr die Gebärmutter sich verkleinert, um so stärker wird bei der Wehe die Zusammenpressung und um so mehr werden die Herztöne bei der Wehe an Zahl abnehmen. Es ist daher gut für das Kind, wenn möglichst viel Fruchtwasser nach dem Blasensprung in der Gebärmutter zurückbleibt.

Man sieht also, wie fein das Herz der Frucht auf Störungen des Sauerstoffüberganges antwortet. Diese Tatsache ist für die Hebamme von größter Bedeutung. Wird nämlich die Sauerstoffzufuhr dauernd behindert, wie bei sehr starken Wehen und langer Dauer der Austreibungszeit, so bleiben die Herztöne dauernd langsam. Dieses Anzeichen verrät dann die Lebensgefahr für das Kind, d. h. das Kind ist in Gefahr infolge von Sauerstoffmangel zu ersticken.

Die Art des Durchtritts des Kindes durch das Becken.

§ 184.

Das in Schädellage über dem Becken liegende Kind kann nicht in beliebiger Weise durch das Becken getrieben werden, denn der enge Geburtsweg setzt dem durch Wehen und Bauchpresse vorwärts geschobenen Kopf von allen Seiten Widerstände entgegen. Die Widerstände auf der einen, die treibenden Kräfte auf der anderen Seite zwingen dem vorangehenden Teil bestimmte Drehungen auf, damit er sich den jeweiligen Raumverhältnissen des Geburtsweges anpassen kann. Dies nennt man den Geburtsmechanismus.

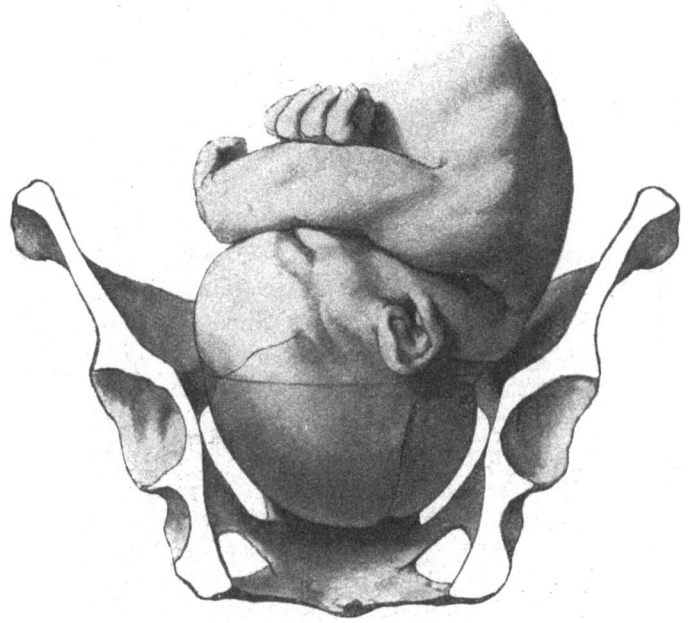

Fig. 45. Erstgebärende. Beginn der Austreibung. Kopf mit gesenktem Hinterhaupt im Becken feststehend.
Nach Bumm.

Wir haben gesehen, daß im Beckeneingang der größte Durchmesser der quere, in der Beckenhöhle der schräge, im Beckenausgang der gerade ist. In diesen größten Durchmessern dreht sich der Kindskopf. Er wird also im Beckeneingang mit seinem geraden Durchmesser quer, in der Beckenhöhle schräg, im Beckenausgang gerade stehen. Je größer der Kopf oder je enger das Becken ist, um so mehr wird der Kopf diesen Weg innehalten müssen.

Wenn nun die Wehen zu wirken beginnen, tritt zunächst die kleine Fontanelle tiefer, die große bleibt etwas zurück. Dies erfolgt dadurch, daß die Wirbelsäule sich näher am Hinterkopf als am Vorderhaupt ansetzt. Die Kraft der Wehen wirkt aber entlang der Wirbelsäule auf das Kind (s. Fig. 45 u. 46).

Nunmehr dreht sich der Rücken des Kindes in der Gebärmutter nach vorn, wodurch bewirkt wird, daß auch das Hinterhaupt mit der kleinen Fontanelle sich nach vorn dreht.

Im Beckeneingang wird also die Pfeilnaht quer verlaufen und sodann die kleine Fontanelle tiefer treten. In der

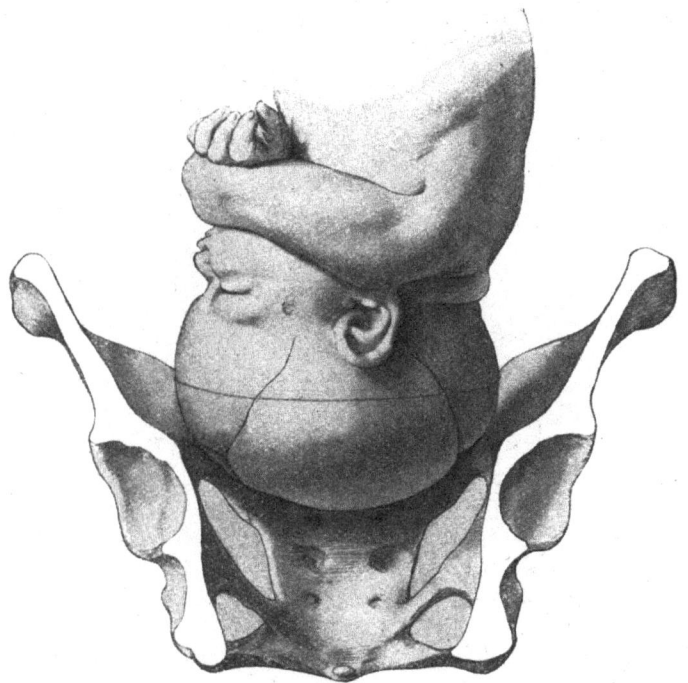

Fig. 46. Mehrgebärende. Beginn der Austreibung. Kopf noch beweglich auf dem Becken, Vorderhaupt und Hinterhaupt ungefähr in gleicher Höhe.
Nach Bumm.

Beckenhöhle finden wir die Pfeilnaht schräg, und die kleine Fontanelle hat sich nach vorn gedreht. Im Beckenausgang verläuft sie gerade, und die kleine Fontanelle steht ganz vorn unter der Schoßfuge und die große hinten am Steißbein. Dasjenige Scheitelbein, das im Muttermund liegt und zuerst in der Schamspalte erscheint, nennen wir das vorliegende Scheitelbein (s. Fig. 47 u. 48).

— 158 —

Tritt der Kopf auf den Beckenboden, so muß er, um geboren zu werden, nach vorn abweichen, da der Beckenboden durch die Beckenbodenmuskulatur verschlossen ist und diese dem Tiefertreten des Kopfes einen Widerstand entgegensetzt, so daß er gegen die vorn befindliche Öffnung, die Schamspalte, gedrängt wird. Dies geschieht in folgender Weise. Zuerst wird das Hinterhaupt bis zum Nacken geboren. Jetzt stemmt sich der Nacken an die Schoßfuge, und indem sich das Kinn von der Brust entfernt, tritt die Stirn und das Gesicht über den Damm. Der

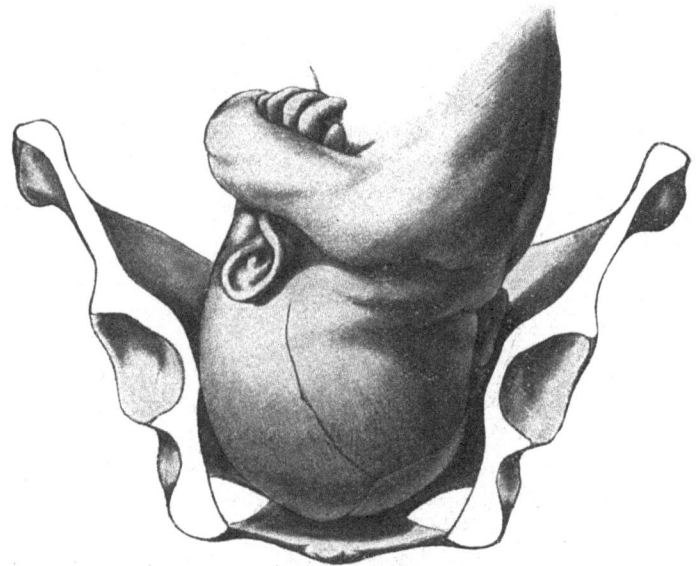

Fig. 47. 2. Drehung. Das Hinterhaupt dreht sich nach vorne, die Pfeilnaht ist aus dem queren in den schrägen Durchmesser getreten.
Nach Bumm.

Kopf schneidet daher mit dem kleinen schrägen Durchmesser (9,5 cm) durch die Schamspalte. Bei diesem Austritt erfährt also der kindliche Kopf eine Veränderung seiner regelmäßigen Haltung: das auf die Brust geneigte Kinn schlägt sich empor und entfernt sich von der Brust (s. Fig. 49 u. 50).

Jetzt ist der Kopf geboren. Das Gesicht sieht gegen den Damm und der Hinterkopf nach vorn gegen die Schoßfuge. Nunmehr treten die Schultern durch das Becken. Sie gehen denselben Weg, den der Kopf genommen hat: sie stehen im Becken-

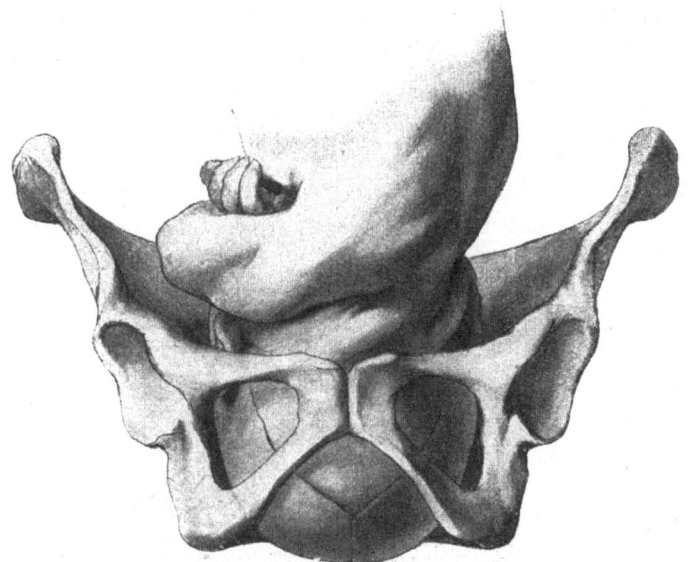

Fig. 48. 2. Drehung vollendet. Hinterhaupt unter der Schoßfuge. Pfeilnaht verläuft im geraden Durchmesser des Ausgangs. Der Rücken ist bei seiner Drehung hinter dem Kopf zurückgeblieben und steht noch etwas nach links gewendet.
Nach Bumm.

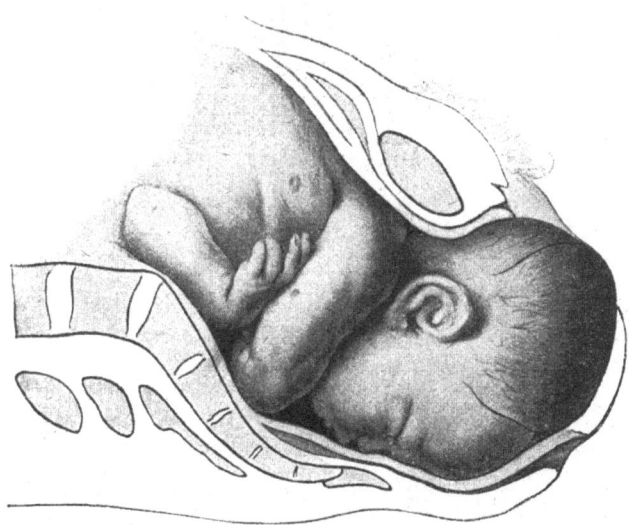

Fig. 49. Einschneiden des Kopfes in Hinterhauptlage. Das Hinterhaupt ist bis zum Nacken unter der Schoßfuge entwickelt, die Stirne hat die Steißbeinspitze passiert, es beginnt die 3. Drehung.
Nach Bumm.

eingang annähernd quer, in der Beckenhöhle schräg, im Beckenausgang gerade. Da die Schulterbreite sich aber mit der Pfeilnaht kreuzt, so gehen die Schultern durch den entgegengesetzten schrägen Durchmesser wie die Pfeilnaht. Verlief z. B. die Pfeilnaht im rechten schrägen Durchmesser, so werden die Schultern durch den linken schrägen Durchmesser gehen müssen. Die vordere Schulter stemmt sich unter der Schoßfuge an, während die hintere Schulter über den Damm rollt. Entsprechend dieser Einstellung der Schultern im Beckenausgang dreht sich der ge=

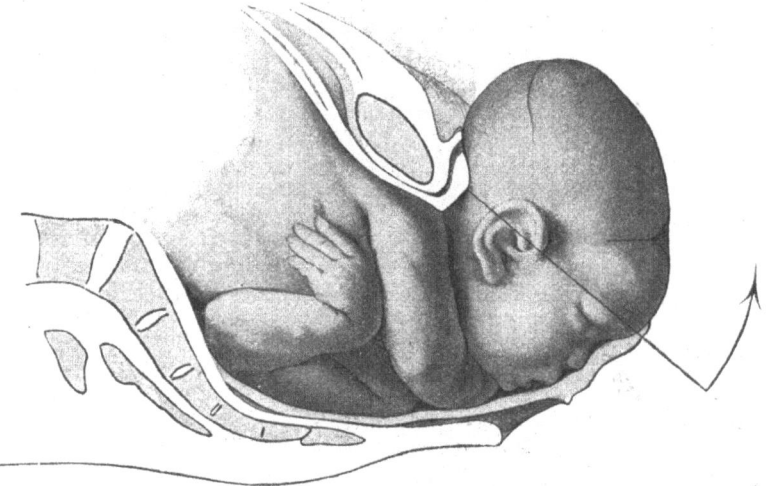

Fig. 50. Durchschneiden des Kopfes in Hinterhauptlage. Vollendung der dritten Drehung: Der Kopf wird völlig gestreckt, die Stirnhöcker gehen über den Damm.
Nach Bumm.

borene Kopf so, daß sich das Gesicht seitwärts zu einem Schenkel der Frau wendet. Der Kopf macht also bei seinem Durchgang durch das kleine Becken vier Drehungen:
1. das Hinterhaupt tritt tiefer,
2. das Hinterhaupt dreht sich nach vorn,
3. der Nacken stemmt sich unter die Schoßfuge, das Gesicht rollt über den Damm,
4. das Gesicht wendet sich zur Seite.

Nach der Geburt der Schultern gleitet der übrige schlanke Leib des Kindes schnell und ohne Widerstand heraus.

§ 185.

Diese Art des Durchtrittes durch das Becken sieht man dem Kopf des in regelmäßiger Schädellage geborenen Kindes an. Der Kopf ist nach hinten zur Gegend der kleinen Fontanelle hin ausgezogen (s. Fig. 50).

Die Kopfgeschwulst bildet sich stets auf dem vorliegenden Scheitelbein und kann sich von hier aus weiter ausbreiten. Sie ist eine wäßrige Anschwellung der Kopfschwarte, entsteht durch den Geburtsdruck und fühlt sich weich, fast teigig an, ihre Oberfläche ist bläulich verfärbt. Sie bildet sich stets erst nach dem Blasensprunge. Je länger die Austreibungszeit währt, je kräftiger die Wehen, je größer der Widerstand ist, den Becken oder die Geschlechtsteile bieten, um so mehr wird die Kopfgeschwulst wachsen. Ein rasches Anwachsen der Kopfgeschwulst bedeutet, daß das Kind unter einem hohen Druck steht und vielleicht bald die Herztöne eine dauernde Verlangsamung erfahren werden. Verläuft die Austreibungszeit sehr rasch, so kann die Kopfgeschwulst fehlen. Tote Früchte entbehren der Kopfgeschwulst, da sie keinen Blutumlauf haben. Nach der Geburt verschwindet die Kopfgeschwulst in 12 bis höchstens 48 Stunden.

— Kopfgeschwulst.

§ 186.

Durch den Geburtsdruck erfolgen auch Verschiebungen der Schädelknochen übereinander, um so mehr, je schwieriger der Durchtritt durch das Becken ist. Bei der gewöhnlichen Geburt sind sie nur angedeutet. Diese Verschiebungen sind durch die lockere Verbindung der Schädelknochen in den Nähten und Fontanellen ermöglicht. Die Scheitelbeine schieben sich vorn über die Stirnbeine, hinten über das Hinterhauptbein. Das nach hinten gelegene Scheitelbein ist meist unter das nach vorn gelegene geschoben. Alle diese genannten Veränderungen verschwinden in den ersten Lebenstagen, und der Kindskopf gewinnt dann seine ursprüngliche Form wieder.

— Verschiebungen d. Schädelknochen.

§ 187.

Einteilung der Schädellagen. Bei der ersten Schädellage liegt der Rücken links, bei der zweiten rechts. Beide Lagen teilen wir in Unterarten, je nach der Stellung des Rückens. Erste Unterart: der Rücken liegt vorn. Zweite Unterart: der Rücken liegt hinten. Dem Rücken entspricht die kleine Fontanelle.

— Die verschiedenen Schädellagen.

Kleine Fontanelle links und vorn: 1. Schädellage, erste Unterart. Kleine Fontanelle rechts und vorn: 2. Schädellage, erste Unterart. Diese beiden Lagen nennt man auch Hinterhauptslagen, da bei ihnen das Hinterhaupt vorangeht. Sie sind die regelmäßigsten und günstigsten Lagen. Wir haben sie bisher unserer Beschreibung des Geburtsverlaufes zugrunde gelegt (siehe Fig. 49 u. 50).

Kleine Fontanelle links und hinten: 1. Schädellage, zweite Unterart. Kleine Fontanelle rechts und hinten: 2. Schädellage, zweite Unterart. Diese Lagen sind seltener. Man muß sie als Abweichungen von den regelmäßigen 1. und 2. Schädellagen bezeichnen. Meist dreht sich aber bei ihnen schließlich die kleine Fontanelle nach vorn, so daß aus ihnen im Geburtsverlauf die erste Unterart und damit eine Hinterhauptslage wird. Bleiben sie aber bestehen, dreht sich die kleine Fontanelle nicht nach vorn, sondern nach hinten, so wird der Kopf in der sogenannten hinteren Hinterhauptslage geboren (§ 189).

Erkennung und Verlauf der ersten und zweiten Schädellage, erste Unterart (Hinterhauptslage).

§ 188.
Erste (linke) Hinterhauptslage.

Äußere Untersuchung: Man fühlt den Steiß im Gebärmuttergrund, den Kopf oberhalb der Schoßfuge, den Rücken in der linken Seite der Mutter, die kleinen Teile rechts oben neben dem Steiß. Die Herztöne werden links von der Mittellinie unterhalb des Nabels am deutlichsten wahrgenommen (s. Fig. 51).

Innere Untersuchung: Der vorliegende Schädel wird erkannt an seiner Härte und Rundung, den Nähten und Fontanellen.

Beckeneingang: Pfeilnaht quer, kleine Fontanelle links seitlich.

Beckenmitte: Pfeilnaht im rechten schrägen Durchmesser, kleine Fontanelle links vorn.

Beckenausgang: Pfeilnaht im geraden Durchmesser; kleine Fontanelle unter der Schoßfuge.

Nach der Geburt des Kopfes dreht sich das Gesicht nach dem rechten Schenkel der Mutter.

Das geborene Kind trägt die Kopfgeschwulst auf dem rechten Scheitelbein. Das linke Scheitelbein ist unter das rechte geschoben.

Zweite (rechte) Hinterhauptslage.

Äußere Untersuchung: Der Steiß ist im Gebärmuttergrund, der Kopf oberhalb der Schoßfuge, der Rücken rechts, kleine Teile links oben zu tasten. Die Herztöne sind rechts unterhalb des Nabels am deutlichsten wahrnehmbar (s. Fig. 52).

Innere Untersuchung. Beckeneingang: Pfeilnaht quer, kleine Fontanelle rechts-seitlich.

Beckenmitte: Pfeilnaht im linken schrägen Durchmesser, kleine Fontanelle rechts-vorn.

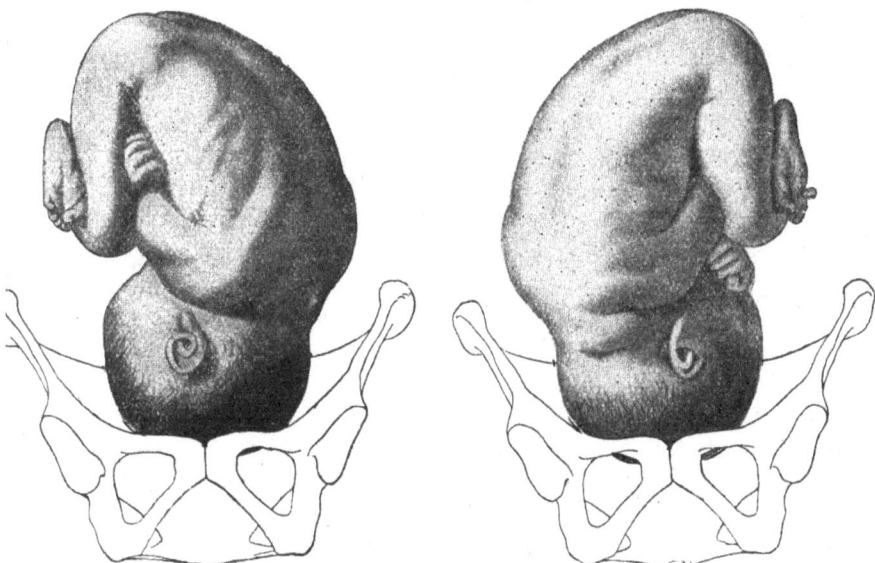

Fig. 51. Erste Hinterhauptslage. Fig. 52. Zweite Hinterhauptslage.
Nach Bumm. Nach Bumm.

Beckenausgang: Pfeilnaht im geraden Durchmesser; kleine Fontanelle unter der Schoßfuge.

Nach der Geburt des Kopfes dreht sich das Gesicht nach dem linken Schenkel der Mutter.

Das geborene Kind trägt die Kopfgeschwulst auf dem linken Scheitelbein, das rechte Scheitelbein ist unter das linke geschoben.

Erkennung und Verlauf der ersten und zweiten Schädellage, zweite Unterart.

§ 189.

Äußere Untersuchung: Befund wie bei den Hinterhauptslagen, nur mit dem Unterschiede, daß häufig der Rücken weniger deutlich zu fühlen und die Herztöne noch weiter seitlich und schwerer zu hören sind, wie es sich aus der nach hinten gerichteten Stellung des Rückens erklärt. Innere Untersuchung wie bei den ersten Unterarten mit dem Unterschiede, daß im Beginn der Geburt die große Fontanelle mehr nach vorn steht. Verlauf: In der weitaus größten Zahl der Fälle dreht sich auch bei diesen zweiten Unterarten die kleine Fontanelle nach vorn, so daß wir denselben Geburtsverlauf wie bei den ersten Unterarten beobachten.

Nur sehr selten erhält sich die zweite Unterart während des ganzen Geburtsverlaufes. In diesen seltenen Fällen dreht sich in der Beckenmitte die kleine Fontanelle nach hinten statt nach vorn und steht im Beckenausgang hinten am Steißbein statt vorn unter der Schoßfuge. Auch in diesen Fällen wird das Hinterhaupt als der vorangehende Teil zuerst geboren. Unter der Schoßfuge stemmt sich aber die Gegend der großen Fontanelle an, während das Hinterhaupt über den Damm schneidet. Alsdann macht der Kopf eine Streckbewegung, so daß das Gesicht unter der Schoßfuge hervortritt. Dies ist der Verlauf der Geburt in der sogenannten hinteren Hinterhauptslage.

Die Leitung der regelmäßigen Geburt durch die Hebamme.

§ 190.

Verhalten der Hebamme bei der Geburt. Die Geburt ist ein natürlicher Vorgang, sie bedarf keines künstlichen Eingriffes.

Die Aufgabe der Hebamme bei der Geburt ist, festzustellen, ob die Geburt eine regelmäßige ist, oder ob Abweichungen vorliegen. Erkennt sie, daß die Geburt eine regelmäßige ist, so übernimmt sie die Leitung derselben. Sie beobachtet sorgfältig den Verlauf der Geburt, sie sucht Schädlichkeiten fern zu halten und lindert die Beschwerden der Gebärenden.

Ist die Geburt keine regelmäßige, so übergibt sie die Leitung derselben einem Arzt und tritt als seine Gehilfin ihm zur Seite. Ebenso übergibt sie die Geburt einem Arzt, wenn im Verlaufe der Geburt sich Abweichungen einstellen.

Die Hebamme wird alle einzelnen Fälle, in denen sie einen Arzt zu erbitten hat, in dem Kapitel über Regelwidrigkeiten der Geburt genau aufgeführt finden.

Zuweilen wird aber von der Gebärenden oder ihren Angehörigen gewünscht, daß auch die regelmäßige Geburt von einem Arzt geleitet wird. Die Hebamme soll diesem Wunsche niemals Widerstand entgegensetzen, sondern sich ihm bereitwillig fügen.

Hat die Hebamme eine Geburt übernommen, so darf sie die Gebärende erst zwei Stunden nach Vollendung der Geburt verlassen.

§ 191.

In der Leitung der Geburt findet die Hebamme ihren wichtigsten und verantwortlichsten Wirkungskreis. Großer Segen kann durch sie gestiftet werden, ja sie wird zu einer Wohltäterin ihres Geschlechts, wenn sie ihren Beruf sachgemäß auszuüben versteht. Aber auch das schwerste Unglück kann sie herbeiführen, wenn sie mit Unkenntnis, Leichtsinn und eingebildetem Besserwissen an ihre Aufgabe geht. Die Hebamme soll im Vollbesitz der Kenntnisse dieses Lehrbuches und aller Fertigkeiten sein, dann wird sie niemals Schaden stiften. Aber zu einer guten Hebamme gehört auch, daß sie Verständnis für die Leiden der Gebärenden besitzt, erst dann wird sie eine wahre Helferin in der Not sein. Ein ruhiges Wesen, wenig Worte, aber sicheres Handeln, freundlicher Zuspruch, aber auch, wenn nötig, ernste Ermahnung sind Eigenschaften, die Vertrauen erwecken. Hastiges, lautes Benehmen, Geschwätzigkeit und Ruhmredigkeit sind Untugenden, die am Gebärbett besonders tadelnswert sind. Auch vergesse die Hebamme nie, daß der Arzt ihr an Kenntnissen und Fertigkeiten überlegen ist, sie darf daher unter keinen Umständen seine Tätigkeit und Handlungsweise direkt oder auch nur andeutungsweise herabsetzen.

— Behandlung der Gebärenden.

§ 192.

Hat die Hebamme die Leitung der Geburt übernommen, so ist ihre erste Aufgabe, Schädlichkeiten, insbesondere also die Berührung mit unreinen Händen, unsauberen Stoffen oder Unterlagen, unreinem Wasser und dergl. von der Gebärenden

— Verhütung v. Schädlichkeiten.

fernzuhalten. Sie hat bereits gelernt, **daß die furchtbarste Gefahr in der Berührung der Geburtswunden mit nicht keimfreien Händen liegt.** Nun lassen sich viele Geburten sehr gut auch ohne innere Untersuchung leiten, und es wäre ein großer Segen für die Gebärenden, wenn die innere Untersuchung und damit die größte Gefahr der Geburt überhaupt wegfallen könnte. Leider ist dies aber nicht für alle Fälle möglich, denn wenn auch die äußere Untersuchung allein sehr wertvolle Aufschlüsse gibt, so können doch in manchen Fällen ohne innere Untersuchung wichtige Abweichungen übersehen werden, die Mutter und Kind Schaden bringen.

Aufs schärfste muß aber die Unsitte verurteilt werden, die Gebärende ohne zwingenden Grund wiederholt innerlich zu untersuchen, nur um die Ungeduld oder neugierige Fragen der Gebärenden oder ihrer Angehörigen über den Stand der Geburt zu befriedigen!

Drei Regeln hat also die Hebamme genau zu beachten:

— Vorschriften f. innere Untersuchung.

1. **Die innere Untersuchung soll wegen der für die Gebärende so erheblichen Gefahr der Infektion durch die Hände der Hebamme nur in ganz dringenden Fällen und so selten wie möglich vorgenommen werden!**

2. **Muß sie vorgenommen werden, so ist es ein Verbrechen, sie ohne die gründlichste Desinfektion, welche die Hände keimfrei macht, auszuführen!** Nie und nimmer vergesse die Hebamme, daß von der Sorgfalt der Desinfektion ihrer Hände Leben und Gesundheit der Gebärenden abhängt. Wer hier nicht gewissenhaft ist, darf dem Hebammenstande nicht angehören!

3. **Ist die Hebamme unglücklicherweise mit ansteckenden Stoffen in Berührung gekommen und muß sie sogleich darauf eine Geburt leiten, so soll sie trotz sorgfältiger Desinfektion der Hände und Instrumente und Reinigung ihres Körpers sich auf die äußere Untersuchung beschränken.** Erscheint ihr die innere Untersuchung aber doch nötig, so erbitte sie einen Arzt. Über diese sogenannten **Notfälle** siehe näheres § 482 a.

— Vorbereitung beim Ruf zur Geburt.

§ 193.

Ist die Hebamme zur Geburt gerufen, so folge sie dem Rufe stets möglichst rasch. Sie bekleidet sich mit einem Waschkleide, das kurze oder wenigstens emporstreifbare Ärmel besitzt, schneidet sich dann die Nägel beider Hände möglichst kurz und wäscht sich noch in ihrer Wohnung gründlich die Hände. Dann nimmt sie ihre Tasche mit Geräten, die stets gerüstet bereit liegen muß, und begibt sich zur Gebärenden.

§ 194.

Die Tasche muß folgende Gerätschaften und Mittel enthalten: — Hebammentasche.

1. Eine reine weiße Schürze, die vom Hals an den ganzen Körper und die Oberarme bedecken soll. Handtücher und Schürze dürfen, wenn sie gebraucht sind, nicht in die Gerätschaftstasche gelegt werden, sondern bleiben gesondert.
2. Ein Thermometer zum Messen der Körperwärme und ein Badethermometer (beide nach Celsius).
3. Eine Sanduhr zum Pulszählen (Pulszähler), sofern die Hebamme nicht eine Sekundenuhr besitzt.
4. Ein Stück Seife in einer Büchse zum Reinigen der Hände und Arme.
5. Eine große Wurzelbürste zum Waschen der Hände mit eingebranntem Wort „Seife", eine kleinere für die Desinfektion der Hände mit eingebranntem Wort „Kresolseife". Jede Bürste befindet sich in einem bezeichneten Beutel von wasserdichtem Stoff. Die Bürsten dürfen niemals vertauscht werden und sind vor dem Gebrauche durch Auskochen keimfrei zu machen.
6. Einen Nagelreiniger von Metall. Wird durch Auskochen keimfrei gemacht.
7. Eine Schere mit aufgebogenen und abgerundeten Spitzen zum Kürzen der Schamhaare. Wird durch Auskochen keimfrei gemacht.
8. Zwei reine, nach dem letzten Waschen noch nicht gebrauchte Handtücher.
9. Eine Flasche mit mindestens ¾ Liter 70% Alkohol (Brennspiritus s. § 115).
10. Eine Flasche mit 100 Gramm Kresolseife mit der deutlichen und haltbaren Aufschrift „Vorsicht! Kresolseife! Nur gehörig verdünnt und nur äußerlich zu gebrauchen." Die Kresolseife ist stets unter Verschluß zu halten.

11. Ein Glasgefäß zum Abmessen mit Marken für je 5, 10, 15, 20 und 40 Gramm.
12. Zwei Päckchen Wundwatte mit je 50 Gramm.
13. Eine Spülkanne (Irrigator) von mindestens 1 Liter Gehalt, die mit einer Marke zur Abmessung von ½ Liter versehen ist. Hierzu 2 Schläuche. Der eine ist rot und wird zu Ab- und Ausspülungen der Geschlechtsteile benutzt. Der andere ist schwarz, dient zu Einläufen in den After, und wird in einem besonderen Behälter aufbewahrt. Die Schläuche werden desinfiziert durch Einlegen in Kresolseifenlösung.
14. Ein gläsernes Scheidenrohr für den roten Schlauch. Ein gläsernes Afterrohr für den schwarzen Schlauch. Beide Rohre sind durch Auskochen keimfrei zu machen.
15. Einen Katheter von Neusilber. Er ist vor jedem Gebrauch 15 Minuten lang auszukochen und bleibt in dem abgekochten Wasser oder in $1^{1}/_{2}\%$ Kresolseifenlösung bis zum Gebrauch liegen.
16. Ein Hörrohr zum Hören der kindlichen Herztöne.
17. Eine Nabelschnurschere (Schere mit abgerundeten Spitzen). Sie ist durch Auskochen zu desinfizieren.
18. Schmales, ½ Zentimeter breites, weißes Leinenband zum Unterbinden der Nabelschnur (Nabelband). Es soll in einem sauberen, gläsernen oder metallenen Behälter aufbewahrt werden. Vor dem Gebrauch ist das Nabelband auszukochen.
19. Ein Bandmaß mit Zentimetereinteilung in einer kleinen Blechdose.
20. Eine Kornzange zum Entfernen der Vorlagen und Unterlagen im Wochenbett.
21. Ein dunkelfarbiges Tropfglas mit 5 Gramm einer 1% Höllensteinlösung mit Aufschrift. Die Lösung ist monatlich darauf zu prüfen, ob sie sich getrübt hat. Sobald sie sich trübt, ist sie zu erneuern. Über die monatlich stattgefundene Prüfung oder Erneuerung der Höllensteinlösung ist ein jedesmaliger Vermerk unter Angabe des Datums im Tagebuch zu machen (etwa am Rande des Buches mit den Worten „Höllensteinlösung geprüft" oder „Höllensteinlösung erneuert am 15. V. 1920").

22. Zwei je 6 sterile Jodoformwattekugeln mit Faden (Tampons) enthaltende Blechbüchsen, deren übergreifende Deckel an den Verschlußrändern mit breiten Papierstreifen fest überklebt sind. Jede Büchse wird erst unmittelbar vor dem Gebrauch geöffnet. Die Tampons werden aus ihr mit keimfreien Händen genommen. Bei jedem Gebrauch ist stets eine neue Büchse anzubrechen. Die Büchsen sind in den Apotheken erhältlich.
23. Zwei nahtlose dünne Gummihandschuhe (für beide Hände anwendbar, Größe Nr. 3), erhältlich beim Instrumentenhändler. Sie sind durch Auskochen zu desinfizieren und werden vor dem Gebrauch in die 1½% Kresolseifenlösung gelegt. Vor dem Überziehen über die desinfizierte Hand füllt man jeden Gummihandschuh mit Kresolseifenlösung, prüft, ob er unverletzt ist, und zieht ihn dann über die Hand. Jeder Handschuh wird in einem kleinen Beutel von Leinwand mitgeführt.

Stößt die Hebamme bei der Anschaffung oder Ergänzung dieser aufgeführten Geräte und Mittel auf Zweifel oder Schwierigkeiten, so wende sie sich dieserhalb an den Kreisarzt.

§ 195.

Ist die Hebamme bei der Gebärenden angekommen, so soll ihre erste Frage dahin gehen, ob das Vorwasser bereits abgeflossen sei. Wird die Frage bejaht, so mache sie alle Zurüstungen schnell, stelle Temperatur und Puls fest und desinfiziere sich sofort, da sie sonst von der Geburt überrascht werden könnte. — Befragen der Gebärenden.

Meist wird indessen die Hebamme die Gebärende im Beginn der Eröffnungszeit übernehmen, wenn das Fruchtwasser noch nicht abgeflossen ist. Dann handle sie so, wie in den folgenden Paragraphen vorgeschrieben wird.

§ 196.

Zunächst fragt sie die Frau, ob sie Erst- oder Mehrgebärende ist und in welchem Alter sie steht. Sie erkundigt sich, wie sie sich als Kind und in den Entwickelungsjahren befunden hat und wann sie laufen gelernt hat. Ist sie eine Mehrgebärende, so soll der Verlauf der früheren Geburten ermittelt werden, ob Kunsthilfe angewandt wurde, ob die Kinder lebend oder tot geboren wurden. Dann erfragt sie die Zeit der letzten Regel und erkundigt sich, wie die Frau sich in dieser Schwangerschaft befunden hat. Endlich wird der erste Eintritt der Wehen und ihre Stärke ermittelt. — Befragen der Gebärenden.

§ 197.

— Die wichtigsten Vorbereitungen f. d. Geburt.

Nach dieser Erkundigung oder schon während derselben stellt sich die Hebamme ihren Desinfektionsapparat auf: die Schalen mit Wasser und Alkohol, legt in die betreffenden Schalen die dahin gehörenden Bürsten und bereitet die $1^1/_2 \%$ Kresolseifenlösung. Eine weitere Schale gebraucht sie zum Reinigen der Geschlechtsteile der Frau.

Nunmehr führe sie die vorschriftsmäßige Waschung ihrer Hände aus. Vor jeder neuen Waschung der Hände ist das Waschwasser zu erneuern!

Sodann folgt die äußere Untersuchung.

Hierauf erhält die Kreißende einen reichlichen Einlauf zur Entleerung des Mastdarms. Dieser Einlauf ist stets zu geben, auch wenn kurz vorher ein Stuhlgang erfolgt ist, ja sogar wenn Durchfall besteht; denn der Einlauf soll den Mastdarm leermachen, da sonst während der Austreibung dauernd Kot ausgepreßt wird und eine Infektionsgefahr eintritt. Die Entleerung des Darms darf in keinem Fall auf einem Abtritt, sondern soll auf einer Bettschüssel (Unterschieber), im Notfall auf einem Nachttopf oder einem Eimer erfolgen. Bei dem Stuhlgang soll auch der Urin entleert werden. Der After ist nach der Entleerung sorgfältig mit Watte zu reinigen.

Dann werden die Schamhaare mit der dazu bestimmten Schere (§ 194 Nr. 7) möglichst kurz abgeschnitten, darauf die Geschlechtsteile und ihre Umgebung (Innenseiten der Oberschenkel, Unterbauch bis zum Nabel) gründlich abgeseift, mit warmem Wasser und mit Kresolseifenlösung abgespült und mit einem Wattebausch abgetrocknet. Steht ein warmes Bad zur Verfügung und ist die Geburt noch im Beginn, so bringe man die Frau in das Bad und seife in ihm die Geschlechtsteile und ihre Umgebung ab. Dann erhält die Frau reine Leibwäsche.

Nunmehr schreitet die Hebamme zur Desinfektion ihrer Hände, wie sie ihr zur Gewissenssache gemacht ist (s. § 113), und **führt, falls sie die Kindeslage und den Stand der Geburt nicht schon durch die äußere Untersuchung erkannt hat,** mit nassen Händen die innere Untersuchung aus.

§ 198.

— Äußere Untersuchung.

Die äußere Untersuchung an der Gebärenden ist dieselbe wie bei der Schwangeren (s. § 144). Sie ermittelt mit den be=

kannten Handgriffen den Stand des Gebärmuttergrundes, die Lage des Kindes und merkt sich besonders genau den Ort der deutlichsten Wahrnehmung der kindlichen Herztöne. Der vierte Handgriff wird sorgfältig angewandt, um zu erfahren, ob und wie tief der Kopf bereits in das Becken eingetreten ist. So erkennt sie durch die äußere Untersuchung die Lage des Kindes, sein Leben, den Tiefstand des Kopfes.

Hat die Hebamme die Kindeslage und den Stand der Geburt nicht schon durch die äußere Untersuchung erkannt, so folgt **dann die für die Gebärende wegen der drohenden Infektion durch die Hände der Hebamme immer sehr gefährliche innere Untersuchung. Die gründlichste Desinfektion mit Alkohol und Kresolseifenlösung geht ihr, wie vorgeschrieben, voraus** (s. § 113 Nr. 5). Sie untersucht mit der nassen Hand, die soeben aus der Kresolseifenlösung kommt. Bei der inneren Untersuchung der Gebärenden ermittelt sie: 1. Die Größe des Muttermundes und die Beschaffenheit seiner Ränder. 2. Ob die Blase noch steht. Ob die noch stehende Blase in der Wehenpause schlaff oder gespannt ist, ob viel oder wenig Fruchtwasser vorhanden ist. 3. Ob ein Teil und welcher im Muttermund vorliegt, und wie tief er bereits getreten ist. Den Schädel erkennt sie sicher nur an seiner Härte und Rundung, an Nähten oder Fontanellen.

Innere Untersuchung.

Liegt der Schädel fest vor, so ist die Geburt zunächst als eine regelmäßige zu betrachten.

Ist die Blase gesprungen, so wird sie die Nähte und wenigstens eine Fontanelle deutlicher fühlen und den Verlauf der Pfeilnaht bestimmen können. Fühlt sie z. B. vorn links die kleine Fontanelle, so wird sie nach hinten und rechts die Pfeilnaht verfolgen, bisweilen auch die große Fontanelle erreichen können. Sie weiß dann, daß eine erste Schädellage vorliegt. Bei stehender Blase nach Nähten und Fontanellen zu suchen, ist wegen der damit verbundenen Gefahr der vorzeitigen Blasensprengung unstatthaft.

Aber auch den Tiefstand des Kopfes im Becken muß sie bestimmen können. Je mehr sie hinten vom Kreuzbein und vorn von der Hinterfläche der Schoßfuge abtasten kann, um so höher steht der Kopf noch. Am besten kann die Hebamme den Stand des Kopfes zum Becken beurteilen, wenn sie während der inneren Untersuchung gleichzeitig mit der anderen Hand den Kopf oberhalb der Schoßfuge durch die Bauchdecken tastet. Verkehrt ist es, zu glauben, daß der Kopf immer tief steht, wenn man ihn bei der inneren Untersuchung leicht erreicht, es kann z. B. eine große Kopfgeschwulst bestehen, die schon im Beckenausgang fühlbar ist, während der Hauptteil des Kopfes noch über dem Becken steht. Kann sie nichts mehr vom Kreuzbein und der Hinterfläche der Schoßfuge abtasten und steht die kleine Fontanelle fast hinter der Schoßfuge, so steht der Kopf im Beckenausgang.

Besteht eine Kopfgeschwulst, so fühlt sich der im Muttermund liegende Abschnitt des Kopfes weich und teigig an. Sie umkreise dann mit dem untersuchenden Finger die weiche Stelle und wird dann auch harte Teile, Nähte und Fontanellen fühlen, wenn der Kopf wirklich der vorliegende Teil ist. Gelingt es ihr nicht, die harten glatten Schädelknochen zu erreichen, so denke sie an Steißlage. Kann sie diese Zweifel nicht durch die Untersuchung beseitigen, so erbitte sie einen Arzt.

Nach Beendigung der Untersuchung prüfe sie ihren Finger, ob er mit Schleim, Blut oder Kindspech bedeckt ist. Dann werden die Hände sorgfältig gewaschen, mit Kresolseifenlösung abgebürstet und an einem reinen Handtuch abgetrocknet.

Die **innere Untersuchung kann und sollte möglichst unterlassen werden,** wenn die Hebamme die Gebärende etwa 8 bis 14 Tage vor der Geburt innerlich untersucht hatte und alles regelmäßig, insbesondere den Kopf feststehend, gefunden hatte.

§ 199.

— Beobachtung d. Wehen.

Schon während der Erkundigung oder bei der äußeren Untersuchung hatte die Hebamme Gelegenheit, die Wehen zu beobachten, ob sie stark, ob sie häufig sind, oder ob die Frau vielleicht schon mitpreßt.

§ 200.

— Regelwidrigkeit der Geburt. Arzt.

Wir wiederholen: Hat die Hebamme durch das Ergebnis der Untersuchung ermittelt, daß die Geburt eine regelmäßige ist, so übernimmt sie selbst die Leitung der Geburt. Hat sie dagegen Regelwidrigkeiten entdeckt, oder ist sie sich über die Lage des Kindes nicht klar geworden, so muß sie sofort den Arzt verlangen.

§ 201.

— Unterlassen wiederholter innerer Untersuchung.

Hat die Hebamme durch die Untersuchung alles gut gefühlt, hatte sie sich auch überzeugt, daß der Kopf fest im Becken stand, so ist **eine zweite innere Untersuchung überhaupt nicht mehr** nötig und darf deshalb keinesfalls, auch nicht auf Verlangen der Gebärenden oder ihrer Angehörigen, vorgenommen werden. An den Preßwehen erkennt die Hebamme die Austreibungszeit, an der Wölbung des Dammes den beginnenden Durchtritt des Kopfes. Dagegen soll die völlig unschädliche äußere Untersuchung öfter wiederholt werden.

§ 202.

— Besonderes bei innerer Untersuchung.

Die Hebamme sei noch auf einige Vorsichtsmaßregeln bei der inneren Untersuchung aufmerksam gemacht. Niemals darf der untersuchende Finger stark gegen die Fruchtblase gedrückt werden. Sie könnte sonst vorzeitig springen, wodurch die Geburt verzögert und Mutter und Kind gefährdet würden. Niemals darf sie etwa den Muttermund mit dem Finger dehnen, um die Geburt befördern zu wollen. Es wäre das ein großer Fehler. Die Dehnung befördert nämlich nicht die Geburt, sondern erzeugt im Gegenteil regelwidrige, krampfartige Wehen und infiziert auch möglicherweise die Gebärende. Endlich hüte sie sich, den noch beweglich vorliegenden Teil aus dem Beckeneingang fortzudrängen.

Erfolgt die innere Untersuchung nach dem Blasensprung, so wird die Hebamme an dem von der Eihaut entblößten und von der Kopfgeschwulst noch nicht bedeckten Kopf Nähte und Fontanellen gut fühlen, auch erkennen können, ob die kleine oder die große Fontanelle vorn steht. Sollte sie etwa neben dem Kopf die Nabelschnur oder einen Arm vorgefallen finden (siehe §§ 343—349), oder ist es der Hebamme überhaupt nicht gelungen, die Lage des Kindes oder den Stand der Geburt zu ermitteln, so ist eiligst ärztliche Hilfe zu erbitten.

§ 203.

— Anordnungen f. Leitung d. Geburt.

Nachdem die Hebamme sich durch die Untersuchung über die Kindeslage und den Stand der Geburt belehrt hat, trifft sie nunmehr die notwendigen Anordnungen zur Leitung der Geburt.

Im Beginn der Eröffnungszeit kann die Gebärende noch außer Bett sein, sofern die Kindslage eine regelmäßige ist und bei stehender Blase der Kopf bereits fest im Becken stand. Sie kann abwechselnd liegen, stehen, gehen, je nach der Bequemlichkeit. Bei der Wehe sucht die Gebärende gern eine Stütze. Sie setzt sich oder stützt sich auf einen Stuhl oder ergreift auch die Hände der Hebamme. Wenn die Wehen aber stärker werden, oder wenn die Hebamme bei der Untersuchung die Blase auch in der Wehenpause gespannt gefühlt hat, muß die Frau in das Bett.

Nach dem Blasensprung darf die Frau keinesfalls mehr umhergehen.

§ 204.

— Geburtsbett. Das Geburtsbett ist ein gewöhnliches Bett mit möglichst harter Matratze, damit der Steiß nicht tief einsinkt. Das Bett erhält reine Wäsche und wird so aufgestellt, daß es von beiden Längsseiten zugänglich ist. Um das Bett vor Benässung zu schützen, wird da, wo der Steiß der Gebärenden liegt, ein breites Stück wasserdichten Stoffes quer über die Matratze gelegt. Darüber kommt eine reine leinene Unterlage. Läßt sich eine wasserdichte Unterlage nicht beschaffen, so lege man der Kreißenden ein mehrfach zusammengelegtes leinenes Bettuch unter das Gesäß. Als Bettdecke dient eine wollene oder eine sogenannte Steppdecke. Federkissen sind als zu warm zu meiden.

— Gebärzimmer. Die Gebärende soll bis auf Hemd, Strümpfe und eine Jacke völlig entkleidet sein. Das Hemd wird am Rücken emporgerollt, um es vor Verunreinigung mit Fruchtwasser oder Blut zu schützen. Auch sorge man, daß das Kopfhaar geordnet und in zwei Zöpfen geflochten wird. Das Gebärzimmer soll möglichst hell, groß, luftig und nicht zu warm (17°—19° C) sein. Alle überflüssigen Personen, namentlich Kinder, sollen das Zimmer verlassen, auch Tiere, wie Hunde, sind aus ihm zu entfernen.

§ 205.

— Vorbereitungen für den Geburtsbeginn. Jetzt sorge die Hebamme für die nötigen Gerätschaften für die Geburt. In der Küche muß Feuer brennen, damit abgekochtes, warmes Wasser in größerer Menge stets zur Verfügung steht. Auch abgekochtes kaltes Wasser stelle sie sich zur Hand. Eine Anzahl reiner Handtücher, leinene Unterlagen, ein Unterschieber müssen bereit sein. Sie stelle die Badewanne für das neugeborene Kind auf und bereite einen Platz vor, auf den sie das Kind aus der Hand legen und ankleiden kann. Daneben wird die Kinderwäsche und eine Anzahl Windeln gelegt. Neben dem Bett stellt sie eine größere Schale mit $1^{1}/_{2}\%$ Kresolseifenlösung auf und legt in die Lösung einige Bäusche der Verbandwatte, um von Zeit zu Zeit die Geschlechtsteile, besonders vor einer neuen Untersuchung und beim Dammschutz, reinigen zu können. In die gleiche Schale werden die Nabelschnurschere und das Scheidenrohr nach dem Auskochen gelegt. Zugleich wird das ausgekochte Nabelband bereit gehalten. Es ist gut, wenn eine hilfeleistende Frau in der Nähe ist.

§ 206.

Die Lage der Gebärenden in der Eröffnungsperiode kann, sofern der Kopf fest steht, eine beliebige sein. Wenn der Kopf noch hoch steht, kann man den Oberkörper der Gebärenden durch ein Kopfkissen erhöhen. Die Lendenwirbelsäule neigt sich dann mehr nach vorn, und der Kopf wird besser gegen den Beckeneingang getrieben. Steht der Kindskopf schon tief, so kann man den Kopf tiefer lagern, damit der Kindskopf aus der Kreuzbeinhöhle mehr nach vorn vorrückt. — Lage der Gebärenden.

Steht der Kopf dagegen noch beweglich über dem Becken, oder zögert die kleine Fontanelle, tiefer zu treten, so gilt folgende sehr wichtige Regel. Man lagere die Frau auf die Seite, wo der Teil liegt, der in das Becken herunter und nach vorn treten soll. Ist z. B. der noch bewegliche Kopf auf die rechte Darmbeinschaufel abgewichen, so lagert man die Frau auf die rechte Seite. Haben wir erste Schädellage, zweite Unterart, steht also die kleine Fontanelle hinten, so weiß die Hebamme, daß der Geburtsverlauf ein besserer ist, wenn die kleine Fontanelle sich nach vorn dreht. Sie lagert daher die Frau auf die linke Seite, auf die Seite der kleinen Fontanelle. Umgekehrt wird sie die Frau bei zweiter Schädellage, zweiter Unterart, lagern. Bei solcher Lagerung fällt der bewegliche Grund der Gebärmutter zur Seite und mit ihm sein Inhalt, der Steiß also bei linker Seitenlagerung nach links, während der untere Abschnitt der Gebärmutter mit dem Kopf sich nach rechts bewegt. So kommt der bewegliche Kopf in das Becken, und die kleine Fontanelle rückt tiefer und dreht sich nach vorn.

§ 207.

Springt die Blase, so beachte die Hebamme die Menge und Farbe des abgehenden Wassers. Grünlich verfärbtes Fruchtwasser deutet auf Abgang von Kindspech. In solchem Fall sind die kindlichen Herztöne sorgfältig zu überwachen und ein Arzt zu benachrichtigen (s. § 355). — Blasensprung.

§ 208.

In der Austreibungszeit hat die Gebärende die Rückenlage einzunehmen und die Beine auf das Lager mit gebeugten Knien aufzustemmen, damit sie die Wehen gut verarbeiten kann. Das — Austreibungszeit.

geschieht fast stets unwillkürlich. Eine Belehrung ist nicht nötig. Ein Mitpressen in der Eröffnungsperiode hat keinen Sinn, ja ist schädlich, da dadurch die Blase springen kann und die Frau sich unnötig erschöpft. Die Hebamme verbiete es in dieser Zeit ernstlich. Beim Mitpressen greifen die Frauen gern nach einer Handhabe. Die Hebamme kann an den unteren Bettpfosten je ein Handtuch befestigen und die Enden der Kreißenden in die Hand geben. Durch häufige Anwendung des dritten und vierten Handgriffs bei der äußeren Untersuchung kann die Hebamme das Tieferrücken des Kopfes in das Becken gut verfolgen.

Weiter achte die Hebamme auf die Harnblase. Da mit dem Stuhlgang nach dem Einlauf im Beginn der Geburt auch der Harn entleert ist, so findet zunächst eine stärkere Füllung der Blase nicht statt. Später sieht man aber oft die gefüllte Blase sich deutlich an der Unterbauchgegend von der Gebärmutter abheben. Die Frau muß dann unbedingt den Harn lassen. Gelingt es nicht, so muß die Hebamme vorschriftsmäßig den Katheter anwenden (s. § 92). Eine stärkere Füllung der Blase erzeugt Wehenschwäche.

Nahrung begehrt die gebärende Frau gewöhnlich nicht. Der im weiteren Geburtsverlauf oft lebhafte Durst wird durch Wasser, Milch oder Kaffee gestillt. Währt die Geburt sehr lange, so ist ein Reizmittel, wie Fleischbrühe oder Wein in Wasser, sehr wohltätig.

§ 209.

Allgemeinzustand der Gebärenden.

Niemals soll der Allgemeinzustand der Gebärenden vernachlässigt werden. Alle Erstgebärenden klagen schließlich über Erschöpfung und ersehnen das Ende der Geburt. Dies ist kein Grund zur Sorge. Guter Zuspruch muß helfen. „Je stärker die Wehen, um so schneller kommt die Erlösung." „Je länger die Eröffnungszeit, um so kürzer dauert die Austreibungszeit." Durch solche und ähnliche Aussprüche suche die Hebamme der Kreißenden Trost zu spenden. Auch durch kleine Handgriffe kann sie die Beschwerden der Gebärenden erleichtern. Sie kann in der Seitenlage der Frau während der Wehe die Kreuzgegend mit der Hand stützen. Sie nehme die Hände der Gebärenden, die bei der Wehe gern eine Stütze suchen. Sie kann, wenn nicht eine bestimmte Lage notwendig ist, abwechselnd Seiten- und Rückenlage einnehmen lassen.

Tritt in einem Bein ein Wadenkrampf ein, so fasse sie den Fuß an der Sohle mit der vollen Hand und biege ihn nach aufwärts gegen den Unterschenkel. Der Krampf hört dann sicher auf.

Das Messen der Temperatur gibt der Hebamme den wichtigsten Aufschluß über den Allgemeinzustand der Gebärenden. Deshalb lege sie stets nach Lagerung der Gebärenden das Thermometer ein und wiederhole alle 2 Stunden die Temperaturmessung. Steigt das Thermometer über 38, so liegt eine Regelwidrigkeit vor, und ein Arzt ist zu benachrichtigen. Je höher die Temperatur steigt, um so dringlicher ist ärztliche Hilfe notwendig.

§ 210.

Die Hauptaufgabe in der Austreibungszeit ist die wenigstens alle Viertelstunden zu wiederholende Beobachtung der kindlichen Herztöne. Die Hebamme hat bereits gelernt, daß eine dauernde Verlangsamung in der Wehenpause Erstickungsgefahr für das Kind bedeutet! — Beobachtung der kindlichen Herztöne.

§ 211.

Wenn der Kopf in der Wehe sichtbar wird, bereite sich die Hebamme zum Dammschutz vor, indem sie die Gebärende in bestimmter Weise lagert und sich vorschriftsmäßig desinfiziert. Beim Durchtritt des Kopfes durch die enge Schamspalte kommt es besonders bei Erstgebärenden leicht zu einer Zerreißung des Dammes (Dammriß). Um den Riß zu verhindern oder wenigstens seine Ausdehnung zu beschränken, üben wir den Dammschutz aus. Der Kopf soll langsam mit seinem kleinsten Umfang durch die Schamspalte treten. Der kleinste Umfang tritt aber in die Schamspalte, wenn zuerst das Hinterhaupt unter der Schoßfuge und dann erst das Vorderhaupt über den Damm geboren wird, denn dann tritt der Kopf mit dem kleinen schrägen Durchmesser (9,5 cm) durch. Die Hebamme kann den Dammschutz in der Seitenlage oder in der Rückenlage ausführen. — Dammschutz.

1. Seitenlage. Die Frau wird auf den Rand des Bettes in die Seitenlage gebracht mit gebeugten Knien, so daß der Steiß der Frau dicht am Bettrand liegt. Ein Kissen wird zwischen die Schenkel gelegt. Die Hebamme desinfiziert sich die Hände noch einmal mit Kresolseifenlösung. Der Damm wird sodann mit Watte und Kresolseifenlösung gereinigt. Jetzt tritt die Hebamme hinter den Rücken der Frau, schiebt den einen Arm zwischen den Schenkeln der Frau von vorn her durch, legt die Fingerspitzen auf den geborenen Teil des Hinterkopfes und drückt ihn während einer Wehe nach hinten in der Richtung gegen den Damm. Hierdurch

befördert man die Geburt des Hinterhauptes und verhindert ein zu schnelles Vorrücken des Kopfes. Die andere Hand liegt gespreizt mit der Handfläche am Damm, die Finger nach der einen, der Daumen nach der anderen Seite gerichtet, so daß das Schamlippenbändchen frei bleibt. Diese Hand hält während der Wehe das Vorderhaupt zurück, ohne einen stärkeren Druck auszuüben. Jetzt wird der Gebärenden während der Wehe alles Pressen verboten, und

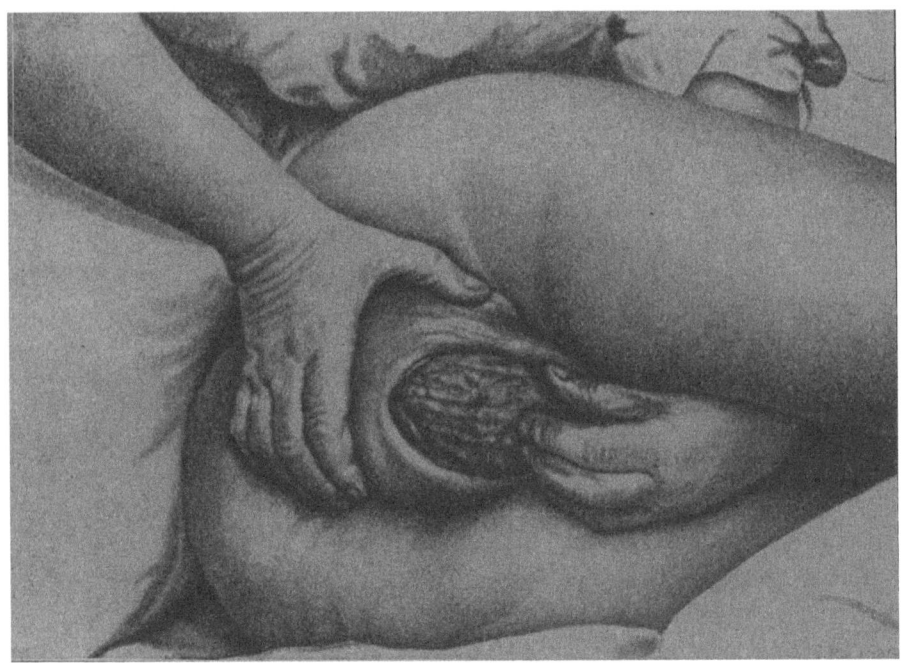

Fig. 53. Dammschutz in Seitenlage.
Nach Leopold-Zweifel.

man läßt den Kopf langsam vorrücken. Man sieht, wie der Damm sich immer mehr dehnt und sich verdünnt. Ist endlich das Hinterhaupt ganz geboren, so schneidet das Vorderhaupt über den Damm. Hierbei kann leicht ein Dammriß eintreten. Man läßt in diesem Augenblick die Frau rasch aus- und einatmen oder laut zählen, damit sie nicht pressen kann, schiebt das Schamlippenbändchen etwas zurück und läßt den Kopf langsam über den Damm treten (s. Fig. 53).

2. **Rückenlage.** Die Gebärende liegt auf dem Rücken, die Beine sind gespreizt, die Knie gebeugt und die Füße auf das Lager aufgestellt. Unter die Lendenwirbelsäule wird ein Rollkissen gelegt. Im übrigen ist die Handhabung des Dammschutzes die gleiche wie bei der Seitenlage (siehe Figur 53a). Die Seitenlage hat folgende Vorteile. Die Gebärende kann in Seitenlage weniger pressen. Der Damm wird besser übersehen, und die Frau wird weniger entblößt. Liegt die Frau in Seitenlage am Rand des Bettes, so können alle Teile, mit Ausnahme des unteren Teiles des Gesäßes und der oberen Partie der Oberschenkel

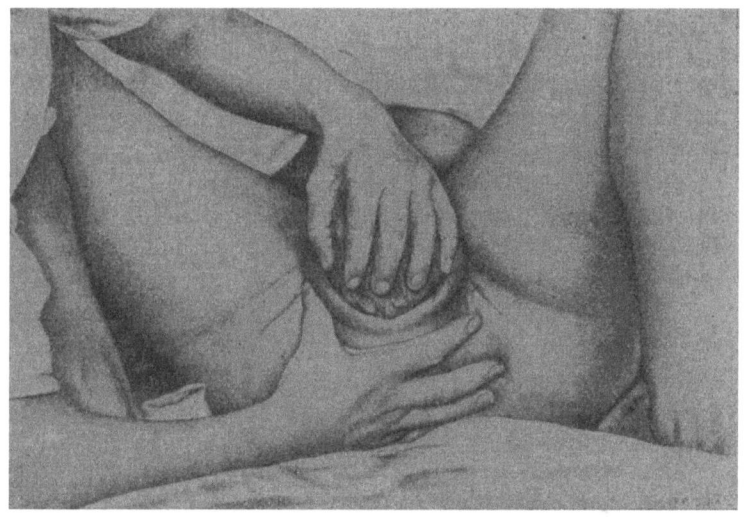

Fig. 53a. Dammschutz in Rückenlage.
Nach Leopold-Zweifel.

bedeckt bleiben. Die Rückenlage hat die Vorteile, daß sie ohne Hilfspersonen leichter herzustellen ist und daß während der Zeit des Dammschutzes die Herztöne besser zu überwachen sind.

Während des Dammschutzes wäscht die Hebamme öfter den Damm in einer Wehenpause mit Watte und Kresolseifenlösung ab.

Zum Schutze des Dammes läßt sich auch der sogenannte **Hinterdammgriff** anwenden. Wenn der Kopf den Damm schon stark vorgewölbt hat, kann man zwischen After und Steißbeinspitze durch den sehr verdünnten Damm die Stirn und das Kinn des Kindes durchfühlen. Während nun die eine Hand den

Hinterkopf während der Wehen nach hinten drängt, damit er nicht zu schnell vortritt, kann die andere Hand in der Wehenpause durch einen Druck auf die Stirn des Kindes das Zurückweichen des Kopfes verhindern, ja ihn durch einen kräftigeren Druck weiter vorschieben. Man kann diesen Hinterdammgriff dann mit Nutzen anwenden, wenn eine Beschleunigung der Geburt notwendig erscheint, also die Herztöne langsam geworden sind und Kindspech abgeht. Sonst ist der gewöhnliche Dammschutz zu bevorzugen.

§ 212.

— Durchtritt des Kopfes.
Nachdem der Kopf geboren ist, müssen Mund- und Nasenöffnungen des Kindes freiliegen, damit das Kind sofort atmen kann; der Mund muß sofort mit einem in abgekochtes Wasser getauchten Wattebausch ausgewischt werden, damit der etwa im Munde befindliche Schleim noch vor dem ersten Atemzug entfernt wird. Wenn nach dem Durchtreten des Kopfes sich eine Um-

— Nabelschnurumschlingung.
schlingung der Nabelschnur zeigt, so lockere die Hebamme die Schlinge so weit, daß die Schultern durchtreten können. Dann wischt sie mit einem in abgekochtes Wasser getauchten Wattebausch die Augenlider ab. Man wischt dabei von dem äußeren Augenwinkel zum inneren. Ist der Dammschutz in der Seitenlage gemacht worden, so wird nunmehr die Gebärende wieder in die Rückenlage gebracht.

Niemals darf die Hebamme an dem Kopf des Kindes ziehen. Die weitere Austreibung überlasse sie den Wehen. Verzögert sich dieselbe etwas, so fordert sie die Gebärende auf, zu pressen, oder regt durch Reibungen der Gebärmutter eine Wehe an. Beim

— Durchtritt der Schultern.
Durchtritt der Schultern drücke sie auf den Damm, damit die vordere Schulter dicht unter dem Schambogen das Becken verläßt. Es könnte sonst die hintere Schulter noch einen Dammriß erzeugen oder einen schon bestehenden vergrößern.

§ 213.

— Entwicklung der Schultern.
Sollten die geschilderten Maßnahmen nichts nützen und die Geburt der Schultern länger dauern, so fasse die Hebamme den Kopf mit beiden Händen und drücke ihn vorsichtig nach hinten, damit die vordere Schulter leichter unter die Schoßfuge tritt. Gelingt dies indessen auch nicht, so entwickelt sie das Kind an den Schultern. Sie hakt mit dem Zeigefinger in die nach vorn gelegene Achselhöhle des Kindes und zieht zunächst etwas nach unten und dann

nach vorn. Sobald die vordere Schulter unter der Schamfuge erscheint, wird der Zeigefinger der anderen Hand vom Rücken her in die hintere Achselhöhle eingeführt und nun durch Zug an beiden Schultern der Rumpf entwickelt.

Der Regel nach werden die Schultern ohne alle Hilfe geboren. Das geborene Kind wird mit dem Gesicht nach oben zwischen die Schenkel der Mutter gelegt. Dabei soll die Nabelschnur weder gezerrt noch gedrückt werden. Konnte die Hebamme, weil nach dem Kopf der Rumpf sofort nachfolgte, die Augenlider des Kindes noch nicht abwischen, so tue sie es jetzt möglichst noch vor dem Augenaufschlag. Nach der Geburt des Kindes besichtigt die Hebamme den Damm. **Bei jedem Dammriß ist ein Arzt zuzuziehen.**

§ 214.

Die Hebamme faßt nunmehr auf die Gebärmutter und prüft ihre Verkleinerung und Erhärtung. Dann folgt die Abnabelung. Sie soll bei lebensfrischem Kinde nicht sogleich nach der Geburt vorgenommen werden, sondern erst, nachdem sie die Nabelschnur nicht mehr klopfen fühlt, worüber 3—5 Minuten vergehen, denn in dieser Zeit gelangt noch Blut aus dem Mutterkuchen in das Kind. — Abnabelung d. Kindes.

Durch zeitweises Anfassen der Schnur überzeugt sich die Hebamme von dem allmählichen Schwinden des Pulses. Die Abnabelung besteht in zweimaliger Unterbindung der Nabelschnur. Sie nimmt ein Nabelband und schlingt es etwa zwei Querfinger breit vom Nabel des Kindes entfernt um die Nabelschnur und bindet unter kräftigem Anziehen des Bandes einen Knoten. Nach der ersten Knotung wird das Band nach der anderen Seite des Nabelstrangs herumgeführt und hier ein zweiter Knoten geknüpft, auf den dann eine Schleife gesetzt wird. Dann folgt die zweite Unterbindung. Zwei Querfinger breit von dem ersten Bande nach der Mutter zu schlingt sie ein zweites Band um die Schnur und bindet einen doppelten Knoten mit ihm. Dann nimmt sie die Nabelschnurschere und durchschneidet die Nabelschnur zwischen den beiden unterbundenen Stellen. Während sie schneidet, muß die Schere von der anderen Hand völlig gedeckt gehalten werden, damit das lebhaft sich bewegende Kind nicht verletzt wird.

Das erste Band wird gelegt, damit das Kind sich aus der durchschnittenen Nabelschnur nicht verblutet, was bei nachlässiger Unterbindung sich schon oft ereignet hat. Die zweite Unterbindung hält das kindliche Blut in dem Mutterkuchen zurück. Er bleibt dann voller und löst sich leichter. Auch könnte in der Gebärmutter noch ein zweiter Zwilling vorhanden sein, der sich aus der Nabelschnur des ersten Kindes verbluten könnte. Das abgenabelte Kind wird nun in eine Windel geschlagen und auf den neben der Badewanne stehenden Tisch gelegt oder einer verständigen Gehilfin übergeben. Die Hebamme hat jetzt bei der Gebärenden zu tun.

§ 215.

— Überwachung des Zustandes der Frau nach der Geburt. Nunmehr prüft die Hebamme durch vorsichtiges Auflegen der Hand, ohne zu drücken, ob die Gebärmutter, wie es sich gehört, hart ist, in der Höhe des Nabels steht und ob viel Blut abgeht. Dann legt sie die Gebärende trocken, indem sie eine neue reine Unterlage unterschiebt, läßt sie die Beine strecken und sorgt für warme Bedeckung.

§ 216.

Findet sie alles in guter Ordnung, so überzeugt sie sich, ob die Nabelschnur des Kindes gut unterbunden ist. Besonders bei sulzreicher Nabelschnur kommt es vor, daß die Unterbindung sich lockert und Blutungen entstehen; die Unterbindung ist dann nochmals nachzuziehen Das Kind ist an einem sicheren Ort, warm zugedeckt, hinzulegen. Die Hebamme soll sich dann zunächst nicht weiter mit dem Kind beschäftigen, sondern ihre ganze Aufmerksamkeit der Mutter widmen. Sie soll dabei sorgfältig den allgemeinen Zustand der Frau, die Wehentätigkeit und den Stand des Gebärmuttergrundes überwachen. Was der Nachgeburtszeit immer droht, sind Blutungen. Ist eine verständige Wärterin anwesend, so kann man ihr das Kind übergeben. Nur für den Fall, daß das Kind scheintot ist, muß die Hebamme sich sofort mit ihm beschäftigen, darf aber auch dann die Gebärende nicht aus den Augen verlieren.

§ 217.

— Austreibung der Nachgeburt. Allmählich wird sich nun die Nachgeburt durch die Nachgeburtswehen gelöst haben. Die Nachgeburtswehen bereiten der Gebärenden zuweilen Schmerzen, bei manchen Frauen stellen sie sich aber fast ohne jede Empfindung ein. Es ist zweckmäßig, daß die Hebamme sich von Zeit zu Zeit durch vorsichtiges Betasten von dem Zustand der Gebärmutter überzeugt. Sie erkennt die Lösung und den Austritt der gelösten Nachgeburt aus dem Gebärmutterkörper an dem weiteren Heraustreten der Nabelschnur aus der Schamspalte und an dem harten und abgeplatteten Gebärmuttergrunde, der dem infolge Tiefertretens der Nachgeburt vorgewölbten Gebärmutterhals aufsitzt. Ein stärkeres Emporsteigen ihres Grundes würde eine innere Blutung bedeuten können, wenigstens wenn die Gebärmutter sich zugleich weich und kugelig anfühlt. Die Nachgeburt wird in den allermeisten Fällen innerhalb ½ Stunde nach Geburt des Kindes von selbst geboren, wenn alles vielgeschäftige, häufige derbe Zufassen oder Drücken der Gebärmutter unterblieb.

Auf das Tiefertreten der Nachgeburt macht die Gebärende oft die Hebamme selbst aufmerksam, indem sie angibt, daß sie Drängen nach unten empfindet. Dann läßt die Hebamme die Beine wieder aufsetzen und pressen. Oft erscheint nun sofort die Nachgeburt in der Schamspalte. Die Hebamme faßt sie mit beiden Händen, nimmt sie vorsichtig fort, ohne die Eihäute zu zerren. Sollten die Eihäute noch festsitzen, so darf sie das Hervorgleiten derselben ohne Zug nur durch sanftes mehrmaliges Umdrehen der Nachgeburt erleichtern.

Niemals darf die Nachgeburt durch Zug am Nabelstrang herausgezerrt werden. Niemals darf sie aus der Scheide herausgenommen werden. Nur wenn sie völlig gelöst vor der Schamspalte liegt, darf sie fortgenommen werden. Die schlimmsten Blutungen und andere gefährliche Ereignisse würden sonst eintreten können.

§ 218.

Nunmehr wird das Kind gebadet. Das Badewasser soll 35 Grad Celsius warm sein. Die Temperatur des Badewassers ist stets mit dem Badethermometer zu prüfen. Es ist eine Fahrlässigkeit, nur die Hand dazu zu nehmen. In dem Badewasser, das den ganzen kindlichen Körper mit Ausnahme des Gesichtes bedecken soll, wird das Kind vom anhaftenden Kindsschleim gereinigt. Hierzu nimmt man Watte, aber niemals einen Schwamm. Ist der Körper des Kindes stark mit Kindsschleim bedeckt, so kann man ihn durch Abreiben mit Öl besser entfernen. Die Augen des Kindes sollen aber niemals mit dem Badewasser in Berührung kommen, sondern mit Watte, die in besonderes, abgekochtes Wasser getaucht ist, gereinigt werden.

Abwartung des Kindes sofort nach d. Geburt.

Nach dem Bade legt die Hebamme das Kind in eine Windel und überzeugt sich noch einmal von der richtigen Unterbindung der Nabelschnur, lockert die Unterbindungsschleife, zieht den Knoten noch einmal fest zusammen und setzt auf den ersten Knoten einen zweiten recht festen.

Das Kind wird nun auf etwaige Mißbildungen besichtigt. Weiter muß die Hebamme das Kind besonders daraufhin untersuchen, ob sich an ihm etwa irgendwelche Verkrüppelungen oder Anzeichen einer drohenden Verkrüppelung befinden (s. § 398), da die Hebamme nach den §§ 3 u. 5 des Landesgesetzes vom 6. Mai 1920 betreffend Krüppelfürsorge verpflichtet ist, jede solche Verkrüppelung oder die drohenden Anzeichen einer solchen dem Kreisarzt anzuzeigen. Ferner beachte sie besonders, ob After- und Harnröhrenöffnung regelmäßig vorhanden sind.

Nunmehr erfolgt die Anlegung des Nabelverbandes, die mit desinfizierter Hand vorzunehmen ist. Der Nabelstrang wird in einen kleinen Bausch von der Watte, welche die Hebamme mit sich führt, geschlagen, nach oben an den Leib des Kindes gelegt und mit einer etwa 4 Finger breiten Binde (Nabelbinde), die um den Leib des Kindes gewickelt wird, befestigt. Nachdem dies geschehen, messe die Hebamme das ausgestreckte Kind sowie den Kopfumfang mit dem Bandmaß und stelle, wenn eine brauchbare Wage vorhanden ist, das Gewicht des Kindes fest. Die gefundenen Zahlen sind in das Tagebuch einzutragen.

Sodann wird das Kind angekleidet. Darauf wird in jedes Auge ein Tropfen der 1% Höllensteinlösung eingeträufelt, wie im § 380 Abs. 2 beschrieben. Nunmehr wird das Kind in sein Bettchen auf die Seite gelegt. Die Bekleidung des Kindes sei warm, aber so eingerichtet, daß es seine Glieder bewegen kann; ein Hemd, ein Jäckchen, eine Windel und ein Flanelltuch sind nötig. Die Arme bleiben frei. Bei der Besorgung des Kindes beachte man, ob es kräftig schreit. Bleiben kräftige Schreie aus, oder wimmert das Kind nur von Zeit zu Zeit, so reibe die Hebamme den Rücken des Kindes mit einer Windel, oder klopfe es auf den Steiß. Es ist durchaus nötig, daß das Neugeborene in den ersten Minuten seines Lebens die Lungen gut mit Luft füllt, was durch kräftiges, wiederholtes Schreien des Kindes angezeigt wird. Ist das Kind scheintot, so mache die Hebamme sofort die Wiederbelebung, wie in den §§ 457—466 gelehrt wird.

§ 219.

Es kommt nicht selten vor, daß die Nachgeburt zwar gelöst ist, ihre Austreibung aber sich sehr verzögert, so daß 1 Stunde, ja zuweilen viele Stunden vergehen, ehe sie geboren wird. Eine solche Verzögerung ist nicht unbedenklich für die Frau. Sie kommt

— Verzögerung der Nachgeburtsaustreibung.

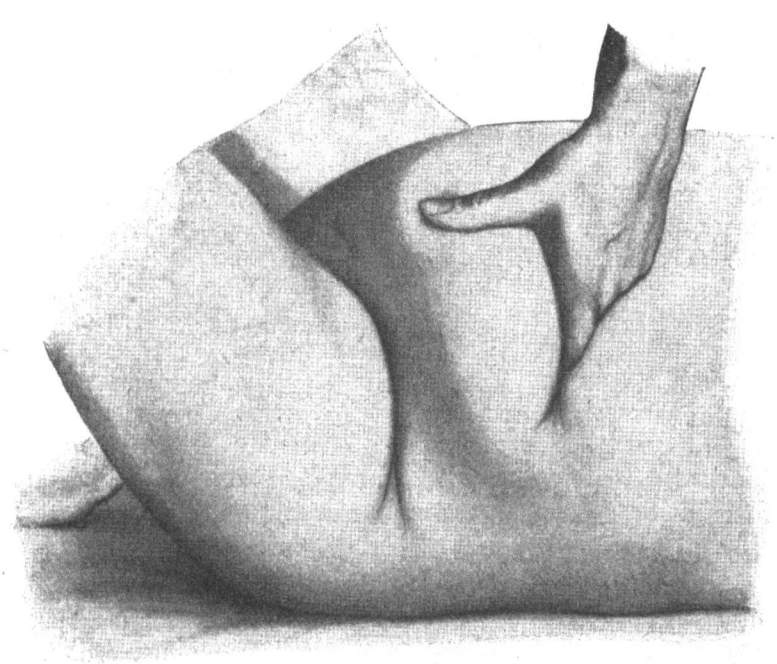

Fig. 54. Credéscher Handgriff.
Nach Hammerschlag.

nicht zur Ruhe, und die Gelegenheit zu stärkeren Blutungen bleibt bestehen, solange die Nachgeburt nicht geboren ist. Ist daher mehr als 1 Stunde nach der Geburt des Kindes verstrichen, ohne daß die Nachgeburt geboren wurde, so überzeuge sich die Hebamme zunächst, ob die oben geschilderten Zeichen der Nachgeburtslösung vorhanden sind oder nicht. Im ersteren Falle darf die Hebamme, falls sie nicht wegen Unregelmäßigkeiten (Blutungen) früher eingreifen mußte (s. § 439), den äußeren Handgriff zum Herausdrücken der Nachgeburt machen. Dieser sehr segensreiche Handgriff heißt auch der Credésche Handgriff, von dem Geburtshelfer Credé, der ihn empfohlen hat.

— Credé-Handgriff.

Er wird folgendermaßen ausgeführt. Die Harnblase wird entleert. Die Hebamme legt die Hand auf den Grund der Gebärmutter, bringt diese in die Mitte des Leibes und wartet eine Wehe ab. Verzögert sich das Eintreten einer solchen, so kann sie durch zartes kreisförmiges Reiben des Gebärmuttergrundes eine Wehe anregen. Sobald sie nun fühlt, daß die Gebärmutter hart wird und sich aufrichtet, umfaßt sie den Gebärmuttergrund mit einer oder beiden Händen, so daß sie ihn voll in die Hohlhand bekommt und der Daumen auf der vorderen Wand, die übrigen Finger an der hinteren Wand der Gebärmutter liegen. Jetzt drückt sie den oberen Teil der Gebärmutter kräftig zusammen und gegen die Kreuzbeinhöhlung hin. In der Regel erscheint jetzt schon die Nachgeburt in der Schamspalte, von wo sie, wie oben gelehrt, weggenommen wird. Reicht der erste Druck nicht aus, so wartet die Hebamme die nächste Wehe ab und wiederholt dann den Handgriff (s. Fig. 54).

Die Hebamme darf den Handgriff niemals früher als 1 Stunde nach der Geburt des Kindes ausführen. Er darf nur während einer Wehe angewandt werden. Ein Drücken auf die schlaffe Gebärmutter ist zwecklos und stiftet Schaden.

Damit der Hebamme der Handgriff nicht mißglückt, sind zwei Dinge zu beachten. Die Gebärmutter muß mit ihrem Grund in der Mitte des Leibes liegen und nicht zur Seite gesunken sein. Die Hebamme muß den Grund erst in die Mitte des Leibes schieben, ehe sie den Handgriff anwendet, sonst ist er ohne Erfolg. Die Harnblase darf nicht stark angefüllt sein. Meist sieht man schon vor der Gebärmutter die Blase, wenn sie sehr gefüllt ist, als eine kugelige Geschwulst liegen. In solchem Fall muß die Blase, falls die Frau nicht allein Urin lassen kann, erst mit dem Katheter entleert werden, ehe der Handgriff angewandt werden kann. Mißlingt der Hebamme der Handgriff, so soll sie stets an die Blase denken und den Katheter einführen. Die gefüllte Blase ist die häufigste Ursache für das Fehlschlagen des Handgriffes.

§ 220.

— Besichtigung der Nachgeburt.

Die geborene Nachgeburt wird genau untersucht. Zu diesem Zwecke legt man den Mutterkuchen mit der kindlichen Seite auf eine flache Unterlage, streift die meist auf der mütterlichen

Seite liegenden Eihäute von dieser herunter und entfernt mit der Hand etwa aufgelagerte Blutgerinnsel. Hierauf findet zuerst eine allgemeine Besichtigung der mütterlichen Seite statt; man überzeugt sich von der Unversehrtheit der Lappen und achtet darauf, daß die Oberfläche glatt und von einem grauen Schimmer (der Siebhaut) bedeckt ist. Sodann wird der Mutterkuchen in beide Hände genommen und der Rand mit seinem Übergang in die Eihäute sorgfältig untersucht, damit man die hier etwa vorhandenen Unvollständigkeiten erkennt. Rings um den Rand sollen die Eihäute, insonderheit die Zottenhaut, vorhanden sein. Fehlen die Eihäute am Rande ganz oder teilweise, so ist es leicht möglich, daß auch Teile des Mutterkuchens selbst zurückgeblieben sind. Verlaufen vom Rande des Mutterkuchens Gefäße zu den Eihäuten, welche frei endigen, so ist das Zurückbleiben eines Nebenmutterkuchens (siehe § 290) anzunehmen. Schließlich wird der Mutterkuchen auf die mütterliche Seite gelegt, die Vollständigkeit der Eihäute geprüft und der Ansatz der Nabelschnur festgestellt. Fehlt ein Stück Mutterkuchen oder ein großer Abschnitt der Eihäute, so ist ein Arzt zu benachrichtigen und die Nachgeburt bis zu seiner Ankunft aufzubewahren. Ist es der Hebamme zweifelhaft, ob der Mutterkuchen vollständig ist, so ist gleichfalls ein Arzt zu benachrichtigen.

§ 221.

Nachdem nunmehr auch die Nachgeburtsperiode beendet ist, hat die Hebamme die äußeren Geschlechtsteile zu reinigen und die Frau trocken zu legen. Sie spült die Geschlechtsteile mit abgekochtem Wasser ab, entfernt das etwa anklebende Blut mit einem Bausch reiner Watte.

— Reinigung Beobachtung der Frau nach Geburtsende.

Dann sind die übrigen beschmutzten Körperteile der Frau, wie Schenkel, Gesäß zu reinigen, die besudelte Unterlage wird gewechselt, ein Stück Watte vor die Schamspalte gelegt, die Frau mit geschlossenen Schenkeln gelagert und warm zugedeckt.

Nun überzeugt sich die Hebamme noch einmal, ob die Gebärmutter gut zusammengezogen ist, d. h. wie eine harte Kugel etwa handbreit über der Schoßfuge zu fühlen ist. Ist dies der Fall, so legt sie ein Handtuch um den Leib der Frau, zieht es fest an und vereinigt die Enden nach Art einer Bauchbinde durch Nadeln. Steht eine eigentliche Bauchbinde, die aus reinem Leinzeug bestehen soll, zur Verfügung, so ist das noch besser.

Der Regel nach kann die Entbundene das Gebärbett auch als Wochenbett benutzen, die Hebamme muß aber Benässungen der Matratze vermeiden und geschickt die Unterlagen zu wechseln verstehen. Ist aber ein zweites Bett vorhanden, so kann man die Wöchnerin in dieses hinüberheben, nachdem es vorher gut ausgerüstet und durchwärmt ist (s. § 75).

§ 222.

— Längeres Verweilen bei der Frau nach der Geburt.

Die Hebamme hat nach Ausstoßung der Nachgeburt noch 2 volle Stunden bei der Entbundenen zu bleiben. In dieser Zeit hat sie das Befinden von Mutter und Kind aufmerksam zu überwachen und bei der Mutter insbesondere auf stärkeren Blutabgang zu achten. Währenddessen soll die Hebamme auch ihre gebrauchten Instrumente reinigen und auskochen. Nunmehr beginnt das Wochenbett.

Vierter Teil.

Das regelmäßige Wochenbett.

Erklärung des Wochenbettes.

§ 223.

Wochenbett (Kindbett) nennen wir die Zeit von der Beendigung der Geburt bis zur vollständigen Rückbildung und Wundheilung der durch Schwangerschaft und Geburt veränderten Geschlechtsteile. Die Frau ist jetzt Wöchnerin. Das Wochenbett dauert 6 Wochen.

Wochenbett. Allgemeines.

In dem Wochenbett beginnt die Absonderung der Milch in den Brüsten, die dem neugeborenen Kinde als erste Nahrung dient. Man sagt, die Frau nährt (stillt) ihr Kind an der Brust. Das Nährgeschäft überdauert das Wochenbett und währt 9 bis 10 Monate.

Bei nichtstillenden Wöchnerinnen tritt die Regel meist nach 6 Wochen wieder ein, bei stillenden gewöhnlich sehr viel später, oft sogar erst nach Absetzen des Kindes.

Die Aufgabe der Hebamme im Wochenbett ist die Pflege der Wöchnerin und des Kindes.

Die regelmäßigen Vorgänge bei der Mutter.

§ 224.

Nach der Geburt steht die Gebärmutter fest zusammengezogen handbreit über der Schoßfuge. Diese feste Zusammenziehung leitet die Rückbildung ein. Sie preßt alle zerrissenen Blutadern besonders an der Mutterkuchenstelle fest zusammen, so daß

Rückbildung d. Gebärmutter.

in den ersten Tagen des Wochenbettes nur noch wenig Blut abgehen kann. Diese feste Zusammenziehung führt aber auch zu einer starken Schrumpfung der Muskelzellen, wodurch die Gebärmutter verkleinert wird. Unterstützt wird der Vorgang weiter durch die in den ersten 7—8 Tagen auftretenden Nachwehen. Diese sind bei Erstgebärenden sehr wenig empfindlich, werden sogar zuweilen gar nicht empfunden, während sie bei Mehrgebärenden, besonders wenn die Geburt schnell verlief, in den ersten Tagen des Wochenbettes oft schmerzhaft sein können, allerdings in viel geringerem Grade als während der Geburt. Nachwehen treten auch auf, wenn die Mutter ihr Kind an die Brust legt. Es ist daher begreiflich, daß bei stillenden Wöchnerinnen die Rückbildung der Gebärmutter rascher erfolgt als bei nichtstillenden.

— Nachwehen.

§ 225.

— Rückbildung d. anderen Geschlechtsorgane.

Auch die übrigen Geschlechtsorgane werden im Wochenbett blutärmer und bilden sich zurück. Der Muttermund klafft anfangs noch weit. Allmählich wird er enger und nach etwa 12 Tagen hat sich der Scheidenteil wieder gebildet und der innere Muttermund ist für den Finger nicht mehr durchgängig, während der äußere noch klafft und die bekannten Einrisse zeigt. Die Scheide wird wieder faltig und enger. Der gedehnte Damm gewinnt seine frühere Länge annähernd wieder. Die Bauchdecken straffen sich, bleiben aber schlaffer als vor der ersten Geburt. Die Gebärmutterbänder bilden sich langsamer zurück, weshalb die Gebärmutter in den ersten Wochen noch sehr leicht beweglich bleibt. Bei guter Schonung erlangen sie später ihre ursprüngliche Straffheit wieder.

§ 226.

— Heilung der Geburtswunden.

Mit dieser Rückbildung der Geschlechtsorgane geht nun die Heilung der durch die Geburt geschaffenen Wunden Hand in Hand. Die große Gebärmutterwunde, die durch Lostrennung des Eies in der Siebhaut, besonders an dem Sitze des Mutterkuchens, geschaffen ist, reinigt sich, wie man sagt, d. h. sie sondert blutige Flüssigkeit ab, die reichlich Zellen und anfangs auch noch kleinere Fetzen der Siebhaut enthält. Ihr mischt sich die Absonderung der frischen Wunden aus dem unteren Gebärkanal bei, so daß sich in den ersten Tagen aus der Schamspalte der Wöchnerin reichlich Flüssigkeit entleert. Man nennt sie die Wochenreinigung oder den Wochenfluß. Er ist am ersten Tage noch fast reinblutig,

Wochenfluß.

dann wird die Farbe bräunlich. Vom 5. bis 6. Tage wird er heller, mehr gelblich und geringer an Menge, vom 8. bis 10. Tage weißlich und dicklicher. Allerdings tritt meist beim Aufstehen der Wöchnerin wieder eine kleine Blutbeimengung ein, dann aber soll der Ausfluß ganz entfärbt bleiben und nach 4—6 Wochen völlig erlöschen. Je besser die Wundheilung und Rückbildung von statten geht, um so schneller entfärbt sich der Wochenfluß, um so rascher nimmt er an Menge ab. Der Ausfluß hat einen etwas faden Geruch, riecht aber niemals bei einer gesunden Wöchnerin faulig; dagegen enthält jeder Wochen=
fluß, auch der einer gesunden Wöchnerin, zahlreiche
Keime, unter denen sich oft die gefährlichsten Eiter=
spaltpilze befinden.

§ 227.

Die Verkleinerung der Gebärmutter kann man durch die Bauchdecken gut nachprüfen, da sie mit ihrem Grunde den Bauchdecken dicht anliegt. Nur wenn die Harnblase gefüllt ist, ist die Untersuchung schwierig, da die Blase sich zwischen Gebärmutter und Bauchdecken drängt und den Grund der Gebärmutter nach hinten und oben schiebt. Gut tasten kann man daher nur bei leerer Blase. Stand der Grund der Gebärmutter nach der Geburt etwa handbreit über der Schoßfuge, so findet man ihn in den nächsten 12 Stunden gewöhnlich etwas höher stehen, etwa am Nabel, dann aber sinkt er allmählich zurück. In den ersten Tagen wird bei gefüllter Harnblase die Gebärmutter oft vorübergehend wieder bis zur Nabelhöhe emporgedrängt, wobei sie zugleich nach einer Seite abweicht. Dann wird sie kleiner und kleiner, und nach dem 10.—12. Tage befindet sich der Grund meist schon im kleinen Becken, also von außen kaum noch zu tasten. Die Gebärmutter ist bei solcher Betastung völlig unempfindlich.

— Verkleinerung der Gebärmutter.

Wir haben schon erfahren, daß die durch die Geburt geschaffenen Wunden an einzelnen Teilen wie am Muttermund, dem Scheidenteil und am Scheideneingang Veränderungen hinterlassen, die sich fast durch das ganze Leben erhalten. Aber auch die Rückbildung bringt die Geschlechtsorgane nicht völlig auf ihren alten Stand zurück. Die Gebärmutter bleibt vielmehr dauernd etwas größer. Es ist das besonders merkbar bei Frauen, die vielfach geboren haben. Auch die Scheide und Schamspalte bleiben dauernd erweitert.

§ 228.

Wochenbettsverlauf.

Wundheilung und Rückbildung sind aber noch von einigen anderen Erscheinungen des Körpers begleitet, die für die Hebamme von größter Wichtigkeit sind.

Das regelmäßige Wochenbett verläuft ohne Fieber. Jede Steigerung der Eigenwärme auf oder über 38° ist regelwidrig, also krankhaft. Auch schon bei Temperaturen nahe an 38° liegt meist eine geringe Störung vor. Sie sind oft die Vorboten von bald eintretendem eigentlichen Fieber. Zeigt morgens das Thermometer 37,6° oder mehr, so ist in der Regel abends Fieber zu erwarten.

Am Gang der Eigenwärme erkennt man am sichersten den Verlauf der Wundheilung. Störungen der Rückbildung der Gebärmutter sind ungünstig, aber viel schlimmer sind Störungen der Wundheilung. Sie werden fast stets durch eine Wundkrankheit veranlaßt, deren Bestehen durch Ansteigen der Blutwärme angezeigt wird. Auch hier sei wiederum der Hebamme gesagt, daß die Wundkrankheiten im Wochenbett die schlimmsten Ereignisse sind, die selbst zum Tode der Frau führen können. Je höher das dabei vorhandene Fieber, um so schlimmer die Erkrankung.

§ 229.

Puls.

Der Puls im Wochenbett ist meist langsam, oft unter 60 Schlägen in einer Minute. Das ist in der Regel ein gutes Zeichen. Freilich ist er sehr leicht erregbar, so daß er z. B. nach dem Stuhlgang oder zuweilen selbst beim Sprechen der Wöchnerin an Zahl sehr zunimmt. Auch bei Frauen, die während der Geburt einen stärkeren Blutverlust erlitten haben, ist der Puls meist schneller.

Wöchnerinnen schwitzen leicht. Eine besondere Bedeutung kommt den sogenannten Wochenschweißen nicht zu, bei leichter Bedeckung fehlen sie oft völlig.

§ 230.

Harnverhaltung.

Zuweilen können die Wöchnerinnen am ersten und auch noch am zweiten Tage des Wochenbettes den Harn nicht lassen. Solche Harnverhaltung findet sich oft, wenn der Kopf lange im Beckenausgang stand und die Weichteile stark drückte. Die durch solchen Druck entstandene Anschwellung macht dann die

Harnröhre unwegsam. Aber auch ohne solche Quetschung kommt Harnverhaltung vor. Ja manche Frauen können in Rückenlage, die bei der Wöchnerin erforderlich ist, überhaupt nicht Harn lassen.

§ 231.

Der **Stuhlgang** ist in den ersten Tagen in der Regel angehalten und stellt sich erst nach 3—4 Tagen ein. — Stuhlgang.

Die Eßlust ist meist anfangs nicht erheblich, bessert sich aber nach einigen Tagen, besonders bei stillenden Wöchnerinnen. Der Durst ist oft vermehrt.

§ 232.

Wöchnerinnen haben ein großes Bedürfnis nach Ruhe und Schlaf infolge der anstrengenden Geburtsarbeit. Geistige und körperliche Ruhe fördern das Wohlbefinden und tragen dazu bei, die Kräfte wieder rasch zu ersetzen. — Ruhebedürfnis der Wöchnerin.

§ 233.

Die Tätigkeit der **Milchdrüsen** hatte sich schon in der Schwangerschaft vorbereitet. Aber erst am 3.—4. Tage des Wochenbettes beginnt die wahre Milchabsonderung. Die Brüste schwellen stärker an, werden praller und härter, und die gelblich wässerige Vormilch wandelt sich in die weiße Milch, die sich jetzt reichlich in großen Tropfen und schließlich im Strahl aus der Drüse drücken läßt. Je früher und je häufiger das Kind angelegt wird, je kräftiger es saugt, um so früher und reichlicher tritt die Milchabsonderung ein. — Milchdrüsen.

Leichte, ziehende Schmerzen in den Milchdrüsen treten wohl bei stärkerem Einsetzen der Milchabsonderung am 3. oder 4. Tage ein, besonders bei Frauen, die ihr Kind nicht stillen, indessen vergehen die Beschwerden bei zweckmäßigem Verhalten bald wieder. Niemals ist das Einsetzen der natürlichen Milchbildung von einer Erhöhung der Eigenwärme begleitet. Erhöhung der Eigenwärme zeigt stets einen krankhaften Zustand an.

Die menschliche Milch enthält alle zur Ernährung des Säuglings notwendigen Stoffe, und zwar auf 100 Teile Wasser etwa 1,0 Eiweiß (Käsestoff), 0,2 Salze, 4,5 Fett und 7,0 Zucker. Diese Zusammensetzung ist für das Gedeihen des menschlichen Neugeborenen besonders vorteilhaft. Das Eiweiß der Milch dient hauptsächlich dem Wachstum, während Fett und Zucker im Körper zur — Milchabsonderung.

Wärmebildung verwendet werden. Tiermilch enthält zwar dieselben Stoffe, aber in **anderer Zusammensetzung**, die für das Gedeihen des Kindes bei weitem nicht so wertvoll ist wie die Muttermilch. Betrachten wir einen Tropfen Milch unter dem Mikroskop, so sehen wir zahllose kleine Fetttröpfchen (Milchkörperchen), die in einer klaren Flüssigkeit schwimmen.

Während der Säugungszeit besteht bei der Mutter ein größeres Verlangen nach Nahrung. Gesunde Wöchnerinnen blühen beim Stillen des Kindes auf, werden rasch wieder kräftig und gewinnen ein sehr gesundes Aussehen. **Denn das Stillen des Kindes ist eine von der Natur geforderte Verrichtung des Weibes, die Mutter und Kind gleich förderlich ist.** Es ist Mutterpflicht! Die Stillzeit dauert 9—10 Monate. Allmählich nimmt dann die Milchmenge ab, und das Kind wird „entwöhnt".

Die regelmäßigen Vorgänge beim Neugeborenen in den ersten Lebenstagen.

§ 234.

Lungenatmung. Hat sich bei der Austreibung der Frucht infolge der Verkleinerung der Gebärmutter auch die Haftstelle des Mutterkuchens verkleinert, so erhält das Kind nicht mehr genügend Sauerstoff durch das mütterliche Blut zugeführt. Um nicht zu ersticken, muß es sich also den lebensnotwendigen Sauerstoff durch die Lungen aus der Luft verschaffen. Daher setzt sofort nach der Geburt die Lungenatmung ein, die sich beim normalen Kinde durch lautes Geschrei kundgibt. Die Atemzüge erfolgen während der ersten Lebenstage ziemlich oberflächlich und unregelmäßig; ihre Zahl beträgt etwa vierzig in der Minute.

Veränderung des Blutkreislaufs. Zugleich mit der Veränderung der Atmung tritt auch im Blutkreislauf des Neugeborenen eine große Umwälzung ein (s. § 126). Der Nabelstrang wird blutleer; der Puls in ihm wird schwächer und schwindet allmählich ganz. Mit dem Versiegen des Nabelschnurkreislaufs strömt mehr Blut in den Lungenkreislauf, der bei der Frucht im Mutterleibe nur ganz spärlich versorgt war. Der Puls ist in der ersten Lebenszeit besonders leicht erregbar und erfährt schon durch Bewegungen, Nahrungsaufnahme oder Geschrei eine starke Beschleunigung auf 140—160 Schläge in der Minute und darüber; im Schlafe zählt man 120—130 Pulsschläge in der Minute.

Man nennt ein soeben geborenes Kind lebensfrisch, wenn es sogleich schreit, die Glieder kräftig bewegt, die Augen aufschlägt und wenn seine Haut rot gefärbt ist.

§ 235.

Ein weiterer wichtiger Vorgang ist der **Nabelschnurabfall**. Der kleine Rest des Nabelstrangs, der am Kinde geblieben war, trocknet bald zu einem pergamentartigen, bräunlichen Gebilde ein, da er nicht mehr vom Nabelschnurblut ernährt wird, und fällt meist zwischen dem 5. und 7. Lebenstage, bei frühgeborenen Kindern oft etwas später ab. Bei genauester Betrachtung bemerkt man zuweilen zur Zeit der Abstoßung einen feinen geröteten Saum am Bauchansatz der Nabelschnur. Zeigen sich aber deutlichere **Entzündungserscheinungen** am Nabelgrund (Rötung, Schwellung, Eiterung), so handelt es sich stets um eine Nabelinfektion. In diesem Fall ist sofort der Arzt zu **benachrichtigen**! *(Nabelschnurabfall.)*

Nach dem Abfall des Strangrestes bleibt eine kleine nässende Wunde zurück, die nach wenigen Tagen durch Überhäutung verheilt. Die so entstandene Narbe heißt der **Nabel**. Er liegt meist in einer Vertiefung, der Nabelgrube, und ist von zwei Hautfalten, den Nabelfalten bedeckt.

Die Hebamme muß also beachten, daß **jedes neugeborene Kind an seinem Körper eine Wunde trägt**. Auch die Nabelwunde heilt nur regelmäßig, wenn sie sauber gehalten und nicht verunreinigt wird. Verunreinigungen können beim Kinde, ebenso wie bei der Wöchnerin, zu schweren, ja zu tödlichen Erkrankungen führen.

§ 236.

Die Haut des Neugeborenen ist meist trocken, von feinsten Flaumhärchen (Lanugo) bedeckt, die an Schultern und Rücken am deutlichsten sichtbar sind, und von rosa-roter bis krebs-roter Färbung. Handteller und Fußsohlen haben oft mehrere Tage lang ein bläuliches Aussehen. Während der ersten ein bis zwei Wochen bemerkt man in der Regel eine Abschuppung, nach deren Vollendung an Stelle der roten Neugeborenenfarbe allmählich die blassere, rosige Farbe des normalen Säuglings auftritt. *(Haut des Neugeborenen.)*

Bei sehr vielen Kindern stellt sich am zweiten bis dritten Lebenstage eine leichte gelbliche Verfärbung der Haut *(Gelbsucht.)*

ein, die an Brust, Stirn und Nasenspitze am deutlichsten ausgebildet ist und meist schon nach einigen Tagen verschwindet. Bei Frühgeborenen ist sie stärker ausgeprägt und dauert länger. Bei stärkerer Gelbsucht wird auch das Weiße im Auge deutlich gelb; solche Kinder zeigen zuweilen eine vermehrte Schläfrigkeit, saugen daher schlechter an der Brust und müssen zu den Mahlzeiten aufgerüttelt werden. Sonst ist aber das Allgemeinbefinden meist in keiner Weise gestört, der Stuhlgang in Ordnung und die Gelbfärbung als normale Erscheinung anzusehen. Nur in den seltensten Fällen nimmt sie ernstere Formen an und ist dann als Ausdruck einer schweren Allgemeinerkrankung aufzufassen, die ärztliche Behandlung verlangt.

Brüste. Eine geringe Schwellung der kindlichen Brüste stellt sich sehr häufig bei Neugeborenen beiderlei Geschlechts am **dritten bis vierten Lebenstage** ein. Auf leichten Druck quellen oft bis zur 3.—4. Lebenswoche einige Tropfen einer milchähnlichen Flüssigkeit hervor, die sogenannte Hexenmilch. Bei einem Teil der Kinder kann die Schwellung der Brüste sehr erheblich werden (haselnuß- bis walnußgroß). Doch treten nur selten entzündliche Veränderungen hinzu. Um diese zu verhüten, soll die Hebamme mit Entschiedenheit vor dem von manchen Frauen geübten Auspressen der Hexenmilch warnen und stärker geschwollene Brüstchen durch Bedecken mit Wundwatte vor Druck und Verunreinigung schützen.

§ 237.

Nahrungsaufnahme. Das Neugeborene kommt gesättigt zur Welt und äußert sein erstes Nahrungsbedürfnis in der Regel erst nach einem 12 bis 24stündigen tiefen Schlaf durch Unruhe und Geschrei. Dann muß es an die Mutterbrust gelegt werden, an der das normale Kind sogleich zu saugen beginnt, sich dabei aber während der ersten Tage zuweilen noch etwas ungeschickt anstellt. Es kann nicht genug davor gewarnt werden, den Neugeborenen von Anfang an künstlich zu ernähren, da gerade während der ersten Lebenswochen Magen und Darm des Kindes gegen die Zuführung einer unnatürlichen, körperfremden Nahrung besonders empfindlich sind und hierdurch leicht lebensgefährliche Ernährungsstörungen entstehen!

In den ersten 2—3 Tagen wird ein zäher, grünlich-schwarzer, geruchloser Brei entleert, der sich schon vor der Geburt im Darm des Kindes angesammelt hatte, das sogenannte Kindspech. Dann erst erscheint allmählich der aus der aufgenommenen Nahrung gebildete, gelbe, sogenannte Brustmilchstuhl, der einen ganz eigenartigen, leicht säuerlichen Geruch, etwa nach frischer Buttermilch aufweist und 2—4 mal täglich entleert wird. Die dem normalen Brustmilchstuhl eigentümliche goldgelbe Farbe und gleichmäßig salbenartige Beschaffenheit vermißt man jedoch gerade während der ersten Lebenswochen häufig. Doch brauchen auch etwas vermehrte, zerfahrene, schleimige und grünlich gefärbte Entleerungen beim Brustkinde keine Besorgnis zu erregen, wenn sie nur den eben beschriebenen leicht säuerlichen Geruch besitzen, und wenn sonst das Befinden des Kindes befriedigend ist.

Den ersten Harn läßt das Kind oft schon sofort nach der Geburt. Er ist von heller Beschaffenheit; seine Menge in den ersten Tagen hängt von der Menge der aufgenommenen Flüssigkeit ab. Zuweilen findet die aufmerksame Hebamme in den Windeln des Kindes rötliche Flecke, die von einem körnigen Pulver herrühren. Auch an den Geschlechtsteilen männlicher Kinder klebt oft ein solches Pulver. Es besteht aus Harnsäure und harnsauren Salzen, stammt aus den Nieren, wird mit dem Harn entleert und hat keinerlei üble Bedeutung. Diese Erscheinung hängt, wie viele andere, die sich in den ersten Lebenstagen zeigen (z. B. auch die Gelbsucht der Neugeborenen), zusammen mit der Umwandlung der Ernährung und des Stoffwechsels, die naturgemäß eintritt, sobald das Kind den Mutterleib verlassen hat und sein selbständiges Dasein beginnt.

§ 238.

Alle neugeborenen Kinder nehmen in den ersten 3—4 Lebenstagen etwa $1/12$ ihres Anfangsgewichtes ab, im Durchschnitt 200 bis 300 g, und zwar schwere Kinder etwas mehr als leichte Kinder. Der Gewichtsverlust rührt zum Teil daher, daß das Neugeborene in den ersten Tagen viel ausleert und wenig trinkt. Bei gesunden, an einer reichlich fließenden Brust gestillten Kindern wird das Geburtsgewicht zuweilen schon nach 8—10 Tagen wieder erreicht, häufig aber erst nach 2—3 Wochen. Ist die Abnahme besonders groß (über 400 g), zieht sie sich über mehr als 5 Tage hin, und läßt der Wiedergewinn des Verlorenen länger als 3—4 Wochen auf sich warten, so liegt eine Unterernährung oder Erkrankung des

Kindes vor, die ärztlicher Hilfe bedarf. Später nimmt ein normales Brustkind im Durchschnitt 150—200 g wöchentlich zu.

Körperwärme. Das Neugeborene vermag seine Körperwärme noch nicht so gut zu regeln wie der ältere Säugling und muß daher vor Abkühlung und Überhitzung noch mehr geschützt werden als in späteren Monaten. (Vgl. § 269.) In der ersten Lebenswoche, meist zwischen dem 3. und 5. Tage, entdeckt man bei regelmäßiger Messung häufig kleine Temperatursteigerungen auf 38° und darüber, die aber meist nur wenige Stunden, höchstens ein bis zwei Tage anhalten, in der Regel ohne Störung des Allgemeinbefindens verlaufen und keine ernstere Bedeutung besitzen. Die Hebamme muß diese Erscheinung kennen, um den Angehörigen und sich selber unnötige Besorgnis zu ersparen. Länger dauerndes, mit Beeinträchtigung des Gedeihens und deutlichen Krankheitszeichen verbundenes Fieber ist aber selbstverständlich auch beim Neugeborenen stets der Ausdruck einer Infektion und muß sofort dem Arzt gemeldet werden!

§ 239.

Geistiges Verhalten. Von einem besonderen geistigen Verhalten des neugeborenen Kindes kann während der ersten beiden Lebenswochen noch kaum gesprochen werden. Seine Hauptbeschäftigung ist der Schlaf, der nur durch die Nahrungsaufnahme unterbrochen wird. Seelische Beziehungen zur Umwelt bestehen noch nicht. Durch genaue Untersuchungen hat man zwar festgestellt, daß die Sinnesorgane bereits in den ersten Tagen für Gesichts-, Gehörs-, Geschmacks-, Geruchs- und Gefühlsreize empfänglich sind; zu einer bewußten Empfindung dieser Sinneseindrücke kommt es jedoch noch nicht. Nur das Hungergefühl wird schon lebhaft empfunden, was man an dem kräftigen Schreien bemerkt, sobald das Nahrungsbedürfnis sich einstellt. Auch die Bewegungen des Kindes, die von einer gut entwickelten Muskelkraft zeugen (z. B. das Saugen oder Strampeln), sind noch nicht dem bewußten Willen unterworfen, sondern werden unbewußt ausgeführt.

Die Pflege der Wöchnerin.

§ 240.

Pflege der Wöchnerin. Es ist für die Hebamme eine große Beruhigung, wenn sie sich sagen darf, daß sie die Geburt — namentlich auch durch sorgfältigste Desinfektion — gewissenhaft geleitet hat. Sie kann dann mit großer Sicherheit erwarten, daß das Wochenbett in bezug auf die Wundheilung gut verläuft. Je größer die Reinlichkeit während der Geburt war, je sorgfältiger die Hände und Instrumente keimfrei gemacht wurden, um so sicherer wird Fieber im Wochenbett vermieden werden.

Denn, wir wiederholen, das Fieber ist es, das die Hebamme im Wochenbett am meisten zu fürchten hat. Das Fieber zeigt eine gestörte Wundheilung an, die durch Eindringen von Keimen verursacht ist. Verläuft auch manches fieberhafte Wochenbett günstig, so kann doch die Hebamme nie wissen, ob nicht das Fieber den Beginn einer sehr schweren, ja tödlichen Wundinfektion anzeigt.

Nicht nur für Leben und Gesundheit der Wöchnerin ist beim Auftreten von Fieber zu fürchten, nein, auch die Hebamme selbst wird in ihrem Berufe geschädigt. Hat sie eine fieberkranke Wöchnerin in ihrer Praxis, so darf sie, wie wir später sehen werden, zunächst keine Entbindungen übernehmen (s. § 481).

Das Fieber erkennt sie durch das Thermometer, daher ist das Temperaturmessen eine ihrer wichtigsten Handlungen bei der Pflege der Wöchnerin. Eine Hebamme, die ohne ein Thermometer zu einer Wöchnerin geht, handelt pflichtwidrig und beweist, daß sie für die wichtigsten Dinge, auf die es bei der Wochenbettpflege ankommt, kein Verständnis hat.

§ 241.

Was heißt nun, die Wöchnerin pflegen? Der wichtigste Grundsatz bei der Leitung der Geburt war die Desinfektion, im Wochenbett ist das Wichtigste die Beobachtung der strengsten Ruhe der Wöchnerin. Nur bei guter Ruhe kann die Wundheilung und Rückbildung, wie es sich gehört, vor sich gehen. Fehlt sie, so drohen ernste Störungen. — Bettruhe.

Die Wöchnerin muß mindestens 9 Tage die ruhige Bettlage beobachten. In den ersten 3 Tagen muß die Rückenlage eingenommen werden. Aufsitzen im Bett beim Stillen und Essen ist in den ersten Tagen durchaus verboten. Später, vom 6. Tage an, sind vorsichtige Bewegungen gestattet, zeitweise auch Seitenlage erlaubt. Früheres Aufstehen kann gefährliche Folgen haben: Blutungen, Vorfall der Gebärmutter und vielfache andere Erkrankungen der Geschlechtsteile.

Das Bettmachen soll vorsichtig geschehen, dabei darf die Wöchnerin nicht aufstehen. Hat man zwei Betten zur Verfügung, so kann die Hebamme die Wöchnerin in das neugerüstete, erwärmte Bett hinüberheben (s. Fig. 20 u. § 75).

Das Gebärzimmer wird den meisten Frauen auch als Wochenzimmer dienen. Man sorge besonders sorgfältig für gute Luft, denn die Luft im Wochenzimmer wird durch die Ausscheidungen der Wöchnerin leicht verdorben. Die Zimmerwärme soll 17—19° C betragen. Man stelle das Bett so, daß es entfernt vom geheizten Ofen ist, und daß die Wöchnerin nicht direkt in das Licht sieht. Eine Verdunkelung des Zimmers, wie vielfach beliebt, ist nicht ratsam. Wo Dunkelheit herrscht, herrscht auch meist Schmutz.

§ 242.

Reinlichkeit. Reinlichkeit ist auch im Wochenbett ein unbedingtes Erfordernis. Die Geschlechtsteile sind täglich zu reinigen. Die Vorlagen, für die reine Watte zu benutzen ist, sind in der ersten Woche 3—4 mal täglich zu wechseln. Auch die Unterlagen sind rechtzeitig zu erneuern. Beide, ebenso wie die schmutzigen Windeln des Kindes sind sogleich aus dem Zimmer zu entfernen. Niemals darf Wäsche im Wochenzimmer getrocknet werden. Bei dem notwendigen Wechsel der Leibwäsche, die leicht durch Wochenfluß, Milch und Schweiß beschmutzt wird, soll die Hebamme so geschickt verfahren, daß die Wöchnerin sich nur wenig zu bewegen braucht. Die reine Wäsche muß durchwärmt sein.

Unterlagen, wie sie während der Geburt benutzt wurden, schützen das Bett vor Verunreinigung mit Wochenfluß. Bringt die Hebamme die Vorlage mit Watte vor den Geschlechtsteilen geschickt an, so wird die Unterlage nur wenig verunreinigt werden.

Niemals sollen die Hände der Wöchnerin mit Wochenfluß in Berührung kommen. Sie könnte sonst den Wochenfluß auf die Brustwarzen übertragen, was zu gefährlichen Entzündungen der Warzen und der Milchdrüsen führen kann. Auch auf Nabel und Augen des Kindes ist eine Übertragung möglich und kann Infektionen veranlassen. Täglich mehrere Male sollen die Hände der Wöchnerin gewaschen werden.

Die Wärme der Bedeckung der Wöchnerin soll sich nach ihrem Bedürfnis richten. Federbetten sind auch hier möglichst zu meiden. Eine Anregung der Schweißabsonderung durch stärkere Bedeckung ist unnötig, ja schädlich. Viel Schweiß schwächt und macht Hautausschläge.

Jede unnötige geistige Beschäftigung und Erregung sollte von der Wöchnerin, namentlich von Erstgebärenden, besonders in der ersten Woche nach Möglichkeit ferngehalten werden. Alles Lesen, Handarbeiten, Anordnungen über den Haushalt sind nur in beschränktem Maße erlaubt. Das Wochenzimmer sollte von den nächsten Angehörigen nur selten und nur auf kurze Zeit betreten werden. Am meisten zu fürchten sind die sogenannten Wochenbesuche guter Freundinnen, die an manchen Orten schon in den ersten Tagen des Wochenbettes erfolgen, und an die sich oft endlose Erzählungen anspinnen. Die Hebamme verbiete solche bestimmt, denn sie sind sehr schädlich. Wo sie als Sitte herrschen, trete die Hebamme gegen diese Unsitte auf; denn die Hebamme ist auch dazu da, die Menschen zu belehren und über das aufzuklären, was gesundheitlich gut und schlecht ist. Hält man die Wöchnerin ruhig, dann schläft sie viel, und das ist ihre größte Erquickung.

§ 243.

Die Nahrung der Wöchnerin soll leicht verdaulich sein, dagegen ist eine besondere Diät nicht erforderlich, ja sogar nicht wünschenswert. Die gesunde Wöchnerin soll sofort volle Kost erhalten, d. h. sie kann alles essen, mit Ausnahme solcher schwer verdaulicher Speisen, die ihr auch sonst außerhalb der Schwangerschaft nicht zuträglich waren. Am besten wird eine kräftige gemischte Kost gegeben. Die stillende Mutter soll etwa die Hälfte mehr essen als sonst, da sie wichtige Nährstoffe an das Kind abzugeben hat. Die Flüssigkeitszufuhr ist etwas zu erhöhen, dagegen sind viele Suppen, die nur den Magen belästigen, zu vermeiden. Alkohol ist zu verbieten, da jedes Übermaß an Alkoholgenuß bei der Wöchnerin Blutungen oder sonstige Schädigungen hervorrufen kann. Für den Durst ist am besten Wasser, Fruchtsaft oder Milch zu verabreichen.

— Nahrung.

§ 244.

Die stillende Frau hat ein erhöhtes Eßbedürfnis, so daß sie den Überschuß an Nahrung, der für das Kind bestimmt ist, ohne Schwierigkeit zu sich nimmt. Diesem Eßbedürfnis soll aber nicht derartig nachgegeben werden, daß dadurch ein starker Fettansatz erzielt wird. Unbedingt ist daran festzuhalten, daß es außer kräftiger Kost weder Speisen noch Mittel gibt, welche die Milchbildung befördern, noch solche, die dem Kinde schädlich sind, indem sie in die Milch übergehen. Die Milchdrüsen bereiten die Milch aus dem Blute unabhängig von der Art und Zusammensetzung der von der Mutter genossenen Speisen und Mittel.

§ 245.

— Stuhlgang.

Ist bis zum 4. Tage Stuhlgang nicht eingetreten, so darf die Hebamme, wenn es sich um eine völlig gesunde Wöchnerin handelt, einen Eßlöffel Rizinusöl geben. Dies ist in solcher Menge ein ungefährliches und sicher wirkendes Abführmittel. Erfolgt nicht genügend Stuhl, so helfe sie mit einem Einlauf nach. Von jetzt an soll täglich eine Stuhlentleerung erfolgen. Bleibt sie aus, so gebe die Hebamme einen Einlauf. Die Verabreichung von Rizinusöl soll nicht wiederholt werden.

— Harnentleerung.

Die Harnentleerung soll möglichst alle 3—4 Stunden erfolgen. Die Hebamme hat die Pflicht, die Wöchnerin dazu zu veranlassen, weil eine längere Harnansammlung die Rückbildung hindert und zu Lageveränderungen der Gebärmutter führen kann. Vermag die Wöchnerin den Harn nicht zu lassen, so kann die Hebamme zunächst versuchen, durch warme Umschläge auf den Leib und Berieselung der äußeren Geschlechtsteile mit abgekochtem warmem Wasser den Harnabgang zu befördern. Hilft das nicht, so darf die Hebamme die Wöchnerin vorsichtig etwas aufrichten. Hierdurch gelingt zuweilen die Harnentleerung. Nur in ganz dringenden Fällen, d. h. wenn trotz aller Mühe eine natürliche Harnentleerung nicht zustande kommt, ist der Katheter anzuwenden. In jedem Falle ist täglich auf mindestens zweimalige Entleerung der Blase zu achten. Beim Einführen des Katheters beachte sie aber gerade bei Wöchnerinnen besonders sorgfältig die größte Reinlichkeit (s. § 92). Wird z. B. Wochenfluß mit dem Katheter in die Blase geschoben, so ist ein Blasenkatarrh die regelmäßige Folge. Meist ist bei Harnverhaltung nur ein einmaliges oder zweimaliges Einführen des Katheters nötig.

§ 246.

— Aufstehen.

Eine Wöchnerin darf das Bett verlassen, wenn bei gutem Allgemeinbefinden Puls und Temperatur völlig normal sind, die Gebärmutter hinter der Schoßfuge verschwunden und der Wochenfluß weiß ist. Gewöhnlich ist dies am 10. Tage der Fall. Der Leib der Frau war schon vorher, wenn auch nur mit einem Handtuch, umwickelt. Sehr zu empfehlen ist es, nunmehr den Leib mit einer passenden Binde zu versehen. Das macht die Bauchdecken straffer und verhütet die Entstehung des schlaffen Leibes, den man oft bei Frauen, die mehrfach geboren haben, sieht. Die Wöchnerin verläßt das Bett zunächst einige Stunden. Auch nach dem Aufstehen muß sie noch viel liegen und noch in der dritten Woche mit Bewegungen vorsichtig sein. Besonders sind alle Bewegungen, welche die Bauchmuskeln anspannen, wie Heben, Treppensteigen, zu meiden. Vor Ablauf der vierten Woche soll sie möglichst das Haus nicht verlassen, es sei denn, daß sie zur ebenen Erde wohnt und bei guter Jahreszeit einen Garten benutzen kann. Während eines Zeitraums von mindestens vier Wochen nach der Entbindung soll auch eine gesunde Wöchnerin den Beischlaf nicht ausüben. Besonders schwächliche Erstgebärende sind mit großer Schonung zu behandeln, da ihre völlige Erholung oft länger auf sich warten läßt.

Heftige Bewegungen, schwere Körperarbeit soll die Wöchnerin möglichst in den ersten 3 Monaten unterlassen. Viele Frauen erkranken an Lageveränderungen der Gebärmutter, wenn sie diese Vorschriften nicht beachten.

§ 247.

Natürlich ist es für viele Wöchnerinnen wegen ihrer äußeren Verhältnisse ganz unmöglich, alle diese Vorschriften zu befolgen. So bedauerlich das ist, so suche doch die Hebamme immer das, was möglich ist, zu erreichen. In diesen Bestrebungen wird sie durch die Einrichtungen der öffentlichen und privaten Fürsorge unterstützt. Das Reichsgesetz über Wochenhilfe und Wochenfürsorge vom 26. September 1919, abgeändert durch ein Gesetz vom 30. April 1920, enthält die Bestimmungen, die das Reich zu Gunsten von Schwangeren, Wöchnerinnen und stillenden Müttern getroffen hat. Die Unterstützungen, die hiernach zu gewähren sind, kommen nicht allen Schwangeren und Wöchnerinnen zugute, sondern nur denen, die entweder gegen Krankheit bei einer Kasse versichert sind, oder Ehefrau oder Tochter eines gegen Krankheit Versicherten sind, oder solchen Frauen, die minderbemittelt sind. Die Voraussetzungen, unter denen die Unter-

— Wöchnerinnen-Fürsorge.

stützungen beansprucht werden können, sind im Gesetz näher angegeben. Dort ist auch vorgeschrieben, welche Kasse die Unterstützungen zu leisten hat. Die Hebamme soll zwar mit den wichtigsten Bestimmungen des Gesetzes über Reichswochenhilfe und -fürsorge vertraut sein; sie wird aber nicht in jedem einzelnen Falle der betreffenden Frau völlig genügende Auskunft über die Bestimmungen des Gesetzes geben können. Sie soll deshalb in zweifelhaften Fällen den Frauen empfehlen, sich wegen Geltendmachung ihrer Ansprüche rechtzeitig bei der zuständigen Krankenkasse oder bei der Gemeindebehörde Rat zu holen, damit sie nicht der Wohltaten des Gesetzes verlustig gehen.

— Fürsorgeämter. In vielen Städten, Gemeinden und Kreisen bestehen schon seit einiger Zeit Kreisfürsorgeämter, Wohlfahrtsämter und ähnliche örtliche Fürsorgeeinrichtungen, die neben anderen wichtigen Zweigen der Fürsorge, wie z. B. Wohnungs-, Tuberkulose-, Kleinkinder-, Geschlechtskranken-, Trinker- und Krüppelfürsorge auch diejenige Fürsorge umfassen, die für die Hebamme besonders wichtig ist, nämlich die für Schwangere, Wöchnerinnen und Säuglinge. Die Hebamme muß, um den sozialen Anforderungen ihres Berufes entsprechen zu können, auch mit derartigen örtlichen Einrichtungen der Schwangeren-, Wöchnerinnen- und Säuglingsfürsorge vertraut sein, mit den beamteten Fürsorgepersonen (Fürsorgeschwester) unmittelbare Fühlung haben und — soweit möglich — selbst in der Fürsorge mitarbeiten.

— Wöchnerinnenheime, Säuglingsheime. An vielen Orten bestehen neben den öffentlichen geburtshilflichen Anstalten auch private Wohlfahrtseinrichtungen, die ärmere Wöchnerinnen unterstützen und ihnen die Hausorge abnehmen, oder Mütter- und Säuglingsheime, Wöchnerinnenheime usw., in denen die Wöchnerinnen mit ihren Kindern für längere Zeit Aufnahme finden können, oder Mütterberatungsstellen, in denen für Mutter und Kind ärztlicher und wirtschaftlicher Rat sowie Belehrung in Rechtsangelegenheiten erteilt wird. Alle diese Anstalten usw. innerhalb ihres Bezirks muß die Hebamme kennen, um ihre Schutzbefohlenen wegen Inanspruchnahme solcher Einrichtungen jederzeit beraten zu können.

— Fürsorge für uneheliche Kinder. Ferner soll die Hebamme auch nach Möglichkeit dafür sorgen, daß uneheliche Mütter im Interesse ihres Kindes rechtzeitig mit dem Berufsvormund in Verbindung treten. Gegebenenfalls soll die Hebamme in ihrer Vertrauensstellung auch bemüht sein, eine Aussöhnung der unehelichen Schwangeren oder Wöchnerin mit ihren Eltern herbeizuführen und hierbei auf das spätere Zusammenbleiben von Mutter und Kind im Elternhause hinwirken.

Überhaupt soll die Hebamme bei jeder sich ihr bietenden Gelegenheit das Verantwortungsgefühl der Mutter für ihr Kind zu wecken suchen und immer wieder dafür sorgen, daß die Mutter das Selbststillen ihres Kindes als ihre oberste Mutterpflicht ansieht.

§ 248.

Über das Anlegen des Kindes wird in dem nächsten Kapitel über „die Pflege des Kindes" Belehrung erteilt werden. Durch Sauberhaltung der Warzen (s. § 165) hat sich die Frau schon während der Schwangerschaft auf das Stillgeschäft vorbereitet. Ebenso sind während der ganzen Stillzeit die Brüste und die Warzen sauber und warm zu halten und vor Druck zu schützen. Durch ein passendes Leibchen sollen die Brüste nach dem Aufstehen gestützt werden. Ein vor sie gelegtes, öfter zu waschendes Leinentuch hält sie warm und fängt die auslaufende Milch auf. Vor und nach dem Stillen ist die Warze mit abgekochtem Wasser abzuwaschen.

— Anlegen des Kindes.

Fast jede Frau kann ihr Kind wenigstens während einiger Monate stillen. Bei vielen Frauen dauert es aber oft wochenlang, bis die für das Kind nötige Menge von den Brüsten geliefert wird. **Während dieser Zeit ist es die dringendste Pflicht der Hebamme, die junge Mutter durch Zuspruch und Rat zu unterstützen und zu ermutigen, statt ihr von der Fortsetzung des Stillens abzuraten, wenn in den ersten Wochen nicht sogleich reichlich Milch fließt. Denn jeder Tag der Ernährung durch Muttermilch bedeutet für das Kind einen Gewinn;** namentlich in den ersten Tagen und Wochen ist die natürliche Ernährung von ausschlaggebender Bedeutung. Und wenn die Mutter ihr Kind erst einmal während der ersten Tage gestillt hat, wird es leicht sein, sie auch zum weiteren Stillen des Kindes anzuhalten.

Auch bei kranken Frauen soll die Hebamme niemals das Selbststillen verbieten, sondern in solchen Fällen die Entscheidung des Arztes anrufen.

Kann die Frau ihr Kind nicht stillen, oder ist das Kind tot, so schwellen in den ersten 3—4 Tagen die Brüste stärker an, und diese Anschwellung macht einige Beschwerden. Dann binde man die Brüste durch zusammengelegte Tücher, deren Enden über dem Nacken festgebunden werden, auf und bedecke sie warm mit Watte oder Flanell. Man läßt strenge Diät beobachten, namentlich weniger trinken und sorgt für guten Stuhlgang. Nach wenigen Tagen sind die Beschwerden vorüber, und die Brüste schwellen ab. Ein großer Fehler wäre es, die Milch abzusaugen. Sie würde dann immer wieder aufs neue abgesondert werden. Gerade dadurch, daß man die Milch nicht entfernt, hört die Absonderung der Milch allmählich auf.

§ 249.

— Raterteilung f. d. Säugegeschäft.
Wenn auch die Tätigkeit der Hebamme meist mit dem Ablauf des Wochenbettes aufhört, kann sie doch noch für die Zukunft durch verständigen Rat manchen Nutzen bei der Säugenden stiften. Stillende Frauen sollen so weiter leben, wie sie es gewohnt waren, natürlich mit strenger Einhaltung der Stillzeiten. Sie sollen auch die gewohnte Kost genießen, ohne sich je den Magen zu überladen. Im allgemeinen wird durch reichliche gemischte Kost die Milchabsonderung gefördert. Mäßige Bewegung, viel Aufenthalt in frischer Luft, regelmäßiges Leben, Vermeidung einer Stuhlverstopfung, ausgiebige nächtliche Ruhe, heitere Gemütsstimmung, fördern den Kräftezustand und haben guten Einfluß auf die Menge der Milch. Tritt bei der stillenden Frau die Regel ein, so kann sie unbedenklich weiter stillen, denn während dieser Zeit wird allenfalls die Menge, nicht aber die Beschaffenheit der Milch verändert. Wird sie aber während der Säugungszeit schwanger, so ist das Kind abzusetzen.

Nachdem die Schneidezähne durchgebrochen sind, kommt die Zeit zum Entwöhnen des Kindes, also im 9. bis 10. Monat. Schwellen dabei die Brüste infolge der Stauung der nicht völlig abgesogenen Milch an, so werden sie, wie oben gelehrt, aufgebunden. Im übrigen soll die Frau etwas weniger essen und für Stuhlgang sorgen.

§ 250.

— Notwendigkeit des Stillens d. Kinder.
Es ist sehr bedauerlich, daß es heute eine große Anzahl von Müttern gibt, die ihr Kind nicht stillen wollen. Die Hebamme mache es sich zur Regel, in allen Fällen auf das Stillen zu bringen, da die Ernährung des Kindes durch Muttermilch für dessen Gedeihen von der größten Bedeutung ist und die Hebamme daher die dringendste Pflicht hat, dem Mißbrauch des Nicht-

stillens der Kinder entgegenzuwirken. Es sterben 7mal soviel Flaschenkinder als Brustkinder; das an der Brust genährte Kind aus den ärmsten Verhältnissen hat mehr Aussicht auf Weiterleben als das Flaschenkind aus den reichsten Familien. Hat die Hebamme den Eindruck, daß die Milchabsonderung zu gering ist, oder klagen die Frauen nach dem Stillen über Beschwerden, wie starke Kopf- oder Rückenschmerzen, oder werden die Warzen sehr wund, dann soll einem Arzte die Entscheidung anheimgegeben werden, wie das Stillen weiter fortgesetzt oder in welcher Weise verfahren werden soll. Ist kein Arzt erreichbar, so soll die Hebamme zunächst zum Weiterstillen ermuntern, da oft die in der ersten Zeit auftretenden Beschwerden bald wieder nachlassen. Über wunde Warzen siehe § 493. Reicht die Muttermilch nicht aus, so soll man daneben Kuhmilch (Ziegenmilch) geben (s. §§ 259—268).

Der Wochenbesuch der Hebamme.

§ 251.

Nach diesen allgemeinen Vorschriften über die Pflege der Wöchnerin soll nunmehr gelehrt werden, in welcher Reihenfolge die Hebamme die Verrichtungen bei ihren Wochenbesuchen vorzunehmen hat.

Jede Wöchnerin ist in den ersten 10 Tagen täglich mindestens 1 mal, wenn möglich 2 mal zu besuchen. Der Besuch beginnt mit Befragen nach dem Befinden der Wöchnerin, wie sie geschlafen hat, ob Schmerzen bestehen, ob das Kind ruhig war. Dann legt die Hebamme das Thermometer in die Achselhöhle und prüft den Puls. Während das Thermometer allmählich steigt, hält sie es in der Achselhöhle fest; die Temperatur und den festgestellten Puls notiert sie auf einem Zettel. Sie tut das bei jedem Wochenbettsbesuch, so daß sie am Ende ihrer Wochenbettspflege einen genauen Temperatur- und Pulszettel, der die jedesmal gemessene Temperatur und den gleichzeitig festgestellten Puls angibt, besitzt. Danach stellt sie alle zur Waschung und Desinfektion der Hände erforderlichen Geräte zurecht und wäscht und desinfiziert sich mit Alkohol und Kresolseifenlösung, wie im § 113 vorgeschrieben. Hierauf wendet sie sich zum Kinde und besorgt es, wie in dem nächsten Kapitel § 257 u. f. geschildert werden wird.

§ 252.

— Reinigung der Wöchnerin.

Nachdem die Hebamme das Kind besorgt hat, geht sie an die Reinigung der Wöchnerin. Gesicht und Hände werden gewaschen, das Haar geordnet.

Jetzt schiebt sie der Wöchnerin eine Bettschüssel unter, entfernt mit der Kornzange (siehe § 194, Ziffer 20) die Vorlage, besichtigt den an ihr haftenden Wochenfluß, prüft auch den Geruch und legt die Vorlage in die Bettschüssel. Nunmehr spült sie ihre Hände noch einmal in Kresolseifenlösung ab, verabfolgt — allerdings nur wenn notwendig — einen Darmeinlauf, läßt aber stets die Wöchnerin in die Bettschüssel Harn lassen. Die Wöchnerin soll es versuchen, auch wenn sie keinen Drang dazu spürt. Nachdem die Blase bzw. der Darm entleert sind, tastet die Hebamme nach Entfernung der Leibbinde nach dem Grund der Gebärmutter und überzeugt sich, wo er steht und ob die Gebärmutter bei der Betastung schmerzhaft ist. Sie sieht dabei die Wöchnerin an, um zu erkennen, ob diese das Gesicht bei der Betastung verzieht. Darauf erfolgt die Reinigung der Geschlechtsteile. In die Spülkanne hat die Hebamme abgekochtes, warmes Wasser gegossen und den roten Schlauch mit Mutterrohr an ihr befestigt. Ist abgekochtes Wasser nicht zu beschaffen, so nehme sie 1% Kresolseifenlösung. Mit der einen Hand hält sie die Spülkanne hoch, mit der andern nähert sie das Mutterrohr den Geschlechtsteilen und rieselt sie ab. Das Spülwasser fließt in die untergeschobene Bettpfanne.

Dann wird ein reiner Wattebausch locker vor die Geschlechtsteile gelegt, aber nicht etwa gegen die Geschlechtsteile gedrückt oder gestopft, da sonst der Wochenfluß zurückgehalten werden würde. Die Unterlage wird, falls sie verunreinigt ist, gewechselt. Jetzt wird die Leibbinde oder das Handtuch wieder fest um den Leib gelegt; nach Bedarf wird eine reine Jacke oder ein reines Hemd angezogen. Diese Reinigung ist in der ersten Woche zweimal am Tage, später nur einmal täglich auszuführen.

§ 253.

Anlegen b. Kindes.

Nachdem alles dies gut besorgt ist, wäscht sich die Hebamme nochmals gründlich die Hände, legt das Kind an die Brust und geht nicht von der Seite der Wöchnerin, solange das Kind trinkt. Nachdem das Kind getrunken hat, schafft die Hebamme im Zimmer Ordnung, sorgt für Reinigung der Bettpfanne und Verbrennung der Vorlage, sowie für Lüftung und gute Temperatur im Zimmer und erteilt Anweisung über das Essen. Grobe Arbeit bei der Reinigung des Wochenzimmers soll die Hebamme nicht verrichten.

§ 254.

Wie lange die Wochenbettsbesuche fortgesetzt werden sollen, hängt von dem Befinden der Wöchnerin ab. Es ist erwünscht, daß sie mindestens 10 Tage hindurch erfolgen. Aber oft ist die große Entfernung hinderlich, die Hebamme hat vielleicht andere Geburten zu leiten, die Wöchnerin wünscht auch zuweilen keine Besuche mehr, dann befolge man die Regel: in der ersten Woche sind Besuche unbedingt nötig, in der zweiten jedenfalls erwünscht.

— Zahl d. Wochenbesuche.

§ 255.

Weiter merke sich die Hebamme noch folgende wichtige Anordnungen: Eine Wöchnerin darf niemals von der Hebamme innerlich untersucht werden. Eine innere Untersuchung würde die vielen verklebten Wunden wieder aufreißen. Sie würde die Hand unnötig mit Wochenfluß besudeln. Zur Reinigung der Geschlechtsteile ist immer Verbandwatte zu benutzen, niemals ein Schwamm. Es ist der Hebamme verboten, die Unterlagen oder die Leib- und Bettwäsche der Wöchnerin und die des Kindes zu waschen. Sie soll diese Stücke, nachdem sie beiseite gelegt sind, überhaupt nicht mehr anrühren. Der Wochenfluß zersetzt sich sehr rasch an der Luft und würde in gefährlicher Weise die Hand der Hebamme verunreinigen.

— Sonstiges Verhalten bei Wochenbesuch.

Sollte der Wochenfluß übelriechend sein, so soll die Hebamme die Geschlechtsteile mit einer 1% Kresolseifenlösung statt mit abgekochtem Wasser abriefeln. Scheidenausspülungen darf die Hebamme nicht machen.

Alle Verrichtungen im Wochenbett sollen mit Ruhe und Sicherheit, aber auch mit freundlichem, teilnehmendem Wesen ohne viel Rederei vorgenommen werden.

Bemerkt die Hebamme irgend eine Regelwidrigkeit im Wochenbett, so hat sie auf Zuziehung eines Arztes zu bringen.

Ausdrücklich sei hier noch betont, daß die Reinigung der im Wochenbett gebrauchten Geräte nach jedem Wochenbesuche von neuem geschehen muß. Besitzt die Wöchnerin eigene Geräte, wie ein Scheidenrohr oder einen Irrigator, so kann die Hebamme sich derselben bedienen. Auch diese sind von ihr peinlichst sauber zu halten.

Die bei einem Wochenbettbesuch verwendete Menge von 50 bis 100 g Alkohol (Brennspiritus) darf die Hebamme in einer gut gereinigten und mit Kork verschlossenen Flasche aufbewahren und in der Wohnung der Wöchnerin zurücklassen, um den Alkohol beim nächsten Besuch der Wöchnerin wieder zu verwenden. Doch mache sie die Wöchnerin oder deren Angehörige auf die Feuergefährlichkeit des Alkohols (Brennspiritus) aufmerksam.

§ 256.

— Besondere Wochenpflegerin. Die Hebamme hat die Wochenpflege nicht auszuüben, wenn die Wöchnerin wünscht, daß eine Wochenpflegerin die Pflege übernimmt. Sie darf sich gegen diesen Wunsch der Wöchnerin nicht sträuben, zumal sie dadurch mehr Zeit gewinnt, sich ihrer Hauptbeschäftigung, der Leitung von Geburten, zu widmen. Übernimmt ein Arzt die Aufsicht über die Wochenpflege, so ist die Hebamme seine Gehilfin. Sie bespreche sich dann mit dem Arzt über die von ihm gewünschten Anordnungen und füge sich ihnen selbstverständlich. Nicht selten wird der Arzt auch noch andere Verordnungen treffen, als sie die Hebamme aus ihrem Lehrbuch für die Wochenbettspflege gelernt hat. Der Arzt übernimmt dann die Verantwortung, und die Hebamme befolgt seine Anordnungen, soweit dadurch nicht etwa bestimmte Vorschriften der Dienstanweisung verletzt werden, die die Hebamme unter allen Umständen beachten muß.

Die Pflege des Säuglings.

§ 257.

Reinlichkeit. Die wichtigste Vorbedingung einer gedeihlichen Pflege des Kindes ist die Beobachtung der größten Reinlichkeit am Körper des Kindes und in seiner Umgebung. Nur reinlich gehaltene Kinder gedeihen gut. Denn im Staub und Schmutz sind verschiedenartige Krankheitskeime, wie die Erreger der Wundinfektionen (vgl. §§ 102—106) und anderer Krankheiten, z. B. der Tuberkulose, enthalten, die selbst durch unscheinbare Verletzungen der Haut, durch die Nabelwunde oder durch die Atmungswege in das Innere des Körpers bringen und dort ihre schädliche Wirkung entfalten können.

Da die Haut des Säuglings und besonders die des Neuge- **Haut-**
borenen außerordentlich zart und leicht verletzlich ist, so muß **pflege.**
sie mit der größten Sorgfalt gepflegt werden. Der Säugling
erhält täglich, und zwar am besten morgens, ein Bad von 35° C,
das nicht nur zur Reinigung, sondern auch zur Anregung des **Das täg-**
Blutkreislaufes und der Atmung dient. Ein gesundes Kind wird **liche Bad.**
im Bade und bei der darauffolgenden Abtrocknung meist lebhafte
Bewegungen ausführen und kräftig schreien. Zur Reinigung
des Körpers verwendet man am besten Watte oder Zellstoff,
die nach dem Gebrauch zu vernichten sind; denn ein Schwamm
läßt sich auf die Dauer nicht sauber halten und kann allzuleicht
zur Brutstätte und zum Überträger von Krankheitskeimen werden.
Das Gesicht und vor allem die Augen des Kindes sollen nicht im
Bade, sondern vor- oder nachher mit einem in reines Wasser
getauchten Wattebausch oder sauberem Leinenläppchen gereinigt
werden, um die Gefahr einer Übertragung von schädlichen Keimen,
die oft aus den Absonderungen des Kindes in das Badewasser gelangen, auf die empfindlichen Schleimhäute von Augen, Mund
und Nase zu verhüten. Statt einer milden Seife darf dem Badewasser übermangansaures Kali bis zu leichter Rosafärbung des
Wassers zugesetzt werden, da dieses Mittel die Haut noch weniger
reizt, ferner nicht nur reinigend, sondern auch keimtötend (des-
infizierend) wirkt und daher zur Verhütung und Heilung von
eitrigen Hautausschlägen besonders zu empfehlen ist.

Nach dem Bade, das bei dem jungen Säugling nie länger als
5 Minuten dauern soll, wird das Kind sofort in ein erwärmtes
Laken gehüllt und auf einem Tisch abgetrocknet. Das Abtrocknen
und Ankleiden auf dem Schoß der Hebamme ist verboten, da das Laken dabei den Fußboden berühren und somit
schädliche Keime (besonders Wundstarrkrampfpilze) auf das Kind
übertragen könnte. Aus demselben Grunde ist das Badetuch
stets an einem sauberen Ort aufzubewahren, häufig zu wechseln
und nie zu anderen Zwecken zu benutzen. Beim Neugeborenen
ist es ratsam, das tägliche Bad bis zur Verheilung der
Nabelwunde zu unterlassen; die Nabelschnur trocknet
dann rascher ein, und die Gefahr einer Beschmutzung des Nabels
durch Absonderungen des Kindes, die in das Badewasser gelangt
sind, wird vermieden. An Stelle des Bades tritt eine Waschung
mit warmem Wasser, die aber die nächste Umgebung des Nabels
freilassen soll.

Verhütung und Behandlung des Wundseins. Hat das Kind sich mit Harn oder Kot beschmutzt, so sind die verunreinigten Körperteile sofort mit lauwarmem Wasser zu waschen, sorgfältig abzutrocknen und die Windeln zu wechseln. Peinliches Rein- und Trockenhalten schützt am besten vor dem Wundwerden. Tritt das Wundsein bei sehr empfindlicher Haut trotz gewissenhafter Pflege doch auf, so kommt die Verwendung eines milden Puders oder einer milden Salbe in Betracht. Man nehme als Puder kein Getreide- oder Kartoffelmehl, da solches sich leicht zersetzt und die Haut dann reizt, sondern Talcum oder weißen Ton; diese beiden Streupulver sind auch viel billiger und ebenso wirksam wie die in den Apotheken käuflichen teueren Kinderpuder. Als Salbe genügt meist einfache Vaseline oder Borsalbe. Bei stärkeren Hautveränderungen ist stets ein Arzt zuzuziehen.

§ 258.

Nabelpflege. Die verantwortungsvollste Aufgabe der Hebamme auf dem Gebiet der Hautpflege des Neugeborenen bildet die Pflege des Nabels. Nicht nur bei der Abnabelung und der Anlegung des ersten Verbandes (vgl. §§ 214 und 218), sondern auch während der Zeit der Eintrocknung des Strangrestes und weiterhin nach dem Abfall der Nabelschnur bis zur Überhäutung der Nabelwunde besteht die Gefahr einer Nabelinfektion (§ 497), die durch Beobachtung einer peinlichen Reinhaltung bei der Nabelpflege verhütet werden muß. Nur saubere Hände dürfen den Nabelverband berühren. Daher die Regel, stets zuerst das Kind, dann erst die Mutter zu besorgen. Der mit Wochenfluß verunreinigte Finger könnte sonst leicht dem Neugeborenen verderblich werden. Sollte die Hebamme einmal genötigt sein, Wochenfluß zu berühren und dann erst das Kind zu besorgen, so muß sie unmittelbar vor dem Anfassen des kindlichen Körpers die Hände noch einmal desinfizieren. Nabelstrang und Nabelwunde selbst sollen überhaupt nicht mit den Fingern, sondern nur mit keimfreien Instrumenten und Verbandzeug in Berührung kommen. (Über die Anlegung des Nabelverbandes vgl. § 218.) Verbandmull ist mehr zu empfehlen als die bisher gebräuchliche Watte, da er infolge seiner größeren Luftdurchlässigkeit die Austrocknung mehr begünstigt und weniger leicht am Nabelstrang festklebt. Sollte er dennoch festhaften, so muß er beim Verbandwechsel durch Be-

träufeln mit einer ½ %igen Kresolseifenlösung oder mit Wasserstoff=
superoxyd vorsichtig entfernt werden, ohne dabei am Strangrest
zu zerren. Der Nabelverband ist täglich zu wechseln, damit
Störungen der Strangeintrocknung und Wundheilung schon in
ihren ersten Anfängen bemerkt und dem Arzt gemeldet werden
können. Sollte der Verband mit Harn oder Kot beschmutzt
worden sein, so muß die Erneuerung noch häufiger erfolgen.
Ist der Nabelschnurrest abgestoßen, so wird die kleine Nabelwunde
bis zu ihrer Überhäutung, die bei normalem Verlauf nach wenigen
Tagen vollendet ist, mit der gleichen Sorgfalt keimfrei verbunden.
Darüber hinaus ist aber das Anlegen von Nabelverbänden oder
Nabelbinden nicht mehr notwendig.

§ 258a.

Nicht nur die mit dem Körper des Säuglings unmittelbar *Schutz des*
in Berührung kommenden Personen, Wäschestücke oder Gebrauchs= *Säug-*
gegenstände müssen tadellos sauber sein, sondern auch die weitere *Infek-*
Umgebung. Besonders wichtig ist die Fernhaltung von *tionen.*
Personen (Erwachsenen und Kindern), die an ansteckenden
Krankheiten der Haut und der Schleimhäute leiden,
selbst wenn es sich dabei nur um einen Furunkel oder gewöhnlichen
Schnupfen handeln sollte. Haben Mutter oder Pflegerin selbst
einen Katarrh, so sollen sie jedes unnötige Zusammensein mit dem
Kinde vermeiden und sich beim Stillen oder den unumgänglichen
pflegerischen Maßnahmen eine Schutzmaske oder ein sauberes
Taschentuch vor Mund und Nase binden, um das dem Säugling
gefährliche Anhauchen, Anhusten und Annießen zu verhüten!

Die natürliche Ernährung.
§ 259.

Die einzige natürliche Ernährung des Säuglings ist die *Bedeu-*
Ernährung an der Mutterbrust; sie ist durch keine Tiermilch *tung der*
bei noch so sorgfältiger Gewinnung und Zubereitung zu ersetzen! *lichen Er-*
Denn wie die Kuhmilch nur für das junge Kälbchen, die Ziegen= *nährung.*
milch nur für das kleine Zicklein, so enthält die Frauenmilch
allein für das junge Menschenkind alle für sein Ge=
deihen notwendigen Nahrungsstoffe in der richtigen
Menge und Zusammensetzung; dazu noch eine Reihe von
Schutzstoffen, die dem Brustkind eine erhöhte Widerstandskraft

gegenüber zahlreichen Krankheiten verleihen. Ein weiterer unschätzbarer Vorzug vor jeder künstlichen oder unnatürlichen Ernährung ist der Umstand, daß die Muttermilch dem Säugling stets lebensfrisch, sauber, unzersetzt und in richtiger Wärme zufließt. Die natürliche Ernährung ist endlich auch die billigste und bequemste, da die Mutter weder Kindermilch, noch Flaschen, Sauger, Kochapparat und Feuerung zu beschaffen braucht und alle Sorgen und Krankheiten vermeidet, die sich beim Flaschenkind so überaus häufig einstellen. Die Hebamme merke sich, daß 6—7 mal so viel Flaschenkinder als Brustkinder im ersten Lebensjahr sterben!

§ 259a.

Die weibl. Milchdrüse. Fast jede Frau kann ihr Kind stillen, wenigstens teilweise und für einige Monate, und sie soll diese heilige Mutterpflicht erfüllen, die auch ihrer eignen Gesundheit meist nur förderlich ist. Die Milch wird schon während der letzten Schwangerschaftsmonate in der Milchdrüse gebildet. Während der ersten Wochenbettstage werden nur geringe Mengen einer gelben, an Eiweiß (Käsestoff) besonders reichen Vormilch (Colostrum) abgesondert, die sich nach dem sogenannten „Einschießen der Milch" am 3. bis 5. Wochenbettstage allmählich in die weiß aussehende reife Milch umwandelt. Nur durch kräftiges Saugen des Kindes und häufige, wenigstens 4—5mal tägliche regelmäßige Entleerung der Brust kann die Milchabsonderung aufrecht erhalten und gefördert werden. Bei ungenügender Inanspruchnahme dagegen versiegt auch eine reichlich fließende Brust in kurzer Zeit!

§ 259b.

Schwankungen der Zusammensetzung. Die Zusammensetzung der Milch ist bei verschiedenen Frauen und sogar bei ein und derselben Mutter nicht stets genau die gleiche; die Schwankungen betreffen vor allem den Fettgehalt, der von der körperlichen Anlage der Mutter, ihrem Alter, der Stilldauer und oft auch vom Eiweiß- und Fettreichtum der von der Mutter genossenen Nahrung abhängt. Schädliche Stoffe der Speisen gehen nie in die Brustmilch über! Die Stillende darf daher essen und trinken, was sie will, wenn es nur ihrem eigenen Körper zuträglich ist (s. § 243). Größere Alkoholmengen sind selbstverständlich zu vermeiden. Auch durch Gemütserregungen ober burd) ben Wiebereintritt ber Regel wirb bie Mild) in ihrer Zusammensetzung nicht verändert. Schlechte oder schädliche Muttermilch gibt es überhaupt nicht!

Größere Schwankungen als in der Zusammensetzung sind in der Menge der abgesonderten Milch vorhanden. Bei verschiedenen Frauen unterscheidet man milcharme und milchreiche Brüste. Bei der gleichen Mutter steigt die Menge im Laufe der ersten 8 Tage auf etwa 250—500 Gramm und im Laufe der nächsten 4—6 Wochen auf etwa 800—1000 Gramm, um sich dann monatelang auf der gleichen Höhe zu halten. Bei starker Inanspruchnahme der Brust (z. B. Ammendienst) lassen sich jedoch bei manchen Frauen noch viel höhere Werte (1—2 Liter und darüber) erzielen. Außerordentlich wichtig ist es für die Hebamme, zu wissen, daß das normalerweise bereits in der ersten Woche erfolgende rasche Ansteigen der Milchmenge zuweilen 2—3 Wochen oder noch länger auf sich warten läßt. Die Hebamme darf daher nie die Stillversuche voreilig abbrechen, auch wenn das Kind während der ersten Wochen nicht satt werden sollte (vgl. § 261, Stillschwierigkeiten). Bei geduldig fortgesetztem Anlegen wird sie oft nach der vorübergehend notwendigen Zwiemilchernährung (vgl. § 262) noch einen vollen Stillerfolg erzielen! *Schwankungen der Menge.*

Vorübergehende Verminderung der Milchmenge kommt vor bei heftigen Gemütsbewegungen, Schreck und Kummer, besonders wenn sie mit einer starken Einschränkung der Nahrungs- und Flüssigkeitsaufnahme der Mutter verbunden sind; ferner beim Wiedereintritt der Regel. Länger dauernder Rückgang der Milchmenge wird beobachtet bei ernsteren Erkrankungen der Mutter, sowie bei ungenügender Entleerung der Brust durch ein schwächliches oder aus anderen Ursachen am Saugen behindertes Kind (§ 261). Alle diese Umstände dürfen nie zu selteneren Anlegen oder gar zum Absetzen des Kindes veranlassen, es sei denn aus Rücksicht auf die Gesundheit der Mutter dringend geboten, worüber nur der Arzt Entscheidung zu treffen hat.

§ 260.

Nach dem Geburtsakt bedürfen zunächst Mutter und Kind der Ruhe. Das erste Anlegen des Neugeborenen soll 10—20 Stunden nach der Geburt erfolgen. Eine noch *Das Anlegen des Kindes.*

längere Hungerpause ist jedoch nicht ratsam, da sie die stets in den ersten Tagen erfolgende Gewichtsabnahme des Kindes unnötig verstärkt. Sollte die Mutter nach einer schweren Entbindung ausnahmsweise zu erschöpft, das Kind aber bereits durstig und unruhig sein, so darf man ihm löffelweise abgekochtes Wasser oder leicht gesüßten Tee reichen.

Vor dem Anlegen hat sich die Wöchnerin jedesmal gründlich die Hände zu reinigen. Das gleiche gilt vom Wartepersonal. Die Brustwarze darf nie mit unreinen Händen angefaßt und soll vor und nach der Mahlzeit vorsichtig mit dem Brusttuch abgewischt oder mit vorher abgekochtem Wasser abgewaschen werden. Bei zarter empfindlicher Haut sind zu häufige Waschungen, auch die angeblich abhärtenden mit Alkohol, zu vermeiden, da sie die schützende Hornschicht aufweichen oder spröde machen und Anlaß zu kleinsten Verletzungen geben, die zur Eintrittspforte für die Erreger der Milchdrüsenentzündung werden können. Die Warzen sind während der Stillpause stets mit einem tadellos sauberen, häufig zu wechselnden leinenen Brusttuch zu bedecken. **Die Brüste sollen abwechselnd, und zwar zu jeder Mahlzeit in der Regel nur eine, gereicht werden.** Ist die Milchabsonderung dauernd gering, so müssen allerdings beide Brüste zu einer Mahlzeit gereicht werden; dabei ist aber streng darauf zu achten, daß jedesmal wenigstens eine, und zwar die zuerst gereichte Brust, vollständig leer getrunken wird.

Beim Anlegen im Wochenbett dreht sich die Wöchnerin auf die Seite, faßt die Warze zwischen dem 2. und 3. Finger und drückt sie dem Kinde in den Mund. Dabei ist darauf zu achten, daß die Nase des Kindes nicht von der Brust der Mutter gedrückt wird, damit die Nasenatmung während des Trinkens nicht behindert ist. Meist fängt das Kind bei guten Warzen sofort an zu saugen, was man an den Bewegungen der Lippen sieht. Daß es auch wirklich Nahrung bekommt, beweisen die Schluckbewegungen, die auf je 2—3 Saugbewegungen erfolgen und am Auf= und Abgehen des kindlichen Kehlkopfes zu sehen und zu fühlen sind. Sind die Warzen kurz oder tiefliegend, so soll sie die Hebamme mit reinen Fingern oder mit einer Saugpumpe etwas herausziehen, um sie besser faßbar für das Kind zu machen. Auch ist in solchen Fällen besonders darauf zu achten, dem Neugeborenen nicht nur die Warze, sondern auch einen Teil des Warzenhofs in den Mund zu schieben, aus dem es durch Zusammenpressen der Kiefer die Milch herausdrückt. Auch das Saugen durch ein Saughütchen kann vorübergehend versucht werden, wird aber auf die Dauer nie eine ausreichende Entleerung der Brust gewährleisten. Das gesunde Kind bleibt etwa 20 Minuten an der Brust, dann läßt es die Warze los und schläft ein. Schwächliche oder trinkfaule Kinder sind lässig im Saugen und schlafen oft schon ein, bevor sie eine genügende Nahrungsmenge zu sich genommen haben. Dann muß man sie aufwecken und ihnen aufs neue die Warze, aus der man etwas Milch drücken kann, in den Mund führen. Nach dem Abnehmen von der Brust läßt man das Kind aufstoßen, bringt es in sein Bettchen und legt es auf die Seite, damit Milch, von der besonders beim Neugeborenen häufig nach der Mahlzeit wieder etwas aus dem Munde läuft, gut abfließen kann, ohne daß das Kind sich dabei verschluckt.

Während der ersten Lebenswochen wird der gesunde Säugling tagsüber 5—6mal alle 3 Stunden, später 5mal alle 4 Stunden angelegt und soll nachts von Anfang an eine 6—8stündige Nahrungspause einhalten. Die Pausen zwischen den Mahlzeiten sind von größter Wichtigkeit für das Gedeihen des Kindes und für die Gesundheit der Mutter. Besonders ist eine ausgiebige Nachtruhe im beiderseitigen Interesse dringend geboten. Das von unvernünftigen Müttern leider noch so häufig geübte Anlegen während der Nacht bedeutet nicht nur eine unnötige, sondern sogar eine schädliche Anstrengung und ist nur geeignet, Kraft und Lust zum Stillen bei der Mutter herabzusetzen und die Dauer der Stillperiode zum Schaden des Kindes zu verkürzen. Die Mahlzeiten verteilen sich, je nach den Lebensgewohnheiten der Mutter, auf die Zeit zwischen 6—7 Uhr morgens und 10—11 Uhr abends. Jedes gesunde Neugeborene gewöhnt sich rasch an die ihm vorgeschriebene Ordnung, wenn sie nur energisch eingehalten wird.

Zahl und Zeitpunkt der Mahlzeiten.

§ 260a.

Die Trinkmengen sind am ersten Tage meist nur spärlich, steigen in den nächsten 8—10 Tagen rasch um etwa 50—100 g täglich an, um sich dann im Laufe der folgenden Wochen ganz allmählich auf 800—1000 g zu vermehren. Über ein Liter trinken nur wenige Brustkinder. Die Nahrungsmenge, die ein Säugling zum Wachsen

Trinkmengen und Nahrungsbedarf.

und Gedeihen benötigt, beträgt etwa $1/6$ bis $1/7$ seines Körpergewichts an Brustmilch, oder, was das Gleiche bedeutet, etwa 150 g Brustmilch auf das Kilogramm Körpergewicht; $1/5$ des Körpergewichts oder 200 g Brustmilch auf das Kilogramm betrachtet man als eine reichliche Ernährung[1]).

§ 260b.

Dauer des Stillens, Abstillen, Beikost. Die Dauer des Stillens soll wenigstens 6, am besten etwa 9 Monate betragen; viele Mütter vermögen ihrem Kinde bis zu einem Jahre und darüber die Brust zu geben. In jedem Falle aber muß vom Beginn des 2. Halbjahres ab neben der Brust eine milchlose Beikost gereicht werden, die zunächst am einfachsten aus Grieß, der in Gemüsebrühe gekocht ist, besteht; diesem Grieß gibt man bald etwas Gemüsebrei und Kartoffelbrei, auch etwas Obstbrei oder Obstsaft zu. Diese Zufütterung ist notwendig, weil die Milch allein für den älteren Säugling nicht mehr alle Stoffe enthält, die er zum Gedeihen, zur Knochen- und Blutbildung braucht. Eine zu lange durchgeführte einseitige Brusternährung kann, ebenso wie die einseitige Kuhmilchernährung, allmählich zu Störungen (wie z. B. englischer Krankheit, Blutarmut, Blässe) führen. Schrittweise werden dann auch die übrigen Brustmahlzeiten durch künstliche Ernährung ersetzt, die im vierten Lebensvierteljahr aus $2/3$ Milch oder Vollmilch und Brei von Zwieback, Semmel, Reis, Grieß oder dergl. bestehen kann. Auch etwas Weißbrot mit Marmelade, Butter oder frischem Weißkäse ist gegen Ende des ersten Lebensjahres erlaubt, Zwieback und Keks schon um die Wende des ersten Halbjahres. Ist das Absetzen wegen vorzeitigen Versiegens der Brust oder aus anderen Gründen (§ 261) schon im ersten Halbjahre geboten, so müssen zunächst die diesem Alter entsprechenden stärkeren Milchverdünnungen gegeben werden (vgl. § 267). Nie soll das Absetzen plötzlich, sondern stets allmählich erfolgen und sich wenigstens über 2 Wochen ausdehnen, so daß nur alle 3 Tage eine weitere Brustmahlzeit durch die Flasche ersetzt wird. Während der heißen Sommermonate soll, wenn irgend möglich, nicht abgestillt werden, da die

---

[1]) Darnach wären z. B. für einen 4 kg schweren Säugling 600 g Brustmilch eine mittlere, und 800 g eine reichliche Nahrungsmenge.

Gefahr ernster Verdauungsstörungen bei unnatürlicher Ernährung dann am größten ist!

§ 261.

Meist läßt sich die natürliche Ernährung ohne besondere Schwierigkeiten durchführen. Zuweilen treten aber Störungen auf, die durch körperliche Mängel oder Erkrankungen der Mutter oder des Kindes hervorgerufen werden. Weit häufiger als diese sogenannten körperlichen kommen die sozialen Stillhindernisse vor, die durch die Ungunst der äußeren Lebensverhältnisse bedingt sind. *Störungen der natürlichen Ernährung.*

Hohlwarzen sind eine ziemlich seltene Mißbildung, bei der die Warzen nicht, wie gewöhnlich, nach außen über den Warzenhof hinausragen, sondern nach innen eingestülpt sind. Bei geduldig fortgesetztem Anlegen lernt ein Teil saugkräftiger Kinder durch Umfassen des Warzenhofes das Saugen auch unter diesen ungünstigen Verhältnissen. Doch ist in diesem Falle die Fortführung der Stillung mit großen Schwierigkeiten verbunden. Immerhin darf mit den Versuchen nicht zu früh nachgelassen werden. *Stillhindernisse bei der Mutter.*

Milcharmut. Bei manchen Frauen kommt die Milchabsonderung erst sehr verspätet in Gang (vgl. § 259) oder geht vorzeitig nach einer kurzen Stilldauer von nur wenigen Wochen oder Monaten zurück. Zeichen bestehenden Hungers des Säuglings können sein: Größere Unruhe, Gewichtsstillstand oder -abnahme und selteneres Eintreten der Stühle. Im Zweifelsfalle ist es stets notwendig, durch Wägen des Kindes vor und nach dem Anlegen die Tagestrinkmengen an der Brust genau festzustellen. Aber auch bei unzureichender Stillfähigkeit der Mutter soll in keinem Falle abgesetzt, sondern die Zwiemilchernährung nach den unten beschriebenen Grundregeln eingeleitet werden (vgl. § 262).

Wundsein der Warzen kann ein ernstes Stillhindernis werden (s. § 492).

Auch die Milchdrüsenentzündung bringt nicht selten eine ernste Störung des Stillens mit sich. Trotzdem ist in vielen Fällen noch ein Weiterstillen des Kindes möglich (s. über die Milchdrüsenentzündung § 493).

Ernste Erkrankungen der Mutter (Grippe, Diphtherie, Tuberkulose u. a.) können ein **unüberwindliches** Stillhindernis bilden. Die Entscheidung, ob im einzelnen Falle gestillt oder abgesetzt werden soll, hat jedoch stets der Arzt zu treffen.

Leichte Erkrankungen oder Beschwerden der Mutter, wie Rücken- oder Kopfschmerzen, Schwäche oder Blutarmut können nie als triftiger Grund zum Abstillen des Säuglings betrachtet werden. Sie lassen sich meist bei guter Pflege und Ernährung der Mutter trotz fortgesetzten Stillens beheben. Auch der Wiedereintritt der Regel ist kein Stillhindernis, führt aber zuweilen zu einer vorübergehenden Herabsetzung der Milchmenge (vgl. § 259b). Beim Eintritt einer neuen Schwangerschaft ist das Kind abzusetzen. Es ist zweckmäßig, in regelmäßigen Abständen das Gewicht der Mutter festzustellen.

§ 261a.

Stillhindernisse beim Kinde. Saugschwäche kommt selten bei ausgetragenen, häufiger bei frühgeborenen Kindern vor, deren Muskelkraft nicht ausreicht, um sich aus der Brust die erforderliche Nahrungsmenge zu verschaffen. In solchem Falle droht einerseits das Verhungern des Kindes, andererseits das Versiegen der ungenügend entleerten mütterlichen Brust. Vermehrte Unruhe darf man als Zeichen des Hungers bei saugschwachen Kindern kaum erwarten; sie leiden im Gegenteil meist an Schlafsucht und müssen auch während des Anlegens öfter aufgerüttelt werden. Durch häufigeres, 6—8 mal tägliches Anlegen und Abspritzen von Brustmilch, die dem Kinde, wenn nötig, noch mit dem Löffel zugefüttert wird, gelingt es oft, die Milchabsonderung in Gang zu halten und das Kind allmählich so zu kräftigen, daß es auch bei selteneren Mahlzeiten sein Nahrungsbedürfnis aus eigener Kraft befriedigen kann. Entstehen aber Schwierigkeiten, so sollte das frühgeborene Kind baldigst warm eingepackt und in eine mit Ammen versehene Kinderanstalt (Säuglingsheim) gebracht werden.

Saugträgheit oder Saugungeschick kann bei sonst gesunden und kräftigen Neugeborenen das Ingangkommen des Milchstromes wesentlich erschweren, läßt sich aber bei gutem Stillwillen der Mutter und unermüdlich fortgesetztem, regelmäßigem Anlegen des Kindes stets überwinden. Weit größere Anforderungen an Geduld und Geschick der Mutter, Hebamme oder Pflegerin stellt die sogenannte Brustscheu, die aber nur selten vorkommt, und zwar meist nur bei nervösen Kindern nervöser Mütter. Gelingt es trotz langer (wenigstens 8—14 Tage) fortgesetzter Anlegeversuche nicht, das schreiende und sich sträubende Kind zum Saugen zu bewegen, so bleibt zuweilen nichts anderes übrig, als ganz auf die natürliche Ernährung zu verzichten. Zur Vermeidung ernsterer Hungerstörungen ist der notwendigste Nahrungs- und Flüssigkeitsbedarf durch abgespritzte Brustmilch und Tee zu decken, die mit dem Löffel oder einem sehr schwer gehenden Sauger verfüttert werden.

Mißbildungen des Mundes (Hasenscharte und Gaumenspalte s. § 399) können das Saugen an der Brust unmöglich machen. Trotzdem gelingt es, dem Kinde die natürliche Ernährung zu sichern, wenn man bis zu der schon nach wenigen Tagen oder Wochen vorzunehmenden Operation die Milchabsonderung durch Abspritzen im Gang hält. Zur Beförderung der Wundheilung und zur Behebung der nach der Operation stets zurückbleibenden Schwäche ist gerade für diese Kinder die Muttermilch unentbehrlich.

Erkrankungen der Luftwege, vor allem der Schnupfen, der beim Säugling stets mit Nasenverstopfung einhergeht, bilden eine der häufigsten Störungen der natürlichen Ernährung. Infolge der behinderten Nasenatmung bereitet das Saugen dem Kinde so große Schwierigkeiten, daß es die Brust nicht mehr nehmen will, die nunmehr infolge der mangelhaften Entleerung rasch versiegt. Um dieses oft verhängnisvolle Versiegen der Milchabsonderung zu verhüten, genügt es, während der Mahlzeit dem Kinde die Nase freizuhalten, indem man sie vor dem Anlegen mit Wasserstoffsuperoxyd gut reinigt. Hat dies keinen Erfolg, so ist ein Arzt zuzuziehen.

§ 261 b.

Oft ist die Mutter durch die Not der äußeren Verhältnisse gezwungen, durch Arbeit außer dem Hause zum Lebensunterhalt der Familie beizutragen. Nimmt diese Tätigkeit nur wenige Stunden des Tages in Anspruch (z. B. Aufwartestelle), so braucht die heilige Mutterpflicht des Stillens des Kindes in keiner Weise darunter zu leiden. Doch auch wenn die Frau durch eine den ganzen Tag dauernde Erwerbsarbeit gezwungen ist, ihren Säugling fremder Pflege anzuvertrauen (in Privatpflege, Krippe oder geschlossener Anstalt), so sollte sie ihn wenigstens früh und abends, wenn möglich auch während der Mittagspause anlegen; denn jeder Tropfen Muttermilch ist für das Kind von unschätzbarem Werte!

Soziale Stillhindernisse.

§ 262.

Zwiemilchernährung.

Unter Zwiemilchernährung versteht man die gleichzeitige Darreichung von Frauenmilch und Tiermilch. Schon die teilweise Ernährung an der Mutterbrust genügt, um dem Säugling eine große Reihe der im § 259 beschriebenen Vorteile zu sichern. Sie ist daher stets der nur unnatürlichen Ernährung mit Tiermilchgemischen bei weitem vorzuziehen und in allen im § 261 geschilderten Fällen anzuwenden, bei denen die Muttermilch allein aus körperlichen oder sozialen Gründen nicht ausreicht, um das Nahrungsbedürfnis des Kindes zu decken.

Technik der Zwiemilchernährung.

Um den Anteil der Frauenmilch bei der Zwiemilchernährung ziemlich reichlich zu gestalten, soll die Hebamme folgende drei Grundregeln berücksichtigen: 1. Das Kind möglichst zu jeder Mahlzeit anzulegen, 2. stets zuerst anzulegen und die Brust leer trinken zu lassen, dann erst den fehlenden Rest durch unnatürliche Nahrung zu ergänzen, 3. die Aufnahme der künstlichen Nahrung dem Kinde durch Zuführung mit dem Löffel oder durch Bohrung eines ganz engen Saugerlochs (mit einer feinen, ausgeglühten Nähnadel, nicht mit einer Haarnadel) so unbequem wie möglich zu machen, da sonst die Gefahr besteht, daß das Kind sehr bald die bequeme Flasche der stets nur mit einiger Anstrengung zu erlangenden Muttermilch vorzieht und überhaupt nicht mehr zum kräftigen Saugen an der Brust zu bewegen ist. Nur bei Erkrankungen der mütterlichen Brust und bei der außerhäuslichen Erwerbsarbeit der Frau wird zuweilen ein selteneres Anlegen und die Einführung reiner Flaschenmahlzeiten notwendig, bei denen aber mit besonderer Sorgfalt auf das enge Saugerloch geachtet werden muß.

§ 263.

Anwendung der Ammenernährung.

Als Ammenernährung bezeichnet man das Stillen des Kindes durch eine fremde Frau. Es ist nur dann berechtigt, wenn die eigene Mutter durch Milchmangel oder ernste Krankheit an der Erfüllung ihrer Pflicht durchaus verhindert, das Kind aber zart oder krank ist, so daß an seinem Gedeihen bei unnatürlicher Ernährung gezweifelt werden muß. Nie darf aus anderen oder gar aus selbstsüchtigen Gründen (z. B. Bequemlichkeit der Mutter) die Ernährung durch eine Amme eingeleitet werden, da das eigene Kind der Amme durch sie geschädigt und allzuoft den Gefahren der unnatürlichen Ernährung ausgesetzt und geopfert wird! Wenn möglich, soll man deshalb der Amme gestatten, ihr eigenes Kind wenigstens teilweise mitzustillen. Sonst ist dafür Sorge zu tragen, daß das Ammenkind sachgemäß untergebracht wird.

Die Auswahl der Amme ist Aufgabe des Arztes; eine Amme, die nicht von einem Arzte gesund befunden worden ist, darf zum Stillen des Kindes nicht zugelassen werden! Die Hebamme muß aber ungefähr wissen, worauf es bei der Ammenwahl ankommt, damit sie dem Arzt geeignete Personen vorschlagen kann. Die Amme soll frei sein von jeglicher Krankheit, besonders von ansteckenden Krankheiten (namentlich Syphilis und Tuberkulose), sie soll gute Warzen haben und eine reichliche Milchabsonderung besitzen. Der Zustand ihres eigenen Kindes wird dies am besten lehren. Die Geburt soll schon einige Zeit, wenigstens 6 Wochen, zurückliegen. Auch der Säugling, für den eine Amme gesucht wird, muß natürlich frei von ansteckenden Krankheiten sein, da er sonst der Amme und deren Kinde Schaden bringen könnte! **Ammenwahl.**

Besteht ein größeres Mißverhältnis zwischen der Saugkraft und dem Nahrungsbedürfnis des Kindes einerseits und dem Milchreichtum der Amme andererseits, so drohen zwei Gefahren: 1. die Überfütterung des Kindes, 2. das Versiegen der ungenügend entleerten Ammenbrust. Beide Gefahren sind durch gleichzeitiges Anlegen des Ammenkindes oder durch andere Maßnahmen, z. B. kürzere Trinkzeiten des zarten oder kranken Säuglings und Abspritzen der unvollkommen entleerten Brust, zu verhüten. Sie müssen aber zuvor durch genaue Feststellung der kindlichen Trinkmengen erkannt werden, die aus diesem Grunde bei der Ammenernährung viel wichtiger ist als beim Stillen an der Brust der eigenen Mutter. **Gefahren der Ammenernährung.**

Die Amme soll nach Möglichkeit entsprechend ihrer früheren Lebensweise gehalten und ernährt werden. Es ist falsch, die Amme mit Leckerbissen zu füttern und sie ängstlich vor jedem Ärger zu behüten.

Die unnatürliche oder künstliche Ernährung.

§ 264.

Die unnatürliche Ernährung muß als ein durchaus minderwertiger Ersatz der natürlichen Ernährung bezeichnet und darf deshalb nur in den seltenen Fällen eingeleitet werden, in denen die Mutter zum Stillen vollkommen unfähig ist oder durch schwere Erkrankungen daran verhindert wird. Stets birgt diese **Gefahren der unnatürlichen Ernährung.**

Ernährungsart, besonders beim jungen Säugling während der ersten 3—6 Lebensmonate, sowie bei schwächlichen und frühgeborenen Kindern, die Gefahr einer ernsten Ernährungsstörung und Entwicklungshemmung in sich. Einzelne Beispiele guten Gedeihens können zwar immer angeführt werden, aber selbst wenn die Tiermilch nach allen Regeln der ärztlichen Kunst gewonnen, zubereitet und verabreicht wird, ist ein normales Gedeihen des Kindes keineswegs gewährleistet. Gesteigert werden die Schäden durch Verunreinigung der Milch mit Krankheits- und Gärungserregern, durch unzweckmäßige Zubereitung und Aufbewahrung, vor allem aber durch Fehler in der Zusammensetzung und Menge der verabreichten Milchmischungen. Um diese Fehler nach Möglichkeit zu vermeiden, muß die Hebamme über die Grundregeln der künstlichen Ernährung Bescheid wissen. Im übrigen mache sie die Mutter auf die etwa am Orte befindliche Säuglingsfürsorgestelle (Mutterberatungsstelle) aufmerksam.

§ 265.

Die Gewinnung der Milch. Als Säuglingsnahrung sollte nur eine Milch Verwendung finden, die von tuberkulosefreien, gesunden und gut gehaltenen Kühen stammt, von sauberer Hand in saubere Gefäße gemolken und sofort tief gekühlt und frisch zum Orte des Verbrauchs gefördert wird. In größeren Städten ist solche Milch unter dem Namen „Vorzugsmilch" oder „Kindermilch" zu etwas höherem Preise als die gewöhnliche Marktmilch durch bestimmte, ärztlich beaufsichtigte Mustermolkereien oder durch die Säuglingsfürsorgestellen und Milchküchen zu beziehen. Auf dem Lande und an kleineren Orten kann man sich eher selbst von der Sauberkeit und Zuverlässigkeit der Milchbezugsquelle überzeugen und auf besondere Kindermilch verzichten. Dabei ist Milch von Kühen, die mit Trockenfutter gefüttert werden, vorzuziehen, da diese Milch infolge der selteneren und festeren Kotentleerungen der betreffenden Tiere weniger verunreinigt und haltbarer ist. Statt der Kuhmilch kann man auch Ziegenmilch verwenden, die sich in ihrer Zusammensetzung kaum von der Kuhmilch unterscheidet.

§ 266.

Zubereitung und Aufbewahrung der Milch. Nachdem die Milch ins Haus geliefert und auf ihre Frische geprüft worden ist (sie darf weder zersetzt, noch säuerlich schmecken und beim Erhitzen nicht zusammenlaufen), muß sie sofort kurze Zeit aufgekocht, dann zugedeckt an einem kühlen Orte, im Eisschrank, im Keller, oder in einem Gefäß mit kaltem, fließendem Wasser aufbewahrt werden. Längeres oder gar mehrmaliges Kochen der Milch soll man vermeiden, da wichtige Bestandteile der Milch dadurch zerstört werden. Auch die zur Verdünnung übliche Schleim- oder Mehlabkochung ist sauber und kühl aufzubewahren. Vor jeder Mahlzeit werden die erforderlichen Mengen in der Saugflasche gemischt, gezuckert und körperwarm, also auf 36—37° C erwärmt, dem Kinde gereicht. Man prüft die Wärme, indem man die gefüllte Flasche an die Wange hält, nicht etwa durch Schmecken aus der Flasche, da dadurch schädliche Keime in die Milch gelangen und das Kind gefährden könnten. Stehen genügend verschließbare Saugflaschen zur Verfügung, so kann gleich am Morgen die Nahrungsmischung für den ganzen Tag in trinkfertig abgemessenen Mengen eingefüllt und in den Saugflaschen aufgekocht werden, die dann kühl aufzubewahren und vor der Mahlzeit nur anzuwärmen sind. Die verhältnismäßig teuren, im Handel käuflichen Milchkochapparate, z. B. der von Soxhlet angegebene, lassen sich ohne weiteres durch ein von der Mutter selbstanzufertigendes Drahtgestell, das man in einen größeren Kochtopf hineinstellt, ersetzen.

Am meisten zu empfehlen sind die nach Gramm (Kubikzentimeter) eingeteilten Saugflaschen, da die früher üblichen, nach Strichen eingeteilten, eine genaue Bemessung der Nahrungsmenge nicht gestatten. Glasröhren oder Gummischläuche mit Saugern sollen nicht verwendet werden, da sie sich nicht gut reinigen lassen.

Nur einfache Gummisauger sind zweckmäßig. Die Saugflasche wird nach jeder Mahlzeit sofort mit Wasser ausgespült, dann gründlich mit Bürste und Soda gereinigt, bis das Glas völlig klar erscheint, und getrocknet. Milchreste dürfen nie längere Zeit in der Flasche bleiben oder gar dem Kinde bei späteren Mahlzeiten wieder angeboten werden. Der Gummisauger soll nach jedem Trinken ausgespült und dann in einem sauberen, zugedeckten Gefäß trocken aufbewahrt werden; einmal täglich wird er ausgekocht. Das Loch im Sauger wird mit einer sauber ausgeglühten Nähnadel gebohrt und soll nur so groß sein, daß beim Umkehren der Flasche ein Tropfen Milch nach dem anderen ganz langsam hervortropft; bei größerem Saugerloch würde das Kind zu rasch trinken und zuviel Luft mitschlucken, die später vermehrtes lästiges Aufstoßen und Magendrücken erzeugt. Ohne Sorgfalt und Reinlichkeit bei dem Bereiten der Nahrung gedeiht kein Kind! Die Hebamme soll jede Gelegenheit benutzen, auch die Mütter über diese Grundregeln zu belehren.

§ 267.

Zusammensetzung u. Menge der Milchmischungen in den verschied. Lebensmonaten.
Während der ersten 3 Monate gibt man eine Verdünnung von ½ Milch, ½ Haferschleim, dann bis zum 5.—6. Monat ½ Milch, ½ Mehlsuppe, später $2/3$ Milch, $1/3$ Mehlabkochung; vom 10. Monat ab braucht man beim gesunden Säugling die Milch nicht mehr zu verdünnen. Die früher während der ersten Lebenswochen üblichen noch stärkeren Verdünnungen ($1/3$ Milch, $2/3$ Wasser oder Schleim) können leicht zu einer Unterernährung des Kindes führen!

Um die Wende des 2. Lebenshalbjahres beginnt man, wie im § 260b beschrieben, mit einer milchlosen Beikost aus Brühgrieß, Kartoffelbrei, Gemüsebrei und Obst, fügt etwas Gebäck und Brei aus Zwieback, Grieß, Reis oder dergleichen zu und geht allmählich zu einer abwechslungsreicheren, aber noch möglichst breiförmigen und sorgfältig bereiteten Kost des 2. Lebensjahres über. Die jeweils zur Ernährung des Kindes notwendige Vollmilchmenge beträgt etwa $1/10$ des Körpergewichts, doch nie mehr als $3/4$ Liter. Die gesamte Trinkmenge soll etwa $1/5$ des Körpergewichts ausmachen, doch nie mehr als einen Liter betragen[1]).

Bei der künstlichen Ernährung des Neugeborenen, die ja nur ausnahmsweise in Anwendung kommen soll, versucht man in der Bemessung der Nahrungsmenge die von der Natur bei der Brusternährung gebotenen Verhältnisse nachzuahmen. Man beginnt also mit 50 Gramm am ersten Tage und steigt täglich um 50—100 Gramm der Gesamttrinkmenge an.

§ 268.

Bereitung der Verdünnungsflüssigkeit.
Zur Bereitung des Schleims werden 3—4 Eßlöffel voll Haferflocken in einem Liter Wasser 20 Minuten lang gekocht, dann durch ein feines Sieb gegossen (nicht durchgerührt!) und mit abgekochtem Wasser wieder auf ein Liter aufgefüllt. Zu einem

---

[1]) Ein 5 kg schwerer, 4 bis 5 Monate alter Säugling würde demnach 500 g = ½ Liter Vollmilch brauchen, die man ihm, seinem Alter entsprechend, als 1000 g = 1 Liter Halbmilch oder als 750 g = $3/4$ Liter Zweidrittelmilch verabreichen könnte.

Liter Mehlsuppe nimmt man 3—4 Eßlöffel voll Hafer-, Weizen-, Mais- oder Reismehl, das man in kaltem Wasser anquirlt, etwa 5—10 Minuten lang kochen läßt und wieder auf ein Liter Flüssigkeit ergänzt. Als Zucker verwendet man den gewöhnlichen Kochzucker, und zwar etwa 50 Gramm auf ein Liter Halbmilch, oder 1—2 Teelöffel voll auf jede Flasche. Gezuckerte Schleim- oder Mehlabkochungen ohne Milchzusatz dürfen nie als alleinige Säuglingsnahrung benutzt werden, da sie schwere Schädigungen hervorrufen. Auch die mit großer Reklame angepriesenen sogenannten Kindermehle, die sich von den gewöhnlichen Mehlen im wesentlichen nur durch den höheren Preis ohne sonstige Vorzüge unterscheiden, bilden darin keine Ausnahme.

Die Zahl der Mahlzeiten und die Länge der Nahrungspausen unterscheiden sich nicht von den bei der natürlichen Ernährung vorgeschriebenen (vgl. § 260). Die Größe der einzelnen Flaschen- mahlzeit soll 200 Gramm nicht überschreiten. *Zahl und Größe der Mahl- zeiten.*

Kleidung, Wohnung und allgemeine Lebensweise des Säuglings.

§ 269.

Über die Kleidung des Neugeborenen ist bereits bei der Leitung der Geburt gesprochen (§ 218). Noch einmal sei wiederholt, daß der Körper des Kindes nicht festgewickelt werden darf und Ärmchen und Beinchen frei beweglich sein sollen. Das Kind muß bequem in seinem Bettchen liegen und sich auch strecken können. Der Kopf wird am besten gar nicht bedeckt. Da Neuge- borene und junge Säuglinge ihre Temperatur noch nicht so gut regulieren können, wie ältere Kinder, so müssen sie mehr als diese vor Abkühlung, aber auch vor Überhitzung geschützt werden. Während der ersten Wochen sorge man vor dem An- kleiden für gute Durchwärmung der Kinderwäsche und bedecke den Säugling im Bett, Körbchen oder Wagen mit einem Feder- kissen. Bei zarten Neugeborenen sind in der kalten Jahreszeit oft Wärmflaschen zur Erhaltung einer normalen Körpertempe- ratur von 37° C notwendig. Es ist ratsam, solche Kinder während der ersten Lebenszeit mehrmals am Tage zu messen, bis man ihren Wärmebedarf festgestellt und die Bekleidung und Bedeckung danach eingerichtet hat. *Kleidung.*

Eine weit größere Gefahr als die Abkühlung bedeutet aber für den jungen Säugling die Überhitzung in der heißen Jahres- *Die Ge- fahr der Über- hitzung.*

Sommersterblichkeit. zeit. Man hüte sich, die Kinder auch an heißen Sommertagen mit Wolljäckchen und Federbett zu bedecken und sie womöglich noch in der heißen, dunstigen Küche stehen zu lassen. Sie können dadurch Fieber, lebensbedrohlichen Brechdurchfall und Krämpfe bekommen. Alljährlich sterben Tausende von jungen Säuglingen an solchen Hitzeschädigungen! Um diese große Sommersterblichkeit zu verhüten, lasse man die Kinder in der warmen Jahreszeit nur locker und leicht bekleidet, ohne Federbetten. An sehr heißen Tagen dürfen sie unbedeckt im Hemdchen strampeln und sollen in einem gut durchlüfteten Zimmer oder im Freien an einem möglichst kühlen, schattigen Ort stehen. Das vermehrte Durstgefühl, das sich oft als Unruhe zwischen den Mahlzeiten kundgibt, stille man durch lauwarmen Tee und vermeide streng, häufiger als sonst die Brust oder Milchflasche zu reichen. Denn eine Überfütterung führt gerade im heißen Sommer besonders rasch zu schweren Darmstörungen.

Wohnung. Die Wohnung des Kindes sei möglichst luftig und sonnig. Kellerwohnungen begünstigen die Entwicklung der englischen Krankheit, der Blutarmut und der Erkältungskrankheiten; in Dachwohnungen ist die Gefahr der Hitzeschädigungen am größten. Der Säugling braucht eine Lagerstatt (Bett, Körbchen oder Wagen) für sich allein. Im Bett der Wöchnerin soll der Säugling nur während des Stillens liegen, denn die Berührung mit dem Wochenfluß kann für ihn verderblich werden. Auch ist es schon vorgekommen, daß die Mutter sich im Schlaf auf das neben ihr liegende Kind gelegt und es dadurch erstickt hat.

Licht und Luft. Das Kind braucht vor dem Tageslicht nicht in besonderem Maße geschützt zu werden; nur zu grelle Beleuchtung verhindere man, indem man dann einen Schleier über das Bettchen legt. Eine durch zu helles Licht entstandene Augenentzündung eines Kindes ist nur sehr selten beobachtet worden. Vom ersten Tage an denke man an die Zufuhr frischer Luft in das Zimmer des Kindes. In der warmen Jahreszeit darf man den Säugling schon nach etwa 14 Tagen ins Freie bringen, in der kühleren Zeit nach etwa 3—4 Wochen. Während der ersten drei Monate bringe man die Kinder nur bei günstiger Witterung regelmäßig hinaus, später auch bei kühlerem, feuchterem Wetter, falls man einen Wagen zur Verfügung hat.

Ein gesunder Säugling schläft während der Nahrungspausen oder liegt zufrieden in seinem Bettchen. Schreit das Kind, so soll man nach dem Grunde seiner Unruhe forschen, der häufig nur im Naßliegen zu suchen ist, und ihn beseitigen. Ganz unzweckmäßige Beruhigungsmittel sind dagegen das häufige Anbieten der Flasche, das dauernde Lutschen an einem Schnuller, besonders wenn er mit Zucker gefüllt ist, sowie das viele Wiegen und Herumtragen. Durch Flasche und Zuckerschnuller werden Ernährungsstörungen und Verunreinigungen der Mundhöhle begünstigt; das Wiegen und besonders das Herumtragen erzeugt, neben den häufigen Verkrümmungen des Rückens, beim Kinde bald das ungesunde Bedürfnis, dauernd bewegt zu werden. Es schreit dann, sobald die Bewegung aufhört, und wird keineswegs ruhiger, sondern nur nervös und unzufrieden und zur Plage für seine Umgebung. Ganz verwerflich wäre es natürlich, dem Säugling künstliche Beruhigungsmittel, wie Mohnsaft oder Alkohol zu geben. Dauernde Unruhe ist häufig der Ausdruck ernsterer Ernährungsstörungen oder sonstiger Erkrankungen und verlangt die Zuziehung eines Arztes.

Unzweckmäßige Beruhigungsmittel.

§ 270.

Im Volke herrschen noch viele falsche Vorurteile, Unsitten und abergläubische Gebräuche bei der Pflege und Ernährung des Säuglings, die ernsten Schaden anrichten können und daher von der Hebamme bekämpft werden müssen. Die irrige Anschauung, daß durch Angst, Schreck oder den Wiedereintritt der Regel schädliche Stoffe in die Muttermilch übergingen und das Kind daher abgesetzt werden müsse, ist schon im § 259 gebrandmarkt. Die traurigen Folgen des falschen Glaubens, daß junge Säuglinge auch im Sommer stets warm eingepackt und vor frischer Luft geschützt werden müßten, wurden schon im § 269 genügend geschildert. Hier sei noch auf einen besonders verbreiteten falschen Glauben hingewiesen, der unabsehbares Unheil stiftet und alljährlich zahlreiche Opfer fordert. Es ist die weit verbreitete Anschauung, daß die meisten Krankheiten im Säuglingsalter, besonders aber die Krämpfe, von den Zähnen kommen und man daher in solchen Krankheitsfällen ruhig abwarten könne, bis der betreffende Zahn durchgebrochen sei. Immer wieder wird aus diesem Grunde versäumt,

Unsitten und Aberglauben.

den Arzt rechtzeitig um Rat zu fragen, und wenn die Krankheitserscheinungen so bedrohlich geworden sind, daß man ihn doch holt, so ist das Leiden oft schon so verschleppt, daß alle Hilfe zu spät kommt. Schon durch die energische Bekämpfung der drei hier angeführten abergläubischen Ansichten kann die Hebamme vielen Kindern das Leben retten!

Zeichen der normalen, körperlichen und geistigen Entwickelung des Säuglings.

§ 271.

Ein gesunder Säugling schläft nachts und während der ersten Monate auch am Tage zwischen den Mahlzeiten ruhig und tief. Er ist im Wachen stets bei munterer und zufriedener Stimmung. Seine Haut sieht glatt und rosig aus, seine Glieder fühlen sich prall und fest an. Deckt man ihn auf, so strampelt er kräftig, führt dauernd kleine Bewegungen mit Händen und Füßen aus und betrachtet rege seine Umgebung. Er entleert täglich etwa 1—3 breiige, gelbe Stühle und benäßt seine Windeln reichlich mit Harn. Die Gewichtskurve steigt regelmäßig um 100—200 g in der Woche an, so daß das Kind mit 6 Monaten etwa 6 kg, mit 12 Monaten etwa 9—10 kg wiegt; sein Geburtsgewicht hat sich also bis zum Ende des ersten Halbjahres verdoppelt und bis zum Ende des ersten Jahres verdreifacht. Die Körperlänge beträgt bei der Geburt 50 cm, mit 6 Monaten 60—65 cm, und mit einem Jahr 70—75 cm. Mit 3 Monaten kann der normale Säugling in Bauchlage den Kopf heben, lächeln und fixieren, d. h. vorgehaltenen Gegenständen mit dem Blick folgen. Mit 4—6 Monaten lernt er greifen, die Beine aufstemmen und den Oberkörper aufrichten, mit 6—8 Monaten frei sitzen und mit Unterstützung stehen. Um die Wende des ersten Halbjahres kommen die ersten Zähne, und zwar meist die beiden unteren, mittleren Schneidezähne; nach einem Jahr sind 6—8 Schneidezähne durchgebrochen. Um die Wende des ersten und den Beginn des zweiten Lebensjahres schließt sich die große Fontanelle und macht das Kind die ersten selbständigen Gehversuche und die ersten Wortbildungen.

Die Feststellung einer vorausgegangenen Geburt.

§ 272.

Die Hebamme kann unter Umständen einmal in die Lage kommen, vor Gericht aussagen zu müssen, ob eine von ihr nicht entbundene oder ihr überhaupt unbekannte **Frau** vor kurzer Zeit geboren hat. Sie kann ein solches Urteil selbstverständlich nur auf Grund der ihr über den Fall mitgeteilten feststehenden Tatsachen und nur nach einer Untersuchung der betreffenden Person abgeben; doch muß sie sich hierbei **unter allen Umständen auf die äußere Untersuchung beschränken.** Für den Gang einer solchen Untersuchung gilt folgendes:

Ist die Geburt vor einigen Tagen erfolgt, so geben die prallen Brüste Milch, die Bauchdecken sind schlaff und das Aussehen der Frau ist meist etwas bleich und leidend. Falls noch nicht eine Woche seit der Geburt verstrichen ist, wird die Hebamme den Grund der Gebärmutter durch die schlaffen Bauchdecken bei leerer Blase tasten können. Bevor die Hebamme nunmehr die äußeren Geschlechtsteile untersucht, muß sie sich erst vorschriftsmäßig desinfizieren. Sie wird dann am Scheideneingang bei Frauen, die erst einmal geboren haben, frische Verletzungen finden, das Jungfernhäutchen ist zerrissen, oft ist das Schamlippenbändchen eingerissen, zuweilen besteht ein frischer Dammriß. Aus den Geschlechtsteilen fließt der Wochenfluß. Hat die Frau aber schon früher einmal geboren, so können die Einrisse fehlen. **Die innere Untersuchung vorzunehmen, ist der Hebamme in solchen Fällen untersagt, da sie immer annehmen muß, daß es sich um eine Wöchnerin handelt, eine solche von der Hebamme aber niemals innerlich untersucht werden darf.**

Zeigen sich die obigen Veränderungen und läßt sich die Milch in reichlicher Menge aus den Brüsten entleeren, so besteht die größte Wahrscheinlichkeit, daß die Frau vor kurzem geboren hat. Die Hebamme sei aber immer in ihrem Ausspruch sehr vorsichtig. Sie soll etwa sagen: Der Befund, den ich aufgenommen habe, ist ungefähr so, wie bei einer Wöchnerin in den ersten Tagen nach der Geburt.

Ist längere Zeit nach der Geburt verstrichen, so wird die Entscheidung schwierig. Die Hebamme muß daher in solchen Fällen dem Richter erklären, daß sie nicht imstande sei, ein bestimmtes Urteil über den Fall abzugeben, und daß **die Entscheidung nur von einem Arzt getroffen werden kann.**

Die Kennzeichen eines neugeborenen Kindes.

§ 273.

Man nennt ein Kind ein neugeborenes, wenn der Nabelstrang noch haftet. Das Bestehen dieses Anzeichens wird also sofort entscheiden, daß das Kind vor wenigen Tagen geboren ist. Das neugeborene Kind entleert ferner meist noch Kindspech, zeigt auf der Haut häufig noch Spuren von Kindsschleim. Oft ist auch die Geburtsgeschwulst noch sichtbar. Aus ihr kann man die Lage erkennen, in der das Kind geboren wurde. Je weniger vertrocknet die Nabelschnur ist, je deutlicher die Geburtsgeschwulst, je mehr Kindspech es entleert, um so jünger ist das Neugeborene.

Ist der Nabelstrang nicht mehr vorhanden, so beweist das Bestehen einer Nabelwunde, daß der Nabelstrang erst vor kurzer Zeit abgefallen ist.

Fünfter Teil.

Abweichungen von dem regelmäßigen Verlauf der Schwangerschaft.

Einleitung.

§ 274.

Schwangere können von Krankheiten aller Art befallen werden. *Störungen der Schwangerschaft. Allgemeines.*

Eine Anzahl dieser Krankheiten besteht in Steigerung der bereits geschilderten Schwangerschaftsbeschwerden, so daß das Befinden der Schwangeren dadurch äußerst ungünstig beeinflußt wird. Das bekannte Erbrechen der Schwangeren kann z. B. so häufig auftreten, daß die Ernährung bedenklich leidet, ja der Tod eintreten kann. Andere Krankheiten sind solche, die auch sonst den Menschen befallen können, wie Tuberkulose, Typhus, Nierenerkrankungen. Sie verlaufen in der Schwangerschaft meist etwas anders und schwerer als sonst, wozu noch kommt, daß sie auch die Frucht gefährden und deren vorzeitige Ausstoßung veranlassen können.

Ferner können die Geschlechtsorgane der Schwangeren, das Ei und die Frucht selbständig erkranken, wodurch oft der weitere Bestand der Schwangerschaft gefährdet wird. Die seltsamste Abweichung ist aber, daß das befruchtete Ei sich auch außerhalb der Gebärmutter in dem Eileiter oder auf dem Eierstock ansiedeln kann. Wir haben dann die Schwangerschaft außerhalb der Gebärmutter, die das Leben der Mutter in hohe Gefahr bringen kann.

Erkennung der Regelwidrigkeit, Benachrichtigung eines Arztes, Hilfe, bis der Arzt erscheint, ist die Aufgabe der Hebamme bei den Regelwidrigkeiten der Schwangerschaft.

Die Krankheiten der Mutter.

§ 275.

— Erbrechen d. Schwangeren.

Das Erbrechen ist bekanntlich eine sehr häufige Erscheinung in der ersten Hälfte der Schwangerschaft; wir haben es sogar als ein Schwangerschaftszeichen, wenn auch als ein unsicheres, kennen gelernt und seine Behandlung gelehrt.

Das Schwangerschaftserbrechen kann nun übermäßig stark, „unstillbar", werden, so daß alle Speisen erbrochen werden, ja auch bei leerem Magen Brechbewegungen eintreten. Dann bemerkt man bald, daß die Schwangere abmagert und verfällt. Lebhafter Schmerz in der Magengegend pflegt sich einzustellen, die Schwangere wird von großem Durst gepeinigt, die Lippen werden trocken, übler Geruch entströmt dem Munde. Solch ein unstillbares Erbrechen kann durch Verhungern zum Tode führen.

Die Hebamme kann zunächst der Schwangeren Bettruhe empfehlen und nur flüssige Speisen kalt genießen lassen. Sie sorge auch durch Einläufe für reichliche Stuhlentleerung. Nimmt das Erbrechen dabei aber nicht ab, so ist unbedingt ärztliche Behandlung notwendig.

— Speichelfluß.

Neben dem Erbrechen, oder auch ohne dasselbe, zeigt sich zuweilen ein starker Speichelfluß, der sehr belästigend sein kann. Man läßt fleißig den Mund ausspülen mit Wasser, dem man ein paar Tropfen Kölnisches Wasser oder etwas reinen Alkohol (aber keinen Brennspiritus!) zusetzt. Auch hier ist ärztliche Behandlung nötig, wenn der Speichelfluß nicht bald aufhört.

§ 276.

— Ohnmachten.

Zuweilen werden Schwangere von Ohnmachten befallen. Enge Kleidung, Aufenthalt in schlechtgelüfteten oder überheizten Räumen, besonders beim Verweilen in Theatern, Gesellschaftssälen, erzeugen solche Ohnmachten. Schwangere sollen deshalb solche Orte überhaupt möglichst vermeiden. Tritt eine Ohnmacht ein, so bringe man die Schwangere auf ein Lager und sorge, daß der Kopf etwas tiefer liegt, befreie sie von den die Brust beengenden Kleidungsstücken, spritze ihr etwas Wasser ins Gesicht und sorge für Zutritt guter Luft; man lasse sie auch, sobald sie schlucken kann, einen Schluck Wasser trinken. Gewöhnlich kehrt das Bewußtsein bald wieder (vgl. auch § 309).

§ 277.

Darmbeschwerden. Die in der Schwangerschaft häufige Stuhlverstopfung kann einen sehr hohen Grad erreichen, so daß die Schwangere von Blähungen, Fülle im Leibe, Andrang des Blutes zum Kopf und unruhigem Schlaf belästigt wird. Das Beste ist regelmäßige Bewegung im Freien, reichliches Trinken von frischem Wasser, besonders morgens nüchtern, Genuß von Obst und Vermeidung von stopfenden Speisen. Tritt keine genügende Wirkung ein, so kann zeitweise ein Einlauf verabfolgt werden. Helfen die genannten Mittel nicht, bestehen die Belästigungen weiter, so ist auch hier ärztlicher Rat notwendig.

Hartnäckige Stuhlverstopfung kann nämlich auch ein Anzeichen schwerer Erkrankungen sein. Es kann sich der Darm im Leibe so verschlungen haben, daß er unwegsam wird. Oder es kann sich ein Bruch eingeklemmt haben. Bei einem Bruch tritt ein Eingeweide des Bauches durch eine Lücke der Bauchwand bis unter die Haut. Man sieht dann unter der gesunden Haut eine Anschwellung, die ein Eingeweide, z. B. ein Stück Darm oder Netz, enthält. Solche Brüche sitzen in der Leistengegend (Leistenbrüche), unter der Schenkelfalte (Schenkelbrüche), seltener am Nabel (Nabelbruch) oder an anderen Stellen des Bauches. Beim Herumgehen, Pressen, Husten vergrößert sich der Bruch; beim Liegen wird er kleiner oder schwindet ganz, da die Eingeweide sich wieder in die Bauchhöhle zurückziehen. Geht eine Darmschlinge, die im Bruch liegt, nicht mehr zurück, so kann sie unwegsam werden. Man sagt dann, der Bruch hat sich eingeklemmt. Dabei bleibt der Stuhlgang aus, Erbrechen tritt ein, die Darmschlinge wird brandig, und es besteht die höchste Gefahr, daß die Kranke an Bauchfellentzündung stirbt. Nur eine rechtzeitige Operation kann sie retten. Alle Frauen mit Brüchen sollten sich deshalb operieren lassen oder ein Bruchband tragen, das den Bruch vollständig zurückhält.

Wird nun eine Frau, die einen Bruch hat, schwanger, so geht der Bruch meist allmählich von selbst zurück. Geschieht dies aber nicht, so besteht die Gefahr, daß der Bruch sich einklemmt. Die Frau muß sich dann unbedingt in ärztliche Behandlung begeben.

Durchfall entsteht durch Genuß schlechter Nahrungsmittel oder übermäßigen Genuß von Speisen, oder durch Erkältung.

Man hält den Leib warm durch Auflegen von warmen Tüchern, läßt warmen Tee ohne Zucker trinken, verordnet schleimige Getränke von Hafermehl oder Reis als Nahrung und läßt die Schwangere etwas hungern. Ist der Durchfall nach kürzester Zeit noch nicht beseitigt, so ist ärztliche Behandlung nötig. Es braucht nicht mehr hervorgehoben zu werden, daß in solchen Fällen der Hebamme jede Verabfolgung von Arzneimitteln verboten ist.

§ 278.

— Blutgefäßstörungen. Zuweilen finden sich bei Schwangeren, besonders bei solchen, die schon einmal oder mehrfach geboren haben, die erweiterten Blutadern und Blutaderknoten an den Beinen und an den Geschlechtsteilen (Kindsadern, Krampfadern) in sehr ausgedehnter Weise. Man sieht die zahlreichen erweiterten, bläulichen, geschlängelten und oft höckerig aufgetriebenen Adern durch die Haut schimmern. Sie fühlen sich weich an. In den Aderknoten kann das Blut gerinnen, so daß sie hart werden. Meist bestanden solche Adererweiterungen schon früher, mit eingetretener Schwangerschaft nehmen sie aber zu, namentlich in der zweiten Hälfte, besonders wenn die Schwangere viel stehende Beschäftigung hat oder enge Strumpfbänder trägt.

Solche Kindsadern erschweren das Gehen der Frau durch ein Gefühl von Schwere und ziehenden Schmerzen in den Beinen. Im Wochenbett werden sie kleiner, verschwinden aber selten wieder ganz. Erleichtert werden die Beschwerden durch zeitweises Hochlagern der Füße, besonders abends und nachts, durch reichliches Abführen mittels Einläufen und durch Einwickeln der Beine. Hierzu nimmt man eine etwa 3 Querfinger breite Flanellbinde und umwickelt das kranke Bein vom Fuß bis zum Oberschenkel in einer Weise, wie es die Hebamme im Unterricht lernt. Weniger gut ist das Tragen von Gummistrümpfen. Die Kindsadern können sich auch entzünden, und ein Aderknoten kann platzen.

Entzünden sich die Kindsadern, so werden sie schmerzhaft, besonders auf Druck; sie und ihre Umgebung schwellen an. Die Frau muß Bettruhe haben. Das kranke Bein wird durch ein untergelegtes Kissen hochgelagert und auf die entzündete Stelle wird ein Prießnitzscher Umschlag gelegt. Geht die Schmerzhaftigkeit nicht nach wenigen Tagen vorüber, so ist ärztliche Behandlung nötig. Allen Frauen mit Kindsadern ist das Kratzen an den Schenkeln unbedingt zu verbieten. Gerade durch das Kratzen entstehen oft die Entzündungen. Ist die Entzündung in eine offene Wunde, ein Geschwür, übergegangen, so ist die **Kranke sofort an einen Arzt zu weisen.**

Platzt ein Blutaderknoten, so kann eine sehr starke Blutung entstehen; die Frau kann sich ohne schnelle Hilfe verbluten. Sehr bedenklich ist ein solches Platzen, wenn der Knoten dicht unter der Haut liegt, wie es oft an den äußeren Geschlechtsteilen der Fall ist. Die Hebamme soll die Schwangere belehren, daß sie beim Platzen eines Knotens auf die blutende Stelle einen reinen Wattebausch, der bereit liegen muß, drücken soll, bis weitere Hilfe zur Stelle ist. Auch die Hebamme kann, wenn ein Aderknoten an den Geschlechtsteilen platzt, nichts anderes tun, als mit Watte zudrücken und schleunigst einen Arzt verlangen. Ist der Aderknoten aber an einem Bein geplatzt, so soll sie sich erinnern, daß die Blutadern das Blut von den Beinen zum Herzen zurückführen. Sie wird daher außer dem Druck mit einem in Kresolseifenlösung getauchten Wattebausch unterhalb der blutenden Stelle das Bein mit einer Binde, einem Handtuch oder einem Schlauch oder dergl. fest umschnüren und so durch Verhinderung des weiteren Blutzuflusses die Blutung stillen. Ein herbeigerufener Arzt wird das weitere veranlassen.

§ 279.

Weniger häufig als die Krampfadern ist eine starke wäßrige Anschwellung der Beine. Die Haut an den Füßen und Unterschenkeln wird gespannt, weiß und glänzend. Der Finger kann die Haut eindrücken, so daß eine Grube zurückbleibt. Über die Entstehung solcher Anschwellungen vgl. §§ 69 und 450. Da bekanntlich diesen Anschwellungen häufig schwere Erkrankungen, Herz- und Nierenleiden, ferner drohende Eklampsie zu Grunde liegen, besonders wenn sie sich unter Verminderung der Harnausscheidung, unter Kopfschmerzen und Sehstörungen über einen großen Teil des Körpers ausbreiten, so erbitte die Hebamme schon in den leichtesten Fällen einen Arzt. Bis zu seiner Ankunft soll die Frau im Bett mit hochgelagerten, gespreizten Schenkeln liegen.

— Anschwellung der Beine.

§ 280.

Von den allgemeinen Erkrankungen, welche die Schwangere befallen können, sind die Krankheiten der Lunge, des Herzens,

— Verschiedene gefährliche Krankheiten.

der Nieren und die ansteckenden fieberhaften Erkrankungen am meisten zu fürchten. Entweder war die Schwangere schon krank, als sie schwanger wurde, wie z. B. bei Lungentuberkulose und Herzfehlern, und die Krankheit setzt sich in der Schwangerschaft weiter fort, oder die Schwangere war gesund, wird aber in der Schwangerschaft von einer Krankheit, z. B. einer Lungenentzündung oder dem Typhus oder den Pocken, befallen.

— Lungentuberkulose.

Wenn Frauen mit Lungentuberkulose schwanger werden, erholen sie sich oft scheinbar in der Schwangerschaft. Das ist aber nur Schein. Schon die gesunde Lunge wird in der Schwangerschaft stärker beansprucht als sonst, da sie das erhöhte Sauerstoffbedürfnis der Schwangeren zu befriedigen hat. Während der Geburt werden bei den Wehen, besonders bei den Preßwehen, erhöhte Anforderungen an die Lungentätigkeit gestellt. Unter diesen Umständen ist es erklärlich, daß bei bestehender Lungentuberkulose häufig schon in der Schwangerschaft die Krankheit Fortschritte macht, besonders aber während der Geburt schwere Erscheinungen, wie hochgradige Atemnot oder sogar ein Blutsturz auftreten können. Im Wochenbett kommt es dann infolge der voraufgegangenen Schädigungen häufig zu bedeutenden Verschlimmerungen der Erkrankung. Die Kinder sind zumeist gesund, wenn auch oft schwach entwickelt. Frühgeburt um einige Wochen ist häufig. Die Geburt verläuft oftmals regelrecht. Eine Tuberkulöse darf ihr Kind nur stillen, wenn es der Arzt erlaubt.

— Herzfehler.

Auch das Herz und der Blutkreislauf haben in der Schwangerschaft erhöhte Arbeit zu leisten. Die Einschaltung des kindlichen Kreislaufes und die Versorgung des Eies durch das mütterliche Blut einerseits, die Aufnahme verbrauchter Stoffe des Kindes andererseits führen zu mannigfachen Störungen (siehe § 138). Während der Geburt steigern sich noch die Anforderungen, die an das Herz gestellt werden; denn bei jeder Wehe, besonders bei den Preßwehen kommt es zu einer starken Beanspruchung des Herzens (siehe § 180). Nach Austritt des Kindes strömt das Blut zu den Gefäßen der Bauchhöhle, die dabei auftretende plötzliche Druckschwankung legt dem Herzen eine schwere Arbeit auf. Während aber das gesunde Herz alle diese Schädigungen überwindet, ist das kranke Herz dazu häufig nicht in der Lage. Zwar können bei Herzfehlern, wenn sie keine erheblichen Beschwerden verursachen, Schwangerschaft und Geburt ganz regelmäßig verlaufen.

Zuweilen treten aber in der Schwangerschaft sehr bedenkliche Störungen, wie Atemnot, Blauwerden des Gesichts, schneller, kleiner Puls, auf. Infolgedessen kann das Kind an Sauerstoffmangel absterben oder auch bei noch lebendem Kind die Frühgeburt eintreten. Noch gefährlicher kann die Geburt sein, indem bei ihr die genannten Erscheinungen sich zu einer lebensgefährlichen Höhe für die Mutter steigern. Ganz ähnliche Erscheinungen können auftreten, wenn Schwangere durch **Verkrümmung der Wirbelsäule** oder durch einen **Kropf**, d. h. eine Anschwellung der Schilddrüse, schweratmig sind.

Auch die **Nieren** werden als Ausscheidungsorgane des mütterlichen Körpers in der Schwangerschaft stark beansprucht, da sie nicht nur die verbrauchten Stoffe der Mutter sondern auch des Kindes aus dem Körper abzuleiten haben. Es kommt infolgedessen leicht zur Reizung und Erkrankung derselben, worauf schon im § 79 hingewiesen ist. Besonders bedenklich ist es, wenn Herz- und Nierenkrankheiten bei derselben Schwangeren zusammen auftreten. Nicht selten kommt es bei der Nierenerkrankung zu einer Frühgeburt oder zu schweren Erkrankungen während der Geburt wie Eklampsie (§ 450) oder zu vorzeitiger Lösung des Mutterkuchens bei regelmäßigem Sitz (§ 418). — Nierenkrankheiten.

Es ist selbstverständlich, daß bei diesen Erkrankungen, auch wo sie nur vermutet werden, sofort ärztliche Behandlung eintreten muß.

Bei allen **fieberhaften Krankheiten**, die in der Schwangerschaft entstehen, ist die Frucht besonders gefährdet, namentlich wenn es ansteckende Krankheiten sind, wie Pocken, Typhus. Die erhöhte Körpertemperatur an sich führt zu Schädigungen der Frucht, kann auch zum vorzeitigen Auftreten von Wehen Veranlassung geben. Die bei ansteckenden Krankheiten im mütterlichen Blute kreisenden Keime und die von ihnen gebildeten Gifte können durch den Mutterkuchen in das Kind gelangen und dieses entweder krank machen oder töten; daher führen die fieberhaften und besonders die ansteckenden Krankheiten sehr häufig zu einer Frühgeburt oder zum Tode des Kindes mit nachfolgender Ausstoßung desselben. Erkrankt eine Schwangere an Pocken, so kann das Kind mit Pockenbläschen geboren werden. Erfährt die Hebamme von Pockenerkrankungen in ihrem Bezirke, so soll sie alle Schwangeren, die ihre Hilfe begehrt haben, veranlassen, sich aufs neue impfen zu lassen, denn die — Fieberhafte und ansteckende Krankheiten.

Pockenerkrankung bei Schwangeren pflegt besonders schwer zu verlaufen.

§ 281.

Syphilis. Von der Syphilis ist ausführlich im § 85 gehandelt worden. Hier sei noch einmal auf die Gefahr der Ansteckung für die Hebamme bei der Untersuchung hingewiesen. Am besten unterläßt sie bei syphilitischen Veränderungen an den äußeren Geschlechtsteilen jede innere Untersuchung und weist die Schwangere sogleich an einen Arzt. Erweist sich die innere Untersuchung als nötig, so überzieht die Hebamme ihre desinfizierten Hände mit den Gummihandschuhen, die sie, wie § 194 Nr. 23 vorgeschrieben, vorher auf ihre Undurchlässigkeit geprüft hat. Vor der Untersuchung riesele sie die Geschlechtsteile sorgfältig mit einer 1 % Kresolseifenlösung ab. Nach jeder Untersuchung werden die Handschuhe sofort ausgekocht.

Entdeckt sie aber trotz dieser Vorsichtsmaßregel einige Zeit nach solcher Untersuchung an einer Hand eine verdächtige Stelle, eine Entzündung oder einen empfindlichen Knoten, so hat sie sich sofort zum Kreisarzt zu begeben, damit er die Hand untersucht und weitere Verordnungen trifft. Sie bedenke dabei, daß solche Ansteckung oft erst nach Wochen ein Geschwür erzeugt.

Ferner muß die Hebamme wissen, daß bei jeder syphilitischen Schwangeren Frühgeburt zu fürchten ist. Der hinzugezogene Arzt wird alles weitere veranlassen.

Die Krankheiten der Geschlechtsteile.

§ 282.

Ansteckender Ausfluß. Eine stärkere Absonderung aus der Scheide ist bei Schwangeren natürlich. Die Beobachtung sorgfältiger Reinlichkeit ist unerläßlich. Wird der Ausfluß aber rein eitrig, entleert er sich in großer Menge, ätzt er die Teile an, finden sich in der Umgebung der Geschlechtsteile und des Afters spitze Feigwarzen, so ist es sehr wahrscheinlich daß es sich um eine Trippererkrankung (ansteckenden Ausfluß) handelt. Es muß der Frau durchaus geraten werden, sich in ärztliche Behandlung zu begeben, denn bei Trippererkrankung drohen der Frau sowie dem Kinde bekanntlich besondere Gefahren während der Geburt und im Wochenbett. Es ist daher besser, schon jetzt die Behandlung der Frau vollkommen in ärztliche Hände zu legen. Bis der Arzt kommt, läßt die Hebamme häufig die Geschlechtsteile mit einer Kresolseifenlösung reinigen und die Frau sich ruhig verhalten.

Eine ganz andere und sehr seltene Erscheinung ist der Abgang von hellem Wasser aus den Geschlechtsteilen, der sich oft in bestimmten Zeiträumen wiederholt. Man nennt dies Abgang von falschem Wasser (§ 386). Diese Erscheinung deutet auf eine Erkrankung der Gebärmutterschleimhaut (Siebhaut) hin. Unterbrechung der Schwangerschaft ist dabei nicht selten. — Falsches Wasser.

Abgang von Fruchtwasser in der Schwangerschaft deutet meist auf vorzeitigen Blasensprung.

§ 283.

Sehr wichtig für die Hebamme sind die Lageabweichungen der Gebärmutter. Bekanntlich liegt die Gebärmutter auch in der Schwangerschaft mit ihrem Grunde und Körper nach vorn übergeneigt, so daß der Gebärmuttergrund in späteren Monaten direkt der Mitte der vorderen Bauchwand anliegt und sich auf sie stützt. Folgende Abweichungen von der regelmäßigen Lage sind möglich. Der Grund kann zu weit nach vorn abgewichen sein (Vorwärtsbeugung), der Grund kann nach hinten abgewichen sein (Rückwärtsbeugung), die ganze Gebärmutter kann sich gesenkt haben und zum Teil oder ganz vor den äußeren Geschlechtsteilen liegen (Vorfall). Endlich kann der Gebärmuttergrund nach der Seite abgewichen sein. — Lageabweichungen d. Gebärmutter.

§ 284.

Die Vorwärtsbeugung der Gebärmutter ist nur in den letzten Monaten der Schwangerschaft möglich, wenn sie in die Bauchhöhle emporgestiegen ist. Der Grund sinkt ganz nach vorn und der Scheidenteil entsprechend nach hinten in die Kreuzbeinhöhlung. Der Bauch gewinnt dadurch ein besonderes Aussehen, er hängt nach vorn über. Man nennt daher auch diese Lageveränderung den Hängebauch. Der Hängebauch entsteht besonders, wenn die Bauchdecken, wie bei Vielgebärenden, sehr schlaff sind. Der Grund der Gebärmutter drängt dann die schlaffen Bauchdecken weit vor sich her, so daß der Bauch bei der stehenden Frau bis zu den Knien herabhängen kann. Ferner kommt der Hängebauch bei engem Becken vor. Der Kopf kann am Ende der Schwangerschaft durch die Vorwehen nicht in das enge Becken eingetrieben werden. Er bleibt über dem Becken stehen. Damit — Hängebauch.

nun die Gebärmutter für ihr weiteres Wachstum genügend Raum erhält, drängt sie die dehnenden Bauchdecken vor sich her: es entsteht der Hängebauch. Hängt nun der Bauch weit vorn über, so kann der Kopf der Frucht nicht eintreten, er bleibt hoch und beweglich, was zu den verschiedensten Geburtsstörungen Anlaß geben kann.

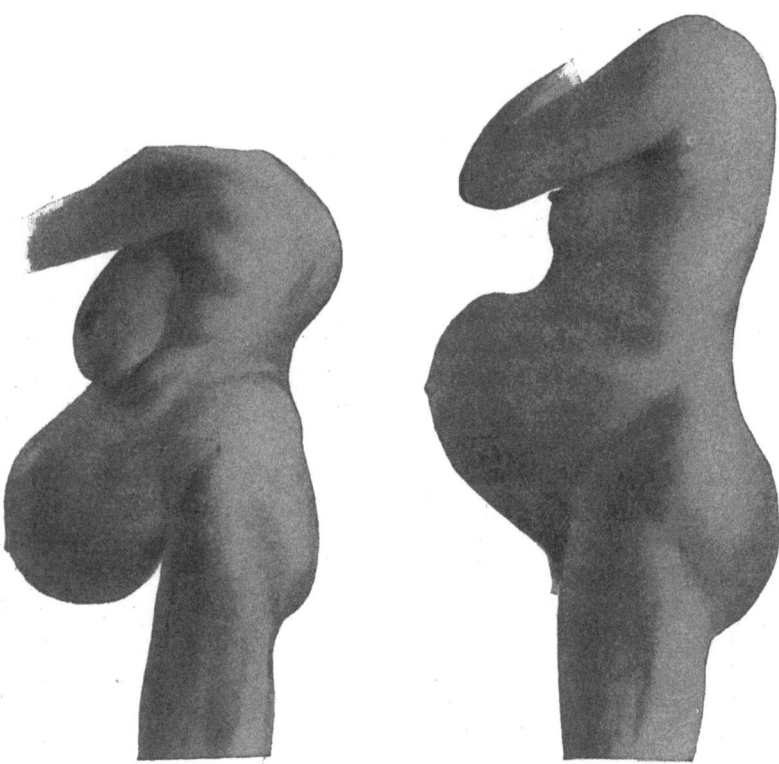

Fig. 55. Hängebauch. Erstgebärende mit allgemein verengtem Becken. Infolge der Einsenkung der Wirbelsäule ist der Bauchraum sehr niedrig.
Nach Bumm.

Fig. 56. Spitzbauch. Erstgebärende mit allgemein verengtem Becken. Großer Körper und hoher Bauchraum.
Nach Bumm.

Ein Hängebauch kann den Schwangeren erhebliche Beschwerden machen. Das Gehen und alle Bewegungen werden erschwert, ziehende Schmerzen in den Bauchdecken treten auf. Durch Tragen einer passenden Leibbinde werden aber alle Beschwerden gelindert. Man läßt am besten eine solche besonders

anfertigen oder hilft sich im Notfall mit einem breiten Flanell=
tuch, das man hinten am Rücken vereinigt oder mittels Achsel=
bändern befestigt. Mit dem weiteren Wachstum der Gebärmutter
ist die Binde entsprechend zu ändern.

Beginnen die Wehen, so muß die Frau sofort die Rückenlage
einnehmen, wobei man den Steiß durch ein Kissen etwas
erhöht. Der Bauch wird durch zwei miteinander verknüpfte
Handtücher aufgebunden, die Enden der Tücher werden am Kopf=
ende der Bettstelle vereinigt. Außerdem soll die Hebamme während
jeder Wehe den Grund der Gebärmutter emporschieben, bis der
Kopf eingetreten ist. Wird das geschickt gemacht, so gelingt es,
den abgewichenen Kopf in das Becken einzuleiten. Liegt aber ein
enges Becken vor, so unterrichte sich die Hebamme darüber im § 364.

§ 285.

Bei den seitlichen Lageabweichungen des Gebärmutter= — Seit=
grundes geht der Scheidenteil nach der entgegengesetzten Seite. liche Ab=
Liegt der Grund rechts, so weicht der Scheidenteil nach links ab. b. Gebär=
Da der Kopf dem Scheidenteil aufliegt, weicht der Kopf mit ab mutter.
und kann bei der Geburt nicht in das Becken eintreten. Man
lagere daher die Frau auf die der Lage des Gebärmuttergrundes
entgegengesetzte Seite. Dann fällt er in die Mitte des Leibes,
und der Kopf kommt auf den Beckeneingang zu stehen.

§ 286.

Die Rückwärtsbeugung der Gebärmutter ist die wich= — Rück=
tigste Lageabweichung. Der Grund der Gebärmutter sinkt ganz wärtsbeu=
nach hinten und unten und drängt das hintere Scheidengewölbe Gebär=
nach abwärts, der Scheidenteil geht nach vorn und oben. mutter.
Gewöhnlich ist damit noch eine Knickung in der Gegend des
inneren Muttermundes verbunden. Solche Rückwärtsbeugung be=
steht bei vielen Frauen ohne Schwangerschaft. Werden diese
nun schwanger, so richtet sich die Gebärmutter in der Schwanger=
schaft oft aus der falschen Lage auf, und die Schwangerschaft
verläuft regelmäßig. In manchen Fällen bleibt die Gebär=
mutter aber rückwärtsgebeugt liegen und kann nun bei
weiterem Wachstum nicht in das große Becken emporsteigen. Sie
dehnt sich dann im kleinen Becken aus. Oder die Rückwärts=
lagerung entsteht erst in der Schwangerschaft selbst, wenn
die regelmäßig gelegene Gebärmutter durch größere Körper=

anstrengung, durch Heben einer Last, starkes Pressen plötzlich nach hinten umknickt.

Die Rückwärtsbeugung ist nur möglich in den ersten Monaten der Schwangerschaft, solange die Gebärmutter im kleinen Becken liegt. Dann kann der Gebärmuttergrund bei Erschlaffung der Gebär=

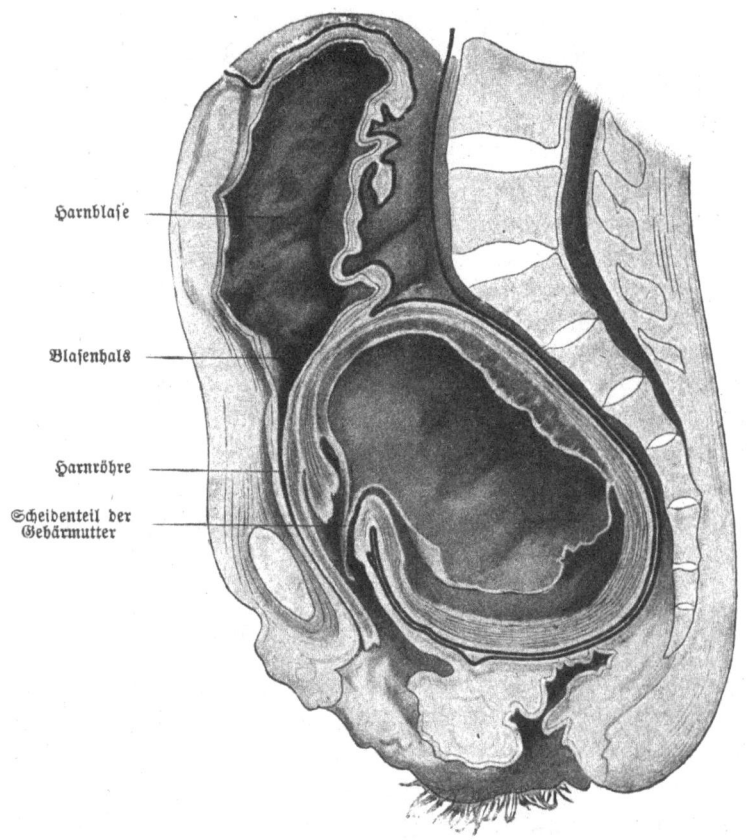

Fig. 57. Rückwärtsbeugung der schwangeren Gebärmutter.
Nach Bumm.

mutterbänder in die Kreuzbeinaushöhlung sinken, während er später durch die Lendenwirbelsäule gestützt wird.

Richtet sich die rückwärts gebeugte, schwangere Gebärmutter nicht von selbst auf, so erfolgt zuweilen eine Fehlgeburt, die durch eine Blutung angezeigt wird. Bleibt die Fehlgeburt aus, so entwickelt sich die **Einklemmung der Gebärmutter**. Da die Gebärmutter nicht nach oben in die Bauchhöhle emporsteigen kann, drückt sie bei ihrem Wachstum im kleinen Becken auf die benachbarten Organe, besonders auf die Blase und den Mastdarm. Der Harn kann nicht mehr entleert werden, er sammelt sich in der Blase an und dehnt sie gewaltig aus, so daß sie wie eine Geschwulst oberhalb der Schoßfuge erscheint und selbst Nabelhöhe erreicht (s. Fig. 57). Es gehen aus der übervollen Blase zuweilen geringe Mengen Harn ab, aber die Hauptmenge bleibt in der Blase. Durch den hinten liegenden Grund der Gebärmutter wird der Mastdarm gedrückt, so daß keine Stuhlentleerung erfolgen kann. Hierzu gesellen sich drängende wehenartige Schmerzen, so daß die Schwangere sehr leidet. Erfolgt keine Hilfe, so stößt sich die Blasenschleimhaut in Fetzen los, die Blase wird brandig, und die Frau kann an Blutvergiftung zugrunde gehen.

Die Rückwärtsbeugung der schwangeren Gebärmutter ist zuweilen verkannt worden, was bedenkliche Folgen haben kann. **Klagt eine Schwangere in der ersten Hälfte der Schwangerschaft, daß sie den Harn nicht lassen kann, oder daß Harnträufeln besteht, so soll die Hebamme stets an diese gefährliche Lageveränderung denken!** Wenn sie nun untersucht, findet sie den Unterleib durch eine pralle Geschwulst ausgedehnt. Das ist die übervolle Blase. Innerlich fühlt sie das hintere Scheidengewölbe durch eine kugelige Geschwulst tief herabgedrängt. Das ist der schwangere Gebärmuttergrund (s. Fig. 57). Den Scheidenteil findet sie hoch oben dicht hinter der Schoßfuge. Oft ist er so hoch gezogen, daß der Finger ihn überhaupt nicht erreichen kann. **Natürlich ist sofort ärztliche Hilfe zu erbitten. Nur wenn der Arzt nicht rechtzeitig erscheinen kann, darf die Hebamme versuchen, mit ihrem Katheter die Blase zu entleeren**, was allerdings zuweilen recht schwierig ist, da die Harnröhre durch den Scheidenteil zugeklemmt und oft sehr lang ausgezogen ist (s. Fig. 57). Gelingt es ihr, so wird sie der Frau eine große Erleichterung verschaffen. **Gelingt es nicht, so stehe sie unter allen Umständen von weiteren Versuchen ab.**

§ 287.

Wird eine Frau mit Vorfall der Gebärmutter schwanger, so steigt die Gebärmutter allmählich in die Höhe und der Vorfall ist für die Zeit der Schwangerschaft beseitigt, kehrt aber im Wochenbett regelmäßig wieder. Ganz ausnahmsweise geschieht es, daß

Gebärmuttervorfall.

eine schwangere Gebärmutter in den ersten Monaten wieder vorfällt, meist infolge stärkerer Anstrengung. Wird sie nicht sogleich wieder zurückgebracht, so schwillt sie an, es entsteht Stuhl- und Harnverhaltung, und es kann zur Fehlgeburt kommen. Die Hebamme lagere die Frau auf den Rücken mit erhöhtem Steiß. Außer dem Vorfall der Gebärmutter kommt in der Schwangerschaft auch eine geschwulstartige Vergrößerung des Gebärmutterhalses vor, dessen Scheidenteil alsdann oft mächtig angeschwollen aus dem Scheideneingange hervorsieht und mit dem Vorfall verwechselt werden kann. In beiden Fällen erbitte die Hebamme sofort ärztliche Hilfe.

Die Krankheiten des Eies.

§ 288.

Blasenmole. Die Blasenmole entsteht durch Erkrankung der Zottenhaut. Schon in den ersten Wochen der Schwangerschaft verwandeln sich die Zotten in kleine Bläschen, die durch Stiele miteinander verbunden sind, so daß schließlich das ganze Ei aus einem Haufen solcher Bläschen besteht (s. Fig. 58). Die Bläschen enthalten eine schleimige Flüssigkeit, besitzen die Größe einer Linse bis zu der einer großen Kirsche. Die Frucht geht schon sehr früh zugrunde, meist ist von ihr keine Spur mehr zu finden. Die Blasenmole wächst unter Bildung zahlloser neuer Bläschen sehr rasch, so daß schon im dritten Monat die Gebärmutter einen Umfang wie sonst im sechsten Monat erreicht haben und die Blasenmole ein Gewicht von mehreren Pfunden besitzen kann. Zuweilen wachsen auch die Bläschen in die Wand der Gebärmutter tief hinein, wodurch sehr gefährliche Blutungen, ja Zerreißungen der Gebärmutter entstehen können.

Die Blasenmole ist nicht sehr häufig. Ihre Erscheinungen bestehen in raschem Anwachsen der Gebärmutter, wässerigem und blutig-wässerigem Ausfluß, ferner Blutungen, bis endlich unter starkem Blutabgang die Fehlgeburt meist im dritten oder vierten Monat der Schwangerschaft eintritt. Die Blutung kann so stark sein, daß sie das Leben gefährdet.

Aus folgenden Anzeichen kann die Hebamme eine Schwangerschaft mit Blasenmole mit einiger Sicherheit erkennen. Die Gebärmutter ist größer als der Zeit der Schwangerschaft entspricht, man fühlt in der großen Gebärmutter, die schon die Nabelhöhe überschritten hat, weder Kindsteile, noch hört man Herztöne.

Bestehen dabei die geschilderten Abgänge, treten endlich Blutungen auf, so wird die Blasenmole sehr wahrscheinlich. Das abgehende Blut soll die Hebamme in eine Schale mit Wasser bringen und es dann sorgfältig besichtigen. Zuweilen wird sie in dem Blut kleine Bläschen schwimmen finden, wodurch die Anwesenheit einer Blasenmole sichergestellt wird.

Glaubt die Hebamme eine Blasenmole erkannt zu haben, so weise sie die Frau sogleich an einen Arzt. Die Ausstoßung der Mole kann sehr plötzlich und mit starker Blutung vor sich gehen.

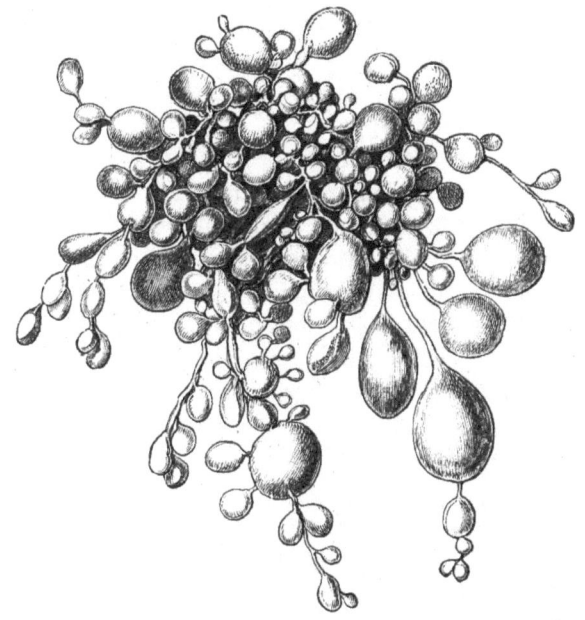

Fig. 58. Teil einer Blasenmole.

Übernimmt die Hebamme eine Geburt, die sie als Blasenmole erkennt, so handele sie, wie bei der Behandlung der Fehlgeburt gelehrt werden wird (s. § 301), d. h. sie stopfe bei stärkerer Blutung die Scheide mit Jodoformwattekugeln fest aus, lagere die Frau in Rückenlage ins Bett und schicke zu dem Arzt die Meldung: Fehlgeburt, Blasenmole wahrscheinlich.

Frauen, die eine Blasenmole geboren haben, befinden sich noch nachher in Gefahr, denn es kann aus zurückgebliebenen kleinen Teilen der Mole sich eine krebsartige Neubildung entwickeln.

Deshalb sollen solche Frauen noch längere Zeit unter ärztlicher Aufsicht stehen.

§ 289.

Zu große Fruchtwassermenge.

Das Fruchtwasser kann in übergroßer Menge und auch in zu geringer Menge vorhanden sein.

Ist die Menge übergroß, so verliert die Gebärmutter ihre eiförmige Gestalt, wird kugelig und ist über das gewöhnliche Maß ausgedehnt, so daß z. B. der Umfang des Leibes im 10. Monat statt 100 Zentimeter 110, ja 120 Zentimeter und mehr beträgt. Die Menge des Fruchtwassers kann sich bis zu 10 und mehr Litern steigern. Durch die übermäßige Ansammlung von Fruchtwasser werden die Beschwerden in der Schwangerschaft vermehrt, häufig tritt die Geburt um einige Wochen zu früh ein. Bei der großen Bewegungsmöglichkeit der Frucht in der übergroßen Menge Fruchtwasser sind abweichende Lagen und Haltungen häufig. Auch Mißbildungen und das Vorkommen von Zwillingen sind in diesen Fällen oft zu beobachten. Während der Geburt sind in der Eröffnungszeit die Wehen oft schwach, so daß die Geburt sich lange hinzieht. Nach dem Blasensprung werden die Wehen besser. Beim Abfließen des Fruchtwassers kann neben dem meist beweglichen vorangehenden Teile die Nabelschnur oder ein Arm vorfallen, Ereignisse, die sehr bedenkliche Störungen der Geburt darstellen (siehe § 345 und § 347). In der Nachgeburtszeit werden stärkere Nachblutungen beobachtet.

Die Hebamme wird erkennen, daß die übergroße Ausdehnung des Leibes durch vermehrtes Fruchtwasser bedingt ist, an der prallen Beschaffenheit der Gebärmutterwand, an der Schwierigkeit, die Kindsteile deutlich zu fühlen, an der sehr leichten Beweglichkeit der gefühlten Kindsteile. Auch die Herztöne sind schwer oder gar nicht wahrzunehmen. Legt sie eine Hand seitlich an die Gebärmutter und schlägt mit der anderen Hand an die entgegengesetzte Wand der Gebärmutter an, so empfindet die erste Hand deutlich den Anschlag einer Welle. Es ist das durch den Anschlag wellenförmig bewegte Fruchtwasser. Hierdurch ist mit Sicherheit zu erkennen, daß es sich um übermäßige Ansammlung von Fruchtwasser handelt.

Die Gebärende wird sofort gelagert, damit das Fruchtwasser durch vorzeitigen Blasensprung nicht schon im Beginn der Geburt abfließt. Fühlt die Hebamme keinen vorliegenden Teil, ober ist der vorliegende Teil sehr beweglich, so muß wegen der oben geschilderten Gefahren ein Arzt die Geburt übernehmen.

Ist die Fruchtwassermenge zu gering, so werden die Kindsbewegungen in der Schwangerschaft oft schmerzhafter empfunden. Auch kann es vorkommen, daß die Wasserhaut an irgend einer Stelle mit der Oberfläche des kindlichen Körpers verwächst, und daß durch Bildung von Strängen kleine Teile abgeschnürt werden. Während der Geburt kann sich die Eiblase nicht ordentlich bilden und dadurch die Eröffnungszeit verzögert werden; auch Störungen des Nabelschnurkreislaufes sind möglich.

— Zu geringe Fruchtwassermenge.

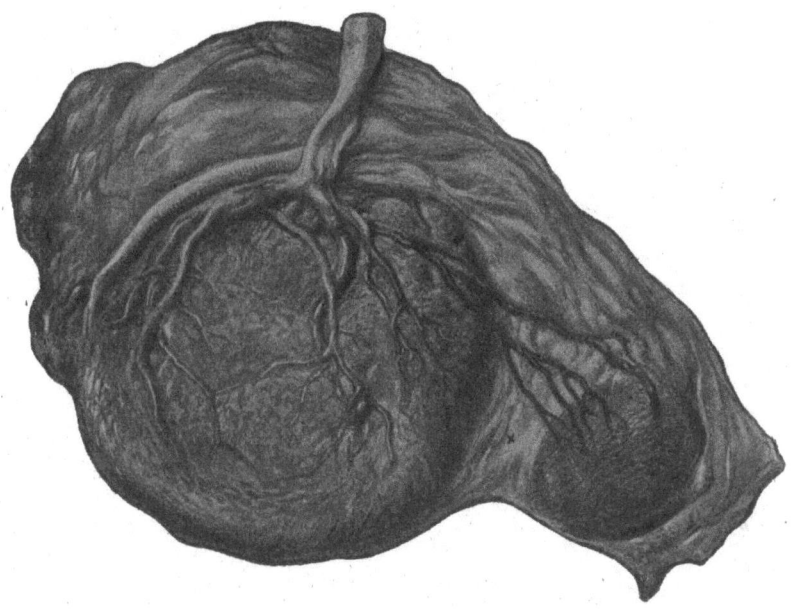

Fig. 59. Mutterkuchen mit Nebenmutterkuchen.
Nach Sarwey.

§ 290.

Bei regelwidrigem Wachstum des Mutterkuchens findet sich zuweilen neben dem regelmäßig gebildeten Mutterkuchen ein kleiner Nebenmutterkuchen in den Eihäuten (s. Fig. 59). Zu diesem führen stets in den Eihäuten verlaufende Gefäße. Der Nebenmutterkuchen kann bei der Ausstoßung der Nachgeburt leicht zurückbleiben (siehe § 220).

— Abweichungen d. Mutterkuchens.

— 250 —

Nicht selten sieht man an der kindlichen Seite des Mutterkuchens unter der Wasserhaut kleinere oder größere, sich hart anfühlende gelbgraue Stellen in dem Gewebe des Mutterkuchens. Sie haben meist keine Bedeutung. Sind sie sehr ausgedehnt, so ist zuweilen das Kind schlecht entwickelt.

Harte körnige Massen, die man mit dem Finger auf der mütterlichen Seite des Mutterkuchens fühlt, sind Kalkablagerungen. Auch sie sind ohne Bedeutung.

Bei Syphilis der Frucht ist der Mutterkuchen oft sehr groß und schwer. Feinere Veränderungen in dem Gewebe des syphilitischen Mutterkuchens sind es wahrscheinlich, die den Tod der Frucht im Mutterleibe bei Syphilis veranlassen.

§ 291.

Die Nabelschnur kann sich falsch ansetzen. Statt unmittelbar an den Fruchtkuchen zu gehen, setzt sich der Nabelstrang in einiger Entfernung vom Rande des Mutterkuchens in den Eihäuten an. Man nennt dies die häutige

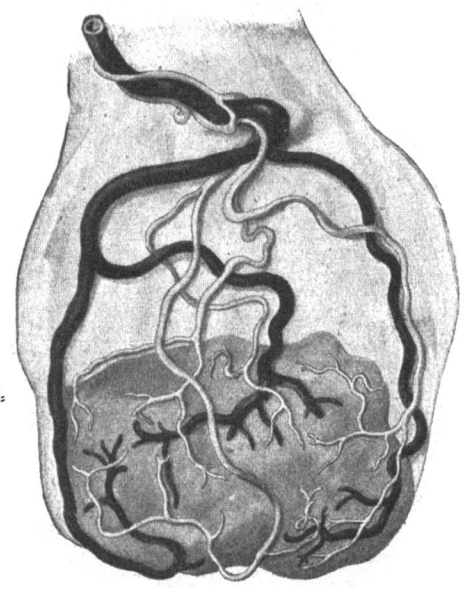

— Nabelschnurfehler.

Fig. 60. Häutige Einpflanzung der Nabelschnur.
Nach Hyrtl.

Einpflanzung der Nabelschnur (s. Fig. 60). Von dieser Stelle aus teilen sich die Adern der Nabelschnur und verlaufen, sich mannigfach verzweigend, zwischen den Eihäuten zum Mutterkuchen. Will es der Zufall, daß dieser Abschnitt der Eihaut sich als Blase stellt, so kann beim Blasensprung ein Nabelschnurgefäß einreißen und das Kind sich verbluten. Auch die schnellste ärztliche Hilfe wird das Kind nicht immer retten können. Glücklicherweise ist dies Ereignis außerordentlich selten.

Wahre Knoten der Nabelschnur können sich während der Schwangerschaft bilden, wenn die noch junge Frucht durch eine Schlinge der Nabelschnur schlüpft. Zieht sich der Knoten fest zusammen, so kann das Kind infolge Behinderung des Blutumlaufs der Nabelschnur absterben.

Je länger die Nabelschnur ist, um so häufiger kommen Umschlingungen derselben um den Fruchtkörper vor. Es sind Nabelschnüre von 160—190 Zentimeter Länge beobachtet. Einfache und mehrfache Umschlingungen, besonders um den Hals, auch um Rücken, Arm oder Bein, sind sehr häufige Vorkommnisse. Wie die Hebamme beim Austritt des Kindes mit der um den Hals geschlungenen Nabelschnur sich zu verhalten hat, ist im § 212 gelehrt. Bei der Nabelschnurumschlingung um den Hals kann eine Gefahr während der Geburt dadurch entstehen, daß die Schlinge gegen die mütterlichen Geburtswege gepreßt wird, wenn der Kopf im Einschneiden steht. Sind die Geburtswege eng, wie bei Erstgebärenden, bleibt der Kopf lange im Einschneiden stehen, so kann durch den Druck auf die umschlungene Nabelschnur das Kind scheintot oder tot geboren werden. Die Abnahme der Zahl der kindlichen Herztöne läßt die Gefahr erkennen, worauf die Hebamme zum Arzt schickt.

Eine zu kurze Nabelschnur ist sehr selten. Bei der Geburt des Kindes halte die Hebamme stets das Kind mit der Nabelgegend nahe den Geschlechtsteilen, damit der Nabel nicht gezerrt wird.

Zerreißung der Nabelschnur kann erfolgen, wenn die Gebärende von der Geburt überrascht wird und das Kind zu Boden stürzt. Meist tritt keine stärkere Blutung aus der zerrissenen Nabelschnur auf, es sei denn, daß sie nahe am Nabel ab- oder aus dem Nabel ausgerissen ist. Die Hebamme muß die zerrissene Nabelschnur sofort unterbinden. Ist diese ausgerissen, so legt die Hebamme ein Stück reinen Verbandmulls oder einen Wattebausch auf den Nabel, bindet ihn mit der Nabelbinde fest, so daß ein Druckverband entsteht, und schickt zum Arzt.

Das Vorliegen und der Vorfall der Nabelschnur werden in den §§ 347—349, die Regelwidrigkeiten der Früchte in den §§ 389—402 gelehrt werden.

Der Tod der Frucht in der Schwangerschaft.
§ 292.

Aus sehr verschiedenen Gründen kann die Frucht in der Schwangerschaft absterben. Krankheiten der Mutter:

fieberhafte Krankheiten, Lungen-, Herzkrankheiten, Syphilis sind als die häufigsten Ursachen des Fruchttodes zu nennen. Ferner kann die Ursache in dem Ei liegen, Mißbildungen der Frucht, wahre Knoten der Nabelschnur, Fehler der Eihäute, Ablösung des Mutterkuchens können die Veranlassung sein.

— Verbrecherische Abtreibung.

Leider muß gesagt werden, daß der Tod der Frucht in der Schwangerschaft in vielen Fällen auf verbrecherische Eingriffe zurückzuführen ist (Abtreibung), die die Frau entweder selbst an sich vornimmt oder durch andere Personen an sich vornehmen läßt. Die Hebamme soll deshalb Frauen, bei denen der Verdacht besteht, daß sie sich zu solchen Eingriffen verleiten lassen könnten, dringend ermahnen, davon abzulassen. Dabei soll sie die Frauen insbesondere auch darauf hinweisen, daß ein solcher Eingriff nicht nur eine schwere Sünde ist, sondern auch vom irdischen Richter nach dem Strafgesetzbuch mit Zuchthaus bestraft wird, und daß gerade derartige unerlaubte Eingriffe sehr oft schwere Unterleibserkrankungen und nicht selten den Tod solcher Frauen zur Folge haben.

Stirbt die Frucht in der Schwangerschaft ab, so wird sie meist nach Tagen oder wenigen Wochen geboren und nur selten bis gegen Ende der Schwangerschaft getragen. Der Tod der Frucht ist also häufig die Ursache der Fehl- oder Frühgeburt. Bis dahin bleibt die Frucht als toter Körper im Fruchtwasser liegen. Sie fault nicht, so lange keine keimhaltige Luft zu ihr treten kann. Sie „erweicht" (maceriert) im Fruchtwasser. Stirbt sie in den ersten Wochen ihres Lebens ab, so wird sie im Fruchtwasser oft völlig aufgelöst, so daß man sie im geborenen Ei nicht mehr findet. Stirbt sie in späterer Zeit ab, so macht der Fruchtkörper bei der Erweichung besondere Veränderungen durch. Die erweichte Frucht ist matsch, die Oberhaut löst sich in Blasen oder Lappen ab, man sieht die entblößte braunrote Unterhaut frei liegen. Die Kopfknochen schlottern in ihren Verbindungen. Die Nabelschnur hat ihre bläulich glänzende Beschaffenheit verloren, ist braunrot gefärbt, aufgequollen und glatt. Der Bauch ist aufgetrieben. Ein blutig-wäßriger Erguß erfüllt die Körperhöhlen. Das Fruchtwasser ist trübe und bräunlich verfärbt. Die Eihäute erhalten sich aber bis zur Geburt.

Die erweichte Frucht besitzt einen süßlich faden, aber niemals fauligen Geruch.

Sehr viel seltener schrumpft die abgestorbene Frucht. Die Gewebe sind dann ganz eingetrocknet. Solche Schrumpfung findet sich namentlich bei einem in der Schwangerschaft abgestorbenen Zwillingskind.

Die Anwesenheit einer erweichten oder geschrumpften Frucht in der Gebärmutter bringt der Mutter keine Gefahr. Nach kurzer Zeit wird ihre Ausstoßung erfolgen, und eine solche Geburt ist meist leicht.

In der zweiten Hälfte der Schwangerschaft merkt die Schwangere gewöhnlich bald, wenn ihre Frucht abgestorben ist. Die Kindsbewegungen hören auf, die Schwangerschaft steht still, d. h. der Umfang des Leibes nimmt nicht mehr zu, die Brüste schwellen ab, sie hat das Gefühl von Schwere und Kälte im Leibe, zuweilen tritt auch Übelkeit und Erbrechen und zwar dadurch auf, daß schädigende Stoffe aus dem abgestorbenen Ei in das Blut der Mutter aufgenommen werden; in manchen Fällen hat sie die Empfindung, als ob bei Bewegungen ein fremder Körper im Leibe hin- und herfalle.

Auch die Hebamme erkennt das Absterben der Frucht ausschließlich an dem Stillstand der Schwangerschaft, also niemals durch eine einzige Untersuchung. Insbesondere sei sie gewarnt, die Frucht für abgestorben zu erklären, wenn sie die Herztöne bei einer Untersuchung nicht hört. Denn dieses Nichtwahrnehmen der Herztöne kann verschiedene Gründe haben. Darmgeräusche können sie verdecken, der Rücken liegt zufällig weit von der vorderen Gebärmutterwand ab, es kann viel Fruchtwasser vorhanden sein, alles Dinge, welche die Wahrnehmung erschweren. Merkt sie aber keinen Fortschritt der Schwangerschaft, hört sie bei wiederholter Untersuchung keine Herztöne oder schildert die Schwangere selbst die oben erwähnten Empfindungen bei Mangel an Bewegungen, so wird der Tod der Frucht sehr wahrscheinlich. Zuweilen gelingt es, durch das Scheidengewölbe oder durch den Muttermund die schlotternden Kopfknochen der Frucht zu fühlen. Immerhin sei die Hebamme mit ihren Aussprüchen vorsichtig.

In der ersten Hälfte der Schwangerschaft ist das Absterben sehr schwer zu bemerken, und das erste Zeichen ist der Eintritt der Fehlgeburt. Die Blutung kommt meist ganz überraschend.

Die vorzeitige Unterbrechung der Schwangerschaft.
(Fehlgeburt, Frühgeburt.)

§ 293.

Bei der Erklärung der Geburt haben wir bereits die vorzeitige Unterbrechung der Schwangerschaft erwähnt. Fehlgeburt ober unzeitige Geburt nennt man die vorzeitige Ausstoßung der Frucht in den ersten 28 Wochen der Schwangerschaft. Die geborene Frucht ist nicht lebensfähig.

Frühgeburt oder frühzeitige Geburt heißt die Unterbrechung der Schwangerschaft zwischen der 29. und 39. Woche. Die Frucht kann unter günstigen Umständen am Leben erhalten werden. Sie wird um so leichter am Leben zu erhalten sein, je näher ihre Geburt dem regelmäßigen Ende der Schwangerschaft liegt.

§ 294.

— Einteilung der Fehlgeburten. Die Fehlgeburten kann man wieder in zwei Gruppen teilen. Erfolgt die Fehlgeburt vor der vollkommenen Bildung des Mutterkuchens, also im 2.—4. Monat, so verläuft die Fehlgeburt meistens unter einer starken Blutung aus der Gebärmutter. Tritt die Fehlgeburt später ein, so verläuft sie wie die Frühgeburt und die rechtzeitige Geburt: Es stellt sich eine Blase, sie springt, dann folgt die Geburt der Frucht, endlich die Ausstoßung der Nachgeburt. Blut geht nur in der Nachgeburtsperiode ab. Zwar können auch diese vorzeitigen Geburten sich unter Blutabgang vollziehen, dann bestehen aber noch besondere krankhafte Veränderungen, wie Vorliegen des Mutterkuchens, die wir im § 411 und den ihm folgenden Paragraphen kennen lernen werden.

§ 295.

— Ursachen vorzeitiger Geburt. Unter den Ursachen der vorzeitigen Geburt haben wir im § 292 den Fruchttod schon kennen gelernt. Stirbt die Frucht ab, so wird sie regelmäßig nach einiger Zeit geboren. Aber es gibt noch vielerlei andere Ursachen der vorzeitigen Geburt. Krankheiten der Mutter können Wehen auslösen und die Geburt einleiten, ohne daß die Frucht abstirbt, wie die fieberhaften Erkrankungen, Herz- und Lungenkrankheiten. Die Geschlechtsorgane können krank sein. Es können Entzündungen der Gebärmutterschleimhaut bestehen, die Gebärmutter kann rückwärtsgebeugt liegen. Das Ei kann regelwidrig sein, wie bei vermehrtem Fruchtwasser, bei der Blasenmole. Endlich können starke Anstrengungen, Heben einer schweren Last, ein Fall, ein Schlag mit starker Erschütterung des Körpers die Ursache sein. Die Blutgefäße an der Haftfläche des Eies zerreißen dabei, wodurch es zur Unterbrechung der Schwangerschaft kommt. Eine der Hauptursachen der Fehlgeburten ist, wie bereits im § 292 Abs. 2 erwähnt wurde, ein unerlaubter Eingriff zur Unterbrechung der Schwangerschaft. In einer sehr großen Zahl von Fällen werden dabei die Schwangeren infiziert, so daß der Tod oder schweres Siechtum die Folge ist.

In vielen Fällen bleibt die Ursache der vorzeitigen Geburt unklar.

Die vorzeitige Unterbrechung ist kein seltenes Ereignis. Fehlgeburten sind viel häufiger als Frühgeburten, besonders häufig ist die Fehlgeburt in den ersten 3 Monaten. Manche Frauen haben eine besondere Neigung zur Fehlgeburt bei geringen Schädlichkeiten, die andere ungestört überstehen.

Da bei wiederholten Fehlgeburten Verdacht auf Syphilis besteht, soll die Hebamme — **ohne aber diesen Verdacht selbst auszusprechen** — der Frau raten, einen Arzt zuzuziehen.

Der Verlauf der Fehlgeburt.

§ 296.

Die Fehlgeburt in den ersten 4 Monaten beginnt mit Blutung, und Blutung begleitet sie bis zu ihrem Ende.

Blutung in der Schwangerschaft und während der Geburt ist für die Hebamme stets ein außerordentlich wichtiges Ereignis. Sie zeigt stets bedeutsame regelwidrige Verhältnisse an. Die Blutung kann so stark werden, daß das Leben der Frau bedroht ist. Die Ursache der Blutung zu ermitteln, ihre vorläufige Stillung, bis der stets zu rufende Arzt herbeigekommen, ist die Aufgabe der Hebamme.

Hier sollen nur die Blutungen bei der Fehlgeburt geschildert werden. Bei den Regelwidrigkeiten der Geburt wird eine ausführliche Übersicht über alle Blutungen gegeben werden (s. § 411 und folgende).

§ 297.

Die Fehlgeburt erfolgt nicht immer sogleich auf die sie veranlassende Ursache, sondern entwickelt sich oft langsam. Aus den zerrissenen Gefäßen der Siebhaut, besonders an der Mutterkuchenstelle, bringt Blut in die Eihäute und verunstaltet das Ei. Ein solches, mit roten Blutergüssen durchsetztes Ei, nennt man eine Blutmole. Ist das Blut schon älter, so wird es fleischfarben. Man spricht dann von Fleischmole. Allmählich bringt dann auch das Blut nach außen, und die Ausstoßung beginnt.

— Blutmole. Fleischmole.

— 256 —

Das geborene Ei sieht oft wie ein Blutklumpen aus. Man bemerkt bei näherem Zusehen aber doch die mit Blut durchsetzten Eihäute. Die Frucht ist oft nicht zu finden. Sie ist entweder aufgelöst oder unbemerkt abgegangen. Zerreißt man das Ei, so erkennt man die Höhle, in der die Frucht gelegen hat, an der hellen und glatten Auskleidung mit der Wasserhaut.

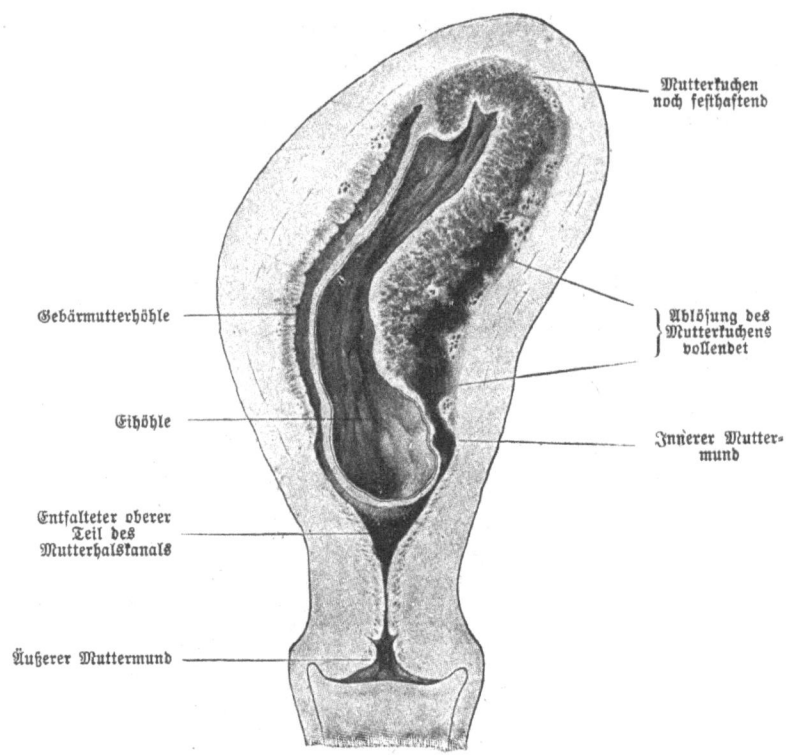

Fig. 61. Fehlgeburt im 3. Monat. I. Beginnende Ablösung des Mutterkuchens und Entfaltung des Mutterhalskanals.
Nach Bumm.

In anderen Fällen geht das Ei ganz frisch ab, und man findet eine wohlerhaltene, kleine Frucht.

§ 298.

— Aus=
stoßung
des Eies.
Bei der Ausstoßung löst sich das infolge der Blutergüsse schon gelockerte Ei durch die Wehen innerhalb der Sieb=haut ab. Die Spitze des Eies erscheint in dem geöffneten Mutter=

mund, und unter reichlicher Blutung wird es in die Scheide geboren. Sehr häufig zerreißt das Ei bei der Ausstoßung. Teile der in diesen Monaten sehr dicken Siebhaut und der Zottenhaut, besonders an der Stelle, wo der Mutterkuchen sich zu bilden beginnt, bleiben in der Gebärmutterhöhle zurück und geben zu weiteren Blutungen Anlaß. Man nennt dies eine **unvollkommene Fehlgeburt**.

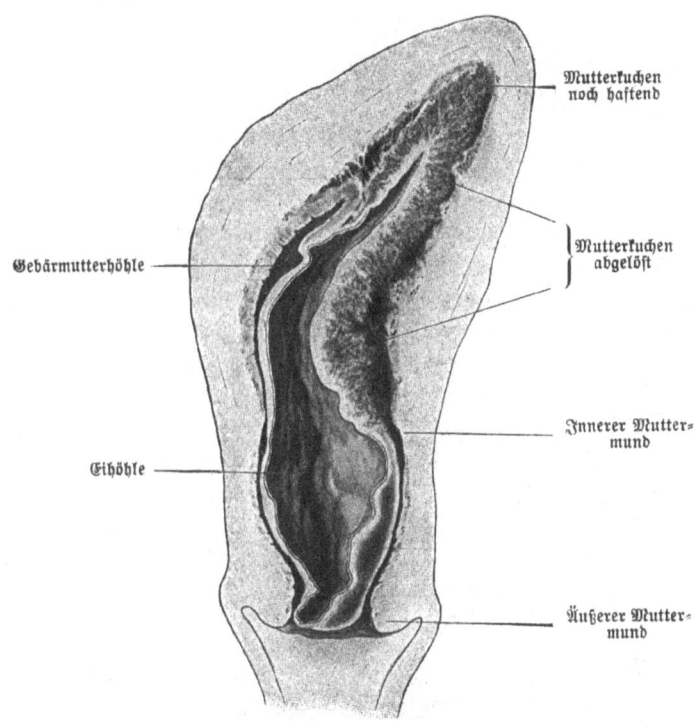

Fig. 62. Fehlgeburt im 3. Monat. II. Ablösung des Mutterkuchens nahezu vollendet; der erweiterte Mutterhalskanal enthält den unteren Teil des Eisackes. Nach Bumm.

Ist das Ei erst einige Wochen alt, wenn es ausgestoßen wird, so ist der Blutabgang nicht stark, auch die Wehen sind wenig empfindlich. Die meisten Frauen merken das Ereignis gar nicht, sondern halten den Vorgang für eine verstärkte Periode. Aber Ende des 2. und im 3. Monat werden die Erscheinungen ernster. Der Blutabgang ist stark, und die Wehen werden sehr deutlich empfunden. Oft gehen Vorerscheinungen voraus. Blutiger Schleim geht ab. Die Schwangere fühlt sich unwohl, klagt über zeitweise Kreuzschmerzen. Es gehen geringe Mengen von Blut ab. Diese Erscheinungen können sich über Wochen hinziehen. Man spricht von drohender Fehlgeburt. Sie können auch wieder

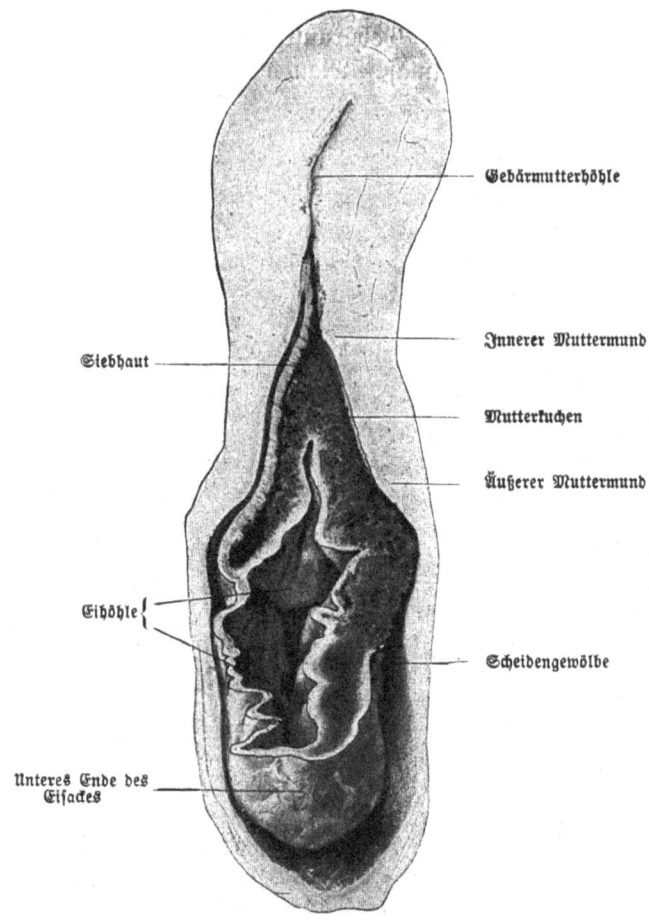

Fig. 63. Fehlgeburt im 3. Monat. III. Das gelöste, aus der Gebärmutter ausgestoßene Ei liegt im Mutterhalskanal und im Scheidengewölbe und zieht die Siebhaut nach sich.
Nach Bumm.

schwinden, und die Schwangerschaft geht bis zum Ende weiter. Meist tritt aber nach einiger Zeit eine stärkere Blutung ein. Die Kreuzschmerzen mehren sich, der Muttermund öffnet sich, und unter immer stärkerer Blutung tritt das Ei tiefer und wird in die

Scheide geboren. Die Blutung kann zu einer bedrohlichen Schwächung der Frau führen, wiewohl nur selten zum Tode.

Steht die Blutung nach der Ausstoßung des Eies, so ist die Fehlgeburt vollendet. Blutet es aber weiter, dann sind sicher noch Eireste zurückgeblieben, die dann meist der Arzt entfernen wird.

Aber nicht nur von der Blutung wird die Frau bedroht. Es kann das Ei jauchig zerfallen, bevor es geboren wird. Ein übelriechender Ausfluß und stinkendes Blut gehen ab, die Frau kann Fieber, Fröste bekommen, ja an Blutvergiftung zugrunde gehen, wie es besonders nach unerlaubten Eingriffen häufig vorkommt.

§ 299.

Die Hebamme sieht hieraus, daß die Fehlgeburt immer ein sehr ernstes Ereignis ist. Die Frucht geht zugrunde, das Leben der Frau ist häufig bedroht. Hierzu kommt noch, daß Frauen, die nach der Fehlgeburt sich nicht genügend schonen, häufig von einem langdauernden schweren Frauenleiden befallen werden, ferner, daß bei Frauen, die einmal eine Fehlgeburt durchgemacht haben, bei neuer Schwangerschaft leicht eine Wiederholung eintreten kann. — Nachteile der Fehlgeburt.

Ist die Fehlgeburt beendet, so hat die Frau ein achttägiges Wochenbett durchzumachen und sich nach dem Verlassen des Bettes noch mindestens 2 Wochen zu schonen. Die erste Regel tritt gewöhnlich 4 Wochen nach der Fehlgeburt auf und ist meist besonders stark.

§ 300.

Wie erkennt die Hebamme das Eintreten einer Fehlgeburt? — Erkennung der Fehlgeburt.

Bei jeder Blutung aus den Geschlechtsteilen in den ersten Monaten der Schwangerschaft denke die Hebamme zunächst an eine beginnende Fehlgeburt. Erfährt die Hebamme durch Befragen, daß die Regel ein- oder zweimal ausgeblieben ist und sich dann eine Blutung eingestellt hat, so liegt fast stets eine Fehlgeburt vor. Andere Blutungen in dieser Zeit sind selten. Zwar könnte die Regel noch einmal wiederkehren, was freilich nur als sehr seltener Ausnahmefall vorkommen wird. Auch könnte ein Blutaderknoten geplatzt sein. Eine Besichtigung der äußeren Geschlechtsteile wird sie sofort belehren, ob dies seltene Ereignis vorliegt.

Die Hebamme untersuche die Abgänge genau, ob sie Teile der Siebhaut findet, sie werfe die Abgänge in Wasser und sehe zu, ob sie darin schwimmende Zotten entdeckt. Die Abgänge werden aufgehoben. Bleibt die Fehlgeburt aus den Abgängen noch zweifelhaft, so untersuche sie die Frau innerlich. Sie reinigt zunächst durch sorgfältiges Waschen die Geschlechtsteile und desinfiziert dann, wie vorgeschrieben, gründlich ihre Hände vor der inneren Untersuchung. Es ist dieselbe Desinfektion und Reinlichkeit wie bei der Geburt nötig, denn auch bei Fehlgeburten kann die Frau an Wundinfektion erkranken. Sie wird eine weiche vergrößerte Gebärmutter finden, oft ist der Muttermund schon geöffnet, zuweilen ist das Ei mit der Spitze oder zum größten Teil im Muttermunde zu fühlen. In solchen Fällen wird die Frau auch schon deutliche Wehen gespürt haben. Niemals darf die Hebamme das Ei aus dem Muttermunde wegnehmen. Es könnte dabei zerreißen, so daß Teile des Eies zurückbleiben.

§ 301.

— **Verhalten der Hebamme bei Fehlgeburt.** Hat sie eine Fehlgeburt erkannt, so ist ein Arzt zu benachrichtigen. Denn der Arzt soll stets die Leitung einer Fehlgeburt in den ersten 4 Monaten übernehmen. Ist die Hebamme ihrer Sache nicht sicher, besteht aber eine stärkere Blutung, so soll sie auch in diesem Fall die Frau einem Arzt überweisen.

Bevor der Arzt die Behandlung übernimmt, worüber z. B. auf dem Lande etliche Zeit vergehen kann, verhalte die Hebamme sich folgendermaßen. Zuerst stellt sie durch Einlegen des Thermometers die Temperatur der Frau fest. Besteht Fieber, so verhält sie sich wie beim Fieber während der Geburt. Wird sie zu einer Schwangeren wegen starker Blutung gerufen und steht bei ihrer Ankunft die Blutung, so hat sie sich jeder inneren Untersuchung zu enthalten, um nicht durch diese die Blutgerinnsel, welche die Blutgefäße verschließen, abzulösen und dadurch eine neue Blutung hervorzurufen. Die Frau wird ins Bett gebracht und kühl gehalten, d. h. nicht übermäßig warm bedeckt, man darf ihr keine heißen oder erhitzenden Getränke geben. Auf diese Weise gelingt es zuweilen, die Fehlgeburt aufzuhalten. Zwar kann man nie voraussagen, ob es möglich ist. Die Frucht könnte z. B. schon tot sein, was man nicht weiß. Dann geht die Fehlgeburt trotz aller Bemühungen doch weiter.

Ist dagegen die Fehlgeburt schon im Gange, d. h. blutet es stark, hat die Frau deutliche Wehen, hat sich der Muttermund geöffnet, fühlt man die Eispitze, dann soll die Hebamme bis zur Ankunft des Arztes die Blutung zu mäßigen suchen. Sie macht eine Scheidenausspülung mit 1% kalter Kresolseifenlösung (s. § 94). Der Frau wird Bettruhe verordnet. Erreicht trotzdem die Blutung einen bedenklichen Grad, so muß sie die Scheide mit Jodoformwattekugeln ausstopfen, die sie, wie in § 194 Nr. 22 gelehrt, mit sich führt. Die Frau wird auf ein Querbett gelagert, die Schamhaare werden möglichst kurz abgeschnitten und dann die Geschlechtsteile und ihre Umgebung gründlich abgeseift wie bei der Geburt. Dann folgt eine Scheidenausspülung mit 1% Kresolseifenlösung. Die Tampons werden mit desinfizierter Hand aus dem Behältnis genommen, sie müssen tief in die Scheide eingeführt werden, wie im § 95 Abs. 2 genau beschrieben ist. 4—6 Wattekugeln werden meist genügen, doch sind bei sehr weiter Scheide noch mehr nötig. Nach der Ausstopfung muß die Blutung stehen, sonst werden noch einige Kugeln nachgeschoben.

Die Wattekugeln stillen nicht allein durch ihren Druck die Blutung, sondern ihr Einlegen in die Scheide wirkt auch wehenerregend, fördert also den Verlauf der Fehlgeburt. Kommt der Arzt noch nicht, so lasse sie die Tampons 6 Stunden liegen. Dann ziehe sie die Tampons heraus, spüle die Scheide wieder mit Kresolseifenlösung aus und untersuche. Sollte sie jetzt das Ei gelöst in der Scheide finden, so darf sie es fortnehmen, aber niemals, wenn es noch im Muttermunde liegt. Ist das Ei noch nicht in die Scheide geboren, so wird nach erneuter Spülung der Scheide mit Kresolseifenlösung aufs neue die Scheide ausgestopft. Es ist gut, wenn stets nach 6 Stunden die Stopfmittel entfernt werden, ausnahmsweise können die Tampons auch bis zu 12 Stunden liegen bleiben. Nach Ausführung jeder Tamponade ist die Temperatur alle 2 Stunden zu messen, bei Anstieg derselben eine dringende Meldung an den Arzt zu schicken.

Nach jeder Fehlgeburt sorge die Hebamme streng für Einhaltung des Wochenbettes; namentlich ist die Temperatur der Frau jeden Morgen und Abend zu messen. Überhaupt hat sich die Hebamme genau so zu verhalten wie beim regelmäßigen Wochenbett, da sehr leicht Kindbettfieber eintreten kann. Leider sind sehr viele Frauen geneigt, die Fehlgeburt als ein nicht erhebliches Ereignis anzusehen. Das ist durchaus falsch. Schont sich die Frau nicht, so sind Frauenleiden die Folge.

Stellen sich Zeichen der Blutarmut ein, Blässe der Lippen, Erkalten der Hände und des Gesichtes, wird der Puls schneller und kleiner, — alles gefährliche Erscheinungen, die bei den Blutungen während der Geburt (§ 432) genau besprochen werden — so verfahre sie, wie im § 433 gelehrt wird.

§ 302.

— Verhalten der Hebamme bei jauchiger Fehlgeburt.

Sollte der Ausfluß jauchig sein, so untersucht sie gar nicht, sondern schickt eine bringende schriftliche Meldung an den Arzt. Erfordert bis zur Ankunft des Arztes aber die Stärke der Blutung ihre Hilfe, so spült sie mit 1% kalter Kresolseifenlösung die Scheide aus. Die Tamponade hat sie hier nur im äußersten Notfall, d. h. bei lebensgefährlicher Blutung, auszuführen, denn ihre Hände werden dabei mit jauchigen Stoffen in Berührung kommen (Gummihandschuh!). Ließ sich die Tamponade nicht vermeiden, so muß sie ihre Hände nach Beendigung der Tamponade sofort gründlich desinfizieren (siehe die Vorschriften über Kindbettfieber § 481 ff.).

§ 303.

— Hinzuziehung des Arztes bei Fehlgeburt.

Es sei hier wiederholt: Zu allen Fehlgeburten in den ersten 4 Monaten ist ein Arzt zuzuziehen. Mag die Fehlgeburt beginnen, mag sie drohen, mag sie eine unvollkommene, mag sie nach Ansicht der Hebamme eine vollkommene, also eine beendete Fehlgeburt sein! Denn der Arzt hat bei einer Fehlgeburt der Frau auch weiter zu raten und zu ermitteln, warum die Fehlgeburt eingetreten ist, was die Hebamme keineswegs immer kann, damit die Frau in der Zukunft vor weiteren Fehlgeburten bewahrt bleibt.

§ 304.

Fehlgeburt 5.—7. Monat. Frühgeburt.

Der Verlauf der Fehlgeburten vom 5.—7. Monat vollzieht sich in der Regel ohne Blutverlust wie die rechtzeitige Geburt, nur ist er meist wegen der Kleinheit der Frucht kürzer. Die Hebamme verhalte sich wie bei der regelmäßigen Geburt, sie wisse aber, daß Früchte nach der 28. Woche am Leben erhalten werden können. Es ist daher ihre Hauptaufgabe, nach der Geburt solche Früchte richtig zu behandeln und für weitere gute Pflege zu sorgen.

Die Früchte werden lebend oder erweicht oder frischtot geboren. Auch fünfmonatliche Früchte geben nach der Geburt zuweilen Lebenszeichen von sich, sterben aber bald. Zuweilen wird das Ei als Ganzes, d. h. die Frucht in den Eihäuten mit dem Mutterkuchen zugleich ausgestoßen. Die erweichten Früchte werden meist wegen ihrer Kleinheit und Weichheit rasch geboren. Verzögert sich ihre Ausstoßung nach dem Blasensprunge sehr, so können sie sich faulig zersetzen, indessen gehört dies zu den größten Seltenheiten. Ein Arzt wäre dann unbedingt nötig.

Frühgeburt.

§ 305.

Zu früh geborene Früchte müssen sehr sorgsam gepflegt werden, um sie am Leben zu erhalten. Wenn es auch heißt, daß eine Frucht vor der 28. Lebenswoche nicht am Leben zu erhalten ist, so kann doch die Hebamme keineswegs immer wissen, ob die Zeit stimmt. Es gelingt zuweilen sogar, Früchte, die nur 1000 Gramm schwer sind, zu erhalten. Deshalb gilt für die Hebamme die Vorschrift, jedes geborene Kind, welches Lebenszeichen von sich gibt, und mag es noch so klein sein, zu behandeln und zu pflegen, wie ein Wesen, das erhalten werden kann. Durch Unkenntnis und Nachlässigkeit wird hier oft gefehlt, und viele Kinder gehen dadurch zugrunde. Es ist eine grobe Pflichtwidrigkeit, wenn die Hebamme ein kleines frühgeborenes Kind beiseite legt und sich nicht mehr darum kümmert, weil sie meint, das Kind bleibe doch nicht am Leben. Sie muß im Gegenteil als gewissenhafte Hebamme alles daran setzen, um das junge Wesen am Leben zu erhalten. Mag ihre Mühe auch oft vergeblich sein, so hat sie dann doch das Bewußtsein, daß sie ihre Pflicht getan hat. Es gibt auch Fälle, in denen es ihr wider Erwarten gelingt, durch ihre Bemühungen ein Menschenleben zu retten. Denn die Hebamme muß wissen, daß frühgeborene Kinder in den ersten Lebenswochen zwar schwach und elend sind, daß sie aber, wenn man sie über diese Zeit hinweg gebracht hat, gerade so kräftige und leistungsfähige Menschen werden können, wie rechtzeitig geborene Kinder.

— Zu früh geborene Früchte.

§ 306.

Das zu früh geborene Kind ist zunächst zu kräftigem Schreien anzuregen, damit sich seine Lunge stark ausdehnt. Es ist in wärmerem Wasser zu baden (37 Grad). Alle Kleider sind ihm wohlgewärmt anzulegen. Man wickelt es am besten nach der Geburt in Watte und bringt in sein Bettchen eine nicht zu heiße, gut

— Pflege zu früh geborener Kinder.

verschlossene Wärmflasche. Denn frühgeborene Kinder erkalten sehr leicht. Je wärmer sie gehalten werden, um so eher werden sie gedeihen. In Anstalten hat man sogenannte Wärmewannen. Das sind Wannen mit doppelten Wänden und doppeltem Boden. Zwischen Wände und Boden wird heißes Wasser gegossen, wodurch das in die Wanne gebettete Kind immer in einer hohen Temperatur, z. B. von 37 Grad, liegt. An manchen Orten sind solche Wärmewannen leihweise zu erhalten. In einzelnen Gebäranstalten und Säuglingsheimen hat man auch sehr kostspielige, besondere Vorrichtungen für die Pflege solcher Kinder.

Außer der Wärme bedarf das Kind häufig der Nahrung. Ist das zu früh geborene Kind schon so muskelstark, daß es saugen kann, so ist die Aussicht auf seine Erhaltung gut. Kann es noch nicht saugen, so muß es mit dem Löffel oder mit der Pipette gefüttert werden. Man drückt aus der Brustwarze der Mutter Milch in einen Teelöffel und flößt oder tropft sie dem Kinde ein. Das muß alle Stunde geschehen, später alle 1½ Stunden. Dies Füttern ist oft recht mühselig, man soll aber nicht verzagen, wenn auch anfangs das Kind wenig zu sich nimmt.

Ferner sind frühgeborene Kinder aus Schwäche sehr schlaftüchtig. Läßt man sie ruhig liegen, so vermehrt sich ihre Schwäche, sie werden kalt und verhungern. Man muß sie im Gegenteil zu jeder Nahrungsaufnahme aufwecken, insbesondere auch nachts, und sie dabei jedesmal zum Schreien anregen. Allmählich lernt das Kind das Saugen, und damit ist ein großer Schritt vorwärts geschehen. Steht keine Muttermilch und keine Ammenmilch zur Verfügung, dann ist die Aussicht, daß das Kind erhalten bleibt, gering.

Die Schwangerschaft außerhalb der Gebärmutter.

§ 307.

Bei der Schwangerschaft außerhalb der Gebärmutter wird infolge von Regelwidrigkeiten in der Beschaffenheit der Eileiter das befruchtete Ei nicht in die Gebärmutter befördert, sondern bleibt in dem Eileiter oder sehr viel seltener auf dem Eierstock hängen und bettet sich hier ein. Man nennt dies Eileiterschwangerschaft und Eierstockschwangerschaft.

Meist geht solche Schwangerschaft in den ersten Wochen zugrunde, wodurch die Mutter in große Gefahr kommen kann. In den seltensten Fällen erreicht solche Schwangerschaft ihr regelmäßiges Ende, und lebensbedrohliche Zustände der Mutter treten dann ein. Die Frucht kann nicht geboren werden. Wie sich auch der Verlauf gestaltet, fast ausnahmslos ist das Kind verloren und die Mutter durch längeres Kranksein, ja sogar durch tödlichen Ausgang der Krankheit bedroht.

§ 308.

— Eileiterschwangerschaft in den ersten Monaten.

Wenn sich das befruchtete Ei im Eileiter ansiedelt, so entwickelt sich die Frucht mit der Zottenhaut, der Wasserhaut, dem Nabelstrang und dem Mutterkuchen in dem Eileiter, während die leere Gebärmutter sich auch etwas vergrößert und eine Siebhaut in ihrer Höhle bildet.

Das wachsende Ei dehnt nun den Eileiter mehr und mehr aus, wodurch dessen Wand stark verdünnt wird. Gleichzeitig wird die Eileiterwand durch die Zotten des Eies, die sich in diese eingesenkt haben, zerstört, so daß sie schließlich zerreißen oder platzen kann. Hierdurch entsteht ein sehr bedrohlicher Zustand, denn es erfolgt sofort eine starke Blutung in die Bauchhöhle, an der die Frau sterben kann. In anderen Fällen platzt der Eileiter nicht, sondern das Ei stirbt ab, da es in dem Eileiter nicht genügend ernährt wird. Es entstehen wie bei der Blutmole Blutergüsse in dem Ei, und dies mit Blutergüssen durchsetzte Ei (Eileitermole) wird durch die weite Bauchhöhlenöffnung des Eileiters in die Bauchhöhle geboren. Man nennt dies die Eileiterfehlgeburt. Auch hierbei kommt es zu einer Blutung in die Bauchhöhle, die aber meist langsam erfolgt und gewöhnlich nicht so stark wird, daß die Frau sich daran verblutet. Das Blut gerinnt in der Bauchhöhle zu kleineren oder größeren Blutklumpen, die in der Nähe des Eileiters oder hinter der Gebärmutter festhaften.

Sowohl beim Platzen des Eileiters, wie bei der Eileiterfehlgeburt geht Blut in mäßiger Menge aus der Gebärmutter nach außen ab. Dieser Blutabgang erstreckt sich oft über Wochen. Er rührt von der Ausscheidung der Siebhaut her, von der sich zuweilen Teile in dem abgegangenen Blut finden.

Eileiterschwangerschaft in späteren Monaten.

Sehr viel seltener erreicht die Eileiterschwangerschaft die zweite Hälfte der Schwangerschaft. Dann wird die Gebärmutter durch das wachsende Ei stark zur Seite oder in die Höhe gedrängt. Die Eileiterwand ist in solchen Fällen auseinandergewichen, so daß das Ei sich zwischen den Bauchfellblättern des breiten Mutterbandes entwickeln kann, oder es ist mit einem Abschnitt aus dem Eileiter in die Bauchhöhle hineingewachsen. Aber oft stirbt auch jetzt die Frucht ab, und die Schwangerschaft steht still. Geht die Schwangerschaft wirklich zu Ende, so treten wie bei der Schwangerschaft innerhalb der Gebärmutter Wehen auf. Auch dabei geht Blut aus der Gebärmutter ab. Nachdem die Wehen eine Zeitlang bestanden haben, stirbt die Frucht ab, und die Wehen hören wieder auf. Der weitere Ausgang ist nun verschieden. Zuweilen schrumpft die Frucht, das Fruchtwasser wird aufgesogen, und es bildet sich durch Ablagerung von Kalksalzen um das Ei ein sogenanntes Steinkind, das die Frau jahrelang, oft durch ihr ganzes Leben ohne erhebliche Beschwerden mit sich tragen kann. Das ist noch der beste Ausgang. In anderen Fällen entzündet sich der Eisack durch Eindringen von Keimen, die aus dem Darm stammen, die Frucht vereitert, und die Frau kann an Bauchfellentzündung zugrunde gehen. Oder aber die Eiterung begrenzt sich auf den Fruchtsack und bricht allmählich in den Mastdarm, in die Blase oder auch durch die Bauchwand nach außen durch. Unter lang andauernder Eiterung werden dann die einzelnen Knochen der Frucht allmählich ausgestoßen. —

Siedelt sich das Ei auf dem Eierstock an, so ist der Verlauf ähnlich, wie eben geschildert.

§ 309.

— Erkennung d. Schwangerschaft außerhalb der Gebärmutter.
Die Schwangerschaft außerhalb der Gebärmutter zu erkennen, ist schwer. Die Hebamme muß aber die wichtigsten Punkte dieses Vorganges kennen, um die große Gefahr zu ermessen, in der die Frau schwebt, und um zu wissen, daß schleunigst ärztliche Hilfe notwendig ist.

Ist bei einer Frau die Regel ein- oder zweimal ausgeblieben, tritt dann eine Blutung ein, so denkt die Hebamme natürlich sofort an Fehlgeburt. Bestehen aber bei dieser Blutung wehenartige Schmerzen an einer Seite (Eileiterwehen), kann die Hebamme durch die innere Untersuchung nachweisen, daß neben oder hinter der Gebärmutter eine Geschwulst zu fühlen ist, so handelt es sich höchstwahrscheinlich um eine Schwangerschaft außerhalb der Gebärmutter, und zwar um beginnende Eileiterfehlgeburt. Sofort wird der Arzt benachrichtigt.

Bricht eine Frau plötzlich ohnmächtig zusammen, erholt sie sich nicht sogleich wieder wie bei einer gewöhnlichen Ohnmacht in der Schwangerschaft, sondern wird sie dabei blaß und kalt, wird der Puls klein, weiß die Hebamme oder erfährt sie auf Befragen, daß die Regel ein- oder zweimal ausgeblieben war, so liegt wahrscheinlich eine innere Blutung infolge geplatzter Eileiterschwangerschaft vor. Sie schicke umgehend zum Arzt mit schriftlicher Meldung. Sie lagere die Frau im Bett mit tiefliegendem Kopf, gebe ihr kühle Getränke und sorge für leichte Bedeckung. Sie verlasse die Frau nicht vor Ankunft des Arztes. Auch in den Fällen, in denen die Regel nicht ausgeblieben ist, deutet eine Ohnmacht, die mit Zeichen großer Blutarmut einhergeht, ohne daß eine stärkere Blutung nach außen erfolgt ist, auf eine geplatzte Eileiterschwangerschaft. Die Hebamme verhalte sich wie oben.

Die Erkennung der Schwangerschaft außerhalb der Gebärmutter in der **zweiten Hälfte** ist noch schwerer. Die Schwangere klagt meist über ständige Schmerzen im Leibe, die von Verwachsungen der Baucheingeweide mit dem Ei herrühren. Auch werden die Kindsbewegungen besonders schmerzhaft empfunden. Der Hebamme gelingt es zuweilen, die vergrößerte Gebärmutter neben dem Kinde zu fühlen. Natürlich ist sofort der Arzt zu benachrichtigen.

Überhaupt mache sich die Hebamme zur Regel, überall, wo sie Unregelmäßigkeiten bei der Untersuchung einer Schwangeren findet, die sie nicht zu deuten versteht, sofort ärztliche Hilfe zu erbitten. Es kommt bisweilen vor, daß selbst der Arzt zunächst schwanken kann: Ist das überhaupt Schwangerschaft oder ist das eine Geschwulst, oder wenn Schwangerschaft, liegt das Ei innerhalb oder außerhalb der Gebärmutter? Der Arzt besitzt aber bessere Mittel zur Erkennung solcher zweifelhaften Befunde. Er wird z. B. in der Chloroformbetäubung untersuchen, die Durchleuchtung mit Röntgenstrahlen vornehmen und andere Hilfsmittel anwenden, welche die Hebamme nicht kennt, die aber zur Aufklärung führen. Die Hebamme wird bei solcher ärztlichen Untersuchung selbst viel lernen können, und der Arzt wird gern bereit sein, sie über alles aufzuklären, wenn er sie als eine gewissenhafte verschwiegene Hebamme kennt.

Der Tod der Mutter in der Schwangerschaft.

§ 310.

Stirbt eine Schwangere in der zweiten Hälfte der Schwangerschaft, so muß die Hebamme wissen, daß die Frucht zuweilen den Tod der Mutter überleben, also durch eine schleunige Entbindung gerettet werden kann. Dies legt ihr die Pflicht auf, bei allen Zufällen, die den Tod solcher Schwangeren zur Folge haben können, wie Erstickungsgefahr bei Herzfehler, Blutsturz bei Lungenschwindsucht, starke Blutungen aus den Geschlechtsteilen, schleunigst einen Arzt mit schriftlicher Mitteilung über die große Gefahr rufen zu lassen.

Natürlich hat die Hebamme bei allen gefahrdrohenden Zuständen, auch in der ersten Hälfte der Schwangerschaft, wie das Lehrbuch anweist, den Arzt rufen zu lassen. In dem oben genannten Falle muß ihr aber bekannt sein, daß nicht nur wegen der Mutter, sondern zur Rettung des Kindes die **höchste Eile geboten ist**.

Sechster Teil.

Abweichungen von dem regelmäßigen Verlauf der Geburt.

Einleitung.

§ 311.

Ein regelwidriger Geburtsverlauf kann durch sehr verschiedene Umstände herbeigeführt werden.

Abweichende Haltungen, Stellungen und Lagen des Kindes können die Geburt erschweren, die Gefahr für Mutter und Kind erhöhen, ja die Geburt, wie bei Querlage, unmöglich machen.

Auch die treibenden Kräfte, insbesondere die Wehen, sind nicht selten von der Regel abweichend, sie können zu schwach sein, wodurch sich die Geburt sehr in die Länge zieht, so daß Mutter und Kind leiden, das Kind selbst absterben kann.

Ferner kann der Geburtskanal verengt sein, so daß der Durchtritt der Frucht erschwert, ja unmöglich wird. Meist ist es der harte Geburtskanal, das verengte Becken, das ein Hindernis bietet, seltener Abweichungen der mütterlichen Weichteile. Treffen regelwidrige Lagen mit Verengungen des Geburtskanales und schlechten Wehen zusammen, so entstehen die größten Gefahren für Mutter und Kind.

Regelwidrigkeiten von seiten des Eies vermögen gleichfalls Störungen zu erzeugen. Endlich können besondere Zufälle bei der Geburt eintreten, die schwere Lebensgefahren für Mutter und Kind oder für die Mutter allein bedingen. Es sind besonders die Zerreißungen der Geburtswege, die Blutungen und die Krämpfe der Mutter.

Regelwidriger Geburtsverlauf. Allgemeines.

§ 312.

— Benachrichtigung des Arztes.

Es ist nicht Sache der Hebamme, die Regelwidrigkeiten der Geburt zu behandeln, sondern die Aufgabe des Arztes. Sie muß von den Regelwidrigkeiten aber genaue Kenntnis haben, um sie am Gebärbett schnell zu erkennen und deuten zu können. Hat sie die Regelwidrigkeit erkannt, so schicke sie zum Arzt, damit dieser die Leitung der Geburt übernimmt. Auch in allen Fällen, die sie nicht zu deuten vermag, ist der Arzt zu fordern. **Versäumt die Hebamme die Benachrichtigung des Arztes, so macht sie sich strafbar und trägt die ganze Verantwortung für den Ausgang der Geburt bei Mutter und Kind.**

Die Benachrichtigung des Arztes soll durch einen schnellen und zuverlässigen Boten erfolgen. Ist der eine Arzt nicht zu finden, so wird ein zweiter oder dritter usw. gebeten.

Die Benachrichtigung soll in jedem Falle eine schriftliche sein, da mündliche Bestellungen oft falsch und ungenau ausgerichtet werden. Der Bote nimmt einen Zettel mit, auf dem die genaue Adresse des Arztes, der Name und die Wohnung der Gebärenden und der Grund der Benachrichtigung steht. Zum Beispiel:

> Herrn Dr. Schulze, Wohnung, ... bitte baldigst zu kommen zu: Name, Wohnung der Kreißenden. Mehrgebärende, Querlage, Wasser soeben abgeflossen, Muttermund zur Hälfte erweitert. Hebamme Müller.

Ist die Entsendung eines Boten mit zu großer Zeitversäumnis verknüpft, so kann die Benachrichtigung auch durch Fernsprecher oder durch ein Telegramm erfolgen.

Weigern sich die Kreißende oder die Angehörigen, den Arzt kommen zu lassen, so soll die Hebamme sie auf die Folgen aufmerksam machen, die aus der Abwesenheit des Arztes entstehen können, und hilft das nicht, **so lasse sie sich eine schriftliche Bescheinigung über die Ablehnung der ärztlichen Hilfe geben.**

Wird auch eine solche Bescheinigung verweigert, so ist dem Kreisarzt Anzeige zu erstatten.

Der regelwidrige Geburtsverlauf durch abweichende Stellungen, Haltungen und Lagen der Frucht.

Abweichende Stellungen bei Schädellagen.

§ 313.

Im § 187 haben wir die Hinterhauptslagen als die günstigsten aller Lagen kennen gelernt. Wann die Hebamme bei sehr langer Austreibungsperiode den Arzt zu erbitten hat, lernt sie im § 354.

Eine falsche Stellung ist der Querstand des Kopfes im Beckenausgang (tiefer Querstand), bei dem die Pfeilnaht quer statt gerade verläuft. Es kommt dies bei kleinem Kopf oder weitem Becken vor, so daß der Kopf nicht genötigt war, die Drehungen zu machen wie bei regelmäßigen Widerständen. Man lagere die Frau auf die Seite der kleinen Fontanelle. Meist dreht sich dann das Hinterhaupt nach vorn, und die Geburt vollzieht sich rasch. Bleibt die Drehung aber aus, verzögert sich die Geburt dadurch erheblich, so muß der Arzt die Leitung der Geburt übernehmen.

Auch im Beckeneingang kann der Schädel sich regelwidrig einstellen. Die Lehre vom engen Becken wird darüber Aufschluß geben. (S. §§ 360—377).

Die Stecklagen.

§ 314.

Bei den Stecklagen ist die regelmäßige Beugehaltung der Frucht verändert, das Kinn hat sich von der Brust entfernt, die Krümmung des Rückens ist geringer, die Brust, besonders bei Stirn- und Gesichtslagen, mehr vorgewölbt. Diese veränderte Haltung entsteht, wenn das Hinterhaupt sich im Beginn der Geburt an der gebogenen Linie des Beckeneingangs anstemmt und dadurch am Eintritt in das Becken verhindert wird, was besonders durch ein enges Becken verursacht werden kann. Wirken jetzt die Wehen ein, so treiben sie zunächst das Vorderhaupt, bei stärkerem Hindernis die Stirn oder schließlich das Gesicht in den Beckeneingang, wobei das Kinn durch eine Streckbewegung des Kopfes sich mehr und mehr von der Brust entfernt. Daher die Bezeichnung „Stecklagen". Wir unterscheiden drei verschiedene Grade von Stecklagen:

Stecklagen.

1. schwächster Grad der Streckung: Vorderhauptslage,
2. stärkerer Grad der Streckung: Stirnlage
3. stärkster Grad der Streckung: Gesichtslage.

Die Erkennung dieser 3 Lagen ist bei stehender Blase und nicht völlig eröffnetem Muttermund schwierig. Die Strecklagen entstehen fast immer erst während der Geburt. Nur in seltenen Fällen kann schon in der Schwangerschaft das Kinn dadurch von der Brust entfernt werden, daß sich am Halse des Kindes eine Geschwulst z. B. ein Kropf bildet. Auch die sogenannten Froschköpfe befinden sich häufig schon in der Schwangerschaft in einer Streckhaltung.

§ 315.

Wie bei allen Längslagen kann die Geburt bei Strecklagen durch die Naturkräfte erfolgen. Indessen dauern diese Geburten gewöhnlich länger als die in Hinterhauptslage. Die Blase springt häufig vorzeitig, der vorliegende Abschnitt des Kopfes entfaltet die Weichteile nicht so gut wie der runde Schädel; die Austreibungszeit verzögert sich oft sehr, da größere Kopfdurchmesser als bei Hinterhauptslagen durch das Becken gehen müssen, das noch dazu oft verengt ist. Nicht selten kommt es auch zur Überdehnung des unteren Abschnittes der Gebärmutter mit ihren gefährlichen Folgezuständen. Auch Dammrisse kommen infolge des Durchschneidens größerer Kopfdurchmesser häufig vor. Schließlich kann auch das Kind Schaden erleiden, da durch die starke Streckung des Halses bei langer Geburtsdauer das Gehirn mit Blut überfüllt wird. Die Gefahren für Mutter und Kind sind also weit größere als bei Schädellage.

§ 316.

Vorderhauptslage. Die verhältnismäßig günstigste der 3 Strecklagen ist die Vorderhauptslage. Die äußere Untersuchung ergibt keine wesentlichen Abweichungen von dem Befunde bei Schädellage. Innerlich fühlt die Hebamme das Vorderhaupt, gekennzeichnet durch die Pfeilnaht, die große Fontanelle und den Anfang der Stirnnaht, während die kleine Fontanelle meist nicht zu erreichen ist. Bei 1. Vorderhauptslage verläuft die Pfeilnaht im Beckeneingang quer; große Fontanelle und Anfang der Stirnnaht befinden sich rechts, bei der 2. Vorderhauptslage links. Bei weiterem Fortschreiten der Geburt übernimmt die große Fontanelle die

Führung, sie tritt tiefer und nach vorn unter den Schambogen. Jetzt stemmt sich die Stirn am Schambogen an, und das Hinterhaupt rollt über den Damm, so daß ein Kopfdurchmesser durch Becken und Schamspalte tritt, der vom Nacken bis zur Stirn reicht und 10,5 cm mißt. Danach tritt unter Streckung des Kopfes das Gesicht als letzter Teil unter der Schoßfuge hervor. Der weitere Austritt des Kindes vollzieht sich wie bei Schädellage.

§ 317.

Der zweite Grad der Streckung führt zur **Stirnlage**. Sie ist sehr selten, da sich aus ihr in den meisten Fällen der dritte und stärkste Grad der Streckung, die Gesichtslage, entwickelt. Bleibt aber die Umwandlung in Gesichtslage aus, so stellt die Stirnlage die schwierigste und gefährlichste der 3 Strecklagen dar, weil hierbei der Kopf mit einem sehr großen Durchmesser, der vom Oberkiefer bis zur gewölbtesten Stelle der Scheitelbeine reicht und 12 cm mißt, durch das Becken getrieben werden muß. Die äußere Untersuchung unterscheidet sich nur unwesentlich von der bei Gesichtslage (beschrieben im § 318). Innerlich kann der Finger bei vollständig erweitertem Muttermund die Teile **von der großen Fontanelle über die Stirnnaht bis zur Nasenspitze** bestreichen.

Stirnlage.

Bei 1. Stirnlage verläuft im Beckeneingang die Stirnnaht quer, die große Fontanelle steht links, die Nase rechts; bei 2. Stirnlage große Fontanelle rechts, Nase links. Bei dem weiteren Geburtsverlauf übernimmt die Nase die Führung, tritt tiefer und nach vorn unter den Schambogen. Hier stemmt sich die Gegend des Oberkiefers an, und das Hinterhaupt rollt über den Damm; zuletzt tritt das Gesicht vollends unter der Schoßfuge hervor. Wegen der Schwierigkeit des Austritts kann noch bei im Beckenausgang stehendem Kopf eine Gebärmutterzerreißung erfolgen.

Der Kopf des in Stirnlage geborenen Kindes wird beim Durchtritt durch das Becken stark geformt und nach der Stirn hin ausgezogen, man bezeichnet ihn als **Turmkopf**.

§ 318.

Der stärkste Grad der Streckung führt zur **Gesichtslage**. Erkennung der Gesichtslage: Der Leib ist, wie bei allen Längslagen, eiförmig ausgedehnt. Im Gebärmuttergrund fühlt man den Steiß, oberhalb der Schoßfuge den Kopf. Aus 2 Gründen

Gesichtslage.

kann man oft schon durch die äußere Untersuchung die Gesichtslage erkennen: 1. die Herztöne sind auf der Seite der kleinen Teile am deutlichsten wahrnehmbar, weil die vorgewölbte Brust der Gebärmutterwand anliegt. 2. Das in den Nacken geschlagene Hinterhaupt ist oberhalb des kleinen Beckens auf der Seite des Rückens der Frucht als eine harte, runde Erhabenheit deutlich zu tasten. Hinter dieser Erhabenheit liegt eine Furche in welche die Hand eindringen kann, das ist der Nacken, dann folgt der Rücken des Kindes.

Man unterscheidet 2 Gesichtslagen: Erste und zweite, je nachdem der Rücken links oder rechts liegt.

1. Gesichtslage: Steiß oben, Kopf unten. Hinterhaupt oberhalb der linken vorderen Beckenwand fühlbar. Kleine Teile rechts, Herztöne gleichfalls meist rechts.

2. Gesichtslage: Steiß oben, Kopf unten. Oberhalb der rechten vorderen Beckenwand das Hinterhaupt fühlbar. Kleine Teile links, Herztöne meist ebenfalls links.

Innere Untersuchung: Bei vollständig erweitertem Muttermund fühlt man der Reihe nach die Stirn, Augenhöhlenränder, Nase, Mund und Kinn. Die Stelle der Pfeilnaht vertritt eine Linie, die man sich von der Stirnnaht über den Nasenrücken zum Kinn gezogen denkt, die man als Gesichtslinie bezeichnet.

Bei 1. Gesichtslage verläuft im Beckeneingang die Gesichtslinie quer, die Stirn steht links, das Kinn rechts.

Bei 2. Gesichtslage steht die Stirn rechts, das Kinn links.

Das Kinn übernimmt die Führung, tritt bei weiterem Geburtsverlauf nach vorn und tiefer und zuerst aus der Schamspalte. Die Gesichtslinie verläuft in der Beckenhöhle schräg, im Beckenausgang gerade. Unter der Schoßfuge stemmt sich der Hals an, dann rollen Stirn und Hinterhaupt über den Damm. Der durch Becken und Schamspalte tretende Kopfdurchmesser verläuft vom Halse bis zur Wölbung der Scheitelbeine und mißt 11 cm.

Die Geburtsgeschwulst sitzt auf der vorliegenden Gesichtshälfte. Sie kann bei starker Schwellung und durch ihre tiefblaue Färbung das Kind sehr entstellen. Der Kopf ist sehr lang nach hinten ausgezogen, der Scheitel abgeflacht.

Verwechslung der Gesichtslage mit Steißlage kommt nicht selten vor, weil die geschwollenen Gesichtsweichteile und die Mundöffnung für die Hinterbacken und den After gehalten werden. Für Steißlage spricht das mit dem untersuchenden Finger aus der fraglichen Öffnung herausbeförderte Kindspech, während bei der Gesichtslage im Munde die harten Kieferränder gefühlt werden können. Maßgebend für die Erkennung sind aber vor allem die Knochen des Gesichtes und des Steißes.

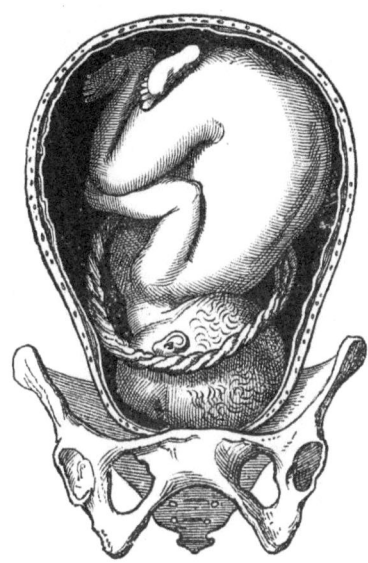 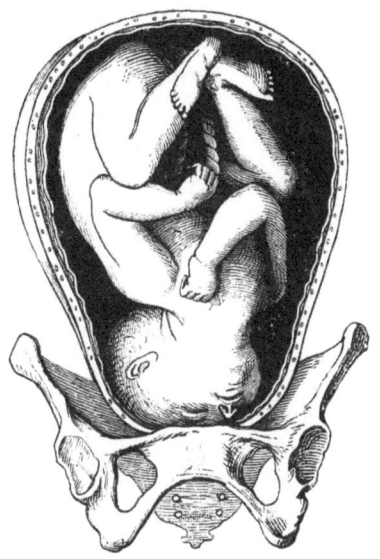

Fig. 64. Erste Gesichtslage.
Stirn steht noch vorn.
Nach B. S. Schultze.

Fig. 65. Zweite Gesichtslage.
Kinn vorn.
Nach B. S. Schultze.

In zweifelhaften Fällen unterlasse aber die Hebamme jedes derbere Zufühlen wegen der großen Gefahr der Verletzung der geschwollenen Weichteile, insbesondere der Augen, da sie in dem einen wie im anderen Falle unverzüglich ärztliche Hilfe zu erbitten hat. Eine besondere Gefahr droht, wenn das Kinn sich während des Geburtsverlaufes nicht nach vorn dreht, sondern hinten bleibt, da in diesem Falle die Geburt unmöglich wird.

§ 319.

Wegen der Gefährdung von Mutter und Kind soll die Hebamme in jedem Falle von Strecklagen die Leitung der Geburt sogleich einem Arzte übergeben. Bis der Arzt

Verhalten der Hebamme bei Strecklagen.

kommt, verhält sie sich folgendermaßen: Bei stehender Blase führt sie die innere Untersuchung so vorsichtig aus, daß die Blase dabei nicht gesprengt wird.

Bei Vorderhauptslage lagere sie im Beginn die Gebärende auf die Seite des Hinterhauptes in der Hoffnung, daß dieses und die kleine Fontanelle noch nach vorn treten und die Geburt in Hinterhauptslage verläuft.

Bei der Stirnlage lagere sie die Frau auf die Seite der Nase, damit das Kinn tiefer treten kann und aus der Stirnlage die günstigere Gesichtslage wird.

Bei der Gesichtslage lagere sie die Frau auf die Seite des Kinnes, damit dessen Tiefertreten erleichtert wird.

Das geborene, durch die Geburtsgeschwulst oft sehr entstellte Kind zeige sie nicht sogleich der Mutter.

Die Beckenendlagen.

§ 320.

Beckenendlagen. Allgemeines. Bei den Beckenendlagen liegt das Kind umgekehrt in der Gebärmutter wie bei Schädellagen. Der Kopf ist oben im Gebärmuttergrund, und das Beckenende liegt unten dem mütterlichen Becken auf. Beckenendlagen sind sehr viel seltener als Schädellagen. Wir teilen die Beckenendlagen in Steiß- und Fußlagen. Steißlagen sind häufiger, Fußlagen seltener.

Bei den Steißlagen sind die Beine des Kindes entweder an dem Bauch in die Höhe geschlagen oder im Knie gebeugt, so daß ein oder beide Füße neben dem Steiß liegen.

Bei Fußlagen ist die regelmäßige Haltung der Beine verändert. Sie liegen gestreckt nach unten. Liegt ein Fuß vor, so sprechen wir von unvollkommener, beim Vorliegen beider Füße von vollkommener Fußlage. Die Fußlagen entstehen erst während der Geburt.

Bei Beckenendlagen werden die Kindsbewegungen von der Schwangeren oft mehr nach unten gefühlt und sind schmerzhafter, da sie in der Gegend der Harnblase erfolgen.

§ 321.

— Steißlagen. Erkennung der Steißlagen. Man unterscheidet zwei Arten von Steißlagen: Rücken links: erste Steißlage; Rücken rechts: zweite Steißlage. Bei der äußeren Untersuchung

fühlt man im Gebärmuttergrund den Kopf als einen großen, harten, glatten Teil und oberhalb des Beckens den weichen, unebenen Steiß (s. Fig. 66 u. 67). Die Herztöne sind bei erster Steißlage links, bei zweiter rechts oberhalb des Nabels am deutlichsten zu hören. Kleine Teile kann man häufig nicht fühlen, weil die Beine nach unten gegen das große Becken liegen. Häufig ist der Steiß vom Beckeneingang auf eine Darmbeinschaufel abgewichen.

Bei der inneren Untersuchung fühlt man zunächst, daß ein weicher Teil vorliegt, der im Beginn der Geburt meist höher

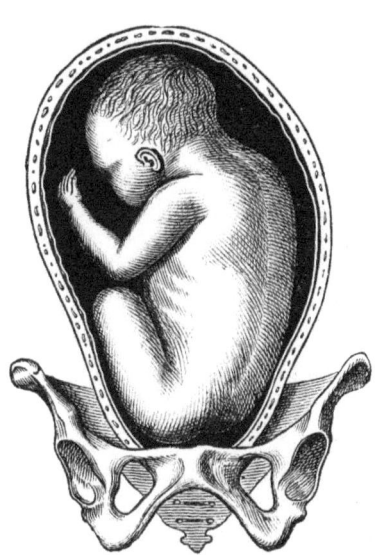
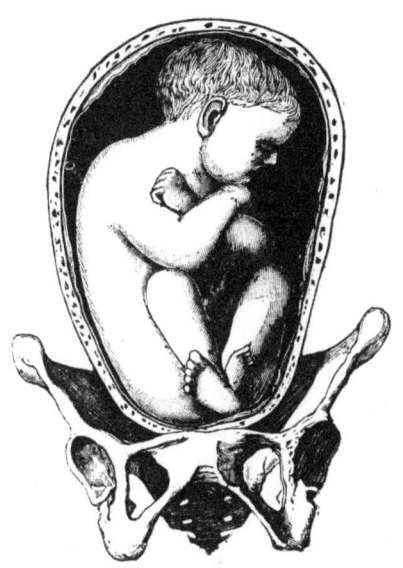

Fig. 66. Erste Steißlage.   Fig. 67. Zweite Steißlage.

steht als sonst der Kopf. Ein weicher Teil liegt auch bei Gesichtslage und bei Querlage vor. Die Hebamme hat nun die Aufgabe, diesen weichen Teil genau abzutasten, ob er eine Öffnung enthält. Findet die Hebamme eine solche Öffnung, in die sie den Finger einführen kann, ohne harte Knochenränder zu bemerken, so ist es der After, und der vorliegende Teil ist der Steiß. Oft wird sie an dem Finger, der in den After einging, nach der Untersuchung auch Kindspech bemerken. Vom After ausgehend, fühlt sie die Hinterbacken als zwei weiche Höcker, das bewegliche Steißbein und das Kreuzbein. Letzteres erkennt sie an der rauhen Linie, die an der Außenseite des Kreuzbeins von oben nach unten läuft. Sieht das Kreuzbein nach links, so ist es 1. Lage, umgekehrt 2. Lage. Die Geschlechtsteile des Kindes sind meist nur dann deutlich wahrnehmbar, wenn das Kind männlichen Geschlechts ist. Dann fühlt man häufig das männliche Glied und den Hodensack. Die Hebamme soll jedoch niemals vor der Geburt das Geschlecht des Kindes bestimmen, da man bei der Tastung sehr leicht Irrtümern unterworfen ist.

Ist der Steiß seitlich abgewichen, so soll man ihn durch Druck von außen der inneren Hand entgegendrücken.

§ 322.

— Fuß=
lagen.
Erkennung der Fußlagen. Die äußere Untersuchung ist die gleiche wie bei Steißlagen, nur ist der Steiß noch häufiger seitlich abgewichen.

Bei der inneren Untersuchung erreicht man im Geburtsbeginn oft nur schwer den vorliegenden kleinen Teil. Stoßende Bewegungen des vorliegenden kleinen Teiles sprechen für den Fuß, greifende für die Hand. Ferner erkennt man den Fuß an den Zehen. Aber diese könnte man leicht mit Fingern der Hand verwechseln, wenn auch die letzteren länger sind und der Daumen abspreizbar ist. Man gehe daher höher hinauf und taste, ob der knöcherne Vorsprung der Ferse sich nachweisen läßt. Dann ist es sicher ein Fuß. Bei erster Fußlage sieht die Ferse nach links, bei zweiter nach rechts. Liegen beide Füße vor, besteht also eine vollkommene Fußlage, so liegt der eine Fuß hinter der Schoßfuge, der andere in der Kreuzbeinaushöhlung. Liegt nur ein Fuß vor, so kommt dieser immer nach vorn hinter die Schoßfuge.

Statt des Fußes liegt zuweilen ein Knie vor, Knielage. Man erkennt die Knielage an der breiten Kniescheibe, oder wenn man höher hinauf geht, an dem Fuß. Knielagen verwandeln sich im Verlauf der Geburt fast stets in Fußlagen.

§ 323.

— Ver=
wechse=
lung der
Steiß= u.
Quer=
lagen.
Eine sehr folgenschwere Verwechselung kann zwischen Steiß= und Querlage stattfinden. Auch bei der Querlage liegt ein weicher Teil vor, auch bei ihr setzt sich ein kleiner Teil, der Arm, an einen großen Teil, die Brust, an, ähnlich wie sich bei Steißlagen das Bein an den Rumpf ansetzt. Die Verwechselung ist aber sehr gefährlich, da Kinder in Querlage nicht von selbst geboren werden können. Die Hebamme beruhige sich daher

nie eher, als bis sie den After deutlich gefühlt hat. Auch die äußere Untersuchung gibt sichere Unterschiede zwischen Steiß- und Querlagen. Dann ist eine Verwechselung unmöglich. Kann sie die Entscheidung nicht treffen, so wird der rasch herbeigerufene Arzt die Lage bestimmen. Niemals verlasse sie sich darauf, daß im weiteren Verlauf der Geburt es sich besser untersuchen lasse. Damit kann kostbare Zeit verloren gehen und die Frau in die größte Gefahr kommen.

§ 324.

Geburtsverlauf. In Beckenendlage ist die Geburt durch Naturkräfte möglich wie bei allen Längslagen. Der Rücken, wenn auch anfangs zuweilen nach hinten gelegen, dreht sich später immer nach links oder rechts vorn. Die Hüftbreite, welche den größten Durchmesser des Steißes darstellt, steht im Beckeneingang quer oder schräg, in der Beckenhöhle schräg und im Beckenausgang gerade. Bei 1. Lage ist die vorliegende Hüfte die linke, bei 2. Lage die rechte. Die vorliegende Hüfte tritt tiefer. Sie erscheint unter der Schoßfuge, während die hintere Hüfte über den Damm schneidet, wobei der Steiß erheblich nach aufwärts steigt. Dann wird der Rumpf geboren, und die Beine fallen heraus. Es folgen die Schultern. Sie treten in dem schrägen Durchmesser durch das Becken, dann in dem geraden aus. Schließlich tritt der Kopf in das Becken. Er tritt quer ein, dreht sich in den schrägen Durchmesser und tritt im geraden aus, so daß das Hinterhaupt gegen die Schoßfuge kommt. Beim Austritt sieht also der Rücken nach vorn. Die Halswirbelsäule tritt aus, bis die Haargrenze sich unter der Schoßfuge anstemmt, dann schneidet das Gesicht über den Damm. Der Kopf tritt also mit dem kleinen schrägen Durchmesser, wie bei Schädellage, nur in umgekehrter Richtung aus.

Bei Fußlagen ist der Verlauf der gleiche. Bei erster Fußlage ist der vorliegende Fuß der linke, bei zweiter der rechte. Liegt bei unvollkommener Fußlage der hintere, dem Kreuzbein zugekehrte Fuß vor, so dreht er sich im weiteren Geburtsverlauf fast immer nach vorn, so daß er unter die Schoßfuge zu liegen kommt.

In der Austreibungszeit pflegt bei allen Beckenendlagen infolge des Druckes, dem der Leib des Kindes ausgesetzt ist, Kindspech ausgepreßt zu werden.

— Geburtsverlauf bei Beckenendlagen.

§ 325.

— Geburtsgeschwulst. Die Geburtsgeschwulst, Steiß=Fußgeschwulst, sitzt auf der vorliegenden Hüfte oder dem vorliegenden Schenkel. Am Steiß kann sie sehr groß werden, eine tief blau=schwarze Färbung annehmen und auch auf die Geschlechtsteile des Kindes übergehen.

§ 326.

— Nach vorn gerichteter Bauch. Sehr gefährlich ist es, wenn bei Steiß= oder Fußlagen das Kind mit nach vorn gerichtetem Bauch geboren wird. Arme und Kopf können sich dann an dem oberen Rand der Schamfuge anstemmen und in die Höhe geschlagen werden. Diese gefährliche Drehung entsteht aber meist nur dann, wenn an einem Fuß gezogen oder gedreht war. Die Kinder ersticken sehr häufig.

§ 327.

— Gefahr für das Kind. Beckenendgeburten bieten zwar für die Mutter keine größere Gefahr als Schädelgeburten. Immerhin sind bei Erstgebärenden tiefere Dammrisse nicht selten. Dagegen kommt bei allen Beckenendlagen das Kind in besonders große Gefahr. Wird die Geburt in Beckenendlage falsch geleitet, so wird das Kind in solchen Fällen meist tot geboren. Eine gute Leitung vermag dagegen die allermeisten Kinder am Leben zu erhalten.

§ 328.

— Entstehung d. Lebensgefahr für das Kind. Wie kommt die Lebensgefahr des Kindes bei der Beckenendgeburt zustande? Ist das Kind bis über den Nabel geboren, so verläuft die Nabelschnur durch das Becken zum Mutterkuchen. Durch dasselbe Becken treten nun aber die Schultern und dann der Kopf.

Lassen die Schultern schon wenig Raum neben sich, so füllt der große harte Kopf das Becken völlig aus. Es muß also die Nabelschnur unvermeidlicherweise gedrückt werden. Durch diesen Druck wird der Blutumlauf in den Nabelschnurgefäßen gehemmt, ja, wenn der Kopf durchtritt, völlig unterbrochen. Das sauerstoffhaltige Blut kann nicht mehr zum Kinde fließen, das Kind gerät in die höchste Erstickungsgefahr und erstickt, wenn nicht in wenigen Minuten der Kopf geboren wird. Auf diese Weise erklären sich die vielen Todesfälle der Kinder bei Beckenendlagen.

Ferner gehen bei Schädellagen nach der Geburt des Kopfes die Schultern meist rasch durch das Becken, da der große Kopf die weichen Geburtswege gut vorbereitet hat. Anders bei Beckenendlagen. Hier wird der große Kopf zuletzt geboren. **Die Dehnung der Geburtswege findet nicht in genügendem Grade statt**, da Steiß und Schultern einen geringeren Umfang als der Kopf besitzen. Der Kopf wird daher als nachfolgender den Geburtsweg im allgemeinen langsamer überwinden, als die Schultern bei Schädellage. Je langsamer er aber durch das Becken geht, um so länger dauert der Nabelschnurdruck, und um so größer wird die Lebensgefahr für das Kind. Bei Fußlagen wird der Durchtritt des Kopfes durch das Becken noch mehr zögern, als bei Steißlagen, weil bei Fußlagen der Umfang des Steißes geringer ist, als wenn die Füße am Steiß in die Höhe geschlagen sind. Vollkommene Fußlagen werden wieder ungünstiger als unvollkommene sein, weil der Umfang des Steißes, wenn beide Füße herabgeschlagen sind, am kleinsten ist. Besonders langsam wird der Kopf durch das Becken gehen bei Erstgebärenden, bei großen Kindern, bei engem Becken.

Dazu kommt aber noch folgendes: Sehr häufig fließt bei Beckenendlagen das Vorwasser vorzeitig ab, besonders bei Fußlagen. Der vorzeitige Wasserabfluß hemmt die Entfaltung des Muttermundes und verzögert dadurch die Geburt. Bei dem vorzeitigen Wasserabfluß wird, wenn der Steiß abgewichen ist oder eine Fußlage besteht, nicht nur das Vorwasser abfließen, sondern das ganze Wasser, da der abgewichene Steiß und die kleinen Füße die Geburtswege nicht abschließen. Je weniger Wasser beim Blasensprung in der Gebärmutter zurückbleibt, um so eher kommt das Kind in Gefahr. Bei diesem Wasserabfluß kann aus dem gleichen Grunde neben dem beweglichen Steiß oder den kleinen Füßen die Nabelschnur mit hervorgeschwemmt werden und ein Nabelschnurvorfall entstehen. In diesem Falle beginnt der Druck des Kindes auf die Nabelschnur nicht erst beim Durchtreten der Schultern, sondern bereits bei der Geburt des Steißes, wodurch das Kind noch früher in Gefahr gerät. Am häufigsten tritt ein solcher Nabelschnurvorfall bei vollkommenen Fußlagen auf.

Hieraus geht hervor, daß der Geburtsverlauf bei **Steißlagen** der günstigste für das Kind ist, der ungünstigste dagegen bei **vollkommenen Fußlagen**. In der Tat sterben viel mehr

Kinder während der Geburt bei vollkommenen Fußlagen als bei Steißlagen ab. Bei Erstgebärenden, bei großen Kindern, bei engem Becken sind die Kinder mehr gefährdet als bei Mehrgebärenden, bei kleinen Kindern und regelmäßigem Becken. Gut für das Kind ist es, wenn die Wehen bei Durchtritt der oberen Körperhälfte kräftig sind; bleiben sie aus oder sind sie schwach, so wird der Kopf lange im Becken verweilen, und das Kind wird leicht ersticken.

§ 329.

— Leitung der Beckenendgeburt. Benachrichtigung d. Arztes.

Die Leitung der Beckenendgeburt. Hat die Hebamme die Beckenendlage erkannt, so ist sofort ein Arzt herbeizurufen, damit er die Leitung der Geburt übernimmt. **Die Benachrichtigung muß schriftlich erfolgen.** Es ist dabei zu erwähnen, ob es sich um eine Erst- oder Mehrgebärende handelt. Dies ist notwendig, weil bei Mehrgebärenden die Geburt des Kindes bis über den Nabel sehr rasch erfolgen kann. Die Meldung lautet z. B.: Steißlage, Mehrgebärende, Blase gesprungen, Muttermund zur Hälfte eröffnet.

§ 330.

— Verhalten d. Hebamme, wenn Arzt fehlt.

Trotz rascher Benachrichtigung wird es nicht selten vorkommen, daß der Arzt noch nicht anwesend ist, wenn das Kind geboren wird. Dann ist die Hebamme verpflichtet, die Beckenendgeburt selbständig zu leiten. In diesem Falle hängt das Schicksal des Kindes zum größten Teil von ihrer Kunst ab. Verfährt sie gewissenhaft und mit der erforderlichen Geschicklichkeit, so wird sie durch ihre Tätigkeit ein Menschenleben erhalten.

§ 331.

— Nutzen der Vorbereitungen.

Trifft der Arzt während der Geburt ein, so muß die Hebamme bereits alle Vorbereitungen getroffen haben, damit der Arzt, sofern es nötig ist, rasch und ohne Zeitverlust eingreifen kann. Manches Kind geht trotz rechtzeitiger Ankunft des Arztes verloren, weil die Hebamme keine Vorbereitungen vor seiner Ankunft getroffen hatte, der Arzt vielmehr erst alles selbst anordnen muß.

§ 332.

— Vorbereitungen.

Die Vorbereitungen und Maßnahmen sind folgende:

Jede Frau, bei der die Beckenendlage erkannt ist, wird sofort gelagert. Ist der Steiß seitlich abgewichen, so wird sie auf diejenige

Seite gelagert, nach welcher der Steiß abgewichen ist. Es muß alles getan werden, um den vorzeitigen Blasensprung zu verhüten. Die Frau soll ruhig liegen, bei der Stuhlentleerung, die auf einer Bettpfanne geschehen soll, nicht pressen, die innere Untersuchung muß sehr vorsichtig vorgenommen werden, jeder Druck auf die Fruchtblase muß vermieden werden.

Sodann muß ein Querbett und alles vorbereitet werden, um das vielleicht scheintot geborene Kind wieder zu beleben.

Denn sehr häufig wird der gerufene Arzt einen Eingriff vornehmen müssen, um Schultern und Kopf rasch durch das Becken zu leiten. Wir nennen diesen Eingriff die Lösung der Arme und des Kopfes. Der Eingriff ist mit der nötigen Sicherheit und Schnelligkeit nur auf dem Querbett auszuführen. Ein solches muß also vorbereitet sein, um nicht kostbare Zeit zu verlieren. Zum Querbett gehören drei Stühle. Die Frau wird mit dem Gesäß auf den Rand einer Längsseite des Bettes gelagert; unter das Gesäß wird ein Kissen geschoben. Die Beine werden auf zwei neben das Bett gestellte Stühle gespreizt aufgestellt. Der dritte Stuhl steht zwischen den Beinen der Gebärenden und dient zum Sitz für die Person, die den Eingriff vornimmt. Zur Not kommt man auch mit zwei Stühlen aus. Man lagert dann die Frau schräg auf die Kante des Bettes, läßt ein Bein im Bett und stellt das andere auf einen Stuhl. Man nennt dies das Schrägbett. Ist eine Gehilfin vorhanden, so kann diese die Beine gebeugt und gespreizt halten, und man kann zwei Stühle entbehren. Unter das Gesäß der Frau wird die wasserdichte Unterlage gelegt und ein Eimer zwischen die Schenkel gestellt. Der Oberkörper soll ein wenig durch Kissen erhöht werden. Ein solches Querbett herzustellen, bedarf besonders in engen ärmeren Verhältnissen einiger Zeit. Es soll daher sogleich im Geburtsbeginn vorbereitet werden, damit die Lagerung der Frau auf das Querbett schnell und ohne Zeitverlust erfolgen kann. Auch einige reine Handtücher sind bereit zu legen, weil man ihrer bei dem Eingriff zum Fassen des schlüpfrigen Kindskörpers bedarf. Zur Wiederbelebung des Kindes suche man sich einen Platz im Zimmer, am besten einen Tisch aus, lege auf ihn ein Kissen und daneben eine Anzahl durchwärmter Windeln oder Handtücher. Neben dem Tisch steht die Badewanne und ein sauberer Eimer mit kaltem Wasser.

§ 333.

— Verhalten beim Vorliegen der Füße.

Bei dem Einsetzen der Preßwehen lasse man die Frau nicht stark mitpressen, damit sie alle Kraft aufspart bis zum Durchtritt der oberen Körperhälfte. Bei Fußlagen werden nun allmählich ein oder beide Füße in und vor der Schamspalte erscheinen. Bald wird der Fuß sich blau verfärben. Anfangs bewegt er sich noch, später hören die Bewegungen auf. Weder die blaue Verfärbung, noch die Bewegungslosigkeit, ebensowenig wie der Abgang von Kindspech in der Austreibungszeit darf der Hebamme Sorge machen, sondern über das Befinden des Kindes entscheidet allein die Wahrnehmung der kindlichen Herztöne, die jetzt sorgfältig zu kontrollieren sind.

Es wäre ein grober Kunstfehler, wenn die Hebamme an dem geborenen Fuß ziehen oder drehen würde, denn durch den Zug wird das Kind gestreckt, die Arme verlassen die Brust, das Kinn entfernt sich von der Brust. Dann ist die Lösung der Arme und des Kopfes sicher notwendig, sie ist aber schwer und dauert lange, dazu kommt noch, daß der Muttermund sich eng um den Hals des Kindes legen und den Kopf zurückhalten kann. Es wird daher manches Kind absterben, wenn die Hebamme an dem Fuß gezogen hat. Dies ist auch aus dem Grunde falsch, weil es im Gegenteil sehr erwünscht ist, daß das Kind mit seiner unteren Rumpfhälfte recht langsam die Geschlechtsteile dehnt, da dann die Geburt der oberen Körperhälfte um so besser erfolgt.

§ 334.

— Verhalten beim Einschneiden des Steißes.

Schneidet der Steiß ein, so wird die Frau auf das vorbereitete Querbett gelagert. Falls der Arzt noch nicht anwesend ist, übernimmt die Hebamme den notwendigen Eingriff und setzt sich auf den Stuhl zwischen die Schenkel der Frau. Sie muß in diesem Augenblick völlig desinfiziert sein. Würde sie jetzt erst mit der Desinfektion beginnen, so könnte sie von der Geburt des Kindes überrascht werden. Sie desinfiziert sich deshalb am besten sogleich nach dem Blasensprung und bürstet nach der Umlagerung der Frau ihre Hände noch einmal gründlich mit Kresolseifenlösung ab. Findet sich eine Nabelschnurumschlingung um ein Bein oder reitet das Kind auf der Nabelschnur, d. h. geht die Nabelschnur zwischen den Hinterbacken des Kindes hindurch, so lockert sie die Nabelschnur an dem nach dem Rücken hinaufgehenden Ende, so daß sie über den Schenkel gestreift werden kann.

Ist der Steiß geboren, so gleitet gewöhnlich das Kind sogleich bis über den Nabel heraus. **Jetzt beginnt die Gefahr.** Die Hebamme fordert die Gebärende auf, mit aller Kraft mitzupressen. Oft werden nun Schultern und Kopf rasch von selbst geboren. **Verzögert sich die Geburt der Arme und des Kopfes trotz guter Wehen und Mitpressen erheblich, so muß die Hebamme jetzt selbst die Operation der Lösung der Arme und des Kopfes vornehmen.** Es ist das nicht etwa in ihr Belieben gestellt, sondern sie hat die Pflicht, bei Abwesenheit des Arztes den Eingriff selbst auszuführen: **wenn das Kind bis zur Schulterblattspitze geboren ist und Schultern und Kopf oder der Kopf allein trotz Mitpressens der Frau nicht sofort geboren werden.**

Die Lösung der Arme und des Kopfes.

§ 335.

Die Hebamme sitzt zwischen den Schenkeln der Frau. Sie faßt die beiden Füße des Kindes mit einer Hand, bei nach links gewandtem Rücken mit der linken Hand, bei nach rechts gewandtem Rücken mit der rechten Hand und hebt den Rumpf des Kindes nach dem Leib der Kreißenden in die Höhe. Jetzt wird zuerst der nach hinten gelegene Arm gelöst (s. Fig. 68). Sie geht mit zwei Fingern der anderen Hand über den Rücken des Kindes an dem nach hinten gelegenen Arm bis zur Ellenbogenbeuge empor. Hier werden die Finger aufgesetzt und der Arm über das Gesicht des Kindes nach unten und außen herabgestreift.

— Lösung der Arme und des Kopfes.

Jetzt wird der zweite Arm gelöst. Zu dem Zweck dreht man das Kind so, daß auch dieser Arm in die Kreuzbeinhöhlung kommt, wo er leichter zu lösen ist. Man umfaßt die Brust und den bereits gelösten Arm des Kindes mit beiden Händen, setzt dabei die Daumen auf die Schulterblätter und dreht nun den Rumpf vorsichtig so weit herum, bis der zweite Arm in die Kreuzbeinhöhlung zu liegen kommt. Dann hebt die eine Hand wieder den Rumpf an den Füßen nach oben, die andere Hand geht mit zwei Fingern über den Rücken den Arm entlang bis zum Ellenbogen und leitet den Arm über das Gesicht herab. Der Arm wird immer mit der gleichnamigen Hand gelöst, d. h. z. B. der linke Arm des Kindes von der linken Hand der Hebamme.

Nun wird der Kopf gelöst. Dieselbe Hand, die den ersten Arm gelöst hatte, schiebt sich nach hinten in das Becken, führt den Zeigefinger in den Mund des Kindes und zieht das Kinn nach unten auf die Brust, während die andere Hand den Rumpf des Kindes über den eingeführten Arm legt, so daß das Kind mit gespreizten Beinen auf ihm reitet. (s. Fig. 69). Dann legen sich Zeige= und Mittelfinger der anderen Hand gabelförmig über den

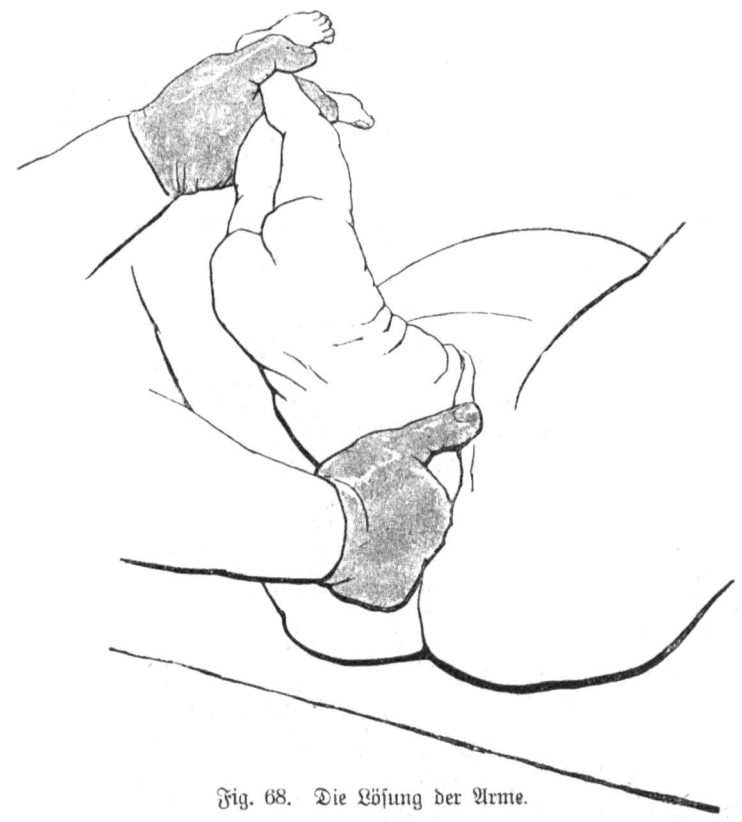

Fig. 68. Die Lösung der Arme.

Nacken des Kindes. So ist der Kopf im Nacken und im Mund gefaßt. Ein vorsichtiger Zug am Nacken befördert das Hinterhaupt bis zur Haargrenze heraus, sodann werden beide Hände gehoben und das Gesicht langsam über den Damm geführt. Der Zug soll wesentlich nur am Hinterhaupt ausgeübt werden, der Finger im Munde soll das Kinn an der Brust halten und es beim Erheben des Kopfes über den Damm leiten. Bei der Lösung des Kopfes soll die Gebärende stark mitpressen.

§ 336.

Diese Handgriffe sind leicht zu lernen und auszuführen, wenn das Kind seine regelmäßige Haltung bewahrt hatte, also an ihm nicht gezogen war.

Zuweilen findet die Hebamme den Mund des tief auf dem Beckenboden stehenden Kopfes nicht nach hinten gerichtet, sondern seitlich stehen. Dann soll der in den Mund eingeführte Finger

— Verfahren bei seitlicher Stellung des kindlichen Mundes.

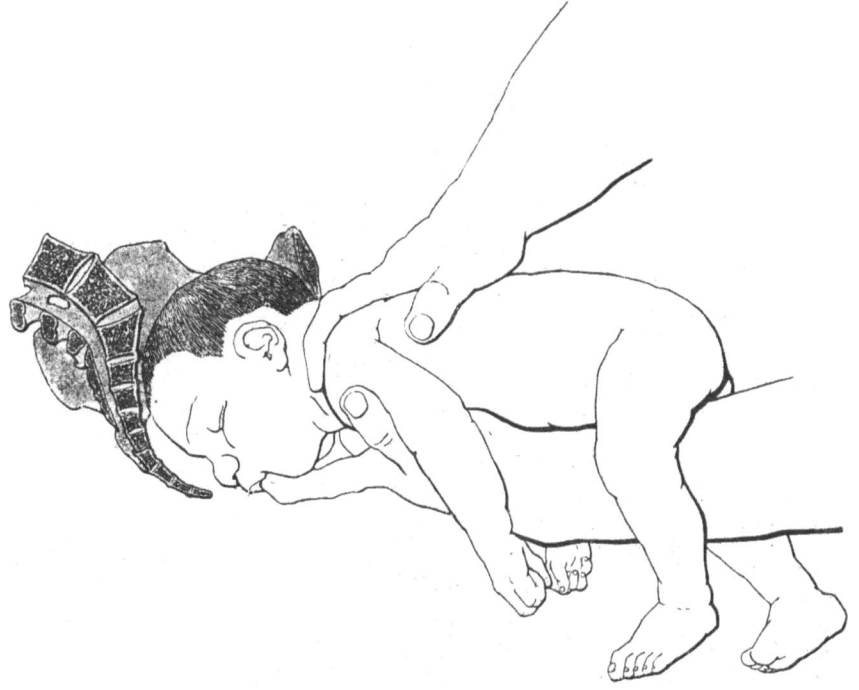

Fig. 69. Die Lösung des Kopfes.

das Gesicht erst nach hinten drehen, ehe der Zug am Nacken ausgeführt wird. Denn der Kopf soll stets so austreten: Hinterhaupt unter der Schoßfuge, Gesicht über dem Damm.

Der in den Mund gelegte Finger soll beim Herableiten des Kinnes keinen stärkeren Druck ausüben, weil sonst leicht die Schleimhaut der Mundhöhle zerreißen könnte.

§ 337.

Das geborene Kind wird sogleich abgenabelt und darauf geprüft, ob es Lebensäußerungen zeigt. Ist es scheintot, so voll-

— Behandlung des geborenen Kindes.

ziehe die Hebamme die Wiederbelebung auf dem vorbereiteten Platz, wie in den §§ 457—466 gelehrt werden wird.

Diese Lösung der Arme und des Kopfes ist mit Ausnahme des Falles im § 427 Schlußabs. der einzige Eingriff, der der Hebamme bei Beckenendlagen gestattet ist, wenn der Arzt nicht anwesend sein sollte. Andere Eingriffe sind ihr verboten.

— Mißlingen der Lösung d. Arme und d. Kopfes.
Vermag die Hebamme durch die erwähnten Handgriffe Arme und Kopf nicht zu lösen, so liegen wahrscheinlich regelwidrige Verhältnisse vor, wie enges Becken. Sie stehe dann von weiteren Versuchen ab und warte die Ankunft des Arztes ab, da sie sonst leicht unnötige Verletzungen und Infektion der Mutter herbeiführt. Das Kind wird nicht mehr zu retten sein.

Die Querlage.

§ 338.

Querlage. Allgemeines.
Die Frucht liegt quer oder schräg in der Gebärmutter. Der Gebärmuttergrund ist leer, Kopf und Steiß liegen seitlich, und die Schulter ist dem Beckeneingang genähert. Man nennt die Querlagen daher auch Schulterlagen.

Der Kopf liegt entweder links: 1. Querlage, oder rechts: 2. Querlage. Liegt der Rücken vorn, so ist es die erste Unterart, liegt er hinten, so ist es die zweite (f. Fig. 70 u. 71). Sehr viel häufiger liegt der Rücken vorn als hinten.

Querlagen kommen meist bei Mehr- oder Vielgebärenden vor, bei denen die Bauch- und Gebärmutterwandungen schlaff geworden sind, ferner bei vielem Fruchtwasser, bei Hängebauch, bei engem Becken und bei mehrfacher Geburt.

§ 339.

— Erkennung der Querlage.
Erkennung. Bei stehender Blase stützt sich die Erkennung der Querlage hauptsächlich auf die äußere, bei gesprungener Blase auf die innere Untersuchung. Der Leib ist in die Quere gedehnt. Die Gebärmutter ist breit, aber wenig hoch. Grund und Gegend oberhalb der Schoßfuge sind leer. Rechts und links fühlt man je einen großen Teil. Der tiefer gelegene große Teil ist meist der Kopf. Die Herztöne hört man am deutlichsten in der Mittellinie in der Regel etwas mehr nach dem Kopf zu. Kleine Teile fühlt man in der Gegend des Steißes. Sind sie besonders deutlich und in größerer Anzahl zu tasten, so liegt der Bauch nach vorn (f. Fig. 71).

Innerlich fühlt die Hebamme zunächst keinen vorliegenden Teil. Die Hebamme soll dann sogleich an Querlage denken. Zuweilen kann sie aber auch Fruchtteile fühlen, besonders wenn die Blase schon gesprungen ist. Sind Rippen tastbar, fühlt sie das dreieckige Schulterblatt, so liegt sicher eine Querlage vor. Ist das Schulterblatt nach vorn gerichtet, so liegt der Rücken nach vorn. Gelingt es ihr, einen Arm zu tasten, so kann sie ihn bis zur Achsel verfolgen. Sie fühlt dann den Schulterschluß. Aber niemals darf sie an dem Arm ziehen. Der

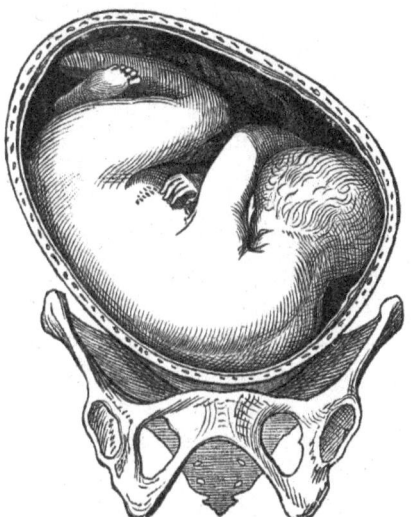 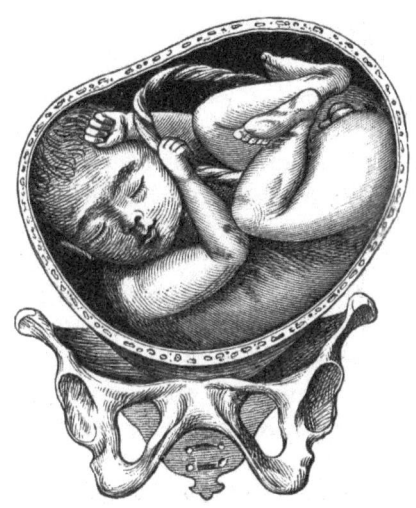

Fig. 70. 1. Querlage, 1. Unterart. Nach B. S. Schultze. Fig. 71. 2. Querlage, 2. Unterart. Nach B. S. Schultze.

Kopf liegt da, wohin die Schulter geschlossen, der Steiß, wohin sie geöffnet ist. Auf diese Weise kann sich die Hebamme ein gutes Bild davon machen, wie das Kind in der Gebärmutter liegt. Oft wird dies allerdings nicht gelingen, und sie soll auch nur vorsichtig untersuchen. Es könnte sonst die Blase springen. Die Blase aber zu erhalten, ist hier noch wichtiger als bei Beckenendlagen. Müßte die Hebamme die bei Querlage notwendige Operation, nämlich die Wendung, selbst ausführen, dann wäre allerdings eine genaue Ermittelung der Lage des Kindes durchaus nötig. Diese Operation führt aber nicht sie, sondern der Arzt aus. (Über die besonderen Bedingungen, unter denen die Hebamme die innere Wendung ausnahmsweise ausführen darf, siehe im Anhang.)

§ 340.

Armvorfall bei Querlage. Ist die Blase bereits gesprungen, so fällt zuweilen ein Arm in den Muttermund oder in die Scheide: er fällt vor. Den Arm erkennt man an der Hand. Die Hand erkennt man an dem Fehlen der Ferse. Der Arm schwillt allmählich an und verfärbt sich bläulich.

§ 341.

— **Schwierigkeiten der Erkennung.** Ist die notwendige Operation nicht rechtzeitig gemacht, dann können die Wehen die Schulter in den Beckeneingang eintreiben (verschleppte Querlage), besonders schnell bei kleinen Früchten und weiten Weichteilen wie z. B. beim zweiten Zwilling, die Kindsteile sind dann bei der inneren Untersuchung dem Finger zugänglicher. Aber gerade jetzt ist ein Irrtum leicht möglich. Ist ein Arm vorgefallen, so wird die Hebamme zwar sofort an Querlage denken. Wenn der Vorfall aber fehlt, so ist infolge der starken Schwellung der Schulter sehr schwer zu erkennen, welcher Teil vorliegt. Hierzu kommt, daß bei verschleppten Querlagen die Gebärmutter oft eine mehr eiförmige Gestalt annimmt, da durch die Zusammenpressung des Kindes der Steiß dem Kopf genähert wird. In diesem Fall kommt sehr oft eine Verwechselung mit Steißlage vor, wenn die Hebamme nicht an das Aufsuchen des Afters denkt! Und solche Verwechselung ist sehr folgenschwer, da bei einer verschleppten Querlage Lebensgefahr für die Mutter besteht und deshalb mit größter Beschleunigung ein Arzt herbeigeholt werden muß. Eine Verzögerung kann der Frau das Leben kosten.

§ 342.

— **Geburtsverlauf bei Querlage.** Geburtsverlauf. Eine in Querlage liegende Frucht kann nicht geboren werden. Wird die Querlage nicht in eine Längslage verwandelt, so ist der Ausgang Tod der Mutter und Tod des Kindes.

Nur in folgenden seltenen Fällen gelingt es den Naturkräften bei Querlage die Geburt zu vollenden:

1. Durch die Selbstwendung. Liegt das Kind nicht eigentlich quer, sondern schräg, so daß sich von vornherein ein großer Teil in der Nähe des Beckeneingangs befindet, so kann dieser

beim Blasensprung in die Mitte auf den Beckeneingang treten und dadurch eine Längslage hergestellt werden. Lag der Steiß in der Nähe des Beckeneingangs, so können beim Blasensprung ein oder zwei Füße in den Beckeneingang gelangen, dadurch kann aus der Querlage eine Fußlage entstehen. Diese Fälle, in denen die Natur selbst die Wendung ausführt, verlaufen dann als Längslagen natürlich günstig.

2. Durch die Selbstentwickelung. Die Wehen treiben die Schulter tief in das Becken, bis sie schließlich in der Schamspalte sichtbar wird. Unter starker Zusammenbiegung des Kindes werden dann Brust, Bauch und Füße der Reihe nach neben der Schulter ausgetrieben; schließlich folgt als letzter Teil der Kopf.

3. Durch die Geburt mit gedoppeltem Körper. Die Schulter mit vorgefallenem Arm wird in das Becken getrieben, bis sie in der Schamspalte sichtbar wird. Das Kind wird so zusammengebogen, daß der Kopf in die Brust eingedrückt wird, die Schulter wird zuerst geboren; es folgen gleichzeitig Kopf und Brust, zum Schluß der Bauch und die Füße.

Sowohl die Selbstentwickelung wie die Geburt mit gedoppeltem Körper kommen gewöhnlich nur bei kleinen, zu früh geborenen und erweichten Früchten vor, wenn die Wehen sehr stark sind und die Geburtswege keine Hindernisse darbieten. Beide Möglichkeiten sind aber mit großer Lebensgefahr für die Gebärende verbunden, da in jedem Augenblick die Gebärmutterzerreißung eintreten kann.

Niemals darf die Hebamme auf die Vollendung der Querlagengeburt durch die Naturkräfte rechnen.

Der gewöhnliche Geburtsverlauf bei Querlage ist folgender: Die Wehen eröffnen den Muttermund wie gewöhnlich. Allein die Blase hat eine große Neigung, früh zu springen. Springt sie, so fließt sehr viel, schließlich alles Fruchtwasser ab, da kein vorliegender Teil den Geburtskanal abschließt. Erfolgt noch keine Hilfe, so wird das Kind allmählich ganz eng von der Gebärmutter umschlossen, die Wehen werden kräftiger, versuchen die Schulter in das Becken einzutreiben, das Kind wird zusammengebogen, und der untere Gebärmutterabschnitt stark gedehnt. Durch die Gewalt der Wehen stirbt das Kind ab, schließlich zerreißt die Gebärmutter, und dann ist der Tod der Frau meist unabwendbar.

Dieser unglückliche Ausgang läßt sich durch rechtzeitigen Eingriff vermeiden, wenn die Querlage frühzeitig erkannt wird.

Die Hebamme wird jetzt ihre große Verantwortung verstehen. Leben und Tod hängt von ihrer Untersuchung ab!

Behandlung. Die Umwandlung der Querlage in eine Längslage geschieht durch die Operation der Wendung, d. h. der Verwandlung der Querlage durch äußere Handgriffe in eine Kopflage oder durch innere in eine Fußlage. Die innere Wendung bleibt dem Arzte vorbehalten. (Siehe den Anhang.)

Verhalten bis zum Eintreffen des Arztes.

Die Hebamme hat die Geburt bis zur Ankunft des Arztes zu leiten und alles für den notwendigen Eingriff vorzubereiten. Der Arzt muß so früh wie irgend möglich benachrichtigt werden, damit der Eingriff möglichst noch bei stehender Blase vorgenommen werden kann. **Die Benachrichtigung erfolgt schriftlich.** War sich die Hebamme durch die Untersuchung nicht klar geworden, ob eine Querlage vorliegt, so hat sie auch in diesem Fall zum Arzt zu schicken. Sie hat überhaupt in allen Fällen, bei denen sie keinen vorliegenden Teil fühlen kann, dem Arzt die Leitung der Geburt zu übergeben. Sie wird dadurch einer großen Verantwortung enthoben.

— Äußere Wendung. Sofortige Bettlage, Schonung der Blase ist bei Querlage noch wichtiger als bei Beckenendlagen. Steht die Blase noch, so soll die Hebamme durch äußere Handgriffe versuchen, den Kopf auf den Beckeneingang zu leiten. Zuweilen gelingt dies, der Kopf bleibt unten, und die Geburt erfolgt in Schädellage. Wenn aber bei der Querlage gleichzeitig ein enges Becken besteht oder ein vorliegender Mutterkuchen oder eine vorliegende Nabelschnur, so soll sie die äußere Wendung nicht vornehmen. Zum Zwecke der Ausführung der äußeren Wendung stellt die Hebamme sich an die Seite des Bettes und drängt mit der einen Hand den Kopf des Kindes nach unten gegen den Beckeneingang, während die andere Hand gleichzeitig den Steiß nach oben gegen den Gebärmuttergrund schiebt (f. Fig. 71a). Tritt während des Wendungsversuches eine Wehe ein, so halte die Hebamme das Kind in der erreichten Lage fest und drehe erst nach Aufhören der Wehe weiter. Ist es gelungen, den Kopf nach unten zu bringen, so lagere sie die Gebärende auf die Seite, wo der Kopf stand. Sie kann auch durch eine Binde um den Leib und durch ein neben den Kopf gelegtes, unter die Binde geschobenes zusammengerolltes Handtuch zu hindern versuchen, daß der Kopf wieder abweicht. Die Versuche sind mehrfach zu wiederholen. Gelingt es wirklich, eine Schädelgeburt herzustellen, so ist dies ein großer Gewinn. Oft wird der Versuch aber vergeblich sein, denn er gelingt nur bei schlaffen Bauch-

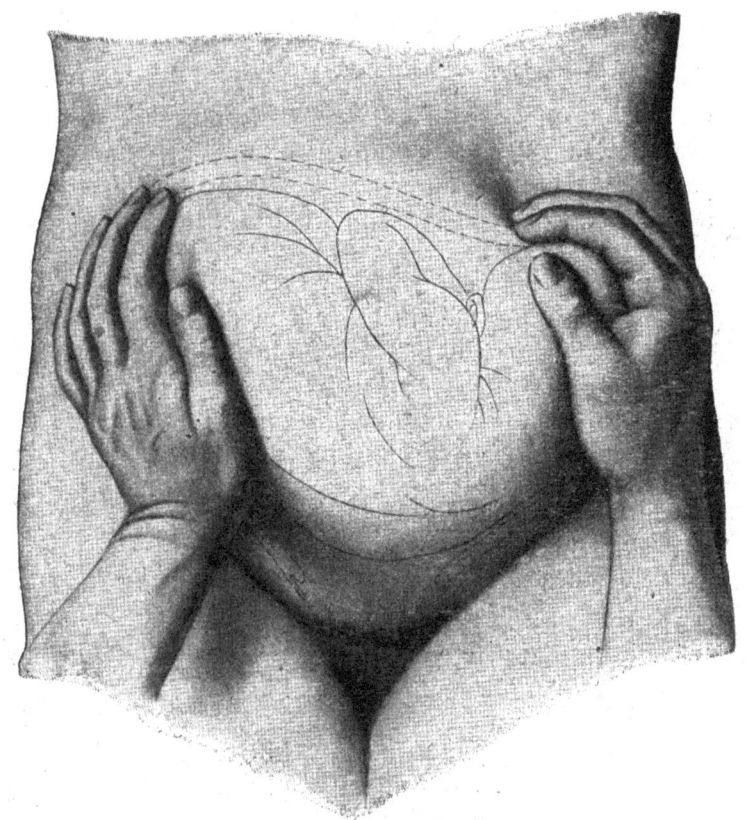

Fig. 71a. Äußere Wendung auf den Kopf.
Nach Hammerschlag.

decken, nicht zu großem Kinde und der richtigen Menge Fruchtwassers. Am leichtesten gelingt die äußere Wendung bei der Querlage des zweiten Zwillings.

Die Hebamme warte sodann die Ankunft des Arztes ab. Die Frau darf bei Querlage niemals, auch nicht nach dem Blasensprung, mitpressen. Fällt ein Arm bis vor die Schamspalte vor, so darf die Hebamme in keinem Fall an dem Arm ziehen. Sie unterlasse jede weitere Untersuchung. Die Erkennung der Querlage genügt. Das übrige besorgt der Arzt.

Sie bereite das Querbett vor, denke daran, daß das Kind scheintot geboren werden kann, sorge daher für die Mittel zur Wiederbelebung.

Über die Gebärmutterzerreißung siehe § 404.

Das Vorliegen und der Vorfall kleiner Teile.

§ 343.

Man spricht bei einer Untersuchung vom Vorliegen eines kleinen Teiles, wenn neben dem großen Teil ein kleiner Teil bei stehender Blase fühlbar ist. Ist die Blase bereits gesprungen, so spricht man von Vorfall. Vorliegen und vorfallen kann ein Arm, ein Fuß und die Nabelschnur.

Schon bei der Querlage haben wir vom Vorfall des Armes neben der Schulter gesprochen. Der Arm kann aber auch bei Schädellage vorliegen oder vorfallen. Dieses Ereignis kann nur stattfinden, wenn der Kopf beweglich im Beckeneingang steht, während die Geburt fortschreitet, so daß neben ihm Raum bleibt. Dies kommt besonders bei engem Becken, bei vielem Fruchtwasser, beim Hängebauch vor. Auch neben einem sehr kleinen Kopf kann der Arm vorfallen.

Beim Vorliegen des Arms fühlt man meist nur die Hand oder den Ellenbogen neben dem Kopf in der Eiblase. Beim Vorfall kann der größte Teil des Armes durch den Muttermund in die Scheide hängen.

§ 344.

— Vorliegen einer Hand.

Liegt die Hand neben dem Kopf vor, so lagere die Hebamme die Gebärende auf die Seite, die der Hand entgegengesetzt ist, also, wenn die Hand links vorliegt, auf die rechte Seite. Beim Tiefertreten des Kopfes wird dann die Hand oft noch zurückgeschoben.

§ 345.

— Vorfall eines Armes.

Liegt dagegen der Arm vor oder ist er vorgefallen, so muß ein Arzt benachrichtigt werden, damit er die Geburt übernimmt. Zwar kann das Kind einmal mit Armvorfall geboren werden, besonders, wenn es klein ist, indessen können auch Störungen der Geburt auftreten. Deshalb muß ärztliche Hilfe anwesend sein.

§ 346.

Liegt ein Fuß neben dem Kopf vor oder ist er vorgefallen, so ist sofort ein Arzt hinzuzuziehen. Niemals darf die Hebamme an dem vorgefallenen Fuß ziehen.

— Vorliegen od. Vorfall eines Fußes.

Das Vorliegen und der Vorfall der Nabelschnur.

§ 347.

Dieses Ereignis ist von größter Bedeutung. Die vorgefallene, im Becken liegende Nabelschnur wird durch den vorangehenden Teil, sobald er in das Becken eintritt, gegen die Gebärmutterwand und das Becken gedrückt, der Blutumlauf wird gestört, und das Kind stirbt rasch durch Erstickung, wenn nicht schleunige Hilfe gebracht wird. Auch hier sprechen wir von Vorliegen, wenn die Blase noch steht, von Vorfall, wenn sie gesprungen ist.

Die Ursachen sind ähnliche wie beim Armvorfall. Der vorliegende Teil ist nicht in das Becken eingetreten wie bei engem Becken, vielem Fruchtwasser oder bei Querlage, oder er ist zu klein, um das Becken auszufüllen, wie bei Fußlage. Neben ihm kann die Nabelschnur heruntergleiten. Dies wird besonders dann leicht möglich sein, wenn die Nabelschnur lang ist oder der Mutterkuchen tief sitzt.

Wir finden den Nabelschnurvorfall am häufigsten bei Fußlagen und Querlagen, seltener bei Steißlagen, am seltensten bei Kopflagen. Bei Kopflagen handelt es sich gewöhnlich um Vielgebärende, bei denen der Kopf lange beweglich bleibt, oder um Geburten mit vielem Fruchtwasser, oder um enges Becken. Findet die Hebamme Nabelschnurvorfall neben Kopflage bei einer Erstgebärenden, und fehlt eine übermäßige Ansammlung von Fruchtwasser, so kann sie mit ziemlicher Sicherheit annehmen, daß ein enges Becken vorliegt.

§ 348.

Erkennung. Man fühlt beim Vorliegen in der Eiblase einen pulsierenden Strang, beim Vorfall dagegen den Strang direkt neben oder vor dem vorangehenden Teil (s. Fig. 72). Zuweilen liegen viele Schlingen in der Scheide, oder sie hängen sogar aus den äußeren Geschlechtsteilen. Eine langsame Pulsation zeigt an, daß das Kind durch Druck auf die Nabelschnur bereits gelitten hat.

— Erkennung des Vorliegens oder Vorfalls der Nabelschnur.

Ist keine Pulsation mehr wahrzunehmen, so kann trotzdem das Kind noch leben, wenn die Unterbrechung des Nabelschnurkreislaufes nur vorübergehend ist. In diesem Falle müßte man noch Herztöne hören können. Ist keine Pulsation mehr wahrzunehmen, und sind auch keine Herztöne mehr nachweisbar, so ist das Kind tot.

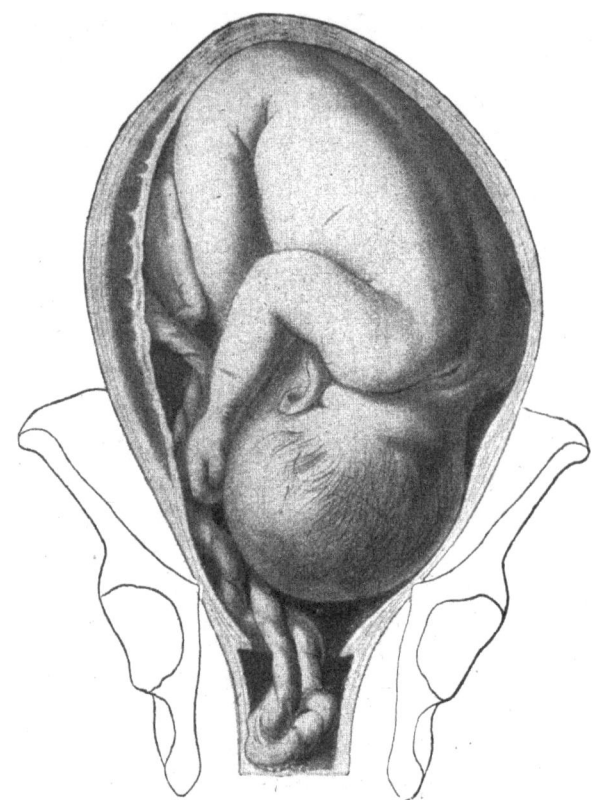

Fig. 72. Nabelschnurvorfall.
Nach Bumm.

In allen Fällen, in denen die Hebamme den vorliegenden Teil noch beweglich über dem Beckeneingang gefühlt hatte, muß sie unmittelbar nach dem Blasensprung innerlich untersuchen, um zu prüfen, ob nicht die Nabelschnur vorgefallen ist.

Der Nabelschnurvorfall ist am gefährlichsten bei Schädellage, weil der harte, das Becken ausfüllende Kopf, wenn er ins Becken eintritt, die Nabelschnur sofort gegen die

Gebärmutter drückt. Nach wenigen Minuten kann das kindliche Leben bereits erloschen sein. Weniger gefährlich ist der Vorfall neben dem weichen Steiß und bei Fuß- und Querlage.

Beim Vorliegen wird die Schnur seltener gedrückt, da sie im Fruchtwasser ausweichen kann.

§ 349.

Hat die Hebamme die Nabelschnur vorliegend gefühlt, so lagere sie die Frau sofort auf die dem Vorliegen entgegengesetzte Seite und suche die Eiblase möglichst lange zu erhalten, wie im § 332 Abs. 2 beschrieben. Vielleicht zieht sich dann die vorliegende Schlinge noch zurück. Aber ein Arzt wird trotzdem sofort schriftlich benachrichtigt. — Verhalten bei Vorliegen ob. Vorfall d. Nabelschnur.

Ebenso ist beim Vorfall der Nabelschnur der am schnellsten erreichbare Arzt zu rufen, da hierbei (besonders bei Kopflagen) die höchste Gefahr für das Kind besteht. Liegen Nabelschnurschlingen vor der Schamspalte, so soll die Hebamme die Schlingen mit einem warmen feuchten Stück steriler Watte bedecken, damit sie nicht erkalten. Steht der vorliegende Kindesteil beweglich über dem Beckeneingang, so soll die Hebamme das Fußende des Bettes stark erhöhen und die Gebärende auf die Seite des Vorfalles lagern, damit der Kopf abweicht und nicht auf die Nabelschnur drückt.

Ist aber der vorliegende Teil bereits in das Becken eingetreten, so fordere die Hebamme die Gebärende auf, mit aller Kraft mitzupressen. Vielleicht wird das Kind dann noch schnell und lebend geboren. Ist das Kind aber bereits abgestorben, so unterläßt sie alles und wartet die Ankunft des Arztes ab.

Die Regelwidrigkeiten der austreibenden Kräfte.

§ 350.

Die Regelwidrigkeiten betreffen besonders die Wehen. Die Kennzeichen dafür, daß die Wehen regelmäßig sind, hat die Hebamme im § 175 gelernt. Niemals beurteile die Hebamme die Stärke oder Schwäche der Wehen nach dem geäußerten Schmerz. Manche Frau klagt schon bei schwachen Wehen laut, andere lassen sich den Schmerz auch bei starken Wehen wenig merken. Die regelwidrigen Wehen sind zu schwache, zu starke oder krampfhafte Wehen. — Regelwidrigkeit d. Wehen.

**Wehen-
schwäche.**

Am häufigsten kommen die schwachen Wehen vor. Die Wehen treten selten auf, die Pausen sind lang, oder die Zusammenziehungen sind wenig kräftig und kurz, sie fördern den Geburtsverlauf schlecht.

Schwache Wehen können in allen drei Geburtsperioden auftreten. Schwache Wehen in der Eröffnungszeit findet man besonders bei starker Ausdehnung der Gebärmutter durch mehrfache Früchte und viel Fruchtwasser, ferner bei sehr jungen und alten Erstgebärenden und bei schlechter allgemeiner Ernährung. Aber auch kräftige und gesunde Frauen haben oft schlechte Wehen, ohne daß man die Ursache wüßte.

Die Wehenschwäche in der Eröffnungszeit, solange die Blase steht, zieht zwar die Geburt in die Länge, bringt aber weder Mutter noch Frucht Schaden.

In der Austreibungszeit kann sich die Wehenschwäche der Eröffnungszeit fortsetzen. Hat sich indessen die Gebärmutter verkleinert, wie nach Abfluß des vielen Fruchtwassers oder nach der Geburt des ersten Zwillings, so werden die Wehen meist gut und kräftig. Die Wehenschwäche kann aber erst in der Austreibungszeit entstehen, wenn die Gebärende, zum Beispiel eine schwache Erstgebärende, durch die Geburtsarbeit erschöpft ist, oder wenn die Anstrengungen bei der Geburt besonders starke waren, wie bei einem großen Kinde und engem Becken, oder bei den straffen Weichteilen der alten Erstgebärenden. Man nennt diese Wehenschwäche auch die Ermüdungswehenschwäche. Ferner werden die Wehen schwach bei starker Anfüllung der Blase und des Mastdarms.

§ 351.

— Gefahren bei Wehenschwäche.

Die Wehenschwäche nach dem Blasensprung und besonders in der Austreibungszeit ist kein gleichgültiges Ereignis. Sie zieht die Austreibungszeit sehr in die Länge. Die Hebamme hat gelernt, daß mit der Dauer der Austreibungszeit die Gefahr für das Kind wächst. Sie weiß auch, daß das Kind um so eher gefährdet wird, je weniger Fruchtwasser beim Blasensprung in der Gebärmutter zurückgeblieben ist. Aber auch die Mutter kann durch den übermäßigen Druck leiden, den der Kopf auf die Weichteile ausübt. Sinken der Anzahl der kindlichen Herztöne in der Wehenpause mit oder ohne Abgang von Kindspech zeigt Gefahr für das Kind, Ansteigen der Körperwärme Infektionsgefahr für die Mutter an.

Am gefährlichsten ist die Wehenschwäche in der Nachgeburtszeit. Starke Blutung aus der Nachgeburtsstelle der schlaffen Gebärmutter ist die häufige Folge. Wir handeln davon unter den Blutungen (s. § 434 u. folgende).

§ 352.

Bei Wehenschwäche in der Eröffnungszeit sorge die Hebamme für Bequemlichkeit der Kreißenden und ermahne zur Geduld. Die Kreißende kann eine ihr zusagende Lage im Bett einnehmen, sie kann bei fest im Becken stehendem Kopf und nicht zu großer Eröffnung des Muttermundes, wenn sonst keine Regelwidrigkeit vorliegt, auch das Bett verlassen, etwas herumgehen, auch sitzen. Für regelmäßige Entleerung der Harnblase ist zu sorgen und nach etwa 12 Stunden ein neuer Darmeinlauf zu geben. Die Hebamme sorge für gute Luft im Zimmer und verhüte eine zu hohe Zimmerwärme. Auch soll man nicht vergessen, solcher Kreißenden Nahrung zu verabfolgen, damit sie nicht von Kräften kommt. Zuweilen erweist sich das Auflegen von trockenen heißen Tüchern als wirksam.

— Behandlung d. Wehenschwäche.

§ 353.

Andere Mittel zu verordnen, ist der Hebamme verboten. Sie macht sich strafbar, wenn sie sogenannte Wehenpulver gibt oder etwa die Blase künstlich sprengt. Eine erneute innere Untersuchung ist vor dem Blasensprung zu unterlassen. In der Austreibungszeit muß sie auf die Harnblase achten. Füllt dieselbe sich stärker, was durch das Erscheinen der kugeligen Geschwulst oberhalb der Schoßfuge angezeigt wird, so fordere sie die Kreißende auf, den Harn zu lassen; wenn der Harn nicht entleert werden kann, nehme die Hebamme den Katheter.

— Behandlung d. Wehenschwäche.

Ist die Gebärende erschöpft, so gebe sie ihr einen Schluck Wein, Kaffee oder Tee. Ferner ist Lagewechsel zuweilen ganz wirksam. Man lagere die Gebärende auf die Seite des Teiles, der tiefer ins Becken treten soll. Man lasse sie auch einmal aufsitzen.

§ 354.

Die Hauptaufgabe der Hebamme bei schwachen Wehen in der Austreibungszeit ist die sorgfältigste Beobachtung des

Arzt holen bei Wehenschwäche.

Befindens des Kindes und der Mutter. Die kindlichen Herztöne sind ständig zu überwachen. Eine dauernde Verlangsamung der Herztöne in den Wehenpausen, sowie jede Beschleunigung oder Unregelmäßigkeit der Herztöne zeigen drohende Erstickung an, auch wenn kein Kindspech abgeht. Bei diesem Anzeichen ist sofort ein Arzt zu erbitten.

Aber wenn die Hebamme stets so lange mit der Herbeirufung des Arztes bei Wehenschwäche warten wollte, bis die Herztöne an Zahl dauernd sinken, so würde manches Kind tot geboren werden. Denn oft erfolgt der Tod des Kindes nach der Abnahme der kindlichen Herztöne sehr schnell. Sie muß daher auf andere Zeichen achten. Wächst die Kopfgeschwulst beträchtlich, rückt bei der Wehe der Kopf kaum tiefer, so ist ein baldiges Sinken der Herztöne wahrscheinlich; in diesem Falle ist der Arzt schon früher zu benachrichtigen. Aber auch ohne vorausgehende warnende Zeichen können ganz plötzlich die Herztöne sinken. Daher hat die Hebamme die Verpflichtung, die Herbeirufung eines Arztes zu verlangen, wenn in der Austreibungszeit nach Ablauf von zwei Stunden ein Fortschritt der Geburt nicht zu bemerken ist, es sei denn, daß schon vorher bedrohliche Erscheinungen aufgetreten sind. Um den Fortschritt nachzuweisen, wende sie oft die äußere Untersuchung an, die erkennen läßt, ob der Kopf tiefer rückt.

Zuweilen leidet die Mutter früher als das Kind, denn durch Eindringen von Keimen in die Geschlechtsteile kann ein Infektionsfieber entstehen. Hat die Hebamme vorschriftsmäßig alle 2 Stunden die Temperatur der Gebärenden gemessen, so erkennt sie rechtzeitig das Auftreten von Fieber und hat allein aus diesem Grunde den Arzt zu rufen. Nach Ablauf einer fieberhaften Entbindung ist der Kreisarzt zu benachrichtigen. Die Hebamme hat sich in diesem Fall wie bei Fieber im Wochenbett zu verhalten.

§ 355.

Arzt bei Wehenschwäche. Also: bei Sinken der kindlichen Herztöne in der Wehenpause, bei auffallender Beschleunigung oder Unregelmäßigkeit der Herztöne, beim Abgang von Kindspech bei allen Nichtbeckenendlagen auch ohne Veränderung der kindlichen Herztöne, bei starkem Wachsen der Kopfgeschwulst ohne Tiefertreten des Kopfes in der Wehe, bei Fieber der Mutter ist der Arzt notwendig. Aber auch ohne diese Anzeichen ist ein Arzt zu rufen, wenn nach Ablauf von zwei Stunden in der Austreibungszeit ein Fortschritt der Geburt nicht zu bemerken ist.

Für den Arzt ist alles Notwendige zuzurüsten. Kochendes Wasser, Handtücher, Querbett, Mittel für die Wiederbelebung, damit der Arzt, sofern er es für notwendig hält, sofort eingreifen kann.

Dagegen ist es falsch, wenn die Hebamme die Herbeirufung eines Arztes den Angehörigen gegenüber damit begründet, der Arzt müsse rasch entbinden, oder er müsse sofort die Zange anlegen. Was der herbeigerufene Arzt tut, ist seine Sache, und es wird oft genug vorkommen, daß er nicht entbindet, sondern auf anderem Wege Abhilfe schafft.

§ 356.

Starke Wehen sind im allgemeinen erwünscht. Sie können aber so heftig auftreten und so schnell aufeinander folgen, daß das Kind zu schnell und mit zu großer Gewalt durch die Geburtsteile (übereilte Geburt) getrieben wird. Große Dammrisse, Risse im Muttermund, Blutungen in der Nachgeburtsperiode sind oft die Folgen solcher übereilten Geburt. — Zu starke Wehen.

Wird die Gebärende von den zu starken Wehen in einer ungeeigneten Stellung überrascht, so kann das geborene Kind auf den Boden fallen, die Nabelschnur zerreißen, ja eine Umstülpung der Gebärmutter zustande kommen. Man nennt dies eine Sturzgeburt. — Sturzgeburt.

Bei manchen Frauen wiederholen sich bei jeder Geburt die zu starken Wehen.

Die Hebamme lagert die Gebärende im Beginn der Geburt, läßt Seitenlage einnehmen und verbietet jedes Pressen. Der Damm muß sorgfältig geschützt und der Kopf bei zu starkem Andrange beim Durchschneiden mit der Hand zurückgehalten werden. Über die Behandlung der abgerissenen Nabelschnur siehe § 291. Ist eine Frau schon einmal von einer Sturzgeburt überrascht worden, so soll sie bei erneuter Schwangerschaft alle Vorbereitungen zur Geburt sorgsam treffen und gegen Ende der Schwangerschaft das Haus nicht mehr verlassen.

§ 357.

Krampfwehen sind seltener. Die Gebärmutter erschlafft nicht völlig in der Wehenpause, auch schwindet der Schmerz in der — Krampfwehen.

Pause nicht ganz. Die Gebärmutter ist auf Druck empfindlich, die Frau ist aufgeregt, die Pulszahl geht in die Höhe. Krampfwehen fördern die Geburt nicht. Zuweilen zieht sich bei den Krampfwehen der untere Gebärmutterabschnitt stärker zusammen als der obere, so daß man bei der Wehe fühlt, wie der Muttermund enger wird. Die schlimmste Form der Krampfwehen ist der Starrkrampf der Gebärmutter. Bei diesem zieht sich die Gebärmutter dauernd fest um das Kind zusammen, wird hart wie Stein, und keine Pause unterbricht diese Dauer-Zusammenziehung. Bei allen Krampfwehen leidet das Kind durch den Druck auf die Nachgeburtsstelle, beim Starrkrampf stirbt es rasch ab.

Die Ursache solcher Krampfwehen ist meist eine nicht sorgfältige Behandlung der Geburt, zu häufiges und unzartes inneres Untersuchen, oder gar Zerren und Dehnen des Muttermundes, das bekanntlich streng verboten ist. Werden solche Fehler bei vorzeitigem Wasserabfluß, bei engem Becken oder verschleppter Querlage gemacht, so treten die Krampfwehen leicht ein und können sich, allerdings sehr selten, zum eigentlichen Starrkrampf steigern. Der Starrkrampf ist meist die Folge der Darreichung von Wehenpulvern, dem sogenannten Mutterkorn, **dessen Verabfolgung der Hebamme unter allen Umständen auf das strengste verboten ist.**

Krampfwehen und besonders der Starrkrampf verlangen die **Hinzuziehung des Arztes.** Bis zu seinem Eintreffen mache die Hebamme warme Umschläge auf den Leib, gebe der Gebärenden ein warmes Getränk zu trinken, z. B. warme Milch oder warmen Kamillentee. Alles Mitpressen wird verboten. Jede weitere Untersuchung ist zu meiden. Durch solche Behandlung regelt sich oft die Wehentätigkeit. Wegen des gefährdeten Kindes ist aber trotzdem jedesmal ärztliche Hilfe notwendig.

§ 358.

Regelwidrigkeiten der Bauchpresse.
Regelwidrigkeiten der Bauchpresse sind selten. Daß das Kind ohne jede Mitwirkung der Bauchpresse geboren werden kann, wissen wir von der Niederkunft völlig gelähmter Personen. Aber das Fehlen oder die ungenügende Anwendung der Bauchpresse verzögert die Austreibungszeit erheblich. Man sieht dies besonders bei zarten ängstlichen Erstgebärenden, die den Schmerz jeder neuen Wehe fürchten und, um ihn zu mildern, die Bauchpresse nicht anwenden. Die Hebamme ermahne die

Kreißende ernst, mache ihr klar, daß durch solch unverständiges Gebaren die Geburt nur länger dauert, und sorge für zweckmäßige Lage zur Verarbeitung der Wehen.

Die Regelwidrigkeiten des Geburtskanals.

§ 359.

Der harte und der weiche Geburtskanal können Regelwidrigkeiten aufweisen, der harte durch **fehlerhafte Beschaffenheit des Beckens**, der weiche durch Entzündungen, Narben und Geschwülste.

Das fehlerhafte Becken kann zu weit oder verengt sein. Die Verengerungen betreffen in den meisten Fällen den Beckeneingang, selten den Beckenausgang oder die Beckenhöhle.

§ 360.

Das enge Becken

führt sehr häufig zu einer Geburtsstörung. Das Becken kann so eng sein, daß die Frucht überhaupt nicht auf natürlichem Wege geboren werden kann, so daß zur Entbindung der Bauch und die Gebärmutter aufgeschnitten werden müssen. Wir nennen diese Operation den Kaiserschnitt. Solche engen Becken sind aber selten. Bei den meisten engen Becken kann die Frucht bei guten Wehen durch das Becken getrieben werden, aber die Geburt dauert bedeutend länger, wodurch das Kind absterben und die mütterlichen Weichteile gedrückt, zermalmt und zerrissen werden können. Sehr oft muß der Arzt eingreifen, um das Kind und die Mutter zu retten, ja es kommt vor, daß das Kind zerstückelt (enthirnt) werden muß, um das bedrohte Leben der Mutter durch eine schleunige Entbindung zu retten.

— Enges Becken. Allgemeines.

Somit ist die Geburt für Mutter und Kind bei engem Becken gefährlich. Viele Kinder werden tot geboren, das Leben und die Gesundheit der Mutter bleibt bei guter Behandlung meist erhalten. Diese Behandlung ist natürlich nicht Sache der Hebamme, sondern ihre Aufgabe ist auch hier, das enge Becken zu erkennen, um die Geburt rechtzeitig in ärztliche Hände zu legen und bis zur Ankunft des Arztes die Gefahren zu verhüten, die sich aus dem engen Becken ergeben. Sie muß daher die Hauptformen der engen Becken und den Geburtsverlauf bei engem Becken kennen.

Die geringen Grade der Beckenverengung sind häufig, stärker verengte Becken sind sehr viel seltener.

§ 361.

— Häufigste Formen des engen Beckens. Die häufigsten Formen des engen Beckens sind das allgemein verengte und das platte Becken.

Das allgemein verengte Becken ist in allen Durchmessern gleichmäßig verengt. Die natürliche Gestalt des Beckens bleibt erhalten, es ist nur verkleinert, hat also eine große Ähnlichkeit mit einem kindlichen Becken. Die Frauen mit diesem Becken sind oft auffallend klein, es kann aber auch bei gutem Körperwuchs vorhanden sein. Die Schmalheit der Hüften fällt dann auf. Die Hebamme kann bei der inneren Untersuchung den Vorberg leicht erreichen und vermag mit der Fingerspitze seitlich die Beckenwände bis zur Bogenlinie des Darmbeines gut zu bestreichen.

Den höchsten Grad des allgemein verengten Beckens findet man bei den eigentlichen Zwergen: Zwergbecken.

§ 362.

— Plattes Becken. Das platte Becken ist häufiger als das allgemein verengte Becken. Es ist im geraden Durchmesser des Beckeneingangs verkürzt. Findet man sonst keine Veränderungen am Becken, so spricht man von einem einfach platten Becken. Die meisten platten Becken zeigen noch weitere Veränderungen, sie sind durch die englische Krankheit (Rachitis) entstanden (rachitisch plattes Becken).

— Rachitis. Die englische Krankheit, die infolge der im Weltkriege von unseren Feinden über uns verhängten Hungerblockade und der dadurch entstandenen Unterernährung des deutschen Volkes bei uns neuerdings wieder mehr und mehr um sich greift, ist eine Knochenkrankheit, die in früher Kindheit auftritt. Es werden bei der Krankheit nicht genügend Kalksalze in den Knochen abgelagert, daher bleiben die Knochen weich und biegsam. Die Kinder lernen das Laufen spät oder verlernen es wieder. Es entstehen Verbiegungen des Gerippes, die Beine werden krumm, die Knöchel sind verdickt, an der Knorpelknochengrenze der Rippen entstehen kleine Auftreibungen (rachitischer Rosenkranz), auch die Wirbelsäule kann sich verbiegen, und das Becken wird verunstaltet. Durch den Druck der Rumpflast sinkt der Vorberg in das Becken hinein, und das Becken wird im geraden Durchmesser des Beckeneinganges verengt. Bei dem rachitisch platten Becken findet man aber noch andere Eigentümlichkeiten. Die Darmbeine sind flach und klaffen nach vorn. Die Wölbung der Darmbeinkämme ist verringert, so daß die Entfernung der vorderen Darmbeinstacheln von einander weiter ist, als die der Darmbeinkämme. Der Beckeneingang erscheint wie von vorn nach hinten zusammengedrückt. Der Schambogen klafft weit. Der quere Durchmesser im Beckenausgang ist vergrößert (s. Fig. 73 u. 74).

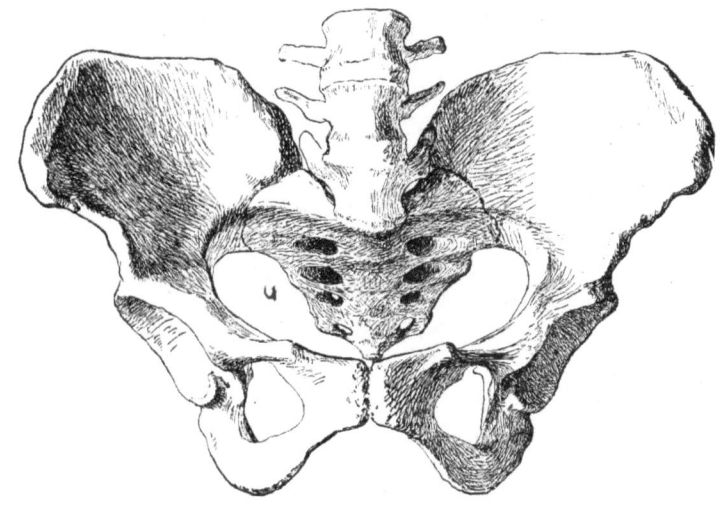

Fig. 73. Rachitisch plattes Becken. Man sieht die Verengung im geraden Durchmesser des Beckeneinganges, den weiten Schambogen und die flachen Darmbeinschaufeln.

Der gerade Durchmesser des Beckeneinganges beträgt bekanntlich 11 Zentimeter. Er kann beim platten Becken um ca. 2 und 3 Zentimeter verkürzt sein, beim rachitisch platten kann die Verkürzung noch erheblicher sein, ja in seltenen Fällen kann das Maß auf 6 Zentimeter und darunter sinken.

§ 363.

Vermuten kann die Hebamme ein rachitisch plattes Becken, wenn die Schwangere ihr angibt, daß sie als Kind das Laufen spät, vielleicht erst im 4. oder 5. Lebensjahre, gelernt hat oder es wieder verlernt hatte. Der Körperbau solcher Personen ist oft etwas kleiner als sonst, die Knochen sind oft plump, besonders

— Rachitisch plattes Becken.

an den Knieen und Knöcheln. Die Unterschenkel sind nach auswärts gebogen und die Hüften breit. Die Kreuzgegend zeigt oft eine sattelförmige Einbiegung. Zuweilen ist auch die Wirbelsäule verbogen.

Je leichter die Hebamme den Vorberg erreicht, um so enger ist das Becken im geraden Durchmesser des Beckeneingangs. Um

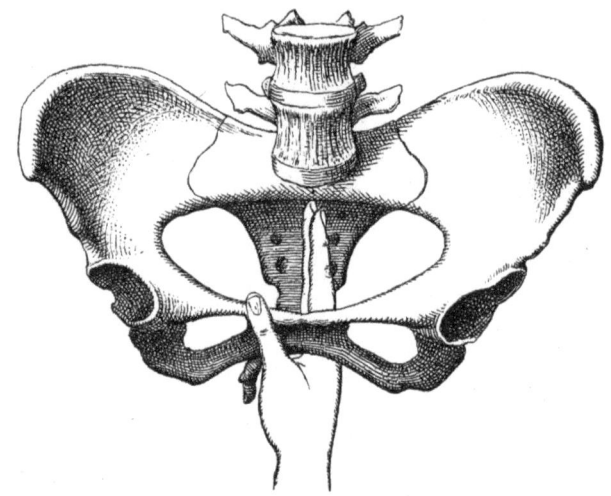

Fig. 74. Rachitisch plattes Becken. Der Mittelfinger erreicht den Vorberg.

den Vorberg zu finden, schiebt sie der Frau ein Kissen unter das Kreuz, so daß das Gesäß hoch liegt. Dann geht sie mit zwei Fingern in die Scheide und führt den Mittelfinger nach hinten und oben. Sie fühlt den Vorberg als einen knöchernen, breiten Vorsprung (s. Fig. 74).

§ 364.

— Geburtsverlauf bei engem Becken.

Der Geburtsverlauf bei engem Becken. Schon im letzten Schwangerschaftsmonat fällt auf, daß der Grund der Gebärmutter sich nicht senkt, sondern hoch stehen bleibt. Oder es besteht ein Hängebauch. Der untere Gebärmutterabschnitt mit dem Kopf kann wegen der Verengung nicht in das Becken eintreten, daher bleibt die Gebärmutter hoch stehen oder senkt sich nach vorn. Beginnt die Geburt, so bleibt der Kopf beweglich über dem Becken. Regelwidrige Lagen und Haltungen: Querlagen, Beckenendlagen, Strecklagen, Vorliegen des Arms oder der Nabelschnur sind häufig. Nicht selten ist vorzeitiger Wasserabfluß. Ja zuweilen beginnt die Geburt mit dem Abfluß des Wassers, und erst nach Stunden oder Tagen setzen die Wehen ein. Bei dem Wasserabfluß kann ein Arm oder die Nabelschnur vorgeschwemmt werden, vorfallen.

Der vorzeitige Blasensprung wirkt bei engem Becken sehr verzögernd auf den Geburtsverlauf, da der hochstehende vorliegende Teil die Eröffnung nicht übernehmen kann. Mit dem Vorwasser fließt neben dem beweglichen Teil auch ein Teil des Nachwassers ab.

Alle diese Ereignisse vermehren die Gefahr für das Kind, besonders aber der Nabelschnurvorfall, dessen große Gefahr bei Kopflagen im § 348 beschrieben ist.

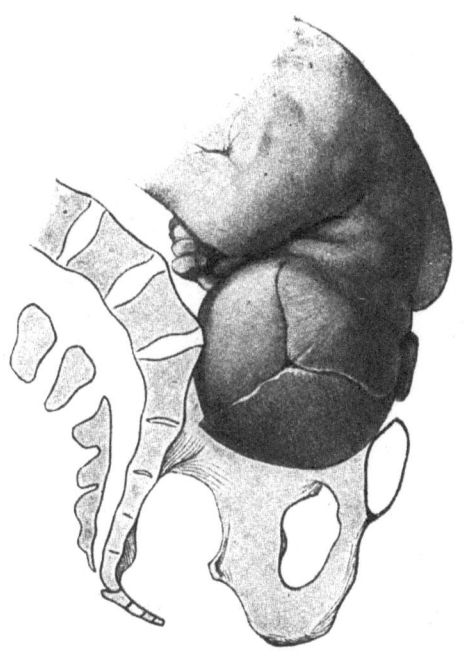

Fig. 75. Einstellung des Kopfes beim platten Becken. Pfeilnaht verläuft quer und nahe dem Vorberg, die vordere Hälfte des Schädels steht auf dem Eingang, die hintere noch oberhalb.
Nach Bumm.

§ 365.

Als günstig für den Geburtsverlauf bei engem Becken ist anzusehen, wenn 1. das Becken nicht zu eng, 2. der Kopf nicht zu groß, 3. der Kopf nicht zu hart ist, 4. der Kopf sich günstig einstellt, 5. (als besonders wichtig) wenn die Wehen gut sind. Alle diese Vorbedingungen sind häufig bei Erstgebärenden erfüllt. Bei dem Eintritt des Kopfes in das Becken unterscheiden wir für jede Beckenform eine günstige und eine ungünstige Einstellung. Bei plattem Becken tritt der Kopf günstig ein, wenn das Vorderhaupt sich herabsenkt und damit der kleine Querdurchmesser in den verengten geraden Durchmesser des

Eintritt des Kopfes in enges Becken.

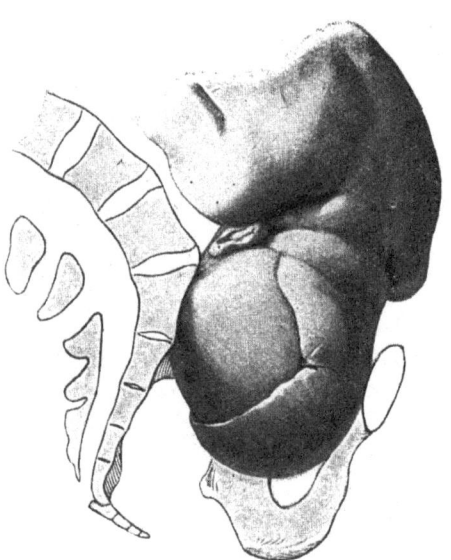

—Scheitel=
beinein=
stellungen.

Fig. 76. Durchtritt des Kopfes durch den abgeplatteten Eingang. Der Kopf dreht sich mit der hinteren Hälfte am Vorberg vorbei in die Beckenhöhle.
Nach Bumm.

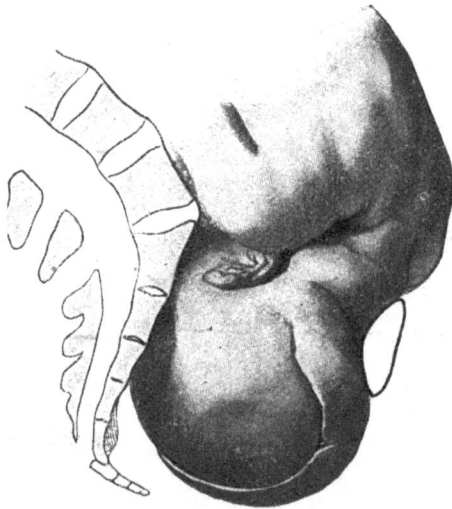

Fig. 77. Das Hinterhaupt tritt nach Überwindung der Enge tiefer und dreht sich nach vorne.
Nach Bumm.

Beckeneinganges kommt (siehe Fig. 75). Da der kleine quere Durchmesser 1½ Zentimeter kürzer ist als der große quere, der sonst in den geraden Durchmesser eintritt, so ist damit Raum für den Eintritt des Kopfes gewonnen. Das Tiefertreten des Vorderhauptes fühlt der Finger an dem Tieferstehen der großen Fontanelle in der Führungslinie im Beckeneingang. Bei diesem Eintritt wird das nach hinten gelegene Scheitelbein von dem in das Becken weit hineinragenden Vorberg zunächst zurückgehalten, es senkt sich daher das vordere Scheitelbein mehr herab (s. Fig. 76). So kommt die Pfeilnaht, die sonst in etwa gleichem Abstande zwischen Schamfuge und Vorberg verläuft, mehr an den Vorberg zu liegen. Diese Einstellung nennt man die vordere Scheitelbeineinstellung. Gelingt es den Wehen, das hintere Scheitelbein am Vorberg vorbei in das Becken einzutreiben, so entfernt sich die Pfeilnaht wieder vom Vorberg, und die kleine Fontanelle tritt tiefer (s. Fig. 77).

Ungünstig ist die Einstellung bei plattem Becken bei der sogenannten hinteren Scheitelbeineinstellung. Bei dieser regelwidrigen Einstellung tritt das nach hinten gelegene Scheitelbein tiefer, die Pfeilnaht ist in der Nähe der Schoßfuge zu fühlen, und in der Gegend des Vorberges tastet man zuweilen ein Ohr. In dieser Stellung kann das Kind nicht geboren werden. Von weiteren ungünstigen Lagen sind zu nennen die Stirnlage und die Gesichtslage mit dauernd nach hinten gerichtetem Kinn.

§ 366.

Bei allgemein verengtem Becken sind die Widerstände, die der Kopf im Beckeneingang zu überwinden hat, von allen Seiten so große, daß schon hier Drehungen des Kopfes erfolgen, die sonst erst im Becken vor sich gehen. Schon im Beckeneingang senkt sich das Hinterhaupt und tritt mehr nach vorn, so daß die kleine Fontanelle tief steht und in der Führungslinie zu tasten ist. — Kl. Fontanelle bei allgemein verengtem Becken.

§ 367.

Ob der Kopf durch das Becken geht, hängt natürlich von dem Grade der Verengung ab, die der Arzt genau zu bestimmen vermag, sodann von der Größe des Kindes, vor allem aber von den Wehen. Kräftige Wehen vermögen oft bei ziemlich starker Verengung das Kind lebend hindurchzutreiben. Schwache Wehentätigkeit ist ein sehr unglückliches Ereignis bei engem Becken. Diese findet sich besonders häufig bei dem allgemein verengtem Becken. — Bedeutung der Wehen bei engem Becken.

§ 368.

Steht der Kopf lange im Beckeneingang nach gesprungener Blase, so machen sich die Folgen für Mutter und Kind allmählich bemerkbar. Die Frau verliert die Kräfte. Der starke Geburtsdruck führt zur Entzündung der gedrückten Teile. Die vordere Muttermundslippe wird oft besonders stark gequetscht, so daß sie tiefblau anschwillt. Der Druck kann die Weichteile zwischen Kopf und Beckenwand so belasten, daß sie absterben, brandig werden. Im Wochenbett fällt dann die brandige Stelle aus, und es entsteht eine widernatürliche Verbindung zwischen der Scheide und der Blase, eine Harnfistel. Die Folge ist unwillkürlicher Harnabgang. Daß diese Verletzung droht, zeigt das Blutig- — Gefahren f. Mutter u. Kind bei engem Becken.

werden des mit dem Katheter entnommenen Urins an. Besonders die hintere Scheitelbeineinstellung kann zu so schweren Zerstörungen führen.

Die starken Quetschungen veranlassen einen schweren, fieberhaften Wochenbettsverlauf, der zum Tode der Mutter führen kann. Selbst die Gebärmutter kann zerreißen und diese Verletzung zum Tode der Frau während der Geburt oder im Wochenbett führen (s. § 404).

Angezeigt werden die Quetschungen der mütterlichen Weichteile in erster Linie durch Fieber. Auch die Pulsschläge werden zahlreicher. Die Scheide fühlt sich heiß und trocken an, die Gebärmutter wird auf Druck empfindlich, die Wehen nehmen oft eine krampfartige Beschaffenheit an.

Oft ist schon vorher die Frucht abgestorben. Nach einiger Zeit kann der tote Fruchtkörper faulen. Das Fruchtwasser nimmt eine stinkende Beschaffenheit an. Die Gebärende gerät in große Gefahr. Schüttelfröste können auftreten, faulige Stoffe gelangen von der Frucht in das Blut der Mutter, so daß sie an Blutvergiftung zugrunde gehen kann.

§ 369.

Schädigungen d. Frucht. Auf dem Schädel der Frucht bildet sich zunächst eine rasch wachsende Kopfgeschwulst, wenn der Schädel in das Becken eingetreten ist. Der Tod der Frucht erfolgt meist an Erstickung, hervorgerufen durch Nabelschnurvorfall, der häufig bei engem Becken eintritt, ferner durch die lange Geburtsdauer, die durch den vorzeitigen Wasserabfluß und durch das Becken selbst veranlaßt wird, sowie durch die oft geringe Menge Fruchtwasser, die nach dem Blasensprung zurückbleibt. Manche Früchte sterben auch durch den gewaltigen Geburtsdruck, der auf ihr Gehirn ausgeübt wird. Oft findet man bei solchen Früchten große Blutergüsse im Gehirn.

§ 370.

Schädigungen d. Frucht. Die Stärke des Geburtsdruckes kann man oft auch am Schädel der lebend geborenen Kinder erkennen. Das nach hinten gelegene Scheitelbein ist vom Vorberg besonders beim platten Becken abgeflacht und unter das vorliegende geschoben (s. Fig. 76). Auch erkennt man oft an einem roten Streifen der Kopfhaut, welcher Teil am Vorberg herabgetreten ist. Das hintere Scheitelbein kann auch einen Eindruck vom Vorberg tragen, es kann sogar gebrochen sein. Wirkt nun solcher Druck sehr stark ein, so ist es begreiflich, daß das Kind zugrunde geht. Zuweilen kommt auch ein Bluterguß unter die Knochenhaut des Kopfes vor, die sogenannte Kopfblutgeschwulst (s. § 505).

Man sieht also, in welche Gefahren Mutter und Kind durch die Geburt bei engem Becken gebracht werden können. Eine zweckmäßige Behandlung und eine rechtzeitige Operation vermögen aber die Gefahren zu mildern und sehr oft Mutter und Kind gesund zu erhalten. Notwendig ist die frühzeitige Erkennung des engen Beckens. Und das ist Sache der Hebamme.

§ 371.

Verhalten der Hebamme bei engem Becken. Erfährt die Hebamme schon in der Schwangerschaft, daß die Frau einmal oder mehrfach tote Kinder rechtzeitig geboren hat, findet sie bei einer Erstgebärenden einen Hängebauch, einen sehr beweglichen Kopf, oder Verbiegungen der Beine oder der Wirbelsäule, so muß sie auf enges Becken untersuchen. Erkennt oder vermutet sie ein solches, so muß sie die Schwangere schon jetzt an einen Arzt weisen. Vielleicht kann durch eine künstliche Frühgeburt oder durch eine rechtzeitige Einlieferung in eine Anstalt der üble Ausgang abgewandt werden.

— Verfahren bei engem Becken in d. Schwangerschaft.

§ 372.

Auch während der Geburt wird die Hebamme durch Befragen bei Mehrgebärenden nach früheren Geburten, ferner durch die Frage, wann die Frau als Kind laufen gelernt hat, weiter durch Untersuchung des Körperbaues, wobei sie auf Verbiegung der Beine und der Wirbelsäule achtet, feststellen können, ob der Verdacht auf ein enges Becken besteht. Sie untersucht dann, wie oben gelehrt, ob und was für ein enges Becken, ob ein allgemein verengtes oder plattes Becken vorliegt.

— Erkennung des engen Beckens bei der Geburt.

Ferner kann sie durch den Geburtsverlauf selbst erkennen, ob ein enges Becken vorhanden ist. Hochstand des Gebärmuttergrundes, Hängebauch bei Erstgebärenden, hoher beweglicher, die Schamfuge hoch überragender Kopfstand trotz guter Wehen, vorzeitiger Wasserabfluß, Vorfall eines Armes oder der Nabelschnur sind Zeichen, die jedes für sich den dringenden Verdacht auf enges Becken erwecken. Tiefstand der großen Fontanelle im Beckeneingang spricht für plattes Becken, besonders starker Tiefstand der kleinen Fontanelle für allgemein verengtes Becken.

§ 373.

Verhalten bei engem Becken während der Geburt.

Hat die Hebamme ein enges Becken während der Geburt erkannt, oder vermutet sie ein solches, so ist ein Arzt schriftlich zu bitten, die Geburt zu übernehmen. Bis der Arzt kommt, soll die Fruchtblase, falls sie noch steht, möglichst geschont werden. Die Frau wird so gelagert, daß der Schädel voll auf das Becken tritt, ein Hängebauch wird aufgebunden. Die Frau muß öfter zum Harnlassen angehalten werden. Zum Katheter wird gegriffen, wenn die kugelige Geschwulst der Harnblase sich oberhalb der Schamfuge bildet. Jede weitere innere Untersuchung unterbleibt. Dagegen treffe die Hebamme alle Maßnahmen, um den Arzt zu unterstützen. Das Querbett wird vorbereitet. Zur Wiederbelebung des Kindes wird alles besorgt. Kochendes Wasser muß reichlich vorhanden sein. Die Hebamme hat bei Operationen, die vielleicht vorgenommen werden, dem Arzt willig zur Seite zu stehen. Sie besorgt die nötigen Gefäße zum Auskochen der Instrumente, nimmt die vom Arzt angeordnete Lagerung der Gebärenden vor, unterstützt ihn bei der Chloroformbetäubung (s. § 100), besorgt die Entbundene nach der Operation und reinigt die vom Arzt angewandten Instrumente.

Sollte die Zerstückelung des Kopfes vorgenommen worden sein, so wasche sie nach der Operation das Kind, kleide es an und bedecke den Kopf mit einem Häubchen oder Tuch, ehe sie das Kind den Angehörigen zeigt.

Gerade bei engen Becken sind oft die schwierigsten und verantwortlichsten Operationen vom Arzt auszuführen. Die Hebamme erweise sich dabei als folgsame und verschwiegene Gehilfin des Arztes.

§ 374.

Enges Becken durch Knochenerweichung.

Andere enge Becken sind sehr viel seltener. Bei diesen seltenen Formen ist die Gestalt des Beckens oft merkwürdig verändert, wie die Hebamme aus den Abbildungen ersieht.

Das wichtigste von diesen seltenen engen Becken ist für die Hebamme das durch die Knochenerweichung (Osteomalacie) entstandene verengte Becken. Die Knochenerweichung tritt nicht, wie die englische Krankheit, in der Kindheit, sondern bei erwachsenen Frauen auf. Die Kalksalze der Knochen schwinden, so daß die Knochen weich und schließlich biegsam wie Wachs werden. Durch den Druck der Wirbelsäule und den Gegendruck der Schenkel gewinnt der Beckeneingang die Form eines Kartenherzes, und die Gegend der Schoßfuge wird wie ein Schnabel vorgewölbt, der Schambogen verengt sich. Die dadurch geschaffene Verengung des Beckens ist meist sehr stark, so daß oft der Kaiserschnitt notwendig ist (s. Fig. 78).

Die Krankheit entsteht fast stets in einer Schwangerschaft, macht Fortschritte, solange die Frau schwanger ist und stillt, um dann wieder nachzulassen. In der nächsten Schwangerschaft verschlimmert sich die Krankheit wieder und nimmt in jeder folgenden Schwangerschaft zu. Die Krankheit beginnt mit ziehenden Schmerzen in der Hüftgegend, besonders bei Bewegungen.

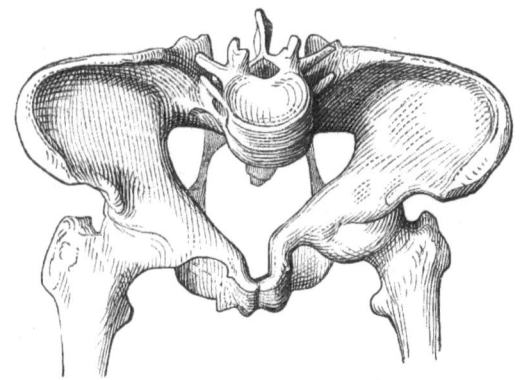

Fig. 78. Das durch Knochenerweichung verengte Becken.

Meist werden die Schmerzen anfangs für rheumatische, d. h. in den Muskeln sitzende, gehalten. Allmählich werden die Bewegungen schwerfällig, die Schmerzhaftigkeit nimmt zu, die Knochen des Beckens sind auf Druck schmerzhaft. Die Kranke wird merklich kleiner, so daß ihr die Kleider zu lang werden. Allmählich kann die Frau überhaupt nicht mehr gehen und muß dauernd liegen.

Die Krankheit ist nicht häufig, kommt aber in einzelnen Gegenden, z. B. im Rheintal, zuweilen vor.

Die Erkennung dieser Erkrankung ist nicht schwer, wenn man von den „rheumatischen Schmerzen" und dem Kleinerwerden erfährt, wenn man die Schwerbeweglichkeit der Frau sieht und an dem Becken das schnabelförmige Hervortreten der Gegend der Schamfuge und die Verengung des Schambogens fühlt.

§ 375.

Schrägverengtes Becken.

Ein weiteres seltenes enges Becken ist das schrägverengte Becken. Dieses bildet sich besonders bei Frauen, die im heranwachsenden Alter eine seitliche Verkrümmung der Wirbelsäule bekommen, wie bei der englischen Krankheit, oder wenn der Gebrauch eines Beines, wie z. B. bei Hüftgelenksentzündung oder Erkrankung einer Kreuzdarmbeinfuge, erschwert ist (s. Fig. 79). Bei jeder hinkenden Schwangeren denke die Hebamme an schrägverengtes Becken.

Weiter ist zu nennen das sehr seltene, angeborene, querverengte Becken und das durch Knochengeschwülste verengte Becken (Geschwulstbecken).

Verkrümmung der Wirbelsäule als Geburtshindernis.

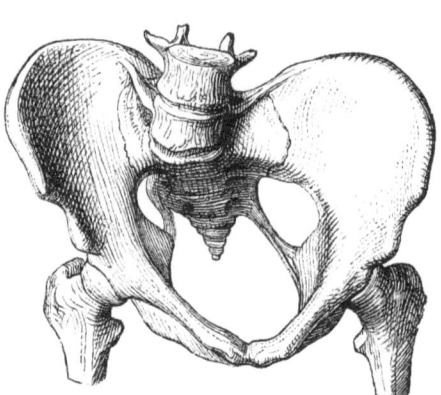

Fig. 79. Das schrägverengte Becken.

§ 376.

Besitzt eine schwangere Frau eine Verkrümmung der Brust und Wirbelsäule nach hinten, einen Buckel, so erleidet der Geburtsverlauf hierdurch keine Störung. Zwar können dabei Störungen seitens der Lunge eintreten, wie starke Kurzatmigkeit, blaue Gesichtsverfärbung, aber das Becken ist nicht verengt. Besteht aber ein Buckel in der Lendenwirbelsäule, dann ist das Becken im Beckenausgang verengt, was schwere Geburtsstörungen veranlassen kann. Ein Buckel an der Lendenwirbelsäule wird leicht übersehen. Am meisten fällt in die Augen, daß die Person auffallend lange Arme hat, die bis zum Knie und noch weiter herunterreichen. Bei der Untersuchung findet man, daß der Schambogen besonders spitz ist, und die Entfernung der beiden Sitzbeinhöcker voneinander geringer als gewöhnlich ist.

§ 377.

Benachrichtigung des Arztes.

Stets, wenn die Hebamme solche engen Becken erkennt oder, wie es häufig geschehen wird, nur vermutet, wird der Arzt benachrichtigt. Die Verengungen aller dieser seltenen Beckenformen sind in der Regel sehr erheblich.

§ 378.

Gegenüber diesen schweren Störungen, die das enge Becken während der Geburt für Mutter und Kind veranlassen kann, hat das zu weite Becken nur sehr geringe Bedeutung. Bei guten Wehen und gewöhnlicher Größe des Kopfes kann die Geburt sehr schnell verlaufen, so daß alle Nachteile der übereilten Geburt auftreten. Auch der Geburtsmechanismus kann ausbleiben, wodurch z. B. ein tiefer Querstand entstehen kann. (S. § 356.)

— Zu weites Becken.

§ 379.

Die Regelwidrigkeiten des weichen Geburtskanals
bestehen im wesentlichen in Entzündungen, Narben und Geschwülsten.

§ 380.

Unter den Entzündungen ist die wichtigste die Tippererkrankung. Schon in der Lehre von dem regelwidrigen Verlauf der Schwangerschaft ist erwähnt, daß die Hebamme schon in der Schwangerschaft die Frau an einen Arzt zu weisen hat, wenn sie den ansteckenden Ausfluß erkannt zu haben glaubt. Das gleiche gilt natürlich von der Geburt. Entströmt der Schamspalte ein gelbgrünlicher Ausfluß in reichlicher Menge, oder sind die äußeren Geschlechtsteile mit spitzen Feigwarzen besetzt, so ist die Geburt einem Arzt zu übergeben. Das gleiche soll die Hebamme tun, wenn sie von früheren Geburten der Frau weiß, daß ansteckender Ausfluß oder eine Augenentzündung des Neugeborenen aufgetreten war. Nach der Geburt des Kopfes wische sie, wie stets, vor dem Augenaufschlag die Augenlider des Kindes und ihre Umgebung, hier besonders sorgfältig, mit abgekochtem Wasser ab.

Trippererkrankung bei der Geburt.

Nach der Geburt des Kindes muß die Hebamme nunmehr das Verfahren mit dem Kind vornehmen, das zum Schutze des Kindes gegen die furchtbare Gefahr des ansteckenden Ausflusses der Gebärenden dienen soll (§ 217). Es ist das eine Einträufelung einer 1 prozentigen Höllensteinlösung in jedes Auge des Kindes möglichst sofort, spätestens ½ Stunde nach der Geburt. Diese Einträufelung, rechtzeitig und vorschriftsmäßig ausgeführt, verhindert sicher die zu fürchtende Augenentzündung und spätere Erblindung des neugeborenen Kindes. Die Hebamme öffnet mit zwei Fingern die Lidspalte des einen Auges und läßt einen Tropfen der 1 prozentigen Höllensteinlösung, die sie bei sich führt, aus dem Tropfglas mitten in das Auge fallen. In gleicher Weise verfährt sie mit dem zweiten Auge. Fließt aus der Lidspalte von der Flüssigkeit etwas heraus, so ist das Auge nach der Einträufelung abzutupfen. Bei der Einträufelung ist zu beachten, daß der Glasstöpsel recht fest in das Tropfglas gedrückt ist, da sonst leicht mehrere Tropfen ausfließen.

§ 381.

— Syphilis bei d. Geburt. Entdeckt die Hebamme an den Geschlechtsteilen der Gebärenden Zeichen der Syphilis, wie breite Feigwarzen oder Geschwüre, so bedeckt sie diese mit einem Wattebausch, der in Kresolseifenlösung getaucht ist, unterläßt am besten die innere Untersuchung und ruft einen Arzt herbei. Sie denke aber an ihre eigenen Finger und verhüte, wie im § 281 angeführt ist (Gummihandschuhe), die immerhin mögliche Ansteckung durch Berührung der kranken Teile. Das sofortige vorschriftsmäßige Auskochen aller Instrumente, die bei dieser ansteckenden Geschlechtskrankheit gebraucht sind, sei der Hebamme hier noch einmal besonders zur Pflicht gemacht. Alles, was sonst mit den Geschlechtsteilen bei Syphilis in Berührung gekommen ist, wie Watte, wird sofort verbrannt. Ist die Frucht tot oder lebensunfähig zu früh geboren, so hebt sie die Frucht zur Besichtigung für den Arzt auf.

§ 382.

— Mangelnde Dehnung der Weichteile. Mangelhafte Dehnung der Weichteile bei der Geburt, die den Verlauf der Entbindung sehr verzögert, beobachten wir besonders bei alten Erstgebärenden, d. h. bei Personen, die jenseits der dreißiger Jahre zum ersten Male niederkommen. Auch größere Zerreißungen des Muttermundes, der Scheide und besonders des Dammes können sich bei ihnen ereignen. Die Hebamme verfahre, wie bei langer Dauer der Austreibungszeit und bei Rissen gelehrt wird.

§ 383.

— Narbige Verengerungen d. Muttermundes. Viel schlimmer sind narbige Verengerungen des Muttermundes und der Scheide, wie sie nach Operationen oder infolge von Geschwürsbildungen nach Kindbettfieber, auch nach Pocken und Typhus entstehen können. Man fühlt harte Stränge oder in der Scheide größere narbige Stellen, welche die Geburt verzögern, ja unmöglich machen können. Die Hebamme muß ärztliche Hilfe verlangen. Zuweilen kann das Jungfernhäutchen so derb sein, daß es dem Vorrücken des Kopfes Widerstand entgegensetzt und der Arzt es durch einen Schnitt spalten muß.

In seltenen Fällen ist der Muttermund nur durch zähen Schleim verklebt. Dann ist er schwer aufzufinden. Er steht meist als ein kleines Grübchen ganz hinten, und die vordere Scheiden- wand ist durch den Kopf sehr tief hinabgedrängt und zuweilen so verdünnt, daß man die Nähte und Fontanellen durch sie fühlt. Es ist ärztliche Hilfe zu fordern. — Verklebung d. Muttermundes.

§ 384.

Bisweilen findet man in der Scheide einen Strang, der in der Mitte, meist von oben nach unten, verläuft und bei größerer Breite die Scheide in zwei Hälften teilt. Ja es kommt vor, daß die ganze Scheide in zwei Hälften geteilt ist und sogar zwei Muttermünder und zwei mehr oder minder zusammen verbundene Gebärmütter bestehen (doppelte Scheide, doppelte Gebärmutter). Es sind das angeborene Fehler. Gebärmutter und Scheide wachsen nämlich aus zwei seitlichen Kanälen zusammen. Bleiben von der Trennungswand beider Kanäle Teile bestehen, so ist der Geburtskanal teilweise oder ganz geteilt. — Scheidenstrang. Doppelte Scheide u. Gebärmutter.

§ 385.

Der Krebs des Scheidenteils findet sich manchmal auch an dem gebärenden Organ; er erzeugt hier die im § 87 beschriebenen harten Knoten und Geschwülste, die im Gegensatz zu den gesunden Teilen, die weich und aufgelockert erscheinen, besonders deutlich hervortreten. Die Geburt wird durch die Unnachgiebigkeit des erkrankten Scheidenteils verzögert und zuweilen unmöglich; Blutungen und reichlicher Ausfluß begleiten die Geburt oftmals von Anfang an. Das Wochenbett wird gefährdet durch die im Krebsgeschwür wuchernden Keime, die Kindbettfieber erzeugen können. — Gebärmutterkrebs als Geburtshindernis.

Die Hebamme muß sofort einen Arzt rufen, sobald sie am Scheidenteil unregelmäßige Verdickungen und Wucherungen findet; denn nur der Arzt kann entscheiden, ob wirklich Krebs vorliegt, und die notwendige Hilfe leisten.

Die Hand, mit der die Hebamme einen Krebs berührt hat, ist mit gefährlichen Keimen infiziert und muß unmittelbar nach der Untersuchung gründlich desinfiziert werden; über ihr weiteres Verhalten wird die Hebamme Belehrung vom Kreisarzte empfangen.

— Sonstige Geschwülste. Auch Muskelgeschwülste der Gebärmutter können Geburtsstörungen veranlassen, wenn sie so tief sitzen, daß sie den Geburtskanal verlegen. Zuweilen fühlt man eine solche Geschwulst auch gestielt im Muttermund als einen Polyp liegen. Sitzen oben in der Gebärmutterwand Muskelgeschwülste, so fühlt die Hebamme außer den Kindsteilen mehrere harte Höcker in der Gebärmutter. Befinden sich Muskelgeschwülste in größerer Ausdehnung am Gebärmutterkörper, so kann es dadurch zu einer Wehenschwäche kommen, welche die Geburt verzögert und Blutungen in der Nachgeburtszeit veranlaßt.

Auch Eierstockgeschwülste werden in der Schwangerschaft und bei der Geburt beobachtet. Eine solche Geschwulst sitzt meist hoch und neben der Gebärmutter. Oft wird sie durch die Gebärmutter verdeckt, so daß sie erst nach der Geburt erkannt werden kann. Sitzen solche Eierstockgeschwülste ausnahmsweise im Becken fest, so können sie die Geburt unmöglich machen.

Bei allen diesen Geschwülsten in der Schwangerschaft und während der Geburt, mögen sie erkannt oder auch nur vermutet werden, muß sofort ärztliche Hilfe herbeigerufen werden.

Die Hebamme merke sich ferner: Alle Geschwülste wachsen in der Schwangerschaft rasch, im Wochenbett werden die Muskelgeschwülste wieder kleiner, nicht aber die Eierstockgeschwülste, der Krebs wächst auch im Wochenbett sehr rasch weiter und zerfällt nach der Geburt noch mehr unter sehr starken Blutungen und Jauchungen.

Die Regelwidrigkeiten seitens der Eihäute und des Fruchtwassers.

§ 386.

— Vorzeitiger Wasserabfluß. Springt die Blase, bevor der Muttermund so weit geworden ist, daß der vorliegende Teil in ihn eintreten und ihn weiter dehnen kann, so spricht man vom vorzeitigen Wasserabfluß. Dieses Ereignis kann die Eröffnungsperiode, besonders bei engem Becken und Fußlagen, sehr verzögern. Je weniger Fruchtwasser dabei in der Gebärmutterhöhle zurückbleibt, um so ungünstiger ist dies für das Kind.

In anderen Fällen sind die Eihäute so derb, daß die Eiblase noch nach völliger Eröffnung des Muttermundes erhalten bleibt und sich bis tief in die Scheide, selbst bis in die Schamspalte, vorwölbt. Durch die starke Zerrung der Eihäute kann der Fruchtkuchen sich lösen, worauf etwas Blutabgang erfolgt. Dann muß die Eiblase gesprengt werden, was sogleich näher erörtert werden wird. — Zu derbe Eihäute.

Auch kann das Kind mit den Eihäuten geboren werden. Die Eihäute überziehen dann den geborenen Kopf wie mit einer Haube. Man nennt dies im Volke eine Glückshaube. Der Kopf ist sofort von der Eihaut zu befreien, damit das Kind atmen kann. Sehr viel seltener wird das ganze unzerrissene Ei mit dem Mutterkuchen geboren. Meist handelt es sich dann um vorzeitige Unterbrechung der Schwangerschaft. An dem geborenen Ei ist sofort die Eihaut zu zerreißen. — Kindsgeburt innerhalb der Eihäute.

Zuweilen geht bei stehender Blase Fruchtwasser ab. Meist ist dann die Blase oberhalb des Muttermundes gesprungen (hoher Blasensprung). Seltener handelt es sich um sogenanntes falsches Fruchtwasser (§ 282), d. h. um Wasser, das sich zwischen Siebhaut und Zottenhaut angesammelt hatte (doppelter Blasensprung). — Falsches Fruchtwasser.

§ 387.

Die Blasensprengung ist der Hebamme — abgesehen von dem Fall des § 427 Schlußabs. — nur erlaubt, wenn die Blase in der Schamspalte erscheint. Sie sprengt die Blase, indem sie den Finger kräftig gegen die gespannte Blase drückt. Instrumente dürfen dabei nicht benützt werden. — Blasensprengung durch Hebamme.

In diesem Fall ist es erforderlich, die Blase zu sprengen, weil sonst die Geburt nur unnötig aufgehalten wird.

Außer bei unvollständig vorliegendem Mutterkuchen und beim Sichtbarwerden der Blase in der Schamspalte gibt es keinen weiteren Fall, in dem die Hebamme die Eiblase sprengen darf! Tut sie es doch, so begeht sie einen Kunstfehler! Es ist klar, was dann geschehen würde. Sprengt sie die Blase bei wenig eröffnetem Muttermund, so entsteht der vorzeitige Wasserabfluß mit den bekannten Nachteilen, sprengt sie, wenn der vorliegende große Teil noch beweglich ist, so kann die Nabelschnur, ein Arm vorfallen, auch der Kopf abweichen und nachträglich eine Querlage entstehen — alles Ereignisse, die dann der Hebamme zur Last fallen.

§ 388.

Verfärbtes u. stinkendes Fruchtwasser.
Über zu große und zu geringe Menge des Fruchtwassers haben wir bereits unter den Regelwidrigkeiten der Schwangerschaft berichtet (§ 289). Grünliche Verfärbung des Fruchtwassers zeigt an, daß ihm Kindspech beigemengt ist. Eine rötlich-bräunliche Beschaffenheit findet sich bei erweichten Früchten. Stinkendes Fruchtwasser, oftmals Gasblasen enthaltend, beobachten wir als Folge einer Zersetzung der Frucht oder des Fruchtwassers; es ist ein sehr gefährliches Vorkommnis, das die sofortige Herbeirufung des Arztes verlangt.

Der Nabelschnurvorfall ist in den §§ 347—349 besprochen worden.

Über den falschen Sitz des Mutterkuchens (vorliegender Mutterkuchen) siehe §§ 418—431.

Die Regelwidrigkeiten seitens des Kindes.

§ 389.

Riesenkinder.
Übermäßige Größe des Kindes

ist nicht häufig, wird aber bisweilen von den Hebammen fälschlich angenommen, um einen schweren oder langwierigen Geburtsverlauf zu erklären. Viel häufiger liegt dessen Ursache in einem engen Becken oder in Straffheit der Geschlechtsteile oder in schwachen Wehen. Trifft eine erhebliche Größe des Kindes mit den genannten Zuständen zusammen, dann können sehr erhebliche Geburtsstörungen entstehen (s. § 354).

Sind die Verhältnisse sonst regelmäßig und namentlich die Wehen kräftig, so werden große Kinder, sogenannte Riesenkinder, gut geboren. Es sind Größen von 60 Zentimeter und Gewichte bis zu 5 Kilo und mehr beobachtet. Ein großes Kind wird den Leibesumfang der Gebärenden ausdehnen. Der Kopf ist härter, Nähte und Fontanellen sind eng.

§ 390.

Eine Regelwidrigkeit ist auch

Mehrfache Schwangerschaft. Allgemeines.
die mehrfache Schwangerschaft und Geburt.

Das Weib gebiert der Regel nach nur eine Frucht im Gegensatz zu vielen Tieren. Zwei Früchte, Zwillinge, sind aber nicht besonders selten. Auf etwa 80 Geburten kommt eine Zwillingsgeburt vor. Sehr viel seltener sind Drillinge, noch seltener

Vierlinge; auch Fünflinge sind ganz selten beobachtet. Mehrfache Geburten sind in manchen Familien erblich.

Zwillinge entstehen entweder aus zwei Eiern, die zusammen befruchtet werden, oder aus einem Ei, in dem sich zwei Fruchtanlagen bilden. Eineiige Zwillinge sind seltener als zweieiige. Eineiige haben stets das gleiche Geschlecht, besitzen auch sonst körperlich und geistig eine große Ähnlichkeit.

Eineiige Zwillinge haben einen gemeinschaftlichen Mutterkuchen und sind von einer gemeinsamen Zottenhaut umhüllt. Die Wasserhaut ist fast stets doppelt. Nur ganz ausnahmsweise umschließt nur eine Wasserhaut die Eihöhle, wenn die Scheidewand zwischen beiden Eihöhlen zugrunde gegangen ist. Bei zweieiigen Zwillingen hat jede Frucht ihre Zottenhaut und jede ihren Mutterkuchen. Beide Mutterkuchen können aber miteinander verwachsen sein, so daß scheinbar nur einer vorliegt. Wenn nur ein Mutterkuchen vorhanden ist, finden sich stets Gefäßverbindungen zwischen den Blutkreisläufen der Zwillinge. Zwillinge sind meist kleiner als andere Früchte. Zuweilen ist das eine der beiden Kinder größer und kräftiger als das andere.

§ 391.

Die Schwangerschaftsbeschwerden sind infolge der stärkeren Ausdehnung des Leibes meist größer. Oft entstehen an den Beinen und den Bauchdecken wässerige Anschwellungen. Zuweilen stirbt ein Zwillingskind in der Schwangerschaft ab, während das andere sich weiter entwickelt. Das tote Kind wird dann bis zur Geburt des ersten weiter getragen, es schrumpft aber zusammen und wird durch das wachsende lebende Zwillingskind platt gedrückt und mit ihm geboren (Papierfrucht).

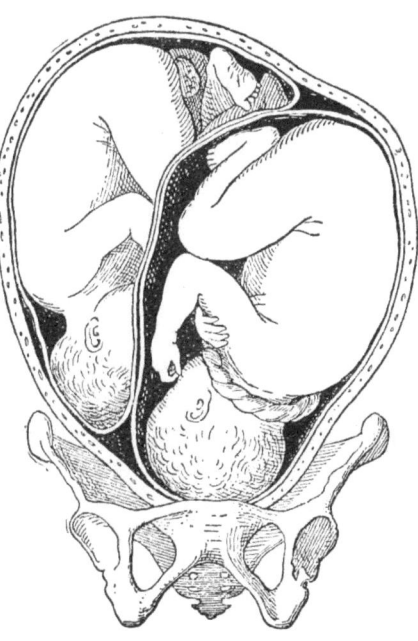

— Besonderheiten der mehrfachen Schwangerschaft.

Fig. 80. Zwillinge. Beide in Schädellage.

§ 392.

Zwillingsschwangerschaft. Allgemeines.

Bei Zwillingsschwangerschaft tritt die Geburt häufig um einige Wochen früher ein.

Regelwidrige Lagen sind bei Zwillingen häufig. Zwar liegen beide Kinder meist in Schädellage, aber auch Beckenendlagen und Querlagen sind, besonders beim zweiten Kinde, nicht selten. Die schwersten Behinderungen können eintreten, wenn beide Kinder in einer Wasserhaut liegen. Es kann z. B. ein kleiner Teil oder die Nabelschnur des einen Kindes neben dem vorangehenden Teil des andern Kindes vorfallen.

Wegen der übermäßigen Ausdehnung der Gebärmutter sind die Wehen bei der Geburt des ersten Kindes meist schwach, so daß die Eröffnungszeit sich lange hinzieht. Häufig kommt es zum vorzeitigen Blasensprung mit seinen Folgen. Nach der Geburt des ersten Kindes stellt sich eine zweite Blase, die Wehen setzen meist bald wieder ein, das zweite Kind wird nach ½ bis 1 Stunde geboren, und nunmehr werden erst die Mutterkuchen ausgestoßen. Selten ist es, daß bis zur Geburt des zweiten Kindes viele Stunden oder Tage vergehen. In der Nachgeburtszeit bleibt die Gebärmutter zuweilen schlaff, so daß erhebliche Blutungen entstehen können.

§ 393.

Erkennung der Zwillingsschwangerschaft.

Die Erkennung der Zwillingsschwangerschaft ist durchaus nicht leicht, ja in vielen Fällen erst möglich, nachdem das erste Zwillingskind geboren ist. Man kann die Zwillingsschwangerschaft vermuten, wenn der Leib ungewöhnlich ausgedehnt ist und man viele Kindsteile wahrnimmt. Gelingt es, drei große Teile zu fühlen, z. B. oben zwei große und einen dritten über dem Becken, so wird die Zwillingsschwangerschaft wahrscheinlich. Bisweilen ist die Gebärmutter durch eine Einziehung im Grunde oder eine Furche in zwei Hälften gesondert, besonders wenn die Früchte nebeneinander liegen. Vermag die Hebamme auf beiden Seiten des Bauches Herztöne deutlich zu hören, die möglicherweise sogar eine verschiedene Zahl haben, dann ist die Erkennung gesichert. Allerdings müssen dabei zwei Beobachter mit der Uhr in der Hand die Töne jederseits gleichzeitig zählen. Meist wird die Hebamme erst nach der Geburt des ersten Kindes mit Sicherheit erkennen, daß noch ein zweites in der Gebärmutter liegt.

§ 394.

Glaubt oder vermutet die Hebamme eine Zwillingsgeburt vor sich zu haben, so muß ein Arzt die Leitung der Geburt übernehmen. Entdeckt sie erst nach der Geburt des ersten Kindes das zweite, so ist auch jetzt ärztliche Hilfe zu erbitten.

— Arzt bei Zwillingsgeburt.

Bis zur Ankunft des Arztes behandele sie die Geburt so, wie sie es bei den einzelnen Kindslagen gelernt hat. Niemals darf sie der Gebärenden mit Bestimmtheit sagen, daß Zwillinge vorliegen. Vermutet die Gebärende selbst Zwillinge, so verweise die Hebamme sie auf den Ausspruch des gerufenen Arztes. Die Hebamme kann sich oft täuschen. Erst wenn das erste Kind geboren ist, soll sie in schonender Weise der Frau Mitteilung von der Anwesenheit des zweiten machen.

§ 395.

Die Hebamme erkennt nach der Geburt des ersten Kindes das Vorhandensein eines zweiten in erster Linie an der erheblichen Ausdehnung des Leibes. Dann wird sie Kindsteile fühlen, Herztöne wahrnehmen und die Lage bestimmen können. Innerlich fühlt sie eine neue Fruchtblase. Diese innere Untersuchung soll sie aber nur ausführen, wenn die äußere Untersuchung es zweifelhaft läßt, ob noch eine Frucht vorhanden ist. Die vorschriftsmäßige Desinfektion vor solcher inneren Untersuchung ist selbstverständlich. Die Hebamme denke daran, daß infolge der Geburt des ersten Kindes der ganze Geburtskanal eine Wunde ist. Beim ersten Kinde muß die Nabelschnur auch nach der Mutter hin unterbunden werden, da das zweite Kind sich aus der Nabelschnur des ersten verbluten könnte. Sie soll das erste Kind mit einem kleinen Bändchen um das Handgelenk bezeichnen, da es von Wichtigkeit ist, zu wissen, welches Kind das erstgeborene ist. Nach der Geburt des ersten Kindes kommt es infolge der Verkleinerung der Gebärmutter nicht selten zu einer teilweisen Ablösung des Mutterkuchens, so daß eine Blutung entsteht und das Leben des zweiten Kindes gefährdet wird.

— Verhalten bei Zwillingsgeburt.

Die Herztöne der zweiten Frucht sind sorgfältig zu beobachten. Liegt das zweite Kind quer, so dränge sie den Kopf des Kindes nach unten und lagere die Frau entsprechend, wie sie es im § 342 Abs. 8 gelernt hat. Die Umdrehung des Kindes durch die äußeren Handgriffe gelingt hier oft leicht, da nach der Geburt des ersten Kindes die Bauchdecken und Gebärmutterwandungen schlaff sind und die Zwillingskinder meist eine geringere Größe besitzen. In der Nachgeburtszeit überwache die Hebamme sehr sorgfältig die Zusammenziehung der Gebärmutter, besonders in der ersten halben Stunde nach der Geburt. Tritt in der Nachgeburtszeit eine stärkere Blutung auf, so verfahre sie, wie in den §§ 434—447 gelehrt wird.

Die Gefahr der Zwillingsgeburt ist für die Mutter und besonders für die Kinder etwas größer, als die Gefahr einer einfachen Geburt. Bei der Mutter kommt die nicht seltene Nachgeburtsblutung in Betracht, für die Kinder ihre oft geringe Entwickelung und die regelwidrigen Lagen. Der zweite Zwilling ist stärker gefährdet als der erste. Er stirbt zuweilen nach der Geburt des ersten Kindes rasch ab.

§ 396.

— **Pflege der Zwillingskinder.** Die Zwillingskinder sind mit der Sorgfalt zu pflegen, wie es die Hebamme bei der Geburt zu früh geborener Früchte kennen gelernt hat (s. §§ 305 und 306). Sind sie sehr klein, so sterben viele in den ersten Lebenstagen.

§ 397.

— **Drillinge. Vierlinge.** Drillings- und Vierlingsgeburten verlaufen ähnlich. Sie werden als solche fast niemals erkannt. Die Früchte sind meist noch schwächer entwickelt und sterben noch häufiger. Aber es fehlt auch nicht an Fällen, in denen bei sorgfältiger Pflege alle drei Kinder am Leben geblieben sind.

Die Verkrüppelungen und Mißbildungen des Kindes.

§ 398.

Die Hebamme muß aus den im § 218 angeführten Gründen folgende angeborenen oder bei der Geburt entstandenen Krüppelleiden kennen und **dem Kreisarzt anzeigen:**

A. Angeborene Leiden:
1. Der angeborene Klumpfuß, einseitig oder doppelseitig. Der Fuß steht nach innen gedreht und in Spitzfußstellung.
2. Die angeborene Klumphand, einseitig oder doppelseitig. Die Hand steht einwärts gedreht in Beugung und Ablenkung nach der Speichenseite des Armes.

3. Der angeborene Schiefhals, gekennzeichnet durch schiefe Haltung des Kopfes.
4. Angeborene Verwachsung oder Überzähligkeit von Fingern und Zehen.
5. Angeborenes Fehlen von Gliedern oder Gliedabschnitten.
6. Angeborene Verrenkung eines oder beider Hüftgelenke. Dies Leiden ist unmittelbar nach der Geburt meist nicht zu erkennen; manchmal erkennt man die Verrenkung, wenn sie einseitig ist, am Höherstehen einer Gesäßfalte oder daran, daß das betreffende Bein dauernd anders gehalten wird als das gesunde.
7. Angeborene Mißbildung der Wirbelsäule. Auch diese ist meist unmittelbar nach der Geburt nicht oder schwer an winkligen Abknickungen zu erkennen.
8. Angeborene Gliederstarre; auch sie ist meist erst nach längerer Zeit, wenn das Kind seine Glieder weniger frei bewegt wie ein gesundes Kind, erkennbar.

B. Während der Entbindung können entstehen:
1. Der Schiefhals durch Zerreißen eines Kopf-Nickmuskels, manchmal erkennbar an einer Blutgeschwulst des Halses.
2. Gliederstarre infolge von Hirnblutung durch langandauernde Atemnot (Blauwerden und Atemlosigkeit).
3. Zerrungen und Zerreißungen, die an den Armnerven und dem Schultergelenk bei Lösung der Arme (wegen Beckenendlage) entstehen; manchmal auch Zerrungen des Rückenmarks infolge kräftigen Zuges wegen Beckenendlage. Die Verletzung der Nerven verursacht Lähmung und Unbeweglichkeit des betreffenden Armes oder der Beine und zwar manchmal auf beiden Seiten.

Zu bemerken ist noch, daß regelwidrige Lage der Gliedmaßen, besonders Außendrehung und Bewegungslosigkeit, darauf hindeuten, daß während der Entbindung ein Knochenbruch eingetreten ist (der in ganz seltenen Fällen auch vor der Entbindung entstanden sein kann). Hierher gehört insbesondere der Oberarmbruch dicht unter dem Oberarmkopf. Auch die schwere Zerrung des Schultergelenks hat solche Folgen. Bei beiden Verletzungen steht der Arm unbeweglich nach innen gedreht. Mindestens in den unter B genannten Fällen ist sofortige ärztliche Behandlung nötig.

§ 399.

— **Miß-bildungen.** Von den Mißbildungen des Kindes können einige erhebliche Geburtshindernisse bilden. Mißbildungen entstehen durch Fehler der Eientwicklung in der frühesten Zeit der Schwangerschaft.

— **Wasserkopf.** Als Geburtshindernis ist der Wasserkopf sehr wichtig. Er kommt zwar selten vor, führt aber zu einer erheblichen Gefährdung der Gebärenden, wenn er nicht erkannt wird. Innerhalb des Gehirns sammelt sich eine große Menge Wasser an, wodurch der Kopf zu einer übermäßigen Größe, bis zu der eines Mannskopfes und darüber ausgedehnt werden kann. Natürlich kann ein solcher Kopf nicht durch das Becken gehen, also nicht geboren werden (s. Fig. 81). Wird keine Kunsthilfe angewandt, so zerreißt die Gebärmutter meist schon erheblich früher als bei der Querlage, nämlich schon im Beginn der Eröffnungszeit, da der übermäßig große Kopf den unteren Abschnitt der Gebärmutter schon in der Schwangerschaft überdehnt hatte. Der Tod der Gebärenden ist dann die Folge.

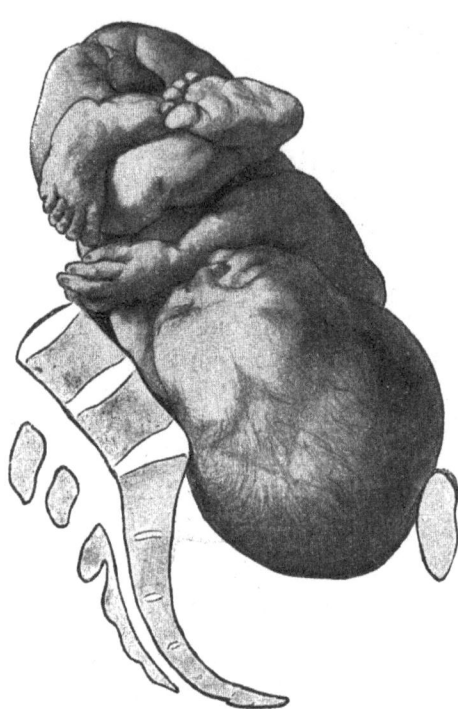

Fig. 81. Wasserkopf als vorausgehender Teil. Nach Bumm.

Der herbeizurufende Arzt öffnet den Wasserkopf durch einen operativen Eingriff. Das Wasser fließt dann ab, und das Kind kann geboren werden. Früchte mit großem Wasserkopf sind nicht lebensfähig.

Die Hebamme erkennt einen Wasserkopf an folgenden Zeichen: Der Kopf will nicht eintreten, er bleibt als eine große Geschwulst oberhalb des Beckens stehen, die Nähte sind sehr breit und die Fontanellen sehr weit, die große wölbt sich zuweilen wie eine Blase vor. Die Hebamme verbietet das Mitpressen und bittet um schleunige ärztliche Hilfe.

Handelt es sich um Beckenendlage, so bleibt der nachfolgende Kopf (s. Fig. 82) stecken, seine Lösung gelingt nicht. Der Leib

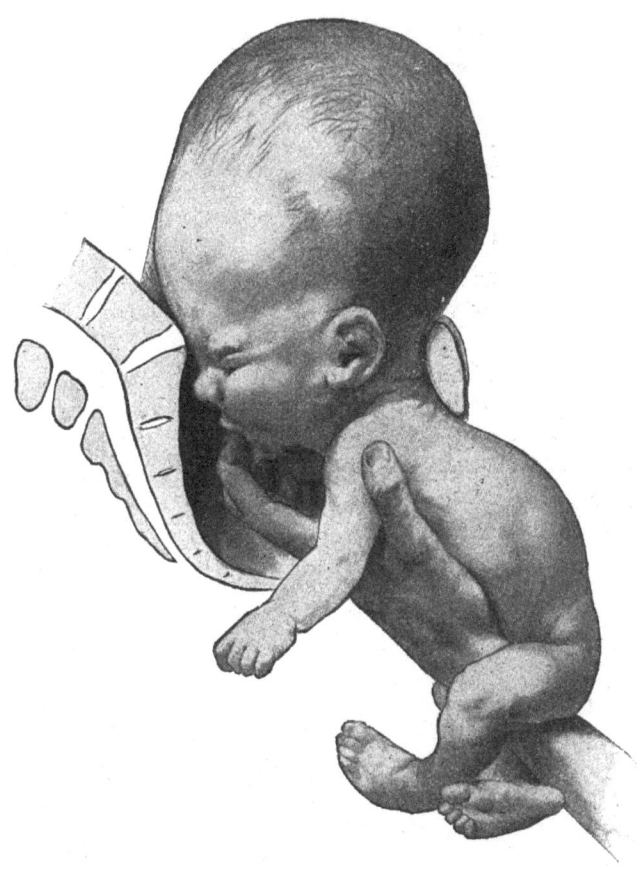

Fig. 82. Wasserkopf als nachfolgender Teil. Schwierigkeiten beim Herausziehen des nachfolgenden Kopfes.
Nach Bumm.

ist oberhalb der Schoßfuge stark ausgedehnt. Die Hebamme fühlt hier eine sehr große glatte Geschwulst. Es ist dringend der Arzt zu fordern.

§ 400.

Ferner kann ein Geburtshindernis durch übermäßige Ausdehnung des Rumpfes geschaffen werden. Wasser kann sich in der Brusthöhle und besonders im Bauch der Frucht angesammelt

— Geburtshindernis durch Ausdehnung des kindl. Rumpfes.

haben. Oder die Harnblase ist übermäßig ausgedehnt, weil die Harnröhre verschlossen ist. Auch Geschwülste können die Frucht entstellen und ihren Umfang vergrößern. In solchen Fällen wird der Kopf unschwer geboren, aber der Rumpf folgt nicht. Die Hebamme sucht die Entwickelung des Kindes an den Schultern auszuführen, aber das Kind folgt nicht auf den vorsichtigen Zug. Dann ist ein Geburtshindernis am Rumpf wahrscheinlich, die Hebamme unterläßt weitere Versuche und schickt zum Arzt.

§ 401.

Doppelmißbildungen. Ein drittes Geburtshindernis bilden die seltenen **Doppelmißbildungen**. Es sind dies zusammengewachsene Zwillinge. Sind sie nicht sehr groß, so kann die Geburt erfolgen; selbst bei verhältnismäßig großen Früchten ist in einzelnen Fällen die Geburt gut verlaufen, die zusammengewachsenen Zwillinge sind am Leben geblieben und haben ein hohes Alter erreicht. Oft aber entstehen die schwersten Geburtsstörungen. Der vorliegende Teil tritt durchaus nicht tiefer, oder der Rumpf folgt nach der Geburt des Kopfes nicht, weil an ihm der zweite Zwilling haftet. **Schnelle ärztliche Hilfe ist notwendig.**

§ 402.

Sonstige Mißbildungen.
Afterverschluß.
Harnröhrenverschluß.
Spaltung der Wirbelsäule.

Andere Mißbildungen hemmen die Geburt nicht, die Hebamme muß sie aber kennen, weil manche das Fortleben nach der Geburt unmöglich machen oder erschweren. Beim angeborenem Verschluß des Afters sind die Kinder verloren, wenn nicht operative Hilfe eingreift. Dasselbe gilt vom Verschluß der Harnröhre. Spaltung der Wirbelsäule mit einem sackförmigen Anhang an der Wirbelsäule kann auch operativ beseitigt werden, wenn sie nicht groß ist. Fehlt der Nabel und findet sich an seiner Stelle eine blasenförmige Auftreibung, an die sich die Nabelschnur ansetzt, dann besteht eine mangelhafte Vereinigung der Bauchdecken. Man nennt diese Mißbildung Nabelschnurbruch. In der sackartigen Auftreibung, die von den Eihäuten überzogen wird, liegen Baucheingeweide, z. B. ein Teil des Darmes, der Magen und die Leber. Die Hebamme hat die Pflicht, bei jedem Nabelschnurbruch sofort nach der Geburt einen Arzt zu benachrichtigen. Eine Operation, die wenige Stunden nach der Geburt ausgeführt wird, vermag das Kind am Leben zu erhalten. Bis dahin bedecke sie den Sack mit Verbandwatte.

Nabelschnurbruch.

Bei anderen Mißbildungen fehlt das Schädeldach, und das mangelhaft entwickelte Gehirn liegt frei zu Tage. Solche Froschköpfe, wie man sie nennt, haben oft weit vorstehende Glotzaugen. Sie sind lebensunfähig, d. h. sie sterben meist sofort nach der Geburt, ohne Atemzüge gemacht zu haben, wenn sie nicht schon vor der Geburt abgestorben waren. Die Erkennung dieser Früchte bei der inneren Untersuchung ist sehr schwer. Die Hebamme wird Teile fühlen, die sie nicht zu deuten vermag, und einen Arzt zu Rate ziehen. Auch am Kopf kommen sackartige Anhänge vor, sogenannte Gehirnbrüche, in denen Wasser oder ein Teil des Gehirnes liegt. Sie führen meist zum Tode des Kindes. — Froschkopf.

Eine Spaltung der Oberlippe rechts oder links von dem in der Oberlippe liegenden Grübchen nennt man Hasenscharte. Man unterscheidet einfache und doppelte Hasenscharte. Dabei kann auch der harte Gaumen gespalten sein. Dann liegt ein Wolfsrachen vor. Beide Mißbildungen, besonders der Wolfsrachen, erschweren das Saugen, so daß oft mit dem Löffel genährt werden muß. Diese Mißbildungen sind durch eine Operation heilbar, daher muß der Arzt baldigst benachrichtigt werden. — Hasenscharte.

Überzählige oder zusammengewachsene Finger und Zehen (§ 398) erfordern gleichfalls ärztliche Hilfe. Auch Fehlen eines Teiles von Arm oder Bein oder eines Fingers wird beobachtet; oft haftet das Glied nur noch an einem kleinen Fädchen, es sieht wie abgeschnürt aus. Die Abschnürungen entstehen durch Stränge der Wasserhaut bei Verwachsungen derselben mit dem Kinde. Zu erwähnen sind ferner: Verbildungen der Geschlechtsteile des Kindes, so daß die Hebamme nicht erkennen kann, ob das Kind männlichen oder weiblichen Geschlechts ist; Mangel der vorderen Bauchwand mit Fehlen der vorderen Blasenwand, so daß der Harn durch solche Blasenspalte nach außen rinnt; Wasserbruch des Hodensackes, wobei die eine Hodensackhälfte stark angeschwollen ist, endlich sogenannte Muttermäler, die meist aus sehr zahlreichen dicht unter der Haut gelegenen Blutgefäßen bestehen. Der stets benachrichtigte Arzt wird in allen diesen Fällen entscheiden, was zu geschehen hat. — Fehlen e. Gliedes. — Fehler der Geschlechtsteile. — Blasenspalte. — Wasserbruch. — Muttermäler.

Niemals soll die Hebamme der Mutter sofort nach der Geburt von der Mißbildung Mitteilung machen, sondern sie nur allmählich darauf vorbereiten.

Nicht selten wird das Kind mit einem oder zwei Zähnen geboren. Diese Zähne fallen stets nach einiger Zeit wieder aus.

Besondere Zufälle während der Geburt.

§ 403.

Solche besonderen Zufälle sind die Zerreißungen der weichen Geburtswege, die Blutungen, die Krämpfe während der Geburt, der Tod der Mutter während der Geburt und der Scheintod des neugeborenen Kindes.

Die Zerreißungen.

§ 404.

Gebärmutterzerreißung. Die schlimmste Zerreißung ist die der Gebärmutter. Sie kommt am häufigsten bei engem Becken, Querlage, Wasserkopf, Stirnlage, Hinterscheitelbeineinstellung, hochgradigen Verengerungen der Weichteile und nach früherem Kaiserschnitt vor, kann sich aber auch bei jeder Geburt ereignen. Sie ist fast stets vermeidbar, wenn die vorliegende Regelwidrigkeit rechtzeitig erkannt und dann sofort der Arzt geholt wird. Die Zerreißung erfolgt fast stets in dem unteren Gebärmutterabschnitt, der bei Unmöglichkeit der Geburt eine äußerst starke Dehnung und Verdünnung erfährt; denn wenn die Wehen das Kind nicht tiefer treiben können, erschöpfen sie ihre ganze Kraft darin, den unteren Gebärmutterabschnitt in die Höhe zu ziehen. Die Zerreißung erfolgt fast immer erst nach völliger Eröffnung des Muttermundes, nur beim Wasserkopf schon früher (siehe § 399).

Daß die Gebärmutter zu zerreißen droht, wird oft durch bestimmte warnende Erscheinungen angezeigt: Die Wehen sind sehr heftig, folgen in kurzen Pausen aufeinander, fördern aber die Geburt nicht. Sie sind sehr schmerzhaft, die Schmerzen lassen auch in der Wehenpause nicht nach. Die Kreißende ist aufgeregt und angstvoll. Der Puls ist beschleunigt, zuweilen ist die Temperatur erhöht. Die Gebärmutter ist auf Druck besonders an ihrem unteren gedehnten Abschnitt sehr empfindlich. An der Grenze zwischen dem sich immer mehr und mehr zusammenziehenden und verkleinernden Hohlmuskel und dem immer stärker ausgedehnten und in die Höhe gezogenen unteren Gebärmutterabschnitt bildet sich ein in die

Gebärmutterhöhle vorspringender Ring, der sogenannte Grenz- oder Zusammenziehungsring. Während der Wehe ist an dieser Stelle eine durch die Bauchdecken tastbare Furche zu erkennen, welche gewöhnlich schräg über die vordere Gebärmutterwand verläuft. Die größte Lebensgefahr droht, wenn dieser Grenzring höher steigt, so daß die Furche in der Nähe des Nabels erkannt wird, denn dann ist die Zerreißung unmittelbar bevorstehend. (Ist die Harnblase stark gefüllt, so kann oberhalb des Scheitels derselben auch eine Furche sicht- und fühlbar sein. Gegen die Verwechslung mit dem Grenzring schützt man sich durch Entleerung der Harnblase, die gegebenen Falles mit dem Katheter vorzunehmen ist.) Indessen können auch die geschilderten Vorboten fehlen, und der Riß entsteht ganz überraschend, besonders wenn schon einmal in einer früheren Geburt eine starke Dehnung des unteren Gebärmutterabschnittes erfolgt war.

Tritt die Zerreißung ein, so hören plötzlich alle Wehen auf; die Kreißende empfindet einen heftigen Schmerz und hat nicht selten das Gefühl, daß etwas im Leibe zerrissen ist. Bei der inneren Untersuchung findet man den vorliegenden Teil oft zurückgewichen und beweglicher als vorher. Oft geht etwas Blut nach außen ab. Sehr bald verfällt die Frau. Sie wird schwach und kalt, der Puls wird klein, der Körper bedeckt sich mit kaltem Schweiß, meist tritt unter fortdauernder Verschlechterung des Allgemeinbefindens der Tod ein.

Der Riß sitzt meist im unteren Abschnitt der Gebärmutter. Zerreißt die ganze Wand der Gebärmutter (vollständige Zerreißung), so wird das Kind mit der letzten Wehe durch den Riß in die Bauchhöhle geboren. Lebte es noch, so stirbt es jetzt ab. Die Gebärmutter verkleinert sich, in ihr ist die Nachgeburt, durch den Riß geht der Nabelstrang, und das Kind liegt neben der Gebärmutter in der Bauchhöhle. Die Kindsteile sind durch die Bauchdecken sehr deutlich zu fühlen. Der vorliegende Teil rückt höher oder verschwindet.

Durch den Riß werden viele Blutgefäße verletzt. Das Blut ergießt sich zumeist in die Bauchhöhle, weniger nach außen. Die Frau stirbt entweder während der Geburt an Verblutung oder einige Tage später an Bauchfellentzündung. Nur sehr schnelle operative Hilfe kann zuweilen Rettung bringen. Zerreißt nicht die ganze Gebärmutterwand, sondern bleibt das Bauchfell erhalten (unvollständige Zerreißung), so sind die Erscheinungen nicht ganz so stürmisch, das Kind tritt nicht in die Bauchhöhle aus, sondern bleibt in der Gebärmutter. Die Blutung erfolgt nicht in die freie Bauchhöhle, sondern ergießt sich in das Zellgewebe neben der Gebärmutter und wühlt sich einen Weg zwischen den Bauchfellblättern des breiten Mutterbandes bis an die seitliche Beckenwand, von wo es bis an die Nierengegend gelangen kann. Auch hierbei ist schnelle operative Hilfe erforderlich.

Erkennt die Hebamme die Erscheinungen der drohenden Zerreißung der Gebärmutter, so muß sie eiligst einen Arzt erbitten. Hatte sie schon vorher wegen der vorliegenden Regelwidrigkeit, z. B. wegen der Querlage, zum Arzt geschickt, und ist der Arzt noch nicht anwesend, wenn die genannten Erscheinungen auftreten, so schicke sie aufs neue eine dringliche Meldung. Die Kreißende wird auf den Rücken gelagert und das Pressen verboten.

Ist der Riß eingetreten, so ist selbstverständlich noch schneller ärztliche Hilfe nötig. Die Hebamme gebe der Frau heißen, starken Kaffee, Wein u. dergl., lagere sie mit dem Kopf tief und decke sie warm zu. Vor die Geschlechtsteile wird ein Bausch Watte gelegt. So wird die Ankunft des Arztes erwartet.

§ 405.

— Gebärmutterhalszerreißung.
Auch der Hals der Gebärmutter kann allein zerreißen, wenn der Kopf durch den nicht erweiterten Muttermund getrieben wird; meist geschieht dies allerdings nach operativen Eingriffen. Diese Risse können sehr stark nach außen bluten, besonders wenn sie in der Nähe des inneren Muttermundes erfolgt sind, da dort die große Gebärmutterschlagader verläuft, oder wenn es sich um vorliegenden Mutterkuchen mit seiner starken Gefäßentwickelung gehandelt hatte. Auch kann ein solcher Riß sich nach oben in die Bauchhöhle fortsetzen. Scheidenrisse können, wenn sie in dem

— Scheidenriß.
oberen Teil der Scheide sitzen, ebenfalls bis in die Bauchhöhle reichen. Sitzen sie in dem unteren Teil der Scheide, so sind sie meist beim Durchtritt des Kindes entstanden, was sich besonders bei alten Erstgebärenden oder bei ungewöhnlicher Größe des vorliegenden Teils ereignen kann. Auch diese Risse können stark bluten. Derartige Rißblutungen, mögen sie nun aus der Scheide oder aus dem Gebärmutterhals kommen, erkennt die Hebamme daran, daß in der Nachgeburtszeit, trotzdem die Gebärmutter gut zusammengezogen ist, reichlich Blut abgeht. (Siehe § 447.)

§ 406.

Verletzungen des Scheideneingangs, die sich in der Nähe des Kitzlers ereignen, führen zu starken Blutungen. Ist eine Schlagader getroffen, so spritzt das Blut aus ihr hervor. Dammrisse dagegen bluten selten stärker. Sie sind bei Erstgebärenden ein sehr häufiges Ereignis, das sich auch durch den besten Dammschutz nicht immer vermeiden läßt. Bei Mehrgebärenden dagegen verhütet sie ein guter Dammschutz fast regelmäßig. Der Dammriß beginnt mit seinem oberen Ende meist schon in der Scheide, setzt sich auf den Damm bis zur Mitte des Dammes oder noch weiter fort. Ja in manchen Fällen geht der Riß durch den Schließmuskel des Afters und reißt das untere Ende des Mastdarms auf. Man nennt dies einen vollständigen Dammriß. — Kitzlerriß. — Dammriß.

§ 407.

Dammrisse entstehen dann, wenn der größte Umfang des vorliegenden Teiles durch die Schamspalte tritt. Man bemerkt, wie der Damm sich mehr und mehr verdünnt, er wird schließlich ganz durchsichtig, und man sieht das Gewebe auseinander weichen. Das Entstehen eines Dammrisses wird begünstigt durch einen zu raschen Durchtritt des vorliegenden Teiles oder Durchtritt eines ungünstigen Durchmessers wie bei Strecklagen. Oder der vorliegende Teil ist ungewöhnlich groß, oder die Schamspalte ist sehr eng und schlecht dehnungsfähig. Alle diese Umstände wirken besonders bei Erstgebärenden ungünstig ein. Der Durchtritt der Schultern kann einen bereits beim Durchschneiden des Kopfes entstandenen Riß vergrößern, selten erzeugen die Schultern allein einen Dammriß. — Entstehung d. Dammrisses.

§ 408.

Die Verhütung des Dammrisses ist im § 211 beschrieben. Die Hebamme vergesse nie, daß ein guter Dammschutz manchen Dammriß verhüten kann. **Nach jeder Geburt ist der Damm sorgfältig zu besichtigen.** — Verhüten des Dammrisses.

§ 409.

Gewöhnliche Dammrisse machen Brennen und Schmerzen im Wochenbett. Sie heilen niemals von selbst völlig so zusammen, daß die Schamspalte ihr natürliches Aussehen gewinnt, sondern sie bleibt klaffend. Ein Dammriß, der bis über die Mitte des Dammes geht, führt zur Senkung der Scheide und zum Vorfall der Gebärmutter, sowie zu Entzündungen der Gebärmutterschleimhaut. — Dauernde Schäden durch Dammriß.

Geht der Riß durch den Schließmuskel des Afters, so ist die Frau nicht imstande, Blähungen und dünnen Stuhl zu halten, wodurch ihr Zustand unerträglich wird.

Wird dagegen ein Dammriß durch die Naht vereinigt, so tritt in der Regel völlige Heilung ein.

§ 410.

— Arzt bei jedem Dammriß.
Die Hebamme muß daher bei jedem Dammriß einen Arzt erbitten, damit er die Behandlung des Risses übernimmt. Bis dahin legt sie einen mit Kresolseifenlösung getränkten Wattebausch gegen den zerrissenen Damm. Manche Hebamme scheut sich, einen Dammriß zu melden, weil sie glaubt, daß man ihr einen Vorwurf daraus machen würde. Das ist falsch, denn der Arzt weiß, daß trotz besten Dammschutzes doch ein Dammriß erfolgen kann. Verschweigt die Hebamme das Bestehen eines Dammrisses, so handelt sie pflichtwidrig.

Die Blutungen.

§ 411.

Blutungen. Allgemeines.
Blutungen aus den Geschlechtsteilen in der Schwangerschaft und während der Geburt sind für die Hebamme außerordentlich wichtige Ereignisse. Die Blutungen entstehen meist plötzlich, sie können sich rasch zu gefährlicher Höhe steigern, ja zum Verblutungstode der Mutter führen, wobei das Kind auch abstirbt. Die blutende Schwangere und Gebärende ist meist zunächst auf die Hilfe der Hebamme angewiesen. Wollte die Hebamme immer warten, bis der von ihr gerufene Arzt erscheint, so würden viele Frauen sehr gefährliche Blutverluste erleiden, ja manche Frauen unter ihren Händen sterben.

§ 412.

— Aufgaben der Hebamme bei Blutungen.
Die Hebamme hat daher die Aufgabe und Pflicht, die Blutung zunächst selbst zu bekämpfen. Um dies zu können, muß sie die Ursache jeder Blutung ermitteln und die Anwendung der blutstillenden Mittel völlig beherrschen.

§ 413.

Bei der großen Wichtigkeit dieses gefährlichen Ereignisses geben wir hier eine Übersicht aller Blutungen aus den Geschlechtsteilen in der Schwangerschaft und während der Geburt. Viele der Schwangerschaftsblutungen führen zum Eintritt der Geburt, in der sich dann die Blutung fortsetzt.

§ 414.

Blutungen in der Schwangerschaft können entstehen aus einem geplatzten Blutaderknoten (f. § 278). Sie können entstehen, wenn der seltene Fall sich ereignet, daß ein Krebs oder ein Polyp des Mutterhalses vorliegt (f. § 385). Bei Besichtigung der äußeren Geschlechtsteile wird man den geplatzten Knoten erkennen, bei der inneren Untersuchung wird man die Veränderungen an dem Scheidenteile oder in dem Muttermund entdecken. Die Blutung aus dem Blutaderknoten wird durch Druck gestillt. Ein Arzt wird schleunigst benachrichtigt, ebenso, wenn ein Krebs oder Polyp entdeckt ist.

— Entstehung d. Schwangerschaftsblutungen.

Diese Ursachen der Schwangerschaftsblutungen sind aber sehr selten. Immerhin soll die Hebamme an sie denken und niemals bei Blutungen die Besichtigung der äußeren Geschlechtsteile unterlassen.

§ 415.

Andere Ursachen der Schwangerschaftsblutungen sind sehr viel häufiger. **Blutet eine Schwangere in den ersten 4 Monaten der Schwangerschaft, so liegt in den meisten Fällen eine Fehlgeburt vor.** Zwar kann die Regel auch in der Schwangerschaft noch einmal wiederkehren; das ist aber ein außerordentlich selten vorkommender Ausnahmefall. Die Blutung tritt dann zur Zeit der Regel ein und ist nicht stark. Wie die Fehlgeburt zu erkennen und zu behandeln ist, wurde in den §§ 300—303 gelehrt.

— Blutung durch Fehlgeburt.

Blutet eine Frau in der zweiten Hälfte der Schwangerschaft, so handelt es sich meist um **vorzeitige Lösung des Mutterkuchens**, wenn die oben genannten seltenen Ereignisse, wie geplatzter Blutaderknoten, nicht vorliegen. Der Mutterkuchen kann sich bei regelmäßigem Sitz, häufiger bei regelwidrigem Sitz vorzeitig lösen. Bei regelwidrigem Sitz hat sich das Ei im unteren Abschnitt der Gebärmutterhöhle entwickelt, und der Mutterkuchen bedeckt teilweise oder ganz den Muttermund. Es ist dies das gefürchtete Vorliegen des Mutterkuchens, eines der gefährlichsten Ereignisse, das die gebärende Frau treffen kann. Blutungen wegen vorzeitiger Lösung des Mutterkuchens führen nicht selten zur Frühgeburt und setzen sich mit vermehrter Stärke während der Geburt fort.

— Blutung durch vorzeitige Lösung des Mutterkuchens.

§ 416.

— Blutungen während d. Geburt.

Den Blutungen während der Geburt liegen folgende Ursachen zugrunde:

1. Geplatzter Blutaderknoten, Krebs oder Polyp (§ 278, § 385).
2. Zerreißung der Nabelschnurgefäße des Kindes bei häutigem Ansatz der Nabelschnur (§ 291).
3. Zerreißung der Gebärmutter (§ 404).
4. Vorzeitige Lösung des Mutterkuchens bei regelmäßigem Sitz und bei vorliegendem Mutterkuchen.

Hieran schließen sich die Blutungen in der Nachgeburtsperiode, welche herkommen:

1. aus Verletzungen, die durch die Geburt entstanden sind,
2. aus der Nachgeburtsstelle. Sie sind durch mangelhafte Zusammenziehung der Gebärmutter erzeugt.

Von diesen Blutungen während der Geburt sind die häufigsten die Blutungen bei vorliegendem Mutterkuchen und die Nachgeburtsblutungen wegen Schlaffheit der Gebärmutter. Beide sind aber auch die gefährlichsten.

§ 417.

— Gefahr für Kind bei Blutungen.

Nur bei der Zerreißung der Nabelschnurgefäße bei häutigem Ansatz der Nabelschnur blutet das Kind und kann sich verbluten. Sonst ist es bei allen Blutungen die Mutter, welche blutet. Das Kind wird in anderer Weise gefährdet: Durch die Größe des mütterlichen Blutverlustes oder infolge Lösung des Mutterkuchens erhält es zu wenig Sauerstoff und erstickt, ohne selbst einen Tropfen Blut zu verlieren.

Die vorzeitige Lösung des Mutterkuchens bei regelmäßigem Sitz.

§ 418.

Die vorzeitige Ablösung des an regelrechter Stelle sitzenden Mutterkuchens ist eines der schwersten geburtshilflichen Ereignisse. Häufig erfolgt sie ohne nachweisbare Ursache. In anderen Fällen entsteht sie dadurch, daß infolge von Veränderungen im Mutterkuchen dieser an der Gebärmutterwand nicht so fest haftet wie gewöhnlich, wie solches z. B. bei Nierenentzündung vorkommen kann. Auch plötzliches Heben einer schweren Last, ein Stoß oder

Schlag gegen den Leib der Hochschwangeren kann als Ursache mitwirken. In allen diesen Fällen kommt es durch die Ablösung des Mutterkuchens zu einer oft lebensgefährlichen Blutung aus den mütterlichen Gefäßen des Zwischenzottenraums. Das Blut sammelt sich zwischen Gebärmutterwand und Mutterkuchen an. Ist die Ablösung nur gering und bleibt der Bluterguß auf eine kleine Stelle beschränkt, so braucht der weitere Verlauf der Schwangerschaft nicht gestört zu werden. Bei größerer oder vollständiger Ablösung des Mutterkuchens geraten dagegen durch die entsprechend stärkere Blutung Mutter und Kind in höchste Lebensgefahr. Da dieses Ereignis gewöhnlich in der zweiten Hälfte der Schwangerschaft bei noch geschlossenem Muttermund, häufig sogar ohne wahrnehmbare Wehen erfolgt, so bleibt die Blutung eine innere; zu einer Blutung nach außen kommt es nur dann, wenn sich das Blut unter Abhebung der Eihäute einen Weg durch den Halskanal gebahnt hat. Die äußere Blutung ist aber gegenüber der inneren stets schwächer und kann nach dem Blasensprung zum Stillstand kommen.

Wird das Kind geboren, so folgt häufig der schon vorher gelöste Mutterkuchen unmittelbar hinterher, gleichzeitig entleert sich teils flüssiges, teils geronnenes Blut in großer Menge aus der Gebärmutter.

Die Hebamme erkennt die vorzeitige Lösung an den Zeichen einer starken inneren Blutung (ähnlich wie in § 309 geschildert). Hierzu kommt noch häufig eine auffallende Prallheit der Gebärmutter, die dadurch entsteht, daß sich neben dem Ei noch eine größere Menge Blut in ihr befindet. Aus dem gleichen Grunde sind auch die Kindsteile schlecht durchzufühlen und die Herztöne schlecht oder gar nicht zu hören. Bisweilen empfindet die Schwangere auffallend starke Bewegungen des gefährdeten Kindes. Die Hebamme schickt einen dringenden Boten zum Arzt, lagert die Frau auf den Rücken im Bett und wartet ab.

Der vorliegende Mutterkuchen.

§ 419.

Die Blutung bei vorliegendem Mutterkuchen ist für die Frau außerordentlich gefährlich. Daher muß die Hebamme diese Regelwidrigkeit und ihre Behandlung auf das genaueste kennen, um das Leben der gefährdeten Frau zu erhalten.

§ 420.

— Sitz des vorliegenden Mutterkuchens.

Der Mutterkuchen sitzt nicht, wie sonst, oben in der Gebärmutterhöhle, sondern im unteren Gebärmutterabschnitt in der Nähe des Muttermundes, und ein Lappen des Mutterkuchens bedeckt den Muttermund. Wir sagen, der Mutterkuchen liegt vollständig vor, wenn der untersuchende Finger den Muttermund völlig bedeckt findet, man also weder Blase noch vorliegenden Teil fühlt. (Siehe Fig. 83.) Wir sagen, der Mutterkuchen liegt unvollständig vor, wenn er noch einen Teil des Muttermundes frei läßt, man also neben dem Mutterkuchen noch Eihaut fühlt. Fühlt man im Muttermund nur Eihäute, erreicht man dagegen seitlich an der Gebärmutterwand den unteren Rand des Mutterkuchens, so bezeichnet man dies als tiefen Sitz.

Der vorliegende Mutterkuchen kommt fast nur bei Frauen vor, die schon mehrfach geboren haben. Es sind also meist kinderreiche Mütter, die von diesem gefährlichen Ereignis befallen werden.

§ 421.

— Ursache der Blutung bei vorl. Mutterkuchen.

Wie schon im § 178 geschildert, wird durch die Wehen das Ei nach unten geschoben, während gleichzeitig der untere Abschnitt der Gebärmutter nach oben gezogen und gedehnt wird. Bei regelrechtem Sitz des Mutterkuchens wird infolge der Verschiebung zwischen Ei und Gebärmutterwand nur die Eihaut losgelöst und die Fruchtblase gebildet, bei vorliegendem Mutterkuchen wird aber dieser durch den gleichen Vorgang von seiner Haftfläche abgelöst. Sobald sich ein Teil des Mutterkuchens gelöst hat, ist der Zwischenzottenraum eröffnet, und es beginnt die Blutung aus den mütterlichen Gefäßen. Zur Ablösung des vorliegenden Mutterkuchens gehören daher Wehen, diese treten aber bekanntlich bereits in der zweiten Hälfte der Schwangerschaft auf und verstärken sich bei Beginn der Geburt.

Daher verlaufen die ersten Monate der Schwangerschaft meist ohne Störung, in der zweiten Hälfte aber beginnen die Blutungen, um so früher und heftiger, je vollkommener der Mutterkuchen vorliegt. Während der Geburt sind die Blutungen am stärksten und werden um so erheblicher, je mehr vom Mutterkuchen vorliegt.

— Verlauf der Blutung bei vorl. Mutterkuchen.

§ 422.

Die Blutungen in der Schwangerschaft treten ganz unvermutet, oft nachts auf. Die erste Blutung steht nach einiger Zeit wieder dadurch, daß Blutgerinnsel die eröffneten Gefäße verstopfen. Aber bald kommt eine zweite stärkere Blutung, auch diese kann von selbst wieder stehen, dann folgen neue, jede meist stärker als

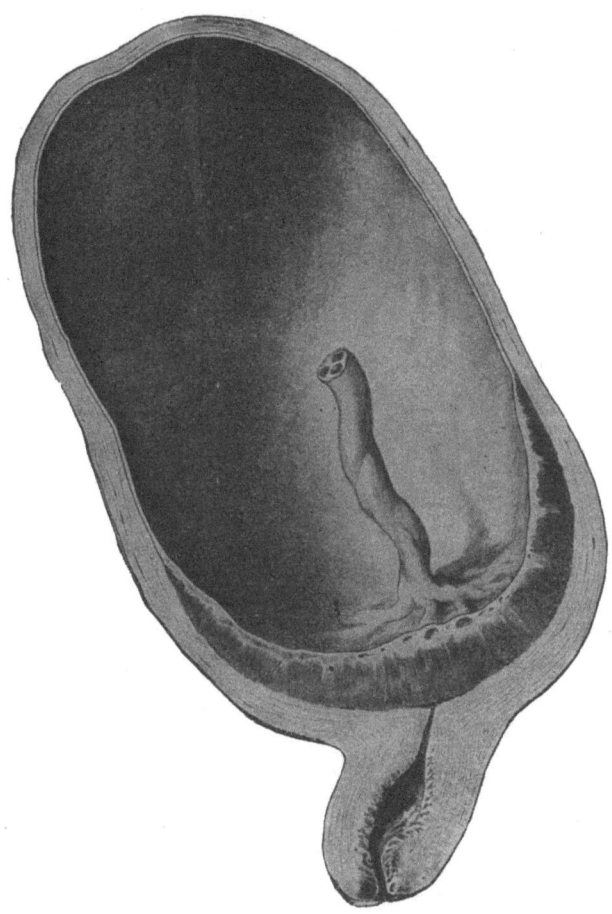

Fig. 83. Der vorliegende Mutterkuchen. Der Mutterkuchen sitzt im unteren Gebärmutterabschnitt und bedeckt völlig den inneren Muttermund. Der innere Muttermund ist geschlossen. Die Geburt hat noch nicht begonnen. Der nach oben verlaufende Nabelstrang ist durchschnitten. Man sieht auf dem Durchschnitt die drei Nabelschnurgefäße.
Nach Bumm.

die vorangehende, bis endlich die Geburt, häufig verfrüht, eintritt. So kommt die Schwangere oft im Zustande großer Blutarmut zur Geburt. Bei der Geburt aber treten die ganz starken

Blutungen auf. Mit den ersten Eröffnungswehen strömt gewöhnlich das Blut in Menge heraus. Jede Wehe reißt ein neues Stück Mutterkuchen los. Jede neue Wehe vermehrt die Blutung. So blutet es fort und fort, bis die Blase gesprungen ist, dadurch die Verschiebung zwischen Mutterkuchen und Gebärmutterwand aufhört, ein großer Kindsteil in das Becken eintritt und die blutenden Gefäße zudrückt. Der vorliegende Teil drückt dann die blutende Fläche des abgelösten Mutterkuchens fest an und das Kind kann, wenn es sich um eine Längslage handelt, geboren werden; oder aber der Mutterkuchen wird zuerst geboren (Vorfall des Mutterkuchens), und dann erst wird das Kind ausgetrieben. Indessen kann dabei der Blutverlust so groß werden, daß die Frau stirbt, ehe die Geburt vollendet ist. Liegt nur ein kleiner Abschnitt des Mutterkuchens im Muttermund, so sieht man oft, daß mit dem Blasensprunge die Blutung aufhört.

Aber auch in der Nachgeburtszeit kann es weiter bluten, da der untere Teil der Gebärmutter schlaff bleibt und die Gefäße nicht zusammengedrückt werden. Diese Blutungen in der Nachgeburtszeit sind aber deshalb so gefährlich, weil die Frau durch den vorausgegangenen Blutverlust derart geschwächt ist, daß eine erneute nicht sehr starke Blutung schon den Tod herbeiführen kann.

Hat die Frau glücklich die Geburt überstanden, so droht im Wochenbett noch die Gefahr des Wochenbettfiebers, weil die Haftstelle des Mutterkuchens leicht von Keimen erreicht werden kann. Dies kommt um so leichter vor, je weniger sorgfältig und reinlich die Hebamme die Ausstopfung der Scheide ausführte!

§ 423.

Gefahr für Kind. Das Kind ist bei vorliegendem Mutterkuchen aus folgenden Gründen sehr gefährdet:

1. Hat die Mutter viel Blut verloren, so hat sie zu wenig Sauerstoff, um diesen in genügender Menge an das Kind abgeben zu können,

2. durch die Ablösung des Mutterkuchens verliert das Kind einen Teil seiner Atmungsfläche,

3. der tiefertretende vorangehende Teil drückt auf den Mutterkuchen und verhindert dadurch die genügende Sauerstoffaufnahme. Deshalb sterben sehr viele Kinder während der Geburt an Erstickung.

§ 424.

Die Hebamme hat gesehen, daß bei vorliegendem Mutterkuchen die Mutter in hohe Gefahr kommt, sich zu verbluten. Dies bis zur Ankunft des Arztes zu verhüten, ist die Aufgabe der Hebamme.

— Gefahr f. Mutter.

§ 425.

Erkennung. Blutet eine Vielgebärende in der zweiten Hälfte der Schwangerschaft oder während der Geburt aus den Geschlechtsteilen, so ist vorliegende Nachgeburt sehr wahrscheinlich. Ist der Muttermund schon geöffnet, so kann die Hebamme eine rauhe schwammige Masse fühlen. Das ist der Mutterkuchen. Ist der Muttermund noch geschlossen, so ist die Erkennung schwierig. Indessen wird sie zuweilen durch das Scheidengewölbe eine weiche Masse fühlen, die wie ein Polster zwischen dem Finger und dem vorangehenden Teil liegt. (S. Fig. 83.)

— Erkennung der Blutung bei vorl. Mutterkuchen.

§ 426.

Behandlung. Auch wenn die Hebamme vorliegenden Mutterkuchen nur vermutet, hat sie die Frau so zu behandeln, als wenn das Vorliegen nachgewiesen wäre.

— Verhalten der Hebamme bei vorl. Mutterk.

Das erste ist, sofort den Arzt schriftlich zu benachrichtigen! Bis er kommt, darf die Hebamme die Frau in keinem Fall, auch wenn noch keine Wehen vorhanden sind, verlassen. Sie muß sich der großen Verantwortung bewußt sein, die ihr obliegt.

Die Frau wird ins Bett gebracht, wo sie in Rückenlage mit geschlossenen Schenkeln ruhig liegen soll. Sie ist leicht zu bedecken. Sie muß vor jeder Aufregung durch Gespräch oder andere Mitteilungen bewahrt bleiben. Wird die Blutung aber bedrohlich, so schreite die Hebamme unverzüglich zum Ausstopfen der Scheide.

§ 427.

Das Ausstopfen der Scheide ist bei vorliegendem Mutterkuchen mit der größten Sauberkeit auszuführen, und die Stopfmittel sind tief und in größerer Anzahl in die weite Scheide der Vielgebärenden einzuführen. Sie öffne zu diesem Zweck beide Tamponbüchsen. Die Gebärende wird auf ein Querbett gelagert. Dann werden die Schamhaare möglichst kurz abgeschnitten, die Geschlechtsteile und die Innenseite der Ober-

— Scheidentamponade.

schenkel, sowie der Schamberg energisch abgeseift und hierauf mit warmem Wasser und mit Kresolseifenlösung abgespült. Dann folgt eine Scheidenausspülung mit 1% Kresolseifenlösung. Jetzt erst, nachdem die ganze Umgebung der Scheide und die Scheide selbst gereinigt ist, soll die Tamponade mit 10—12 Jodoformwattekugeln vorgenommen werden, wie im § 95 vorgeschrieben. Dann wird die Frau ins Bett zurückgebracht, die Schenkel werden geschlossen und ihr größte Ruhe empfohlen. Hat die Hebamme gut tamponiert, so wird der Regel nach die Blutung stehen, denn das sich hinter den Tampons ansammelnde Blut gerinnt und drückt auf die abgelöste Stelle. Geschieht das, so bleiben die Tampons bis zur Ankunft des Arztes liegen, selbst wenn viele Stunden vergehen. Nach jeder Tamponade ist 2stündige Temperaturmessung erforderlich und bei Anstieg der Körperwärme eine neue dringende Meldung an den Arzt zu schicken. Ein Wechsel der Stopfmittel soll nur vorgenommen werden, wenn es stärker durchblutet, sonst nicht. Denn das Entfernen der Tampons und das Einlegen von neuen hat wieder einen unvermeidlichen Blutverlust zur Folge. Blutet es stärker durch, so kann die Hebamme zunächst einige Tampons nachschieben. Nützt dies aber nichts, so muß sie aufs neue tamponieren. Die Frau wird wieder auf das Querbett gebracht, ebenso sorgfältig gereinigt, wie geschildert. Dann werden die Tampons durch Zug an den Fäden entfernt, und sofort wird eine Scheidenausspülung mit Kresolseifenlösung gemacht. Sodann folgt die neue Tamponade wie oben.

Bei tiefem Sitz und bei unvollständig vorliegendem Mutterkuchen ist der Hebamme das Sprengen der Blase gestattet, falls eine Längslage besteht, kräftige Wehen vorhanden sind, und sie im Muttermunde die sich vordrängende Blase fühlt (s. § 387). Nicht selten steht dann die Blutung, da die Verschiebung zwischen Mutterkuchen und Gebärmutterwand aufhört, und der vorangehende Teil tiefer tritt. Findet sie nach dem Blasensprunge einen Fuß oder beide in oder über dem Muttermunde, so darf sie einen Fuß so weit herabziehen, daß er in der Schamspalte sichtbar wird. Meist steht danach die Blutung, da der Steiß auf die abgelöste Stelle drückt.

§ 428.

Ist die Hebamme nicht peinlich sauber mit der Ausstopfung bei vorliegendem Mutterkuchen, so stirbt die Frau an Kindbettfieber im Wochenbett. Die großen Mutterkuchengefäße liegen tief unten, und ansteckende Keime gelangen sehr leicht in diese Gefäße, wenn solche Keime in die Scheide eingeführt worden sind. Ausstopfen nur mit Watte ohne Jodoform ist gefährlich, weil die Wattestücke in der warmen keimhaltigen Scheide sehr rasch übelriechend werden. Schiebt die Hebamme die Tampons nicht tief und fest in das Scheidengewölbe, so blutet es hinter den Tampons in die Scheide, und es wird auch sehr bald nach außen durchbluten. Lebensgefährlich ist es für die Frau, wenn die Hebamme die Tampons nur in den Scheideneingang legt. Eine solche Tamponade nützt nichts, und manche Frau hat sich schon bei solcher Tamponade verblutet. Das Tamponieren ist für die Frau zuweilen schmerzhaft, besonders wenn die Hebamme es versäumt hat, die Schamhaare zu kürzen und nun beim Tamponieren die Schamhaare mit dem Tampon in die Scheide hineinzerrt. Eine schlechte Tamponade ist schlechter als gar keine, weil sie den Schein der Blutstillung erweckt und die Hebamme dadurch über die Gefahr hinwegtäuscht, während es in Wahrheit weiter blutet.

— Gefährdung der Frau durch Tamponade.

Die Tamponade sei also sauber und fest! Dann wird sie nützen, sonst schaden!

§ 429.

Treiben die Preßwehen die Tampons nach unten vor, so ist das ein Zeichen, daß die Geburt vor sich geht. Die Hebamme entfernt dann die Stopfmittel. Meist wird es nicht mehr bluten.

— Anzeichen bevorstehender Ausstoßung d. Kindes.

§ 430.

Blutet es noch in der Nachgeburtszeit, so wende die Hebamme die in den §§ 434—447 beschriebenen Mittel zur Stillung der Blutung schnell und sicher an.

— Blutung in der Nachgeburtszeit.

Der Mutterkuchen ist wie immer für den Arzt aufzuheben.

§ 431.

Für den gerufenen Arzt bereitet sie bei vorliegendem Mutterkuchen alles mit Sorgfalt vor. Denn der Arzt wird eilig handeln müssen. Vor allen Dingen müssen kochendes Wasser in reichlicher Menge und die Wasch- und Desinfektionsschalen bereit sein.

— Vorbereitung für Arzthilfe.

Gefährliche Blutarmut. Während die Hebamme bei der Frau verweilt, kann infolge der starken Blutung eine große und gefährliche Blutarmut bei der Gebärenden eingetreten sein. Dann muß sie die Blutarmut der Frau wie bei allen bedrohlichen Blutungen bekämpfen.

Die lebensbedrohlichen Erscheinungen der Blutarmut und ihre Behandlung.

§ 432.

Erscheinungen d. Blutarmut. Die Frau wird blaß, das Lippenrot schwindet, Hände, Füße, Nase und Wangen werden kalt. Der Puls wird schnell und klein. Ohnmachtsanwandlungen treten ein, bei einigen Frauen stellt sich Übelkeit und Erbrechen, bei anderen krampfhaftes Gähnen ein. Die Lebensgefahr ist noch größer, wenn sich hierzu Sausen oder Klingen in den Ohren, Flimmern vor den Augen oder Funkensehen gesellen, oder die Sehkraft erlischt. Das Gefühl größter Schwäche macht sich bemerkbar, der Puls ist nicht mehr zu fühlen, die Atmung wird beschwerlich, die Frau wird unruhig, wirft sich im Bett hin und her, hat großes Angstgefühl. Das Bewußtsein ist meist nur vorübergehend geschwunden. Die Atmung wird immer unregelmäßiger und oberflächlicher, bis sie endlich stillsteht. Das Herz schlägt noch etliche Sekunden weiter, dann steht auch das Herz still, und die Frau ist tot.

§ 433.

Behandlung d. Blutarmut. Treten die ersten Erscheinungen der bedrohlichen Blutarmut auf, wird die Frau blaß, kühl, und der Puls klein und schnell, so beginnt die Hebamme mit den Wiederbelebungsmitteln. Die Frau wird sehr warm zugedeckt, der Kopf wird tief gelagert und das Fußende des Bettes hochgestellt. Bessert sich der Zustand nicht, so gibt die Hebamme einen Eßlöffel Wein oder etwas warmen starken Kaffee oder Schnaps — je nachdem, was hiervon vorhanden ist. Kommt der Arzt noch nicht, so soll sie eine neue dringende Meldung zum nächsten Arzt schicken.

Oft erholt sich die Frau unter dieser Behandlung. Tritt aber eine neue Blutung ein, so wird der Verfall weiter gehen. Wenn die Hebamme sieht, daß die genannten Mittel nicht oder nur vorübergehend helfen, so soll sie jetzt in Rückenlage der Frau einen Einlauf in den Mastdarm von ½ Liter Wasser machen. Dies Wasser wird vom Mastdarm rasch aufgesogen und ersetzt wenigstens das verloren gegangene Blutwasser. Dazwischen kann sie die Gaben von Wein oder warmem Kaffee wiederholen, aber stets in einer geringen Menge, da sonst Erbrechen erfolgt. Beim Einflößen der Mittel soll der Kopf der Gebärenden nicht aufgerichtet werden. Der Arzt wird schließlich die weitere Behandlung übernehmen. Stirbt die Frau, bevor der Arzt eintrifft, so muß die Hebamme sofort Meldung an den Kreisarzt erstatten.

Die Blutungen in der Nachgeburtsperiode.

§ 434.

Blutet es nach der Geburt des Kindes nach außen, so kann die Blutung aus einem Einriß oder aus der Mutterkuchenstelle herrühren. Ist bei der Blutung die Gebärmutter hart, also gut zusammengezogen, so ist es eine Blutung aus einem Riß, ist die Gebärmutter aber weich, schlaff und groß, so ist es eine Blutung aus der Nachgeburtsstelle. Die letztere Blutung wird bei weitem am häufigsten beobachtet.

— Blutung aus einem Einriß oder der Nachgeburtsstelle.. Allgemeines.

§ 435.

Die Blutung aus der Nachgeburtsstelle entsteht infolge ungenügender Zusammenziehung der Gebärmutter, also durch Wehenschwäche. Die durch die Lösung der Nachgeburt eröffneten großen mütterlichen Gefäße werden ohne Zusammenziehung der Gebärmutter nicht zusammengedrückt. Sie bluten. Das kann geschehen, bevor die Nachgeburt geboren ist, kann sich aber auch ereignen, nachdem sie bereits ausgestoßen ist.

— Ursachen der Blutung aus der Nachgeburtsstelle.

§ 436.

Solche Wehenschwäche kommt vor, wenn schon vorher Wehenschwäche bestand, wie bei Zwillingen und sehr vielem Fruchtwasser, wenn ferner die Gebärmutter sich sehr rasch entleerte, wie bei zu starken Wehen, oder wenn die Harnblase angefüllt ist, aber auch ohne nachweisbare Ursache. Aber nicht selten liegt es daran, daß die Nachgeburtsperiode schlecht geleitet wurde. Die Hebamme hat vielleicht rohe und unzeitige Versuche gemacht, die Nachgeburt herauszudrücken, oder hat am Nabelstrang gezogen, was gänzlich unzulässig ist.

§ 437.

Blutungen aus Wehenschwäche vor Ausstoßung der Nachgeburt. Die Blutung kann sehr stark sein und in wenigen Minuten das Leben gefährden. Das Blut strömt zum größten Teil nach außen (äußere Blutung), sammelt sich aber auch in der

— Blutung vor der Nachgeburtsausstoßung.

Gebärmutterhöhle an (innere Blutung). Ein Blutklumpen oder ein Eihautfetzen verlegt den Muttermund zum Teil, und so kann sich auch in der Höhle Blut ansammeln. Zuweilen ist die Blutung nur eine innere, dann steigt der Gebärmuttergrund selbst bis an den Rippenbogen.

§ 438.

— Erkennung solcher Blutungen.

Erkennung. Es geht reichlich und in Absätzen Blut ab. Die Hebamme fühlt den Grund der Gebärmutter weit über dem Nabel stehen, die ganze Gebärmutter ist weich und läßt sich nicht gut umgrenzen. Je höher der Grund steht, um so größer ist wahrscheinlich die innere Blutung.

§ 439.

Verhalten bei solchen Blutungen.

Behandlung. Sofort wird ein Arzt benachrichtigt. Aber ohne Säumen muß die Hebamme jetzt selbst einschreiten. Ein Zaudern könnte der Frau das Leben kosten. Sie erzeugt durch Reiben des Gebärmuttergrundes eine Wehe. Kommt eine Wehe, so übt sie den Credéschen Handgriff aus, wenn auch die äußeren Zeichen der erfolgten Lösung der Nachgeburt noch nicht vorhanden sind (siehe Fig. 83 a). Meist stürzen jetzt Blutklumpen, die sich bei der inneren Blutung gebildet hatten, aus der Schamspalte heraus. Oft folgt auch sogleich die Nachgeburt. Dann wird durch weiteres sanftes Reiben für gute Zusammenziehung gesorgt. Steht jetzt die Blutung, so ist die Gefahr zunächst vorüber.

Wird die Nachgeburt durch den Druck nicht herausgetrieben, oder gelingt es der Hebamme nicht, durch Reiben eine Wehe zu erzeugen, so denkt sie an die Harnblase und entleert sie mit dem Katheter. Jetzt wiederholt sie das Reiben und den Druck. Oft wird es nunmehr von Erfolg sein. Ist die Frau bei der Ausführung des Credéschen Handgriffes unruhig, oder sträubt sie sich gegen die Ausführung, so spreche die Hebamme ihr gut zu und mache sie mit schonenden Worten auf die Wichtigkeit der Entfernung der Nachgeburt aufmerksam.

§ 440.

— Verhalten beim Mißlingen des Credéschen Handgriffes.

Gelingt es nicht, die Nachgeburt herauszudrücken, ist die Blase leer und ist die Hebamme sicher, den Handgriff ganz richtig ausgeführt zu haben, so bleibt ihr nichts anderes übrig, als die Blutung auch ohne Herausdrücken der Nachgeburt möglichst zu vermindern und den Arzt abzuwarten. Sie reibt die Gebärmutter vorsichtig weiter, verfällt die Frau, so wendet sie die Wiederbelebungsmittel an.

Außer der Wehenschwäche gibt es noch andere Ursachen für die Zurückhaltung der Nachgeburt, die zu beseitigen Aufgabe des Arztes ist. Es kann nämlich durch einen Krampf im Gebärmutterhals der Muttermund so verengt sein, daß die Nach-

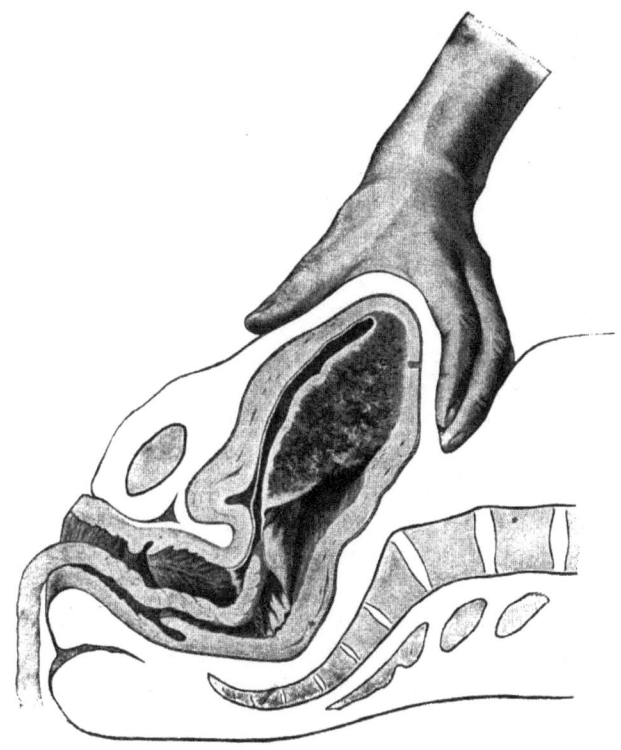

Fig. 83 a. Credéscher Handgriff.
Nach Bumm.

geburt nicht hindurchtreten kann. Ein solcher Krampf kommt fast nur vor, wenn die Nachgeburtszeit schlecht und roh geleitet worden ist, sei es durch zu starken und häufigen Druck auf die Gebärmutter, sei es durch Eingehen in die Scheide oder Zug am Nabelstrang. Eine Hebamme, welche die Nachgeburtsperiode nach den Vorschriften des Lehrbuches leitet, wird so gut wie niemals dieses sehr gefährliche Ereignis erleben.

Eine weitere Ursache für das Zurückbleiben der Nachgeburt ist die Verwachsung des Mutterkuchens mit der Wand der Gebärmutter; dies hat zur Folge, daß die Nachgeburtswehen den Mutterkuchen nicht lösen können. Das Ereignis ist außerordentlich selten. Es wird aber oft von der Hebamme fälschlich angenommen, wenn es ihr nicht gelang, die Nachgeburt zu entfernen. Die Entscheidung überlasse sie dem Arzt.

Wird nun aber trotz der angewandten Mittel die Nachgeburt nicht geboren, erreicht die Blutung eine lebensbedrohliche Höhe und ist der Arzt nicht zur Stelle, dann — aber auch nur dann — muß die Hebamme selbst die Operation der inneren Lösung der Nachgeburt vornehmen. Wenn sie wirklich einmal in diese Notlage gekommen war, muß sie gleich nach Beendigung der Geburt dem Kreisarzt eine Meldung über ihr Vorgehen erstatten.

§ 441.

— Lösung der Nachgeburt.

Die innere Lösung der Nachgeburt. Die Frau wird auf das Querbett gelagert. Die Geschlechtsteile werden mit Kresolseifenlösung abgewaschen, die Scheide wird mit derselben Lösung ausgespült. Die Hebamme hat sich auf das sorgfältigste mit Alkohol und Kresolseifenlösung zu desinfizieren. Die Desinfektion muß sich in diesem Fall über das Ellenbogengelenk bis auf den unteren Teil des Oberarmes erstrecken.

Die Hebamme faßt mit einer Hand den Nabelstrang und spannt ihn leicht an. Mit der anderen Hand geht sie am Nabelstrang entlang bis zum Mutterkuchen in die Gebärmutter empor. Findet sie den Gebärmutterhals krampfhaft verengt, so muß sie den Eingriff aufgeben. Hat die Hand aber den Mutterkuchen erreicht, so läßt die erste Hand den Nabelstrang los und legt sich auf den Leib, um der nach innen eingeführten Hand die Gebärmutter entgegenzudrücken. Nunmehr sucht die innere Hand eine Stelle auf, an der sich der Mutterkuchenrand schon von der Gebärmutterwand gelöst hat.

Hier schiebt die Hebamme die Hand dazwischen und schält mit der Kante der Hand den Mutterkuchen in flachen Zügen von der Gebärmutter ab. Dabei blutet es oft sehr stark. Die Bewegungen müssen zart und vorsichtig sein, jedes starke Drücken oder Kratzen mit den Fingerspitzen ist sehr gefährlich und zu vermeiden. Ist der Mutterkuchen gelöst, so fällt er der Hebamme in die Hand, die ihn nunmehr vorsichtig aus den Geschlechtsteilen herausführt. Jetzt reibt die Hebamme den Grund der Gebärmutter, damit er sich gut zusammenzieht. Bleibt die Zusammenziehung aus, so macht die Hebamme eine heiße Scheidenausspülung oder bindet, wenn das nicht hilft, den Leib fest ein oder legt einen Sandsack auf (s. § 443). Bei starker Blutleere, deren Erscheinungen sie aus dem § 432 kennt, gebraucht sie die dort geschilderten Wiederbelebungsmittel. Die ins Bett zurückgebrachte Frau wird warm bedeckt und der Kopf tief gelagert.

Die gelöste Nachgeburt wird, wie im § 220 gelehrt, genau geprüft, ob sie vollständig ist, oder etwa Teile fehlen. Sie wird dann aufbewahrt und dem Arzte vorgezeigt.

Nach Beendigung der Geburt, bei der die Hebamme genötigt war, die Nachgeburtslösung zu machen, erstattet sie **unverzüglich Meldung an den Kreisarzt**.

Die Operation ist schwierig und gefährlich. Sie ist gefährlich, weil die Hebamme mit der Hand in die Gebärmutter eingehen und an den großen mütterlichen Gefäßen arbeiten muß. Die Erfahrung lehrt, daß Verletzungen der Gebärmutter und namentlich Infektionen sich bei dieser Operation sehr leicht ereignen. Sie darf daher unter allen Umständen nur in den allerdringendsten Fällen von lebensbedrohlichen Blutungen, wenn unglücklicherweise der Arzt noch nicht anwesend ist, ausgeführt werden. Die Anzeichen, welche die Lebensgefahr ankündigen, hat die Hebamme in § 432 kennen gelernt. Sie ist aber auch eine seltene Operation. Weiß die Hebamme die Nachgeburtszeit gut zu leiten, versteht sie geschickt den äußeren Handgriff zur Entfernung der Nachgeburt auszuüben, wobei sie stets auf die Entleerung der Harnblase zu achten hat, **benachrichtigt sie stets rechtzeitig den Arzt**, so wird sie nicht so leicht in die Lage kommen, diese gefährliche Operation ausüben zu müssen.

§ 442.

Blutungen aus Wehenschwäche nach Ausscheidung der Nachgeburt. Ist die Nachgeburt geboren, und blutet es dennoch weiter, oder beginnt die Blutung erst nach der Ausstoßung der Nachgeburt, so ist der Arzt ebenso nötig, wie vorher. Auch diese Blutung kann sehr stark sein. Wiederum ist die Gebär-

— Blutung nach Ausstoßung der Nachgeburt.

mutter groß, weich und schlaff. Die Hebamme sorge sofort für gute Zusammenziehungen der Gebärmutter.

§ 443.

— Verhalten bei solcher Blutung.

Behandlung. Zunächst sucht die Hebamme den Grund der Gebärmutter auf. Er steht am Nabel oder noch höher. Sie reibt ihn vorsichtig, und sobald sie eine Erhärtung bemerkt, drückt sie die Gebärmutter, wie bei dem Credéschen Handgriff, ziemlich kräftig aus. Dann werden die Blutmassen herausstürzen, die sich in der Höhle angesammelt hatten. Jetzt reibt sie weiter und regt die entleerte Gebärmutter dadurch zur dauernden Zusammenziehung an. Sie muß wissen, daß nur die entleerte Gebärmutter sich dauernd zusammenziehen kann. Steigt die Gebärmutter wieder in die Höhe, so ist das ein Zeichen, daß sich wieder Blut angesammelt hat, und sie drückt aufs neue die Gebärmutter aus, indem sie in gleicher Weise verfährt, wie oben geschildert. Bleibt die Gebärmutter aber doch schlaff, oder kehrt die Erschlaffung nach kurzer Zeit wieder, so macht die Hebamme eine heiße Scheidenausspülung. Diese ist jetzt meist sehr wirksam. Die Gebärmutter wird hart, und die Blutung steht. Hierauf bindet die Hebamme den Leib der Gebärenden fest ein. Mehrere Handtücher werden zusammengerollt auf den Bauch und hinter den Gebärmuttergrund gelegt. Zwei Handtücher, die man zusammengeknotet oder genäht hat, werden fest um den Leib geschlungen und auf diese Weise der Grund der Gebärmutter dauernd zusammen und gegen die Schoßfuge gedrückt. Hat die Hebamme reinen Sand zur Verfügung, so fülle sie mit etwa 8—10 Pfund eine Windel oder ein kleines Bettuch, nachdem sie den Sand mit kaltem Wasser durchgeknetet hat, binde die Enden der Windel zusammen und lege diesen Sandsack auf den Unterleib der Frau. Er bleibt 24 Stunden liegen. Diesen Sandsack oder das Einbinden des Leibes soll die Hebamme auch anwenden, falls die beschriebenen Mittel, das Reiben und die heiße Ausspülung, versagen sollten.

§ 444.

Diese Maßnahmen stehen der Hebamme bei Nachgeburtsblutungen aus Wehenschwäche zur Verfügung. Auch hierbei sind, wenn Gefahr droht, die geschilderten Wiederbelebungsmittel anzuwenden.

Ein ganz falsches Verfahren wäre es, wenn die Hebamme bei Blutungen wegen Wehenschwäche in der Nachgeburtszeit die Scheide ausstopfen wollte. Dann würde das Blut sich in die schlaffe Gebärmutter ergießen, und die äußere Blutung wäre in die viel gefährlichere innere verwandelt.

Alle Nachgeburtsblutungen haben eine große Neigung, in den ersten Stunden nach der Geburt wiederzukehren. Die Hebamme muß daher nach völliger Stillung der Blutung **noch volle drei Stunden bei der Frau verweilen** und sich von Zeit zu Zeit von der festen Zusammenziehung der Gebärmutter überzeugen.

— Verhalten nach Blutstillung.

§ 445.

Für den Arzt sind wieder vorzubereiten: Querbett, Wasch- und Desinfektionsschalen, sowie vor allen Dingen reichliche Mengen kochenden Wassers.

— Vorbereitungen für den Arzt.

§ 446.

Die Hebamme merke sich aber noch einmal: Eine Blutung aus schlaffer Gebärmutter kann nur stehen, wenn die Gebärmutter leer ist. Blutet es vor der Geburt des Mutterkuchens, so wird zunächst dieser durch Druck entfernt, blutet es nach seiner Entfernung, so wird die Gebärmutter durch Druck von Blut entleert und erst dann zur festen Zusammenziehung angeregt. Mißglücken die Versuche, so wird der eintreffende Arzt das weitere veranlassen. Ferner merke sich die Hebamme, daß Blutungen in der Nachgeburtszeit, die bei einer Entbindung auftraten, sich häufig bei späteren Geburten wiederholen. Erfährt sie daher von der Gebärenden oder weiß sie aus eigener Erfahrung, daß dieselbe bei einer früheren Geburt eine Blutung in der Nachgeburtszeit durchgemacht hat, so warte sie nicht erst ab, bis eine solche wieder auftritt, sondern benachrichtige so rechtzeitig einen Arzt, daß dieser schon bei der Geburt des Kindes zugegen ist.

§ 447.

Blutet es in der Nachgeburtsperiode aus einem Riß, so wird die Gebärmutter hart sein. Die Rißblutung ist meist sehr stark und erfolgt unmittelbar nach dem Austritt des Kindes, sodaß dessen zuletzt geborener Teil häufig schon mit Blut bedeckt ist. Solche blutenden Risse sitzen am Hals der Gebärmutter, in

— Blutung aus einem Riß.

der Scheide, in der Gegend des Kitzlers, oder es ist ein Blutader=
knoten geplatzt.

Die Hebamme lege die Frau sofort auf ein Querbett und be=
sichtige die äußeren Geschlechtsteile. Rinnt das Blut ununter=
brochen hervor, so sind Blutadern, spritzt das Blut im Strahl stoß=
weise, so ist eine Schlagader angerissen. Sie nimmt einen in
Kresolseifenlösung getauchten Wattebausch in die Hand und tupft
damit die äußeren Geschlechtsteile ab. Entdeckt sie jetzt einen Riß
in der Gegend des Kitzlers oder einen geplatzten Blutaderknoten,
so nimmt sie einen Jodoformwattetampon und drückt ihn gegen
die blutende Stelle, bis der herbeigerufene Arzt kommt.

Kommt die Rißblutung aber aus dem Gebärmutterhals oder
aus der Scheide, so ist die Sache weit gefährlicher. Die Hebamme
schickt eine dringende Meldung an den Arzt, bis zu dessen
Eintreffen sorgt sie durch die auf den Gebärmuttergrund gelegte
Hand dafür, daß die Gebärmutter hart bleibt. Ist der Mutter=
kuchen noch nicht geboren, so wendet sie den äußeren Handgriff
an, denn nach der Ausstoßung der Nachgeburt pflegt die Blutung
geringer zu werden. Die leere Gebärmutter drückt sie mit der
auf den Gebärmuttergrund gelegten Hand kräftig nach unten.

Die Umstülpung der Gebärmutter.

§ 448.

Ein seltenes, aber sehr gefährliches Ereignis ist die Um=
stülpung der Gebärmutter, die meist von heftigen Blu=
tungen begleitet ist. Die Umstülpung erfolgt in der Nachgeburts=
zeit vor oder nach der Geburt des Mutterkuchens. Die Gebär=
mutter ist ganz schlaff, der Grund senkt sich in die Höhle, und
erscheint im Muttermund. (Einstülpung.) Oder der Grund senkt
sich durch den Muttermund in die Scheide, selbst bis vor die Scham=
spalte, so daß die ganze Gebärmutter umgestülpt außen liegt.
(Umstülpung.) Dann sieht man eine rötliche, stark blutende,
kugelige Geschwulst vor der Schamspalte, an der die Nachgeburt
noch haften kann, während die den Leib betastende Hand keine
Gebärmutter in der Leibeshöhle findet.

Die Ursachen sind oft Ungeschick, wie ein falscher und zu kräftiger
Druck bei schlaffer Gebärmutter, oder unerlaubte Griffe, wie Zug
an der Nabelschnur. Aber auch ohne solche fehlerhafte Maß=
nahmen kann sich die Umstülpung ereignen, wie z. B. bei einer
Sturzgeburt.

Die Frau blutet stark und verfällt sehr rasch.

Sofort wird der Arzt gerufen. Bis zu seiner Ankunft wird die Gebärende mit dem Gesäß hochgelagert, alles Pressen verboten und die Geschwulst mit einem in kalte Kresolseifenlösung getauchten Wattebausch bedeckt. Blutet es stärker, so übt die Hebamme mit dem Wattebausch einen Druck gegen die vorgefallene Geschwulst aus.

Die Blutgeschwulst.

§ 449.

In seltenen Fällen kann bei der Geburt unter der unversehrten Haut ein Gefäß an den Geschlechtsteilen, besonders an der Scheide platzen. Es bildet sich eine Blutgeschwulst. Meist füllt sich zuerst eine große Schamlippe mit Blut und schwillt bläulich an. Dann kann die Geschwulst auch entlang der Scheidenwand nach oben steigen.

Die Hebamme schickt zum Arzt. Sie sucht die Geschwulst vor Druck zu schützen und legt einen Wattebausch auf sie.

Die allgemeinen Krämpfe der Schwangeren, Gebärenden und Wöchnerinnen (Eklampsie).

§ 450.

Eklampsie. Allgemeines.

Diese Krankheit ist eine der gefährlichsten, die Schwangere und Gebärende befallen können. Viele Mütter gehen an ihr während der Geburt oder im Wochenbett zugrunde, zahlreiche Kinder sind dem Tode verfallen.

Die allgemeinen Krämpfe treten nur in der Schwangerschaft, während der Geburt und im Wochenbett auf, sonst kommen sie nicht vor. Sie treten in Anfällen auf, bei denen das Bewußtsein schwindet. Sie ähneln den Anfällen der Fallsucht (Epilepsie), sind aber doch ganz anderer Natur.

Frauen, die an solchen Krämpfen erkranken, haben zuweilen in der Schwangerschaft an wässerigen Anschwellungen gelitten, auch bei mehrfachen Früchten scheinen sie öfter vorzukommen. Meist aber bricht die Krankheit ganz plötzlich aus, ohne daß man sie voraus ahnen konnte. Erstgebärende werden etwas häufiger befallen als Mehrgebärende. Die Krankheit tritt am häufigsten während der Geburt, seltener in der zweiten Hälfte der Schwangerschaft, noch seltener in den ersten Tagen des Wochenbettes auf. In der Schwangerschaft führt sie in der Regel zur Geburt. Nach Vollendung der Geburt hört die Krankheit meist auf.

§ 451.

Eklampsieanfall. Verlauf. Dem Anfall gehen nicht selten einige Vorboten voraus: Kopfschmerz, Sehstörungen, Übelkeit, Erbrechen, Zunahme von wässerigen Anschwellungen. Dann bricht der Anfall plötzlich aus. Der Blick wird starr, Zuckungen beginnen im Gesicht, dann an Armen und Beinen und an der Muskulatur des Rumpfes, so daß der Körper in gewaltigen Stößen hin- und hergeworfen wird. Das Gesicht wird blau. Die Atmung stockt. Schaum tritt vor den Mund, dem oft Blut aus verletzten Stellen der Zunge beigemengt ist. Dann werden allmählich die Zuckungen schwächer, die Atmung, die auf der Höhe des Anfalles ganz aufhörte, kehrt wieder, die Muskeln erschlaffen, und die Kranke liegt mit schnarchender und rasselnder Atmung bewußtlos da. Das Bewußtsein und jede Empfindung hören während des Anfalles völlig auf. Ist der erste Anfall vorüber, so kehrt bisweilen das Bewußtsein langsam zurück. Die Kranke weiß aber nicht, was mit ihr geschehen ist. Meist folgen neue Anfälle, dann kehrt das Bewußtsein auch in den Pausen zwischen den Anfällen nicht mehr wieder. Der Anfall dauert ½ bis 1 Minute. Die Zahl der Anfälle kann 20 bis 60 betragen. Je häufiger die Anfälle kommen, um so größer ist die Lebensgefahr. Der Puls ist meist langsam und hart, wird er schnell und klein, so sinkt die Hoffnung auf Lebenserhaltung. Der Harn ist sehr spärlich und von dunkler Farbe. Er enthält große Mengen Eiweiß, kocht man ihn, so gerinnt er vollständig.

§ 452.

Geburtsverlauf bei Eklampsie. Die Geburt verläuft wie sonst, oft sind die Wehen recht kräftig. Durch Auflegen der Hand müssen sie geprüft werden, da die Schmerzempfindung fehlt. Viele Kinder sterben wegen der verringerten Sauerstoffzufuhr an Erstickung während der Geburt ab. Je mehr Anfälle, um so rascher erfolgt ihr Tod. Die Frau kann während der Geburt an Herz- oder Atmungslähmung oder durch eine Blutung in das Gehirn sterben, häufiger geht sie nach der Entbindung, z. B. an einer Lungenentzündung, zugrunde. Hören die Anfälle nach der Entbindung auf, so besteht Hoffnung auf völlige Genesung, gehen sie weiter, so sind die Aussichten schlecht. Beginnen die Anfälle erst in der Nachgeburtsperiode oder im Wochenbett, so ist der Verlauf bisweilen ein leichterer.

Kommt die Frau mit dem Leben davon, so kann sie Läh= — **Folgen für die Frau.**
mungen, Sprachstörungen und Geistesstörungen davontragen.
Besonders auffällig ist, daß vielen Frauen auch die Erinnerung
an die Ereignisse vor Ausbruch der Eklampsie schwindet. Viele
genesen aber völlig.

§ 453.

Der Anfall ist nicht zu verkennen. Fallsuchtsanfälle treten — **Er= kennung der Ek= lampsie.**
sehr selten während der Geburt auf. Die Hebamme wird dann auf
Befragen von den Angehörigen hören, daß die Frau auch sonst an
solchen Anfällen gelitten hat. Andere Krämpfe, wie die hysterischen,
sind während der Geburt äußerst selten. Bei ihnen schwindet das
Bewußtsein nicht ganz, es tritt kein blutiger Schaum vor den
Mund, das Bewußtsein kehrt bald wieder.

§ 454.

Eiligst wird eine schriftliche Meldung zum Arzt ge= — **Ver= fahren bei Eklampsie. Arzt.**
schickt! Aufgabe der Hebamme ist es, die Frau zu beschützen,
damit sie bei den Anfällen keinen Schaden erleidet. Sie packe
Bettstücke um sie herum, damit sie sich nicht an den Holz= oder Eisen=
teilen des Bettes oder an der Wand verletzt, sie passe auf, daß die
Kranke bei dem Anfall nicht aus dem Bett fällt. Namentlich ist
dafür zu sorgen, daß die Zunge nicht beschädigt wird. Die Hebamme
nimmt einen Holzlöffel, umwickelt den Stiel mit einem Tuch und
schiebt ihn bei Beginn jedes Anfalls vorsichtig zwischen die Zähne
der Kranken. Auf den Kopf soll sie kalte Umschläge machen, aber
der Gebärenden kein Getränk geben, da dies bei der halb oder
ganz bewußtlosen Kranken in die Luftröhre gelangen und zu
Lungenentzündungen Anlaß geben könnte.

Die Geburt wird behandelt wie sonst.

Für den Arzt muß der Harn aufgehoben werden. Die Zahl
und die Zeit der Anfälle werden schriftlich vermerkt, ebenso die
Temperatur der Gebärenden. Querbett, kochendes Wasser, Des=
infektionsschalen werden vorbereitet.

Der Tod der Mutter während der Geburt.

§ 455.

Sollte eine Gebärende oder soeben Entbundene sterben, — **Tod der Mutter bei Ge= burt. All= gemeines.**
so muß die Hebamme den Tod sogleich dem Kreisarzt an=
zeigen.

Der Tod während der Geburt kann an Verblutung, bei Zerreißung der Gebärmutter, bei Eklampsie, bei schweren Herz- und Lungenkrankheiten und bei schwerer Blutvergiftung erfolgen. Die Krankheiten sind in den voran gehenden Kapiteln besprochen.

§ 456.

— Tod durch Eindringen von Luft in Blutgefäße.

Der Tod kann aber auch dadurch eintreten, daß Luft in mütterliche Gefäße an der Haftstelle des Mutterkuchens eindringt. Dies kann z. B. geschehen, wenn die Hebamme in vorschriftswidriger Weise Scheidenausspülungen macht, namentlich wenn sie nicht dafür sorgt, daß die Luft vorher aus dem Scheidenrohr und aus dem Schlauch ausgetrieben wird, wenn sie also das Rohr nicht „laufend" einführt. Dann wird die Luft mit ziemlicher Gewalt in die Scheide getrieben und kann in die Gebärmutter und in die offenen Gefäße gelangen. Auch bei sehr raschem Lagewechsel der Frau in der Nachgeburtsperiode, namentlich bei vorliegendem Mutterkuchen, kann Luft in die Gebärmutter eintreten.

Die Luft, die in die Blutadern gelangte, wird nach dem Herzen weiter getrieben und führt zu plötzlichem Herzstillstand. Unter ungeheurer Atemnot erfolgt der Tod der Frau. Die Hebamme beachte, wie wichtig es ist, alle Spülungen vorschriftsmäßig zu machen. Bei Umlagerungen der Frau verfahre sie stets vorsichtig und ruhig. Ein rasches Herumwerfen der Frau aus der einen Lage in die andere oder schnelles Aufrichten und Aufsetzen sind gefährlich.

Der Tod des Kindes während der Geburt und der Scheintod des Neugeborenen.

§ 457.

Das Leben des Kindes in der Gebärmutter wird durch die Sauerstoffaufnahme aus dem mütterlichen Blut in das kindliche unterhalten. Diese Aufnahme ist nur möglich, wenn der Blutumlauf in der Nabelschnur und in dem Mutterkuchen ungestört ist.

Kann der Sauerstoff nicht zum Kinde gelangen, so stirbt das Kind an Erstickung. Das kann geschehen bei vorzeitiger Ablösung des regelrecht oder tiefsitzenden Mutterkuchens, bei Druck auf die Nabelschnur, so daß das Blut durch die Nabelschnurgefäße nicht mehr zum Kinde strömen kann. Oder es gelangt zu wenig Sauerstoff zum Kinde wie bei langer Dauer der Austreibungszeit infolge der dauernden Verkleinerung der Haftstelle des Mutterkuchens, besonders wenn nach dem Blasensprung wenig Fruchtwasser in der Gebärmutter zurückgeblieben ist. Endlich kann das Kind ersticken, wenn die Mutter selbst zu wenig Sauerstoff aufnehmen kann, wie bei Herz- und Lungenkrankheiten, bei Verblutung, bei bevorstehendem oder bereits eingetretenem Tode der Mutter. Alle diese Ursachen, die zur Erstickung des Kindes im Mutterleibe führen, hat die Hebamme in den verschiedensten Kapiteln dieses Buches schon näher kennen gelernt.

Andere Todesursachen des Kindes als die Erstickung sind selten. Tödliche Verletzungen des kindlichen Kopfes können sich bei engem Becken und kräftigen Wehen ereignen. Das Kind kann sich verbluten, wenn die Nabelschnurgefäße bei der häutigen Einpflanzung der Nabelschnur beim Blasensprung anreißen.

§ 458.

Solange die Frucht lebt und gesund ist, hört man die Herztöne während der Wehenpause in einer Häufigkeit von ungefähr 140 in der Minute. Leidet das Kind an Sauerstoffmangel, so wird der Herzschlag langsam, bleibt auch in der Wehenpause langsamer; auch geht meist Kindspech ab. Zuweilen geht der Verlangsamung eine starke Beschleunigung der Herztöne voraus, auch können sie bei der Verlangsamung unregelmäßig werden. In dieser Erstickungsnot macht das Kind in der Gebärmutter Atembewegungen, die natürlich nutzlos sind, da es in der Gebärmutter keine Luft, also auch keinen Sauerstoff erhält. Bei diesen, wie man sagt, „vorzeitigen" Atembewegungen atmet es anstatt Luft nur Schleim oder Fruchtwasser, oder auch Kindspech ein, was sich gerade vor Mund und Nasenöffnungen befand.

— Sauerstoffmangel b. Kindes. Erstickungsgefahr.

Erfolgt nun in diesem Zustande keine Hilfe, so wird das Kind sterben. Die Herztöne sind nicht mehr zu hören. Es entsteht keine Kopfgeschwulst, oder wenn eine solche ausgebildet war, so wird sie einige Zeit nach dem Tode weich und matsch, und die Kopfknochen werden in ihren Verbindungen gelockert.

Droht dem Kinde Gefahr, so ist ein Arzt zu erbitten; glaubt die Hebamme, daß das Kind schon abgestorben ist, so schicke sie auch in diesem Falle zum Arzt. Das tote Kind kann faulen, was ein übelriechender Ausfluß anzeigt, wodurch eine große Gefahr für die Gebärende entsteht. Ist das totgeborene Kind schon in Fäulnis übergegangen, so geht die Haut in Lappen ab, es sieht mißfarben aus und verbreitet einen üblen Geruch.

Wird das Kind, wenn die Herztöne schon verlangsamt waren, sein Leben also in Gefahr schwebt, geboren oder künstlich herausbefördert, so kommt es scheintot, d. h. „in der Erstickung begriffen" zur Welt.

§ 459.

— Scheintod des Kindes.

Wir nennen ein neugeborenes Kind scheintot, wenn es keine Bewegungen zeigt, die Atmung ganz fehlt oder nur unvollkommen vorhanden ist, das Herz aber noch schlägt. Diese Kinder sterben fast alle bald nach der Geburt, weil sie wegen fehlender oder mangelhafter Atmung keinen Sauerstoff aufnehmen können. Eine zweckmäßige Behandlung, die wir die Wiederbelebung des scheintoten Kindes nennen, kann die meisten scheintoten Kinder vom Tode retten.

§ 460.

— Arten des Scheintodes.

Man unterscheidet einen blauroten, leichteren, und einen bleichen, schwereren Grad des Scheintodes. In dem leichteren Grad sehen die Kinder blaurot aus, da ihr Blut mit Kohlensäure überladen ist, sie machen keine Bewegungen, aber die Glieder haben noch Festigkeit. Der Nabelschnurpuls ist gut fühlbar und langsam, auf Klopfen oder Reiben macht das Kind Atembewegungen.

Beim bleichen Scheintod sehen die Kinder leichenblaß aus, denn das gesamte Körperblut befindet sich in den inneren Organen, die Glieder sind schlaff, sie und der Unterkiefer hängen wie bei einer Leiche herab, die Nabelschnur ist pulslos. Schläge, Reiben oder andere Hautreize erzeugen keine Atembewegungen. Die Kinder scheinen in der Tat tot, nur der Herzschlag verrät noch ihr schwaches Leben. Sie sind ohne Hilfe stets verloren.

§ 461.

— Pflicht z. Wiederbelebung d. Kindes.

Jedes Kind, das nicht vollkommen lebensfrisch geboren wird, ist von der Hebamme wiederzubeleben, bis es alle Zeichen der Lebensfrische darbietet. Ist ein Arzt schnell zu erreichen, so schicke sie sofort nach ihm.

§ 462.

— Behandlung des Scheintodes.

Bei der Behandlung des Scheintodes ist zunächst der Schleim aus dem Munde auszuwischen. Hierauf hält man das Kind etwa ½ Minute lang an den Beinen über dem Lager mit dem Kopf nach unten, schlägt mit der Hand wiederholt leicht gegen den Brustkorb, wodurch etwa in der Luftröhre befindlicher Schleim in den Mund läuft und von dort durch erneutes Auswischen entfernt werden kann.

Ist es der leichte blaurote Scheintod, so wird das Kind durch Hautreize zum Atmen gebracht. Es erhält einige Schläge auf die Hinterbacken, wird sofort abgenabelt, dann auf den zur Wiederbelebung vorbereiteten Platz gelegt und mit Windeln am Rücken stark gerieben. Dann wird es in das warme Bad gebracht und, wenn noch kein

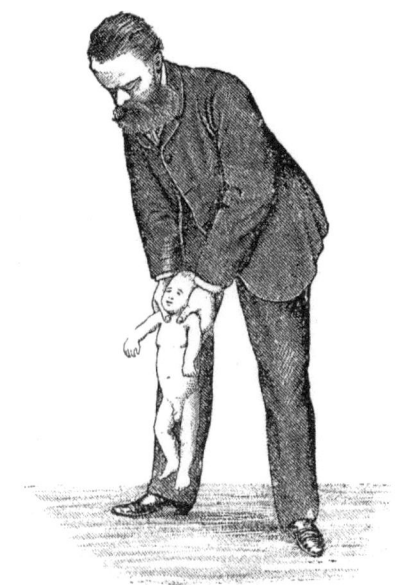

Fig. 84. Schultzesche Schwingungen. Fassen des Kindes.
Nach B. S. Schultze.

lautes Geschrei ertönt, bis an den Hals in einen Eimer mit kühlem Wasser getaucht, worauf es sofort wieder in das warme Bad gebracht wird. Darauf wird es auf eine trockene Windel gelegt, wieder gerieben, und so wird fortgefahren, bis es völlig lebensfrisch ist.

Das Eintauchen des Kindes in kaltes Wasser ist ein sehr wirksamer Reiz. Oft fängt das Kind sogleich kräftig an zu schreien, zieht die Beine an und schlägt die Augen auf. Gelingt die Wiederbelebung auf diese Weise nicht, so muß die Hebamme wie beim bleichen Scheintod verfahren. Stets ist das Kind von Zeit zu Zeit wieder in das warme Bad zu bringen, da scheintote Kinder sehr rasch erkalten.

Liegt der bleiche Scheintod vor, dann hat das Schlagen und Reiben des Kindes keinen Zweck, es atmet doch nicht. Vielmehr muß man ihm künstlich Luft in die Lungen bringen. Man nennt dies die künstliche Atmung. Wir wenden zu diesem Zweck die Schultzeschen Schwingungen an.

Ohne Zeitverlust wird das blasse, schlaffe Kind abgenabelt, wieder an den Beinen hochgehalten, auf die Brust geklopft, der im Mund befindliche Schleim ausgewischt und sofort mit den Schultzeschen Schwingungen begonnen.

Schultzesche Schwingungen.

Die Schultzeschen Schwingungen. Die Hebamme faßt das Kind bei den Schultern, indem sie die Zeigefinger vom Rücken her in die Achselhöhlen schiebt. Die Daumen kommen vorn an die Brust, die übrigen Finger auf den Rücken, der Kopf findet seine Stütze zwischen den Handflächen der Hebamme. Da das neugeborene Kind sehr schlüpfrig ist, faßt man es mit einer sauberen Windel an (diese ist auf der Abbildung fortgelassen, um die Handhaltung besser zeigen zu können) (f. Fig. 84). So gefaßt, hält die Hebamme das Kind nach abwärts, indem sie sich etwas vornüberneigt. In dieser Stellung wird nun das Kind nach vorwärts und aufwärts geschwungen, so daß der Unterkörper auf den Oberkörper des Kindes sinkt (f. Fig. 85). Dies ist eine künstliche Ausatmung. Der Unterkörper drückt auf die Brust, und das Zwerchfell steigt nach oben. Hierdurch werden die durch die vorzeitige Atmung in die Luftwege eingesogenen Massen, Schleim und Fruchtwasser nach außen befördert.

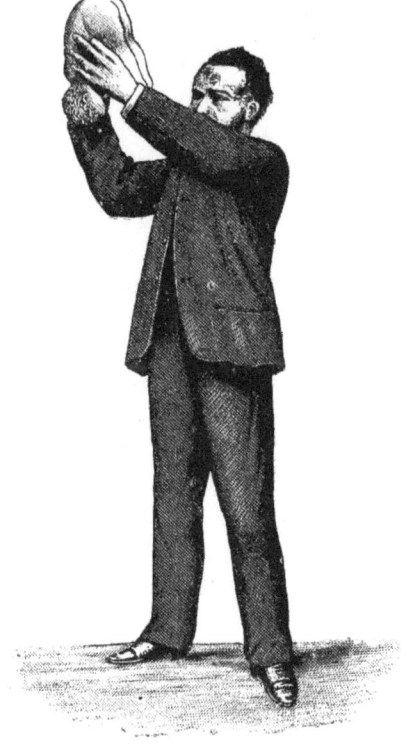

Fig. 85. Schultzesche Schwingungen. Aufwärtsschwingen des Kindes. Nach B. S. Schultze.

Sofort wird nun das Kind nach abwärts geschwungen, so daß es in die erste Stellung zurückkehrt (s. Fig. 86). Dies ist die Einatmung. Die Brust wird frei, das Zwerchfell tritt nach unten, und durch das Hängen des Kindes auf den Zeigefingern der Hebamme werden Rippen und Brustbein gehoben. Beim Schwingen muß die Luft mit hörbarem Geräusch ein- und ausströmen, wenn ein Erfolg eintreten soll.

Dann wird wieder aufwärts und abwärts geschwungen. Nach drei- bis viermaligem Schwingen bringt man das Kind in das warme Bad. Oft bemerkt man jetzt schon leichte Atembewegungen in der Gegend der Magengrube. Ist das nicht der Fall, so wird weiter geschwungen. Sind aber Atembewegungen bemerkbar, so ist das Kind aus dem zweiten in den ersten leichteren Grad des Scheintodes übergeführt. Nun werden die Hautreize angewandt, bis das Kind völlig lebensfrisch ist.

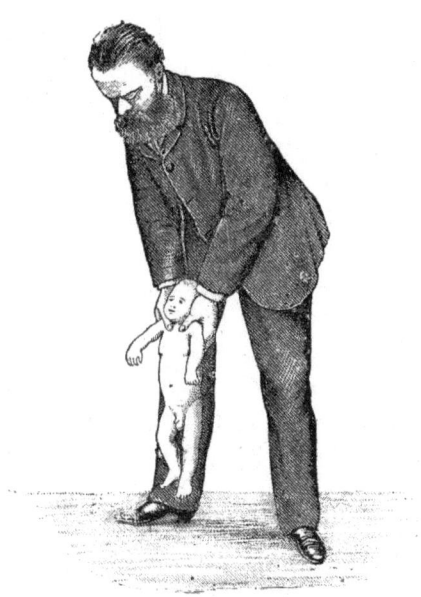

Fig. 86. Schultzesche Schwingungen. Abwärtsschwingen des Kindes.
Nach B. S. Schultze.

Bei den Schwingungen beachte die Hebamme, daß das Kind auch wirklich in der Achselhöhle hängt und fest gefaßt ist, damit es den Händen nicht entgleitet. In keinem Fall darf der Daumen einen Druck auf die Brust ausüben, da sie sich sonst beim Abwärtsschwingen nicht ausdehnen könnte. Beim Aufwärtsschwingen soll der Unterkörper langsam auf den Oberkörper fallen. Das Abwärtsschwingen muß mit einem kräftigen Schwunge geschehen.

Bei den scheintoten Kindern sind die Schultzeschen Schwingungen zuweilen die einzige Methode, durch die eine Wiederbelebung noch möglich ist. Man halte sich aber stets vor Augen, daß sie ein recht eingreifendes Verfahren darstellen, das — besonders in der Hand des Ungeübten — dem Kinde auch großen Schaden (äußere und innere Verletzungen) zufügen kann und daher als letzte Zuflucht erst dann benutzt werden sollte, wenn alle milderen Anregungsmittel versagt haben. Zur Wiederbelebung frühgeborener Kinder sind die Schultzeschen Schwingungen keinesfalls geeignet (vgl. hierüber § 505a).

§ 463.

— Weitere Versuche zur Wiederbelebung.

Glückt die Wiederbelebung nicht, so bleiben die Atembewegungen aus, der Herzschlag wird immer schwächer und erlischt schließlich ganz. Die Hebamme darf aber ihre Bemühungen nicht eher einstellen, als bis das Kind wirklich tot ist, d. h. Herzschlag nicht mehr wahrnehmbar ist. Glückt die Wiederbelebung, so treten Atembewegungen ein, bis endlich das Kind in ein lautes Geschrei ausbricht.

Es kommt leider vor, daß die Hebamme die Wiederbelebung zu früh einstellt, da sie glaubt, das Kind sei genügend zu sich gekommen. Solche Kinder fallen in den Scheintod zurück und sterben. Die Hebamme darf die Wiederbelebung nicht eher aufgeben, bis das Kind einen völlig lebensfrischen Eindruck macht: es schreit längere Zeit mit lauter Stimme, bewegt die Glieder lebhaft, schlägt die Augen auf. Brust und Rücken färben sich rosenrot. Oft geschieht es, daß das Kind nach dem Reiben oder Schlagen laut schreit, dann aber wieder still wird oder nur leise wimmert. Es wäre ein großer Fehler, jetzt mit der Belebung aufzuhören, sondern das Kind soll längere Zeit auch ohne Hautreize schreien.

Bei diesem Schreien entleert das Kind Schleim aus dem Mund und den Nasenöffnungen, den die Hebamme sorgfältig wegzuwischen hat.

Das wiederbelebte Kind ist noch längere Zeit zu beobachten, es wird warm gebettet und von Zeit zu Zeit wieder zum Schreien angeregt. Wird es wieder blau und schlafsüchtig, so beginnt man aufs neue mit der Wiederbelebung.

§ 464.

— Dauer solcher Versuche.

Die Wiederbelebung tief scheintoter Kinder dauert oft recht lange, eine, ja zwei Stunden. Mag der Erfolg noch so lange auf sich warten lassen, die Hebamme fahre unermüdlich mit Wiederbelebungsversuchen fort. Sie wird durch ihre Mühe und Sorgfalt viele Kinder retten, und sie würde fahrlässig handeln, wenn sie das Kind zu früh beiseite legte.

§ 465.

Daß dem Kinde Gefahr droht, wird die Hebamme bei sorgfältiger Beobachtung der Geburt meist schon erkannt haben, sie weiß auch, daß bei manchen Lagen, wie bei Beckenendlagen, die Kinder sehr häufig scheintot geboren werden. In allen diesen Fällen hat sie die Vorbereitung zur Wiederbelebung schon vor der Geburt zu treffen. Aber es wird zuweilen auch ganz überraschend ein Kind scheintot geboren. Schnell, aber mit Überlegung treffe sie dann alle Maßnahmen. *Rechtzeitige Vorbereitungen f. Wiederbelebung.*

§ 466.

Niemals darf aber die Hebamme bei der Wiederbelebung des Kindes die Wöchnerin völlig aus dem Auge lassen, damit sie nicht von einer größeren Blutung überrascht wird. *Ständige Beobachtung der Wöchnerin.*

Siebenter Teil.

Abweichungen von dem regelmäßigen Verlauf des Wochenbettes.

Einleitung.

§ 467.

Störungen des Wochenbettes. Allgemeines. Die wichtigste und gefährlichste Regelwidrigkeit des Wochenbettes sind die Wundkrankheiten der Geschlechtsorgane. Wie wiederholt auseinandergesetzt wurde, ist jede Entbundene infolge der Geburt eine Verwundete und kann als solche an Wundentzündung erkranken. Diese Wundkrankheiten entstehen immer durch Eindringen von Eiterspaltpilzen in die bei der Geburt entstandenen Wunden, und dies geschieht besonders leicht bei der inneren Untersuchung der Gebärenden. Jedenfalls entstehen die meisten Wundkrankheiten schon während der Geburt, machen sich aber erst im Wochenbett bemerkbar. Ihre erste Erscheinung ist Fieber!

Eine weitere Regelwidrigkeit ist die gestörte Rückbildung der Geschlechtsorgane, deren Ursache meist in schlechter Abwartung eines Wochenbettes zu suchen ist. An diese Störung schließen sich Erkrankungen der Umgebung der Gebärmutter.

Eine dritte Regelwidrigkeit des Wochenbetts besteht in Störungen des Säugegeschäfts und Erkrankungen der Brüste. Endlich sind zufällige Erkrankungen zu erwähnen, die im Wochenbett auftreten können und den regelmäßigen Verlauf stören.

Die Wundkrankheiten des Wochenbettes. Kindbettfieber.

§ 468.

— **Wundkrankheiten im Wochenbett. Allgemeines.**

Fast jedes Fieber im Wochenbett ist ein Wundfieber, d. h. es entsteht fast immer durch eine Infektion der Geburtswunden. Diese wichtige Kenntnis besteht noch nicht lange. Erst in der zweiten Hälfte des vorigen Jahrhunderts wurde diese segensreiche Entdeckung durch einen Wiener Arzt, Semmelweis, gemacht. Durch sie haben wir gelernt, daß die meisten fieberhaften, und besonders fast alle tödlich verlaufenden Erkrankungen im Wochenbett (Kindbettfieber) vermieden werden können. Werden die Wunden gar nicht oder nur mit keimfreien Händen oder Gegenständen berührt, so werden sie kaum jemals erkranken.

Früher starben an Wundkrankheiten sehr viele Wöchnerinnen, ohne daß man die Ursache kannte. Heute, wo wir sie kennen und wo wir wissen, wie eine Wunde keimfrei zu halten ist, gehören Todesfälle an Wundkrankheiten besonders in den Anstalten zu den Seltenheiten, wenn vorschriftsmäßig untersucht wird. Und wenn heute doch noch zahlreiche Wöchnerinnen an fieberhafter Wochenbettkrankheit in der Hebammenpraxis sterben, so ist das ein sicheres Zeichen dafür, daß die Vorschriften nicht genügend befolgt werden, **daß namentlich noch zu oft innerlich untersucht wird und die Hände der Hebammen nicht immer vorschriftsmäßig desinfiziert werden.**

§ 469.

— **Infektion der Geburtswunden. Kindbettfieber.**

In den §§ 101 bis 118 sind die Lehren von den Wundkrankheiten und dem Wundschutz ausführlich besprochen und die Vorschriften für die Desinfektion gegeben worden.

Eiterspaltpilze gelangen durch Berührung in die Wunden: In den leichtesten Fällen kommt es zu einer örtlichen Erkrankung der Wunde; sind die eingedrungenen Keime giftiger, so erkrankt die weitere Umgebung unter Fiebererscheinungen; sind sie sehr giftig, so erfolgt meist die tödliche allgemeine Blutvergiftung. Ebenso verhält es sich mit den Geburtswunden. Die infizierte Wunde erkrankt. Leider kann man sie meist nicht sehen, da die infizierte Wunde in der Regel am Muttermund oder in der Gebärmutter sitzt, seltener am Damm oder in der Scheide. Ist sie sichtbar, so erscheint sie entzündet, gerötet, sieht oft mißfarben aus und ist mit Eiter oder Borken bedeckt. Die Umgebung ist geschwollen. Die Frau beginnt zu fiebern. Sie hat „Wundfieber".

Verbreitet sich die Infektion von der kranken Wunde weiter in die Umgebung, so kann sie in die Gebärmutter steigen. Oder sie geht auf dem Wege der Lymphbahnen in das lockere, saftreiche Bindegewebe, das seitlich der Gebärmutter zwischen den Bauchfellblättern der breiten Mutterbänder vorhanden ist, oder sie gelangt von der Nachgeburtsstelle in die großen Blutadern. Das Blut gerinnt und verstopft die Adern, ein Teil der Blutpfropfen wird dann eitrig eingeschmolzen. Die rasche Verbreitung der Spaltpilze wird durch den Blutreichtum und die Auflockerung der Gewebe um die Gebärmutter begünstigt. Diese Entzündung der genannten Teile ist schon eine viel schwerere Erkrankung, die mit höherem und anhaltendem Fieber einhergeht.

Keime von sehr großer Giftigkeit gelangen sofort, ohne wesentliche örtliche Veränderungen hervorzurufen, in den Blutkreislauf. Auf diesem Wege werden sie durch den ganzen Körper verschleppt und führen zu der allgemeinen Blutvergiftung. Die Frau ist schwer krank, das Fieber ist hoch, Organe, die von den Geschlechtsorganen weit abliegen, erkranken, die Herztätigkeit wird schwer geschädigt, und das Leben kann erlöschen.

Solche Wundkrankheit, die zu einer allgemeinen Blutvergiftung geführt hat, nennen wir nach altem Brauch und entsprechend der Bezeichnung im Gesetz, betreffend die Bekämpfung übertragbarer Krankheiten (Landesseuchengesetz) „Kindbettfieber". Alle übrigen im § 478 genauer geschilderten Erscheinungen der Wundkrankheiten haben aber dieselbe Ursache und bieten dieselbe Übertragungsgefahr, wie die schweren Formen von Kindbettfieber. Die leichten Fälle der Wundinfektionskrankheiten und des Fiebers im Wochenbett, dessen Ursache nicht sicher erkennbar ist, bezeichnet man als „Kindbettfieberverdacht". Diese Einteilung ist aus gewissen Gründen zweckmäßig. Denn niemals kann man mit Sicherheit wissen, ob eine Erkrankung, die wir als Kindbettfieberverdacht bezeichnen, selbst wenn sie nur mit Temperaturen von einigen Zehnteln über 38° beginnt, nicht doch noch zu dem eigentlichen, meist tödlichen Kindbettfieber führt. Ja bei manchem Fall, den wir anfänglich nur als „Verdacht" bezeichnen, war, wie die spätere Beobachtung lehrt, Kindbettfieber vorhanden, ohne daß wir die Erscheinungen der allgemeinen Blutvergiftung schon erkennen konnten.

Ursache und Verhütung des Kindbettfiebers.

§ 470.

Kindbettfieber infolge innerer Untersuchung.

Am häufigsten gelangen die Eiterspaltpilze durch die Hand bei der inneren Untersuchung der Gebärenden in die Geburtswunden. Bei der inneren Untersuchung bestreicht die Hebamme die Ränder des Muttermundes, um seine Weite zu bestimmen, sie geht mit dem Finger hindurch, um die Blase oder den vorliegenden Teil zu fühlen. Sie berührt also innig den wunden Rand des Muttermundes und des unteren Gebärmutterabschnittes. Trägt der Finger Eiterspaltpilze, so werden sie direkt auf die Wunden aufgeimpft. Sehr viel seltener erfolgt eine Infektion der äußeren Geburtsteile oder der Scheide.

Die Hebamme soll daher, wie sie bereits gelernt, die für die Gebärende so sehr gefährliche innere Untersuchung möglichst selten ausführen. Wenn sie aber die innere Untersuchung ausführen muß, so soll sie sich unmittelbar vorher **vorschriftsmäßig desinfizieren,** wie im § 113 vorgeschrieben.

Die Hebamme weiß, daß sie ihre Hand nicht sicher desinfizieren kann, wenn sie mit Leichen, Leichenteilen, mit Eiter, Wochenfluß in Berührung gekommen ist (s. § 106). Sie hat daher solche Berührung stets zu meiden, und wenn sie unglücklicherweise doch mit solchen ansteckenden Stoffen in Berührung gekommen ist, führt sie die vorschriftsmäßige Desinfektion aus und enthält sich der Praxis bis zu der vom Kreisarzte zu treffenden Entscheidung (s. §§ 481 u. 482). Über Notfälle s. § 482a.

§ 471.

— Gefahren unsauberer Instrumente.

Aber auch durch Instrumente kann die Infektion erfolgen, namentlich durch ein unsauberes Scheidenrohr, oder wenn das Afterrohr oder der schwarze Schlauch der Spülkanne bei einem Einlauf mit den Geschlechtsteilen in Berührung gebracht wird. Es ist daher für die Reinigung der Geschlechtsteile und für Scheidenausspülungen ein besonderer Schlauch nötig. Alle Instrumente, besonders aber das Scheidenrohr, sind vor der Anwendung auszukochen.

§ 472.

— Gefahren unreiner Geschlechtsteile.

Ferner kann eine Erkrankung infolge schlechter Reinhaltung der Geschlechtsteile der Gebärenden eintreten. Denn der Finger kann an ihnen haftende Keime bei der Untersuchung mit in die inneren Geschlechtsteile einführen. Die Geschlechtsteile sind daher beim Beginn der Geburt mit **abgekochtem Wasser und Watte abzuseifen und nur mit keimfreien Gegenständen** (Katheter usw.) zu berühren. Es ist übrigens nicht nur während der Geburt, sondern auch in der Schwangerschaft darauf zu halten, daß die Geschlechtsteile nur mit Watte, niemals mit einem Schwamm gereinigt werden, doch soll die Hebamme immer daran denken, daß sie mit Watte, die zur Reinigung der Aftergegend benützt worden ist, die Geschlechtsteile der Frau nicht berühren darf.

Auch fehlt es nicht an Fällen, in denen die Schwangere oder Gebärende ihre eigenen Finger an und in die Geschlechtsteile führt und sich auf diesem Wege infiziert hat. Die Hebamme erteile hier eine Belehrung und warne die Kreißende.

§ 473.

— Gefahren unsauberer Unterlagen u. dergl.

Weiterhin sind unsaubere Unterlagen und Bettwäsche gefährlich. Auch sie kann der Finger bei der Untersuchung bestreichen und Eiterspaltpilze in die inneren Teile führen. Es sind daher bei Gebärenden und im Wochenbett nur reine Unterlagen und reine Bettwäsche zu verwenden.

Nach dem Stuhlgang während der Geburt oder, wenn in der Austreibungszeit Kot aus dem After ausgepreßt wird, ist der After und seine Umgebung mit nasser Watte sorgfältig zu reinigen. Watte, die die Aftergegend berührt hat, darf niemals mit den Geschlechtsteilen in Berührung kommen. Denn auch der Kot enthält Spaltpilze, die, in die inneren Geschlechtsteile eingeführt, Wundkrankheiten erzeugen können.

Hat eine Gebärende an irgend einer Stelle ihres Körpers eine Wundinfektion, z. B. einen Furunkel, eine Zellgewebsentzündung, oder ist sie von einer Krankheit befallen, bei der sich Eiterspaltpilze finden, wie Scharlach, Mandelentzündung, oder leidet sie an einer eitrigen Erkrankung der Harnwege z. B. einem Blasenkatarrh, so besteht die besonders große Gefahr, daß von diesen Stellen Keime in die Geburtswunden gelangen und diese infizieren.

— Gefahren ansteckender Krankheiten f. Wöchnerin.

§ 474.

Erkrankt in dem Wohnhause der Hebamme oder in einem Hause, in dem die Hebamme eine Gebärende oder eine Wöchnerin zu besorgen oder sonst zu tun hat, eine Person an Kindbettfieber, an Wundrose, Wundstarrkrampf, Scharlach, Pocken, Diphtherie, akuter Hals- oder Mandelentzündung, Typhus, Cholera oder Ruhr, so meldet sie dies dem Kreisarzt und meidet jede Berührung mit solchen Kranken und deren Angehörigen. Ist trotzdem eine Berührung vorgekommen, so hat sie sich mit Alkohol und Kresolseifenlösung zu desinfizieren und die Kleider zu wechseln. Auch enthält sie sich der Praxis bis zur Entscheidung durch den Kreisarzt. Ebenso erstattet sie unverzüglich dem Kreisarzt eine Meldung, wenn in ihrer eigenen Familie eine der genannten Krankheiten vorkommt, und enthält sich jeder Praxis, bis der Kreisarzt sie über ihr weiteres Handeln belehrt hat. Denn bei den genannten Krankheiten kommen Spaltpilze vor, die den Geburtswunden sehr gefährlich werden können.

Selbstverständlich soll die Hebamme auch alle privaten Besuche in Häusern unterlassen, in denen die genannten ansteckenden Krankheiten herrschen; hat sie solche Besuche aber doch gemacht, so muß sie gleichfalls verfahren, wie soeben beschrieben.

Besitzt die Hebamme selbst eiternde Wunden, ein Blutgeschwür oder gerötete, entzündete und schmerzhafte Stellen an den Händen, so darf sie keine Hebammendienste verrichten. Hat sie andere Eiterungen an ihrem Körper, hat sie z. B. das Unglück, an einer ihrer Brüste mit einem Geschwür zu erkranken, oder hat sie übelriechenden Ausfluß aus ihren eigenen Geschlechtsteilen oder eitrigen Ohrenfluß, oder hat sie sich mit Syphilis infiziert, so meldet sie dies sofort mündlich dem Kreisarzt und enthält sich bis dahin jeder Untersuchung in der Schwangerschaft oder während der Geburt.

§ 475.

Von der allergrößten Wichtigkeit ist die Kenntnis, daß die Hebamme von jeder Frau, die an Wundfieber erkrankt ist, durch ihre Hände oder Instrumente Keime auf andere Gebärende übertragen und diese dadurch in die größte Lebensgefahr bringen kann. Am meisten zu fürchten ist der Wochenfluß, auch wenn er nicht übelriechend ist, aber auch jede Berührung der äußeren Geschlechtsteile enthält die Gefahr, daß der Finger von den Spaltpilzen besiedelt wird. Ansteckend sind auch alle übrigen Ausflüsse, auch wenn sie nicht aus den

Übertragung des Kindbettfiebers auf andere Frauen.

Geschlechtsteilen stammen, wie der Eiter bei einer Gelenkentzündung, der Auswurf, ja selbst der Schweiß und Harn der Fieberkranken.

Jede Berührung einer wundkranken Wöchnerin enthält also die Gefahr der Übertragung. Je kränker die Wöchnerin, um so gefährlicher sind die Spaltpilze, die an den Fingern haften bleiben, am gefährlichsten sind sie bei der allgemeinen Blutvergiftung, dem Kindbettfieber. Je inniger die Hand mit ihnen in Berührung kam, z. B. bei Besudelung der Hand mit Wochenfluß, um so tiefer dringen die Spaltpilze in die Poren der Haut ein, um so schwieriger sind sie zu entfernen und zu töten!

Hierin liegt die ungeheure Gefahr, daß eine Hebamme, die mit einer fieberkranken Wöchnerin zu tun hat, die Spaltpilze mit ihrer Hand bei der inneren Untersuchung auf die Geburtswunden einer gebärenden Frau überträgt. Und in der Tat werden sehr viele Kindbettfieberfälle in der Praxis der Hebamme auf diese Weise erzeugt, und viele Wöchnerinnen gehen dadurch zugrunde. Es sind daher ganz besondere Vorsichtsmaßregeln nötig, um solche Übertragung zu verhüten (s. § 481).

§ 476.

— **Beobachtung aller Vorschriften durch die Hebamme.** Befolgt die Hebamme die vorgeschriebenen Maßnahmen gewissenhaft, so wird sie nicht leicht eine schwere fieberhafte Krankheit oder gar ein Kindbettfieber in ihrer Praxis erleben und nicht Gefahr laufen, wegen des Todes einer Frau an Kindbettfieber schwere Vorwürfe oder gar Strafe zu erleiden.

§ 477.

Andere Ursachen des Wundfiebers. Allerdings ist nicht jedes Fieber im Wochenbett zu vermeiden. Kleinere Temperatursteigerungen ereignen sich zuweilen auch bei bester Leitung der Geburt. Sie können z. B. entstehen, wenn der Abfluß des Wochenflusses behindert wird dadurch, daß die Gebärmutter zu stark nach vorn geknickt liegt oder ein Blutklumpen oder ein Eihautfetzen den Muttermund verlegt. Aber auch ernstere fieberhafte Erkrankungen können trotz aller Sorgfalt ganz ausnahmsweise vorkommen, so nach sehr langem und schwerem Geburtsverlauf, bei starker Quetschung der Weichteile, nach schweren Operationen, oder wenn frische Keime kurz vor der Entbindung in die Scheide eingeführt waren, wie es z. B. bei einem Beischlaf am Ende der Schwangerschaft ge=

schehen kann. Die Scheide enthält zwar selbst auch Keime, die aber meist unschädlich sind.. Sie braucht daher bei der Geburt nicht gereinigt zu werden. Gefährlich sind nur die von außen eingeführten Keime.

Endlich kann ein Teil des Eies in der Gebärmutter faulen, entweder das Kind selbst, oder die zurückgehaltene Nachgeburt, oder Teile der Nachgeburt, oder Eireste, wie besonders bei der Fehlgeburt in den ersten Monaten. Diese Fäulnis wird auch durch Spaltpilze verursacht, die aber harmloser sind und nicht sogleich in die Gewebe des Körpers eindringen. Trotzdem kann die Frau hoch fiebern und mit einem Schüttelfrost erkranken. Nach rechtzeitiger Entfernung des faulenden Teiles wird sie aber meist genesen. Gesellen sich aber hierzu Eiterspaltpilze, so kann die Frau tödlich erkranken. In keinem Fall dürfen daher faulende Teile in der Gebärmutter belassen werden, sondern es muß schleunigst ärztliche Hilfe erbeten werden.

Die Erscheinungen des Kindbettfiebers.

§ 478.

Unter Kindbettfieber (Wochenbettfieber) verstehen wir eine zur allgemeinen Blutvergiftung führende Wundinfektion in den Geburtswegen. Da die Krankheit einen sehr verschiedenartigen Ausgang und Verlauf nehmen kann, sind ihre Erscheinungen wechselnd und mannigfaltig. Sie kann mit einem Schüttelfrost beginnen, dem Temperaturen bis zu 41° C und darüber folgen. Aber auch geringe Temperatursteigerungen ohne Schüttelfrost können das Kindbettfieber einleiten. Meist ist der Puls dabei beschleunigt. *Erscheinungen des Kindbettfiebers.*

1. **Das belegte Geschwür.** Das Kindbettfieber kann von jeder Stelle der Geburtswege seinen Ausgang nehmen. Häufig bilden Wundflächen am Scheideneingang, Dammrisse, Scheiden- und Mutterhalsverletzungen die Eingangspforte für die Krankheitskeime. Die Wundflächen überziehen sich mit einem graugelblichen Belag, die Umgebung schwillt an und rötet sich. In besonders günstigen Fällen reinigt sich die Wunde, und unter Nachlassen des Fiebers tritt Heilung ein. Sind die eingedrungenen Keime aber bösartig, so schreitet die Infektion weiter fort und führt zu allgemeiner Blutvergiftung.

2. **Entzündung der Gebärmutterschleimhaut.** Sind die gefährlichen Keime in die Gebärmutterhöhle eingedrungen, so beginnt hier eine zur Eiterung führende Entzündung der Gebärmutterschleimhaut und der Mutterkuchenstelle. Im weiteren Verlauf der Entzündung geraten Reste der Eihäute oder des Mutterkuchens in Fäulnis und zersetzen sich. Unter Umständen kann der Mutterhalskanal verlegt werden. So erklärt sich sowohl der Abgang von eitrigem oder stinkendem Wochenfluß, wie auch sein vorübergehendes Versiegen. Zwar kann eine Reinigung der Gebärmutter eintreten, doch ist auch ein Weiterschreiten der Infektion sehr leicht möglich. Die Gebärmutter ist bei Berührung meist schmerzhaft.

3. **Beckenzellgewebsentzündung.** In manchen Fällen dringen die Krankheitskeime in die Scheiden- oder Gebärmutterwand und auf dem Wege der Lymphbahnen in das Beckenzellgewebe; hier entsteht dann eine schmerzhafte Anschwellung, die zur Ausbildung großer Eiterherde führen kann. Hierbei tritt manchmal seitlich neben der Gebärmutter heftiger Druckschmerz auf.

4. **Erkrankung der Gebärmutteranhänge.** Die Infektion kann auch auf der Schleimhaut fortwandern und die Gebärmutteranhänge, Eileiter und Eierstöcke erfassen. Es entstehen dann schmerzhafte Entzündungen dieser Teile neben der vergrößerten Gebärmutter. Dieser Vorgang findet meist bei Tripperinfektion statt. Die Erkrankung beginnt häufig erst in der zweiten Woche nach der Geburt.

5. **Bauchfellentzündung.** Die in die Gebärmutter eingedrungenen Keime können deren Muskelwand durchwandern, gelangen auf das Bauchfell und führen hier zu einer allgemeinen Bauchfellentzündung. Der Leib wird durch Ansammlung von Darmgasen unförmlich aufgetrieben, die Zunge wird trocken. Aufstoßen, Übelkeit und Erbrechen stellen sich ein, der Stuhlgang ist entweder verhalten oder es besteht Durchfall. Unter wachsender Unruhe und Schmerzen tritt meist der Tod ein.

6. **Fortschreitende Infektion auf dem Wege der Blutbahn.** Von jeder Wunde im Geschlechtskanal, mit Vorliebe aber von der Mutterkuchenstelle aus, kann die Infektion auf dem Wege der Blutbahn fortschreiten. Die Keime gelangen in die Blutpfropfen, welche die Blutadern verschließen, verflüssigen die Blutpfropfen zu Eiter, der dann durch die Hohlvene

in das rechte Herz, von hier mit der Lungenschlagader in die Haargefäße der Lunge und schließlich in den großen Blutkreislauf gelangt. Auf diesem Wege können die Keime in alle Körperorgane verschleppt werden und überall Eiterungen hervorrufen. Dieser Krankheitsverlauf geht meist mit einem oder zahlreichen Schüttelfrösten einher. Jeder Schüttelfrost zeigt an, daß von neuem Eiterkeime in den Blutkreislauf gelangt sind. Die Kranken sterben an Entkräftung oder an den Folgen der ausgedehnten Eiterungen.

Auch können sich die Blutadern im Becken (durch Infektion) verstopfen, wodurch der Rücklauf des Blutes aus einem oder beiden Beinen behindert oder aufgehoben wird. Dann entsteht eine schmerzhafte Anschwellung des Beines, dessen Haut blaß wird.

7. **Eigentliche Blutvergiftung. Rascher Verlauf des Kindbettfiebers.**

Die schwerste Form des Kindbettfiebers führt von vornherein zu einem Eindringen der sich rasch vermehrenden Keime in die Blutbahn; der Körper wird durch das infizierte Blut mit zahllosen Keimen und deren Giftstoffen überschwemmt, so daß unter allgemeiner Zersetzung des Blutes und der Gewebe bei hohem Fieber ein rascher Kräfteverfall und in wenigen Tagen oder Stunden der Tod eintritt.

Erkennung des Kindbettfiebers.

§ 479.

Bei jeder Temperatursteigerung im Wochenbett denke die Hebamme an die Möglichkeit eines beginnenden Kindbettfiebers und achte auf folgende Zeichen: *Erscheinungen d. Kindbettfiebers.*

1. Schüttelfrost, schneller Puls, allgemeines Krankheitsgefühl, Kopfschmerzen und dergl.

2. Schmerzhaftigkeit der Gebärmutter, die aber nicht mit Nachwehen zu verwechseln ist. Nachwehen können sehr schmerzhaft sein, sie kommen aber in Absätzen, dabei ist die Gebärmutter auf Druck nicht empfindlich, und es besteht kein Fieber. Bei einer Entzündung ist die Gebärmutter stets druckempfindlich.

3. Reichlicher, stinkender oder mißfarbiger Wochenfluß; in selteneren Fällen auch Versiegen des Wochenflusses.

4. Anschwellung der äußeren Geschlechtsteile. Zwar kann eine Anschwellung auch während der Geburt durch den Druck des Kopfes auf die Weichteile oder während der Schwangerschaft infolge einer Nierenerkrankung entstanden sein, doch pflegen diese

Anschwellungen schon in den ersten Tagen des Wochenbettes zu verschwinden. Tritt aber erst im Wochenbett eine Anschwellung auf, so rührt sie fast immer von einer dahinterliegenden infizierten Wunde her.

5. Schmerzhaftigkeit rechts oder links von der Gebärmutter im Leibe oder in der Tiefe des Beckens.

6. Schmerzhafte Auftreibung des Leibes mit Stuhlverstopfung oder Durchfall, Verhaltung von Blähungen, Aufstoßen und Erbrechen.

7. Schmerzhafte Anschwellung eines oder beider Beine unter Fieber.

Ist also Fieber vorhanden und zeigen sich einzelne dieser Erscheinungen, so besteht der dringendste Verdacht, daß eine Wundinfektion, also Kindbettfieber, vorliegt. Aber auch ohne diese Anzeichen kann das Fieber gleichwohl Wundfieber sein; ja gerade bei den schweren Erkrankungen, die zur allgemeinen Blutvergiftung führen, kommt es manchmal vor, daß bei Beginn der Erkrankung alle örtlichen Erscheinungen fehlen. Die Hebamme muß also immer daran denken, **daß auch bei nur leichtem Fieber und auch beim Fehlen einzelner oder aller vorstehend unter 1—7 aufgezählten Krankheitszeichen die fieberhafte Krankheit sehr rasch eine schlimme Wendung nehmen kann.**

§ 480.

Zuziehung des Arztes bei Kindbettfieber.
Die meisten Frauen mit Kindbettfieber sterben, wenn nicht in den ersten Anfängen eine ärztliche Behandlung eingeleitet wird. Je früher der Arzt die Behandlung übernimmt, um so eher kann die Frau gerettet werden. Große Gefahr ist im Verzuge, wenn bei dem Fieber der Puls sehr schnell und klein ist, z. B. bei einer Temperatur von 38,5° bereits 120 und mehr Pulse gezählt werden, wenn ein Schüttelfrost das Fieber einleitet, wenn der Leib aufgetrieben ist und die Frau sich selbst sehr krank fühlt. Je früher das Fieber nach der Geburt auftritt, um so gefährlicher ist die Erkrankung.

Verhalten der Hebamme und Vorschriften bei Kindbettfieber.

§ 481.

— Verhalten der Hebamme bei Kindbettfieber.
Wenn die Hebamme einen Fall von Kindbettfieber oder Kindbettfieberverdacht in ihrer Praxis erlebt, so hat sie zwei Aufgaben zu erfüllen; sie muß dafür sorgen,

1. **daß ein Arzt schleunigst die Behandlung übernimmt,**
2. **daß sie selbst nicht das Gift auf eine andere Gebärende überträgt.**

Auf die Hinzuziehung eines Arztes hat die Hebamme zu dringen:
1. wenn im Wochenbett die Temperatur über 38⁰ C steigt,
2. bei jedem Schüttelfrost der Wöchnerin,
3. sobald ein Geschwür an den äußeren Geschlechtsteilen, das sich oft hinter einer Anschwellung der Teile verbirgt, entdeckt wird, oder auch nur eines der oben im § 479 Nr. 1—7 erwähnten Zeichen auftritt, auch wenn kein Fieber bestehen sollte,
4. sobald sie eine lebensbedrohende Gefahr anderer Art, z. B. eine Herzschwäche, erkennt. Diese ist anzunehmen, wenn Atembeklemmung auftritt und die Zahl der Pulsschläge beträchtlich — z. B. auf 120 oder mehr — in die Höhe geht, oder wenn eine auffallend niedrige Temperatur, besonders am Abend, vorhanden ist, z. B. 36⁰ oder 35,5⁰ C.

Da die Hebamme aber niemals mit Bestimmtheit sagen kann, ob eine fieberhafte Temperatur der Wöchnerin nicht schon der Beginn des Kindbettfiebers ist, so besteht für sie die äußerst wichtige Vorschrift, **bei jedem Fieber im Wochenbett von mehr als 38⁰ dem Kreisarzt ungesäumt Anzeige zu erstatten** und bis zum Eintreffen einer mündlichen oder schriftlichen Belehrung durch den Kreisarzt sich jeder Tätigkeit als Hebamme bei einer anderen Person zu enthalten. Ist bei dem Fall ein Arzt bereits zugezogen, so meldet sie den Namen desselben gleichzeitig dem Kreisarzt.

Ferner hat die Hebamme den Tod einer Wöchnerin sofort dem Kreisarzt persönlich oder schriftlich zu melden.

Der Staat hat aus folgendem Grunde die Verordnung getroffen, daß ein praktischer Arzt und der Kreisarzt benachrichtigt werden müssen: Der Arzt wird die erkrankte Frau behandeln; der Kreisarzt hat als der staatliche Gesundheitsbeamte die Aufgabe, die Hebamme zu belehren und Anordnungen zu treffen, daß die Erkrankung der Frau nicht auf andere Gebärende oder Wöchnerinnen durch die Hebamme übertragen wird.

Eine solche Übertragung ist trotz der sorgfältigsten für die Hebammen geltenden Vorschriften möglich infolge der Ungunst der Verhältnisse, durch die Notwendigkeit, schnell zu einer zweiten Kreißenden zu eilen. Solche Fälle wird der Kreisarzt untersuchen und der Hebamme Belehrungen erteilen, durch die eine solche Übertragung unmöglich wird. Diesen Anordnungen des Kreisarztes muß die Hebamme in allen Fällen auf das gewissenhafteste nachkommen, denn es sind die Anordnungen des Vorgesetzten der Hebamme, und es sind Anordnungen, durch welche die Verbreitung des Kindbettfiebers allein gehemmt werden kann!

Ob die Hebamme die erkrankte Wöchnerin weiter pflegen darf, entscheidet gleichfalls allein der Kreisarzt. Es sei aber hier wiederholt, daß bis zum Eintreffen der Belehrung des Kreisarztes, sei sie nun eine mündliche oder schriftliche, die Hebamme die erkrankte Wöchnerin weiter pflegt, aber keine andere berufliche Tätigkeit unternehmen darf!

§ 482.

Gesetzliche Vorschriften für die Hebamme bei Kindbettfieber.
Liegt wirkliches Kindbettfieber vor, sei es, daß der behandelnde Arzt oder der Kreisarzt es der Hebamme mitgeteilt hat, so kommen nach dem Gesetz, betreffend die Bekämpfung übertragbarer Krankheiten (Landesseuchengesetz), sehr strenge Vorschriften in Anwendung, welche die Hebamme zu befolgen und der Kreisarzt zu überwachen hat.

Der Paragraph des erwähnten Seuchengesetzes (§ 8 Abs. 1 Ziffer 3 Abs. 3) lautet: „Hebammen, welche bei einer an Kindbettfieber Erkrankten während der Entbindung oder im Wochenbett tätig sind, ist während der Dauer der Beschäftigung bei der Erkrankten und innerhalb einer Frist von 8 Tagen nach Beendigung derselben jede anderweitige Tätigkeit als Hebamme oder Wochenpflegerin untersagt.

Auch nach Ablauf der achttägigen Frist ist eine Wiederaufnahme der Tätigkeit nur nach gründlicher Reinigung und Desinfektion ihres Körpers, ihrer Wäsche, Kleidung und Instrumente nach Anweisung des beamteten Arztes gestattet. Die Wiederaufnahme der Berufstätigkeit vor Ablauf dieser achttägigen Frist ist jedoch zulässig, wenn der beamtete Arzt dies für unbedenklich erklärt."

Die Hebamme sieht also, daß ihre Tätigkeit, das Wohl ihrer Schutzbefohlenen, ja ihr eigenes Wohl in ihrer Praxis allein von der gewissenhaften Befolgung der Vorschriften abhängen, die ihr der Kreisarzt auf Grund dieses Gesetzes geben wird. Sie macht sich nach demselben Gesetz schwer strafbar, wenn sie die Anweisungen nicht befolgt.

Nicht um die Hebamme noch mehr zu belasten, sondern nur zum Wohl der gebärenden Frauen bestehen diese Vorschriften.

Unbeschadet dieser Vorschriften hat die Hebamme in allen Fällen, in denen sie mit infektiösen Stoffen in Berührung gekommen ist, insbesondere mit dem Wochenfluß einer fiebernden Wöchnerin, unmittelbar nach der Berührung eine gründliche Waschung und vorschriftsmäßige Desinfektion ihrer Hände und Arme auszuführen.

§ 482 a.

Nun kann die Hebamme aber in einen gewissen Notfall kommen. Während sie eine Wöchnerin mit Kindbettfieber oder Verdacht auf Kindbettfieber pflegt oder dieselbe irgendwie berührt hat, kommt eine Meldung zur Geburt, und eine andere Hebamme, welche die Geburt übernehmen kann, ist nicht erreichbar! Auch für einen solchen Fall wird der Kreisarzt meist die Belehrung erteilt haben. Es könnte aber der Notfall an die Hebamme herantreten, bevor der Kreisarzt anwesend ist oder sie belehrt hat. In diesem Notfall desinfiziert sie ihre Hände mehrfach mit Alkohol und Kresolseifenlösung, nimmt ein Bad, wechselt Kleidung und Wäsche, desinfiziert ihre Instrumente vorschriftsmäßig und begnügt sich trotz dieser sehr sorgfältig auszuführenden Desinfektion mit der äußeren Untersuchung der Kreißenden. Viele Geburten, z. B. die allermeisten Kopfgeburten, können allein durch die äußere Untersuchung geleitet werden. Zum Dammschutz und zur Reinigung der Geschlechtsteile ziehe sie ihre ausgekochten Handschuhe über die desinfizierten Hände. Glaubt sie mit der äußeren Untersuchung nicht auszukommen, so bittet sie einen Arzt zur Leitung der Geburt. Für das Verhalten in derartigen Notfällen ist die Belehrung der Hebamme durch den Kreisarzt besonders wichtig.

Notfall für die Hebamme bei Kindbettfieber.

§ 483.

Die hier gegebenen Vorschriften hat die Hebamme mit der größten Gewissenhaftigkeit zu befolgen. Tut sie hier nicht ihre Pflicht, so wird sie sich und andere unglücklich machen. Durch ihre Schuld wird manches blühende Menschenleben in das Grab sinken, der Staat wird ihr die Berechtigung, weiter Hebamme zu

Gewissenhafte Beobachtung aller Vorschriften.

sein, entziehen, und sie selbst wird das schreckliche Bewußtsein bis an ihr Lebensende mit sich herumschleppen, den Tod einer Mutter verschuldet zu haben!

Die gewissenhafte Befolgung aller Vorschriften wird sie aber vor allem Unglück schützen. Erlebt sie trotzdem einen Fall von Kindbettfieber in ihrer Praxis, kann sie aber nachweisen, daß sie alle Vorschriften sorgsam befolgt hat, so wird ihr niemand Vorwürfe machen können, und ihr Gewissen kann beruhigt sein. Aber sie prüfe sich jedesmal sorgfältig: Habe ich auch alles so befolgt, wie es vorgeschrieben ist? Jeder Mensch kann irren, und einen Irrtum kann man verzeihen, niemals aber Nachlässigkeit, Gewissenlosigkeit und Besserwissenwollen! Ist daher die Hebamme über irgend welche Maßnahmen im Zweifel, oder vermag sie die Verhältnisse nicht zu übersehen, oder glaubt sie Verhältnisse zu finden, die nicht in den Vorschriften vorgesehen sind, so wende sie sich stets vertrauensvoll an den Kreisarzt und frage ihn offen um Rat. Niemals ist eine Hebamme zu tadeln, die Belehrung sucht.

Die Wundrose, der Starrkrampf und andere Wundkrankheiten. Die Trippererkrankung.

§ 484.

Endlich muß die Hebamme noch folgende Vorkommnisse im Wochenbett kennen.

Die Wundrose (s. § 118) kann auch im Wochenbett auftreten. Sie geht meist von den verwundeten äußeren Geschlechtsteilen aus, seltener von der Brustwarze, noch seltener vom Gesicht (Gesichtsrose). Rasch sich verbreitende Rötung und Schwellung der Haut mit hohem Fieber sind die Erscheinungen. Die Rose ist ebenso gefährlich wie das Kindbettfieber. Das Verhalten hierbei sei das gleiche wie bei Kindbettfieber. Vor allem ist der Kreisarzt zu benachrichtigen. Das Kind ist sofort von der Mutter zu trennen.

Der Starrkrampf (s. § 118) der Wöchnerin ist eine sehr seltene, aber fast stets tödliche Erkrankung. Die Geburtswunde ist mit den Starrkrampfspaltpilzen, die sich in der Erde und im Kehricht der Zimmer finden, in Berührung gekommen. Die Starrkrampfspaltpilze sind außerordentlich widerstandsfähig gegen Desinfektionsmittel. Übertragungen einer Erkrankung können daher sehr leicht eintreten. Das Kind ist sofort von der Mutter zu trennen. Der Kreisarzt ist ohne Säumen zu benachrichtigen. —

Auch die Keime des Scharlachs, der Diphtherie und anderer ansteckender Krankheiten können in die Wunden der Geschlechtsteile eindringen und die Frau gefährden. Die Erscheinungen sind in diesen Fällen ähnlich wie bei Kindbettfieber, Wundrose usw.; die Hebamme muß sich also auch in diesen Fällen genau wie bei den vorbezeichneten Krankheiten verhalten.

Die Trippererkrankung ist zwar keine eigentliche Wundkrankheit, da die den Tripper hervorrufenden Spaltpilze die unversehrte Schleimhaut befallen; doch kann der Tripper auch Fieber im Wochenbett veranlassen. Die Tripperinfektion bestand bereits in der Schwangerschaft und breitete sich im Wochenbett weiter aus. Das Fieber tritt meist erst in der zweiten Woche des Wochenbettes mit oder ohne Schmerzen im Leibe auf. Die Erkrankung kann ernst und langwierig werden, endet indessen sehr selten tödlich. Die Hebamme hat sich wie bei jedem Fieber im Wochenbett zu verhalten.

Die mangelhafte Rückbildung der Gebärmutter und andere Störungen im Wochenbett.

§ 485.

Schmerzhafte Nachwehen sind bei Mehrgebärenden in den ersten Tagen des Wochenbettes häufig. Die Gebärmutter ist dabei auf Druck nicht empfindlich, und es besteht kein Fieber. Die Nachwehen können sehr störend für die Frau sein. Die Behandlung besteht im Auflegen eines Prießnitzschen Umschlages, worauf die schmerzhaften Nachwehen meist bald aufhören. Vom dritten Tage des Wochenbettes an muß für gute Stuhlentleerung gesorgt werden. *Schmerzhafte Nachwehen.*

Heftige Nachwehen bei Erstgebärenden erwecken immer den Verdacht, daß eine ernstere Störung vorliegt. Ist der Wochenfluß dabei andauernd reichlich und blutig, oder versiegt er völlig, oder tritt Fieber auf, so ist ein Arzt hinzuzuziehen.

Stets wenn bei Nachwehen Fieber eintritt, handelt es sich um eine besondere Erkrankung, und ärztliche Hilfe ist notwendig.

Schmerzhaftigkeit der Gebärmutter auf Druck kann auch ohne Fieber vorkommen. Der Unterleib wird mit einem Prießnitzschen Umschlag bedeckt. Ist die Schmerzhaftigkeit nach 24 Stunden nicht geschwunden, so ist ein Arzt zu erbitten. *Schmerzen der Gebärmutter.*

§ 486.

— Störungen bei Wochenfluß.

Der Wochenfluß kann sehr reichlich sein. Dann ist auf sorgfältige Reinhaltung der Geschlechtsteile zu achten, und die Vorlagen sind öfter zu wechseln. Sehr gering wird der Wochenfluß bei hohem Fieber. Plötzliches Aufhören des Wochenflusses bei lebhaften Nachwehen erfordert sofort ärztliche Hilfe. Wahrscheinlich hat sich dann der Wochenfluß in der Gebärmutter gestaut, weil sein Abfluß behindert ist.

Ein leicht übler Geruch des Wochenflusses ist nicht selten. Reichliche Abspülungen, öfteres Wechseln der Vorlagen und Unterlagen sind dann nötig. Zuweilen riecht der Wochenfluß aber ausgesprochen faulig, zuweilen so stark, daß man den schlechten Geruch sogleich beim Betreten des Zimmers bemerkt. Daß diese Erscheinung bei Wundfieber vorkommt, ist schon im § 478 gesagt, aber auch ohne jedes Fieber kann übelriechender Ausfluß bestehen. Solcher Ausfluß enthält stets gefährliche Wundspaltpilze. (Hierbei sei noch einmal daran erinnert, daß auch der normale Wochenfluß der nicht fiebernden Wöchnerin ebenfalls Eiterspaltpilze enthält.) Die Hebamme berühre daher die Vorlage nicht mit den Fingern und mache eine Abspülung der Geschlechtsteile mit 1% Kresolseifenlösung, ohne die Teile mit der Hand zu berühren, und halte auf größte Reinlichkeit der Vor- und Unterlagen. Nach jeder Reinigung der Wöchnerin erfolgt eine gründliche Desinfektion der Hände der Hebamme. Das Scheidenrohr ist sofort auszukochen und der Spülkannenschlauch in Kresolseifenlösung zu legen. Ist am nächsten Tage der üble Geruch noch vorhanden, so muß sie sofort einen Arzt benachrichtigen.

§ 487.

— Mangelhafte Rückbildung der Gebärmutter.

Bei der mangelhaften Rückbildung verzögert sich die Verkleinerung der Gebärmutter. Sie bleibt groß, hochstehend und schlaff. Infolgedessen werden die Gefäße nicht genügend zusammengedrückt. Daher bleibt der Ausfluß reichlich und blutig, ja zuweilen treten noch in der zweiten Woche reine Blutabgänge auf. Die mangelhafte Rückbildung kommt besonders vor bei Vielgebärenden, nach Zwillingsgeburten, nach größeren Blutungen während der Geburt, besonders, wenn die Wöchnerin ihr Kind dabei nicht stillt, ferner beim Kindbettfieber. Aber auch unzweckmäßiges Verhalten der Wöchnerin, wie unruhiges Liegen, zu frühes Aufstehen, zu frühe körperliche Arbeit sind häufige Ursachen der mangelhaften Rückbildung. Die Hebamme halte auf ruhige Lage der Frau, bedecke den Unterleib mit einem Prießnitzschen Umschlag und sorge für regelmäßige Harnentleerung und täglichen Stuhlgang. Dauert der blutige Abgang bis in die zweite Hälfte der zweiten Woche, oder treten eigentliche Blutungen ein, so muß ein Arzt benachrichtigt werden.

Wenn größere Abgänge von reinem Blut nach Ablauf der ersten Tage des Wochenbettes eintreten, so besteht der Verdacht, daß ein fremder Inhalt in der Gebärmutter ist, der die Zusammenziehung der Gebärmutter hindert, z. B. ein zurückgebliebenes Stück des Mutterkuchens. Häufig bestehen gleichzeitig schmerzhafte Nachwehen, da die Gebärmutter bestrebt ist, ihren Inhalt auszustoßen. In einem solchen Falle ist sogleich ein Arzt zu erbitten, denn die Blutung kann einen gefährlichen Grad annehmen, und wenn ein Stück zurückgeblieben ist, muß es entfernt werden. Ist der Ausfluß etwa übelriechend, oder besteht Fieber, dann hat die Hebamme alle jene Maßregeln zu treffen, die sie bei Kindbettfieber oder Kindbettfieberverdacht gelernt hat. — Stärkerer Blutabgang.

§ 488.

Mangelhafte Rückbildung ist immer eine ernste Störung. Wird sie nicht beseitigt, so können viele Frauenleiden, wie z. B. eine Lageveränderung der Gebärmutter, ein Vorfall oder chronische Entzündungen der Gebärmutter, sich entwickeln. Klagt eine Wöchnerin in den späteren Wochen oder am Ende des Wochenbettes über Schmerz oder Druck im Kreuz, über Fortdauer des Ausflusses, über Druck im Mastdarm, oder tritt die Regel sehr stark auf, so entwickelt sich im Anschluß an das Wochenbett wahrscheinlich ein Frauenleiden. Solche Frauen sind dann an einen Arzt zu weisen. — Folgen mangelhafter Rückbildung.

§ 489.

Harnverhaltung tritt bekanntlich nicht selten in den ersten Tagen nach der Geburt ein. Die Hebamme hat bereits im § 92 gelernt, wie sie sich dabei zu verhalten hat. Besteht aber längere Zeit, also etwa drei bis vier Tage, Harnverhaltung, so muß ein Arzt gebeten werden. Längeres Katheterisieren hat nämlich trotz aller Sorgfalt häufig einen Blasenkatarrh zur Folge. Harnverhaltung.

Den Blasenkatarrh bemerkt man an der Schmerzhaftigkeit bei der Harnentleerung und an dem trüben Harn, der gelassen — Blasenkatarrh.

wird. Auch fehlt nach dem Harnlassen das Gefühl der Befriedigung, und es besteht häufig ein andauerndes Brennen oberhalb der Schoßfuge. Ärztliche Behandlung ist nötig. Der trübe Harn bei Blasenkatarrh enthält Spaltpilze, daher schütte ihn die Hebamme sogleich fort, falls er nicht zur Besichtigung für den Arzt aufgehoben werden soll. Bis der Arzt kommt, erleichtern Prießnitzsche Umschläge und reichliches Wassertrinken die Beschwerden der Wöchnerin.

— Unwillkürlicher Harnabgang.

Unwillkürlicher Harnabgang kommt bei Lähmung des Schließmuskels vor, verliert sich dann meist nach wenigen Tagen, oder ist die Folge einer Harnfistel (s. § 368). Diese besteht gewöhnlich in einer Verbindung zwischen Blase und Scheide (Blasenscheidenfistel). In allen Fällen, in denen unwillkürlicher Harnabgang mehrere Tage besteht, verlange die Hebamme einen Arzt. Daß solche Verletzungen, ebenso wie nicht geheilte Dammrisse, später nach dem Wochenbett durch eine Operation geheilt werden können, ist schon im § 91 gelehrt.

§ 490.

— Stuhlverstopfung.

Die bei Wöchnerinnen in den ersten Tagen stets bestehende Stuhlverstopfung wird, wie im § 245 gelehrt, bekämpft. Durchfall im Wochenbett kann durch Fehler im Essen und Trinken entstehen. Die Hebamme verhalte sich ebenso wie bei Durchfall in der Schwangerschaft. Durchfälle können auch bei Kindbettfieber auftreten.

— Unwillkürlicher Kotabgang.

Unwillkürlicher Abgang von Kot deutet auf eine Zerreißung des Schließmuskels des Afters, also auf einen vollständigen Dammriß, den die Hebamme aber am Schluß der Geburt bereits bemerkt haben müßte — oder auf eine Zerreißung der Scheidenmastdarmwand, eine sogenannte Scheidenmastdarmfistel. Durch diese Öffnung gelangt der Kot in die Scheide und von dort unwillkürlich nach außen. Der Arzt ist zu erbitten.

§ 491.

— Beinanschwellung.

Anschwellung eines Beines kann auch ohne Fieber eintreten. Es hat sich dann eine Blutader im Becken oder im Oberschenkel durch ein Blutgerinnsel verstopft. Die Anschwellung ist in den ersten Tagen schmerzhaft, sie kann so stark werden, daß das Bein den doppelten Umfang annimmt, später besteht ein taubes Gefühl in dem Bein. Die Frau muß ganz ruhig liegen, darf beim Stuhlgang sich nicht aufsetzen und bei ihm nicht pressen. Es könnte sich sonst aus der verstopften Ader ein Blutgerinnsel loslösen und bis in das Herz und in die Lungenschlagader geschwemmt werden, worauf ganz plötzlich der Tod eintritt. Das Bein wird hoch gelagert und mit einem reinen Bettlaken eine nasse Einwickelung des ganzen Beines gemacht. Dabei soll das Bein so wenig wie möglich bewegt und ohne ärztliche Anordnung weder eingerieben noch massiert werden. Die Behandlung ist einem Arzte zu übergeben.

Die Störungen des Säugegeschäftes.

§ 492.

Das Wundsein der Brustwarzen (Schrunden) ist eine sehr häufige Erkrankung der Wöchnerinnen. Die Ursache liegt oft in schlechter Pflege der Warzen. Aber auch trotz guter Pflege läßt sich bei schlecht faßbaren Warzen und bei sehr zarter Haut das Übel nicht immer vermeiden. Durch das Saugen des Kindes wird die Haut der Warze wund, die Wunde kann schwer heilen, weil sie bei jedem Anlegen des Kindes wieder aufgesogen wird. Da die Warze sehr empfindliche Nerven besitzt, sind die Schrunden recht schmerzhaft. Der Schmerz kann beim Anlegen des Kindes sich so steigern, daß die Frau hierbei jedes Mal in Tränen ausbricht. *Wundsein der Brustwarzen.*

Sehr leicht gelangen in die Wunde der Warze Eiterspaltpilze, besonders durch Finger, die mit Wochenfluß verunreinigt sind. Diese verwandeln dann die Schrunde in ein Geschwür, oder sie dringen in das Innere der Milchdrüse und veranlassen eine Milchdrüsenentzündung. *— Eindringen von Eitererregern in Brustwarzen.*

§ 493.

Das Auftreten einer Schrunde bemerkt man zuerst daran, daß die Warze beim Saugen schmerzt. Doppelte Sorgfalt hat jetzt die Hebamme auf die Reinheit ihrer Hände und aller Gegenstände, die mit der wunden Warze in Berührung kommen, zu verwenden, um das Eintreten von Spaltpilzen in die Wunde zu verhüten. Die Warze ist nach jedem Stillen mit abgekochtem Wasser zart zu waschen und dann mit einem vorher ausgekochten sauberen Läppchen zu bedecken. *Auftreten von Schrunden der Brustwarzen.*

Wird die Wunde größer, so steigert sich auch der Schmerz. Dann muß die Hebamme die Warze beim Stillen mit einem Warzenhütchen bedecken und durch dieses das Kind saugen lassen. Dadurch wird der Schmerz sehr gemildert, und die Schrunde heilt leichter. Allerdings kostet es oft große Mühe, das Kind dazu zu bringen, durch das Hütchen zu saugen. Die Hebamme darf aber nicht ermüden. Meist gelingt es schließlich doch. Auch kann man tagelang die Milch aus der wunden Brust abdrücken, und dem Kinde einflößen. Heilt die Schrunde unter dieser Behandlung nicht, wird der Schmerz stärker, oder rötet sich die Brust, oder tritt endlich Fieber auf, so muß ein Arzt die Behandlung übernehmen. Die Heilung tiefer und schmerzhafter Schrunden tritt zuweilen erst dann ein, wenn man das Kind 1—2 Tage lang gar nicht an der kranken Seite anlegt, jedoch durch Abspritzen für die notwendige Entleerung der Brust sorgt. Ein dauerndes Abstillen des Kindes läßt sich aber bei zweckmäßiger Pflege und Behandlung fast immer vermeiden!

§ 494.

Milchdrüsenentzündung. Viel schlimmer ist die Milchdrüsenentzündung. Sie entsteht stets durch Eindringen von Eiterspaltpilzen in die Milchdrüse, meist durch sichtbare Schrunden, oft aber auch durch nicht bemerkte kleine Verletzungen. Gutes Reinhalten der Brust und besonders der Warze kann sie verhüten; ungenügende Entleerung der Brust (Stauung) begünstigt die Entzündung.

Das erste Zeichen einer eintretenden Entzündung der Milchdrüse ist Fieber, gewöhnlich eingeleitet durch einen Frost. In der Milchdrüse entsteht eine harte, bei Druck empfindliche Stelle, über der die Haut gerötet ist. Die Entzündung kann sich über den größten Teil der Drüse verbreiten.

Immer, wenn am Ende der ersten oder Anfang der zweiten Woche bei einer bis dahin gesunden Wöchnerin Fieber auftritt, denke die Hebamme an Milchdrüsenentzündung und untersuche die Brüste genau. Nach der Untersuchung ist eine Desinfektion ihrer Hände nötig. Ist die Entzündung erkannt, so wird ein Arzt benachrichtigt, der die Behandlung übernimmt. Bis zu seiner Ankunft kann die Hebamme den Schmerz durch einen Prießnitzschen Umschlag und Hochbinden der Brust lindern. Die Hebamme läßt aber in jedem Falle, in dem sie eine Entzündung der Milchdrüse zu erkennen glaubt, das Kind sofort von der erkrankten Brust absetzen. Nur dann, wenn dies sofort geschieht, kann man hoffen, daß die Milchdrüse nicht in Eiterung gerät. Gelingt es, die Entzündung zum Rückgang zu bringen, so kann wieder angelegt werden. Wo es dennoch zur Eiterung kommt, wird der Arzt die Eiterhöhlen öffnen.

Ein großer Teil des Milchdrüsengewebes kann durch die Eiterung zu Grunde gehen und die Brust für immer untauglich zum Stillen werden. Die Krankheit gefährdet das Leben nicht, ist aber sehr schmerzhaft und langwierig. Um so größer ist die Pflicht der Hebamme, schon beim ersten Beginn der Entzündung **ärztliche Hilfe zu erbitten**. Je früher die ärztliche Behandlung beginnt, um so eher läßt sich einer Eiterung noch vorbeugen, oder wenn eine solche eintritt, ihre Ausdehnung beschränken.

Störungen in der Milchabsonderung sind bereits im § 250 erwähnt. Außer dem Saugreize des Kindes, der regelmäßigen Entleerung der Brust und der kräftigen Ernährung der Mutter gibt es keine besonderen Mittel, namentlich keine Arzneimittel, welche die Milchabsonderung vermehren. Die Wöchnerin esse das, was ihr auch früher gut bekömmlich war, mit reichlichem Getränk (s. §§ 244 und 249).

Ansammlung von Milch in den Brüsten, z. B. beim Tode des Kindes oder bei sehr schwachem Saugen des Kindes, läßt sich durch Hochbinden der Brüste, spärliche Kost und Abführen in wenigen Tagen beseitigen und führt niemals zur Krankheit, auch niemals zum Fieber. Die einzigen Regelwidrigkeiten der Milchdrüse, die zu Fieber führen, sind die infizierten Schrunden und die Milchdrüsenentzündung.

Das Absaugen gespannter Brüste durch erwachsene Personen ist eine Unsitte, welche die Hebamme schon um deswillen aufs schärfste bekämpfen soll, weil hierdurch naturgemäß die Milchabsonderung erst recht in Gang gebracht, also gerade das Gegenteil dessen herbeigeführt wird, was mit jener Unsitte gewöhnlich bezweckt wird.

Zufällige Erkrankungen im Wochenbett.

§ 495.

Unter den zufälligen Erkrankungen im Wochenbett ist die bereits oben geschilderte Verstopfung der Lungenschlagader durch einen losgelösten Blutpfropf zu erwähnen. Dieser Erkrankung geht nicht selten eine Verstopfung einer Blutader und starke Anschwellung des Beines voraus (s. § 491). In manchen Fällen tritt aber die Verstopfung der Lungenschlagader ganz plötzlich auf, ohne jede Vorboten. Zuweilen geschieht dies beim ersten Aufstehen der Frau oder bei einem Stuhlgang. Die Frau bricht zusammen, und unter höchster Atemnot und namenlosem Angstgefühl tritt in kurzer Zeit der Tod ein (Lungenschlag). **Der Tod ist sofort dem Kreisarzt zu melden.**

Weiter kommt Scharlach im Wochenbett vor. Schwangere, Gebärende und Wöchnerinnen sind daher vor Ansteckung mit Scharlach streng zu schützen.

Endlich können auch Geisteskrankheiten im Wochenbett auftreten, die natürlich sofortige ärztliche Hilfe erfordern.

Die Krankheiten des Neugeborenen und des Säuglings.

§ 496.

Es gibt eine Anzahl von Krankheiten, die ausschließlich oder doch vorwiegend während der allerersten Lebenswochen auftreten und die man daher mit dem besonderen Namen „Neugeborenenerkrankungen" bezeichnet. Einige von ihnen sind so gefährlich, daß sie das zarte Leben des Kindes in kurzer Zeit vernichten können. Die Hebamme muß daher mit diesen Krankheiten vertraut sein, um sie nach Möglichkeit verhüten und ihre Behandlung rechtzeitig einem Arzt übergeben zu können.

Geburtsverletzungen.

§ 497.

Bei langdauernden und schweren Geburten, besonders wenn zu deren Beendigung die Ausführung geburtshilflicher Operationen nötig war, kann das Kind von äußeren und inneren Verletzungen mannigfacher Art betroffen werden. Seltener sind Geburtsschädigungen bei rasch verlaufender Austreibung des Kindes; sie kommen namentlich bei Frühgeburten zustande.

Kopfblutgeschwulst. Als Kopfblutgeschwulst bezeichnet man einen Blutaustritt zwischen einem Schädelknochen und seiner Knochenhaut, der bei der Geburt durch Zerreißung seiner Knochenhautblutgefäße entsteht. Die Geschwulst kommt in der Hauptsache bei Schädellagen und nur in sehr seltenen Fällen auch bei Beckenendlagen vor, sitzt meist auf einem Scheitelbein und kann während der ersten Tage durch die sie überdeckende Kopfgeschwulst (§ 185) verborgen werden. Zum Unterschied von dieser überschreitet die Kopfblutgeschwulst **niemals die Nähte oder Fontanellen**. Sie ist weder heiß noch druckempfindlich, fühlt sich anfangs prall elastisch an und wird allmählich durch die fortschreitende Aufsaugung des Blutergusses immer schlaffer. Bis zu ihrer vollständigen Rückbildung vergehen, je nach ihrer Größe, mehrere Wochen, zuweilen sogar einige Monate.

Das Leiden ist meist ungefährlich. Kommt es aber ausnahmsweise zur Entzündung oder Vereiterung der Kopfblutgeschwulst, so handelt es sich um eine sehr ernste Erkrankung, die man an der hinzutretenden Rötung, Hitze und Schmerzhaftigkeit der Geschwulst erkennt und die sofortige ärztliche Hilfe notwendig macht. Um solche gefährliche Erkrankung zu verhüten, veranlasse die Hebamme die Mutter, die Kopfblutgeschwulst mit Wundwatte zu bedecken und sie vor Druck, Verletzung und Verunreinigung zu schützen.

§ 498.

Verletzungen der Knochen u. Nerven.

Bei der Lösung emporgeschlagener Glieder, bei dem Entwickeln des Kindes an den Schultern, sowie bei der Ausführung der Schultzeschen Schwingungen können Brüche der Arme, der Schlüsselbeine und Oberschenkel sowie Verletzungen der Schulternerven vorkommen (s. § 398). Das Kind wird dann das gebrochene oder gelähmte Glied nicht bewegen und beim Anfassen Schmerzen äußern. **Schon der Verdacht einer derartigen Verletzung muß sofort dem Arzt gemeldet werden**, da nur bei rasch eingeleiteter sachgemäßer Behandlung eine gute Heilung möglich ist, bei Vernachlässigung aber falsche Stellungen der Knochen und dauernde Lähmungen zurückbleiben können!

§ 499.

Bluterguß im Gehirn.

Noch ernstere Folgen als die äußeren können die **inneren** bei der Geburt entstehenden Verletzungen des Kindes haben, unter denen der **Bluterguß in die Schädelhöhle** die häufigste ist. Er kommt selten bei ausgetragenen, oft jedoch bei frühgeborenen Kindern vor, und zwar auch nach kurzdauernden Entbindungen. Bei ausgedehnten Blutungen dieser Art gehen die Kinder schon während oder bald nach der Geburt unter den Erscheinungen der Erstickung oder unter Krämpfen zugrunde.

Bei kleineren Blutergüssen braucht zwar nicht immer der Tod einzutreten; es können sich aber im Laufe des ersten und zweiten Lebensjahres allmählich steife Lähmungen und Intelligenzstörungen entwickeln, die an Stärke und Ausdehnung zunehmen und den betreffenden Menschen für sein ganzes Leben zum körperlichen und geistigen Krüppel machen. Um der Entstehung ausgedehnter Gehirnblutungen vorzubeugen, soll die Hebamme die Ausführung der Schultzeschen Schwingungen bei Frühgeburten möglichst vermeiden, da bei so zarten Wesen durch allzu unsanfte Bewegungen und Erschütterungen das Zustandekommen von Blutungen begünstigt wird!

Nabelerkrankungen.

§ 500.

Die meisten Nabelerkrankungen werden durch Eiterspaltpilze verursacht, die sich schon vor dem Abfall des Nabelstrangs auf diesem ansiedeln können, in anderen Fällen aber erst während oder nach seiner Ablösung auf die noch unverheilte Nabelwunde gelangen. Dort stören sie die Wundheilung durch entzündliche Veränderungen. Weiter können sie auf dem Wege der Lymphbahnen oder Blutgefäße in das Innere des kindlichen Körpers vordringen und zur Bauchfellentzündung oder zur allgemeinen Blutvergiftung mit tödlichem Ausgang führen. Die Infektion kann durch einen unreinen Nabelverband, unreine Instrumente oder unreine Hände entstehen. Besonders zu fürchten ist aber die Übertragung von Wochenfluß auf die Nabelwunde durch die Hände der Hebamme. Daher die Regel, stets erst das Kind und dann erst die Wöchnerin zu besorgen! Sollte doch einmal die Wöchnerin zuerst besorgt werden müssen, so ist, wie gelehrt, eine Desinfektion der Hände nötig, ehe das Kind berührt werden darf. Ferner sind die im § 258 gegebenen Vorschriften über die Reinhaltung aller mit dem Nabel in Berührung kommenden Gegenstände gewissenhaft zu befolgen.

Fäulnis der Nabelschnur. Haben sich Eiter- oder Fäulniserreger auf der Nabelschnur angesiedelt, so schrumpft sie nicht zu dem früher beschriebenen pergamentartigen kleinen Anhängsel ein, sondern verwandelt sich in ein sulziges, bräunlich schmieriges, stinkendes Gebilde, das keine Neigung zur Eintrocknung oder Abstoßung zeigt. Derartige Veränderungen muß die Hebamme sofort dem Arzt melden, dem es durch rechtzeitige Entfernung des fauligen Strangrestes noch gelingen kann, ein Fortschreiten der Infektion in die Tiefe der umgebenden Teile zu verhindern!

Während sich die Nabelwunde bei normalem Verlauf schon nach wenigen Tagen überhäutet, bemerkt man zuweilen durch viele Tage oder selbst Wochen hin eine wäßrige oder leicht eitrige Absonderung, die schließlich infolge der dauernden Benässung zu einem hartnäckigen Ausschlag in der Umgebung des Nabels führen kann. Zieht die Hebamme die Nabelfalten vorsichtig auseinander, so wird sie auf dem Nabelgrund ein kleines rotes Fleischwärzchen mit höckeriger Oberfläche bemerken, den sogenannten Nabelschwamm. Die Hebamme veranlasse die Hinzuziehung eines Arztes, der durch Entfernung des kleinen Geschwülstchens das Nässen zum Stillstand und die Nabelwunde zur endgültigen Verheilung bringen wird. *Nabelschwamm.*

Gelangen besonders giftige Eitererreger auf die Nabelwunde, so kommt es hier zu einer ernsteren Entzündung. Zunächst bemerkt man eine Schwellung und Rötung der Wundränder, dann beginnt der Grund geschwürig zu zerfallen. Die Erkrankung kann sich rasch nach der Fläche und nach der Tiefe zu ausbreiten; die ganze Umgebung des Nabels ist dann gerötet, geschwollen, derb und auf Druck schmerzhaft, während das schmierig belegte Geschwür in der Mitte ständig fortschreitet. Greift die Entzündung auf das Bauchfell über, so entsteht eine pralle Auftreibung des Leibes mit Stuhlverhaltung und Erbrechen, die unter raschem Verfall des Kindes unabwendbar zum Tode führt. Sind die Krankheitskeime auf dem Wege der Nabelgefäße in das Innere des Körpers gedrungen, so bemerkt man zuweilen am Nabel selbst gar keine Veränderung; das Kind verfällt jedoch plötzlich, verweigert die Nahrung, kann nach kurzer Zeit sterben, und erst nachträglich sieht der Arzt an der Leiche, daß eine schwere Nabelinfektion eingetreten war. Die Hebamme soll daher in allen Fällen, in denen die Heilung der Nabelwunde die geringsten Abweichungen zeigt, oder in denen ein lebensfrisch geborenes Kind nach einigen Tagen plötzlich verfällt, immer an Nabelinfektion denken und schleunige Herbeirufung eines Arztes verlangen! Besteht eine Nabelentzündung, so ist der Kreisarzt zu benachrichtigen. Im übrigen muß sich die Hebamme in solchem Fall jedesmal nach Besorgung des Nabelverbandes desinfizieren. *Entzündung der Nabelwunde.*

**Nabel-
blutung.**

Nabelblutungen können entstehen, wenn die Nabelschnur schlecht unterbunden worden ist. Wird das Kind in sein warmes Bettchen gebracht, so kann der Nabelschnurrest erschlaffen, und es ergießt sich aus den schlecht verschlossenen Gefäßen Blut nach außen. Man findet dann nach einiger Zeit das Kind im Blute schwimmen und äußerst geschwächt, ja zuweilen schon tot. Besonders bei lebensschwachen Kindern und sehr sulzreicher Nabelschnur ist die Nachblutung nach mangelhafter Unterbindung zu fürchten.

Fast immer ist die Hebamme für solches Vorkommnis verantwortlich. Sie befolge daher die im § 214 gegebenen Vorschriften über die Unterbindung der Nabelschnur gewissenhaft und sehe während der ersten Stunden mehrmals nach dem Kinde! Ist eine Blutung eingetreten, so unterbinde sie den Nabelschnurrest noch einmal sorgfältig, bette das Kind recht warm und benachrichtige bei stärkerem Blutverlust sofort einen Arzt, damit er das geschwächte Kind in Behandlung nimmt.

Sehr bedenklich sind Nabelblutungen, die erst nach Abfall der Nabelschnur auftreten. In solchem Falle liegt keine Fahrlässigkeit der Hebamme vor, vielmehr handelt es sich meist um eine schwere allgemeine Erkrankung des Kindes. Sofort muß ein Arzt benachrichtigt werden. Bis zu seiner Ankunft sucht die Hebamme durch Auflegen eines größeren Wattebausches, den sie mit der Nabelbinde recht fest andrückt, die Blutung zu stillen.

**Haut-
nabel.**

Der Hautnabel ist eine ziemlich häufige Veränderung, die dadurch entsteht, daß die Bauchhaut etwas auf den Nabelstrang übergeht. Fällt der Strang ab, so bleibt ein hervorstehender Stumpf zurück, und die Nabelwunde heilt meist etwas langsamer. Es handelt sich nur um einen Schönheitsfehler ohne ernste Bedeutung, der keiner Behandlung bedarf.

**Nabel-
bruch.**

Oft wird der Hautnabel fälschlich für einen Nabelbruch gehalten. Ein Nabelbruch tritt aber erst auf, wenn der Nabel völlig vernarbt ist; er entsteht durch Austritt von Darmschlingen oder Netz aus der Bauchhöhle unter die Bauchhaut der Nabelgegend. So bildet sich eine kleine, von Haut bedeckte Geschwulst, die sich beim Schreien und Pressen des Kindes vergrößert und sich auf Druck unter gluckendem Geräusch in die Bauchhöhle zurückschieben läßt. Die Behandlung hat der Arzt zu bestimmen.

**Nabel-
schnur-
bruch.**

Der Nabelschnurbruch ist eine seltene Mißbildung, von der im § 402 bereits gesprochen wurde. Sofortige Benachrichtigung eines Arztes ist notwendig, da oft noch durch eine rechtzeitige Operation das sonst verlorene Leben des Kindes gerettet werden kann.

Ansteckende Krankheiten des Neugeborenen (§§ 501—503).

§ 501.

Schälblasen.

Die gewöhnlichen (nicht syphilitischen) Schälblasen der Neugeborenen entstehen meist in den ersten Tagen nach der Geburt auf der Haut an den verschiedensten Körperstellen als runde oder unregelmäßig geformte, manchmal sich schnell vergrößernde Bläschen von der Größe eines Hirsekorns bis zu der eines Zehnpfennigstücks und darüber. Im Gegensatz zu dem syphilitischen Blasenausschlage bleiben meist die Fußsohlen und Handflächen frei. Wo die Bläschen dichter stehen, können sie zusammenfließen, bis sich handtellergroße Blasen bilden. Sie geben dann den Kindern ein Aussehen, als ob sie verbrüht seien. Anfangs sind die Bläschen in der Regel mit einer klaren Flüssigkeit gefüllt, später wird der Inhalt trübe, schließlich eiterähnlich. Nach einiger Zeit platzen die Blasen, und an ihrer Stelle zeigt sich ein roter, nässender, von der Oberhaut entblößter Fleck. Neben den älteren können neue frische Bläschen in den nächsten Tagen und Wochen entstehen. Fieber oder ernstere Störungen des Allgemeinbefindens sind in den meisten Fällen nicht vorhanden; in der Regel tritt nach zwei bis drei Wochen bei zweckmäßiger Behandlung Heilung ein. Nicht selten kommen jedoch auch Fälle mit Fieber und tödlichem Ausgang vor. Die Schälblasen sind sehr ansteckend und können durch Wäsche, Gebrauchsgegenstände und Personen verbreitet werden. Insbesondere werden sie aber leicht durch Hebammen oder Pflegerinnen von einem Neugeborenen auf andere Säuglinge durch unreine Hände oder Instrumente übertragen. Auch ältere Kinder und Erwachsene können von der Krankheit ergriffen werden.

Hat die Hebamme ein an Schälblasen leidendes Kind berührt, so hat sie ihre Hände vorschriftsmäßig zu desinfizieren und, bevor sie zu einer zweiten Wöchnerin oder einem zweiten Kinde geht, ihre Kleider zu wechseln. Von jeder in ihrer Praxis vorkommenden Schälblasenerkrankung eines Kindes hat die Hebamme dem Kreisarzt unter näherer Darlegung des Falles mündlich oder schriftlich Anzeige zu erstatten und seinen Weisungen Folge zu leisten. Beim Auftreten von mehreren Fällen in ihrer Praxis hat sich die Hebamme der Ausübung ihres Berufs so lange zu enthalten, bis sie vom Kreisarzt weitere Verhaltungsmaßregeln eingeholt hat.

Jeder Fall ist in das Tagebuch einzutragen. Im übrigen ist in allen Fällen auf die Zuziehung eines Arztes zur Behandlung des Kindes zu bringen.

Eitrige Augenentzündung der Neugeborenen.

§ 502.

Die eitrige Augenentzündung ist eine überaus ansteckende Krankheit. Zwar wird durch sie das Leben nicht gefährdet, doch kann sie unheilbare Erblindung des Kindes zur Folge haben. Die Verhütung, rechtzeitige Erkennung und Behandlung der Erkrankung bis zum Eintreffen eines Arztes ist eine der wichtigsten und verantwortlichsten Aufgaben der Hebamme. Handelt sie nicht nach den gegebenen Vorschriften, so kann sie die Erblindung des Kindes verschulden. Eine Hebamme, durch deren Schuld ein Kind die Sehkraft verloren hat, kommt wegen fahrlässiger Körperverletzung vor den Richter und hat schwere Strafe zu erwarten.

Die Hebamme weiß also, wie folgenschwer diese Erkrankung ist; sie präge sich daher alle Lehren über diese Augenentzündung mit besonderem Nachdruck ein und befolge sie gewissenhaft in der Praxis.

Anzeichen d. Augenentzündung. Die Anzeichen der Krankheit treten schon wenige Tage nach der Geburt auf. Die Augenlider schwellen an, röten sich und sind oft verklebt. Dann dringt aus der Lidspalte eine gelbe, wäßrige Flüssigkeit hervor, die nach kurzer Zeit in dicken Eiter übergeht. Schwellung und Rötung der Augenlider nehmen noch mehr zu, das Auge wird dauernd geschlossen gehalten, die rein eitrige Absonderung hält an. Meist sind beide Augen erkrankt. Dieser Eiter kann nun auch auf den Augapfel und die glashelle Hornhaut übergehen, die Hornhaut trüben und das Auge zerstören, wodurch die unheilbare Blindheit entsteht. Rechtzeitige ärztliche Behandlung vermag diesen traurigen Ausgang fast immer abzuwenden.

Die Krankheit entsteht durch das Eindringen von Spaltpilzen der Trippererkrankung der Mutter in das Auge des Kindes. Fast stets geschieht dies bei der Geburt, wenn die Gebärende Tripperkeime in ihren Geschlechtsteilen hat. Das Kind, das bei der Geburt durch diese getrieben wird, nimmt an seiner Körperoberfläche Teile der keimhaltigen Absonderungen mit. Öffnet es nun die Augen nach der Geburt, so gelangen beim Augenaufschlag die an den Wimpern sitzenden Schleimteile mit ihren Spaltpilzen in die Augen und erzeugen hier die schwere Entzündung. **Entstehung d. Krankheit.**

Viel seltener erfolgt die Ansteckung erst etliche Tage nach der Geburt durch den Wochenfluß der kranken Frau.

Es ist für die Hebamme überaus wichtig, zu wissen, daß von einem schon erkrankten Auge die Ansteckung sehr leicht auf andere Augen übertragen werden kann, z. B. durch einen mit ansteckendem Eiter besudelten Lappen oder Schwamm, durch ein Handtuch oder durch die Finger, und zwar sowohl auf Kinder wie auf Erwachsene.

Die Hebamme ist bereits darüber belehrt worden, was sie alles zur **Verhütung der Krankheit** tun muß. Die Augen aller Kinder sind sofort nach der Geburt des Kopfes mit abgekochtem Wasser abzuwischen. Ferner hat die Hebamme die Einträufelung mit 1%iger Höllensteinlösung bei allen Neugeborenen auszuführen, auch wenn kein direkter Verdacht auf Trippererkrankung der Mutter besteht (s. §§ 218 und 380). Durch diese Maßnahmen wird die Augenentzündung auf ganz seltene Ausnahmefälle beschränkt. **Verhütung der Augenentzündung.**

Treten in solchen Fällen die ersten Erscheinungen der Augenentzündung auf, d. h. quillt gelbliche Flüssigkeit aus den Augen und sind die Lider eines oder beider Augen gerötet, so ist sofort ohne Zeitverlust ein Arzt zu rufen. Dies ist besonders dringend, wenn bereits reiner Eiter aus dem Auge fließt. Weigern sich die Angehörigen, den Arzt kommen zu lassen, so mache die Hebamme sie auf die Gefahr der Erblindung aufmerksam. Außerdem ist in jedem Falle von ansteckender Augenentzündung Meldung an den Kreisarzt zu erstatten. **Behandlung der Krankheit.**

Bis zur Ankunft des Arztes hat die Hebamme die Augen zu reinigen. Zur Reinigung nimmt sie reines kühles Wasser oder Borwasser und einen Wattebausch. Nachdem das Oberlid vorsichtig empor- und das Unterlid hinabgezogen ist, wird der in die Spülflüssigkeit getauchte Wattebausch wiederholt über dem Auge ausgedrückt, um hierdurch allen Eiter hinauszuschwemmen. Sind die Augenlider verklebt, so weiche man sie erst durch anhaltendes Befeuchten mit nasser Watte auf. Ist nur ein Auge erkrankt, so muß unter allen Umständen verhütet werden, daß bei der Reinigung Eiter in das gesunde Auge gelangt. Das Kind muß also stets auf die Seite des kranken Auges gelegt werden, damit der abfließende Eiter nicht auch noch das gesunde Auge infizieren kann! Die Spülung ist alle Stunden 1—2 mal, bei sehr starker Eiterung noch öfter zu wiederholen.

Ist die Hebamme nicht imstande, selbst die häufige Reinigung vorzunehmen, weil sie z. B. eine andere Geburt übernehmen muß, so soll sie die Mutter oder andere Angehörige belehren, damit von diesen alles Erforderliche sorgfältig ausgeführt wird. In keinem Falle dürfen warme Umschläge gemacht werden.

Schleunigste ärztliche Behandlung ist stets notwendig. Je früher der Arzt kommt, um so sicherer behält das Kind sein Augenlicht, je später er kommt, um so drohender ist die Gefahr der Erblindung! Also darf die Hebamme niemals auch nur eine Stunde mit der Sendung zum Arzte säumen!

Alle gebrauchte Watte und alle Läppchen sind zu verbrennen. Die Hebamme weiß, daß durch Unvorsichtigkeit die Erkrankung auf andere Augen (auch auf ihre eigenen!) übertragen werden kann. Sie belehre deshalb auch die Umgebung des Kindes über die große Gefahr der Übertragung.

§ 503.

Wundrose und Wundstarrkrampf.

Diese beiden äußerst gefährlichen Krankheiten, die während der ersten Lebenswochen fast stets mit dem Tode endigen, forderten früher, besonders in Gebäranstalten, unzählige Opfer unter den Neugeborenen. In Deutschland sind sie seit der Einführung der aseptischen Wund- und Nabelpflege seltener geworden, in manchen anderen Ländern aber, in denen die Pflege der Kinder noch nicht mit der gleichen Sauberkeit und Gewissenhaftigkeit ausgeführt wird, zählen sie noch heute zu den häufigsten Todesursachen der Neugeborenen!

Die Regeln zur Verhütung der beiden Krankheiten ergeben sich hieraus von selbst; sie sind bereits früher (in den §§ 108, 257 und 258) genügend besprochen.

Wundrose. Der Erreger der Wundrose ist ein Eiterspaltpilz, der sich auf der Nabelwunde oder anderen kleinen, oft unscheinbaren Verletzungen der zarten Haut des Kindes ansiedelt. In der Umgebung der infizierten Wunde tritt bald eine starke, scharf abgegrenzte Rötung und teigige Schwellung auf, die sich rasch weiter über den Körper verbreitet. Es stellt sich Fieber ein, die Kinder werden immer matter, saugen schlechter an der Brust und gehen meist an Herzschwäche oder an allgemeiner Blutvergiftung (Sepsis) zugrunde, die durch das Eindringen der Erreger in den Blutkreislauf entsteht.

Die Wundrose ist außerordentlich ansteckend. Ihre Übertragung erfolgt aber nicht durch die Luft, wie z. B. bei Masern und Scharlach, sondern nur durch die vorausgegangene Berührung der erkrankten Körperstellen. Es müssen daher Verbandzeug, Wäsche, sonstige Gebrauchsgegenstände sowie die Hände der Pflegerin gewissenhaft desinfiziert werden; zur Pflege ist eine besondere Kleidung (geschlossene Ärmelschürze) anzulegen. Sollte eine Wöchnerin an Wundrose erkrankt sein, so ist das Neugeborene streng von ihr zu trennen; ebenso ist die gefährdete Mutter vom erkrankten Kinde abzusondern! Um die zur Genesung eines an Wundrose erkrankten Kindes unbedingt erforderliche natürliche Ernährung trotzdem aufrecht erhalten zu können, muß die Brustmilch während der Dauer der Erkrankung abgespritzt oder abgepumpt und mit dem Löffel oder durch die Flasche verfüttert werden!

Bei jedem Verdacht auf Wundrose ist sofort der Arzt zu benachrichtigen. Jeder Fall von Wundrose ist dem Kreisarzt zu melden.

Wundstarrkrampf. Der Wundstarrkrampf des Neugeborenen entsteht durch Berührung der Nabelwunde mit bestimmten Spaltpilzen (Tetanusbazillen), die sich in der Erde und im Kehricht aufhalten (siehe § 118). Der Krampf beginnt mit Steifigkeit der Kiefermuskulatur in der Regel zwischen dem 4. und 8. Tage nach der Geburt. Das Kind kann den Mund nicht öffnen und die Warze nicht fassen, es gelingt kaum, den Finger in den Mund des Kindes einzuführen. Weiter treten Zuckungen im Gesicht auf, bis schließlich ein Starrkrampf die ganze Muskulatur befällt. Das Kind wird hart wie

Holz, bäumt sich aufwärts, so daß nur Hinterkopf und Fersen auf dem Lager aufliegen. Die Krämpfe treten anfallsweise auf und werden durch Berührung, Nahrungsaufnahme, laute Geräusche oder andere Reize ausgelöst. Fast stets ist diese Erkrankung tödlich. Um sie zu verhüten, sei nochmals darauf hingewiesen, daß Gegenstände, die zur Reinigung und zum Verbande des Nabels dienen, nicht mit dem Fußboden in Berührung gebracht werden dürfen, insbesondere auch nicht ein Badelaken, in welches das Kind zum Abtrocknen eingeschlagen wird, wenn das Kind trotz des strengen Verbotes (siehe § 257) auf dem Schoße zurecht gemacht wird.

Es ist von größter Wichtigkeit, daß die Krankheit gleich bei Beginn behandelt wird; nur dann ist zuweilen noch eine Rettung des Kindes möglich. Die Hebamme hat deshalb schon bei den ersten Andeutungen einer Steifigkeit im Kiefer den Arzt zu benachrichtigen. Bis zu seiner Ankunft berühre sie das Kind nicht mehr; sie desinfiziere sich die Hände und erstatte dem Kreisarzt Anzeige. Denn der Starrkrampf ist auf andere Kinder und auf Kreißende übertragbar! Der Kreisarzt wird sie über ihr weiteres Verhalten belehren.

§ 504.
Verdauungsstörungen.

Speien und Erbrechen geringer Nahrungsmengen sowie die Entleerung von vermehrten und schleimigen, zuweilen auch grünlich gefärbten Stühlen kommt bei neugeborenen Brustkindern während der ersten 8—14 Tage ziemlich häufig vor, ohne daß das Gedeihen dadurch beeinträchtigt wird und die Einleitung einer besonderen Behandlung nötig wäre. Viel ernster sind dagegen Erbrechen und Durchfall während der ersten Lebenswochen bei Flaschenkindern zu bewerten; gerade bei Neugeborenen, die von Anfang an unnatürlich ernährt wurden, kommt es leicht zu den schwersten Verdauungsstörungen mit plötzlichem Verfall und Bewußtseinstrübung, die **unbedingt zum Tode führen,** wenn nicht sofort ein Arzt geholt und die Ernährung mit Mutter- oder Ammenmilch eingeleitet wird. Bis zum Eintreffen des Arztes darf dem Kinde nur dünner Tee (Fencheltee, Lindenblütentee oder schwarzer Tee) ohne Zucker gereicht werden, den man mit Saccharin süßen kann.

Das einzig sichere Mittel zur Verhütung dieser bedrohlichen Erkrankung ist die natürliche Ernährung. Die Hebamme kann nicht oft genug ermahnt werden, bei den von ihr entbundenen Wöchnerinnen mit allem Nachdruck das Stillen des Kindes, wenigstens während der ersten Lebenszeit, zu verlangen.

Nachdem das Kindspech entleert ist, wird der Stuhl zuweilen nicht gelb, sondern besteht aus schwarzen, dünnen Massen, deren Färbung von einem reichlichen Blutgehalt herrührt. Gleichzeitig können auch blutig bräunliche Massen erbrochen werden. Ist das Befinden des Kindes dabei nicht gestört, so stammt das Blut meist von wunden Warzen der Mutter, aus denen es beim Saugen mit der Milch verschluckt wird. Bei richtiger Behandlung der Warzen durch den Arzt wird der Blutstuhl bald verschwinden. Tritt aber gleichzeitig mit dem schwarzen Stuhl ein rascher Verfall des Kindes ein, so kommt das Blut vom Kinde selbst, und zwar von seiner Magen- und Darmschleimhaut oder aus seiner Nase. Dann handelt es sich um eine sehr gefährliche Krankheit, die oft zum Tode führt; schleunige Herbeiholung eines Arztes ist dringend erforderlich. *Schwarzer Stuhl des Neugeborenen.*

Über die **Gelbsucht** des Neugeborenen ist bereits im § 236 eine ausführliche Darstellung gegeben. Nimmt die Gelbsucht ernstere Formen an und zeigt das Kind schwere Krankheitserscheinungen, wie z. B. große Unruhe, Schlafsucht, Mangel an Trinklust usw., so liegt eine besondere und gefährliche Erkrankung vor und ist sofort ein Arzt zu benachrichtigen. *Gelbsucht des Neugeborenen.*

§ 504 a.
Die Mittelohrentzündung

tritt zwar bei Neugeborenen nur selten und meist sehr milde auf, kann aber doch in einzelnen Fällen zu sehr ernsten Erkrankungen und sogar zur Zerstörung des Gehörorgans führen. Sie ist von hohem Fieber begleitet und ruft heftige Schmerzen hervor, infolge deren die Kinder anhaltend schreien und die Brust nicht nehmen wollen. Nach einigen Tagen zeigt sich eitriger Ausfluß aus den Ohren, der sich besonders auf dem Kopfkissen der Kinder in Gestalt von steifen und gelblich-weißen Flecken bemerkbar macht.

Die eitrige Mittelohrentzündung kann ohne rechtzeitige zweckmäßige ärztliche Behandlung zum Verluste des Gehörs, zu Hirnentzündungen und zum Tode führen. Zur Vermeidung dieser Gefahren ist ohne Säumen ein Arzt hinzuzuziehen, wenn auch nur der Verdacht dieser Erkrankung auftritt.

§ 505.

Die Frühgeburt.

Als Frühgeburt bezeichnet man ein Kind, das zwischen der 29. und 39. Woche geboren ist. Sein Gewicht liegt meist unter 2500 g, seine Länge unter 48 cm; bei noch lebensfähigen Kindern kann das Gewicht auf etwa 1500 g, die Länge auf ungefähr 40 cm herabgehen; noch jüngere Früchte gehen in der Regel nach kurzer Zeit an Lebensschwäche zugrunde.

Zeichen der Unreife. Aber auch die überlebenden Kinder weisen an ihrem Körper neben den zu geringen Maßen noch mannigfache Zeichen der Unreife auf: Ihr Fettpolster ist dürftig, Schädelknochen und Rippen fühlen sich oft noch weich an, Ohrknorpel, Nägel und äußere Geschlechtsteile sind häufig in der Entwicklung zurückgeblieben, und die krebsrote Haut ist dichter als beim ausgetragenen Neugeborenen mit Wollhärchen bedeckt. Viel bedeutungsvoller als diese äußerlichen Merkmale der Unreife ist aber die Rückständigkeit zahlreicher lebenswichtiger Vorgänge. Die Fähigkeit, die eigene Körpertemperatur unabhängig von der Temperatur der Umgebung stets gleichmäßig zu regeln, ist bei zu früh geborenen Kindern noch viel schlechter entwickelt als bei ausgetragenen, und zwar um so unvollkommener, je jünger und unreifer das betreffende Kind ist. Ferner sei hervorgehoben, daß besonders kleine, zu früh geborene Kinder eine sehr schwache Stimme haben und meist recht oberflächlich und unregelmäßig atmen; zuweilen setzt die Atmung für kürzere oder längere Zeit ganz aus, so daß die Kinder blau werden und ersticken können, wenn man die Atmung nicht durch künstliche Reize wieder in Gang bringt. Als dritte wichtige Eigentümlichkeit ist die Tatsache zu nennen, daß unreife Kinder noch viel schlechter als reife Neugeborene die unnatürliche Ernährung vertragen, und daß frühgeborene Kinder unter 2000 g in der Regel zugrunde gehen, wenn man versucht, sie von Anfang an ohne Frauenmilch aufzuziehen. Diese dreifache Rückständigkeit der Wärmeregelung,

Atmung und Verdauungstätigkeit macht Besonderheiten in der Pflege und Ernährung der Frühgeburten notwendig, mit denen auch die Hebamme vertraut sein muß.

§ 505a.

Zu früh geborene Kinder müssen sorgfältig vor Abkühlung geschützt werden. Wenn man sie nicht mit Watte oder Wollsachen und Federbett bedeckt, nicht mit Wärmflaschen umgibt und nicht in die Nähe des Ofens stellt, so kann ihre Temperatur rasch auf 30° und darunter absinken. Für ganz unreife Kinder sind besondere, nur in manchen Anstalten vorhandene Wärmevorrichtungen (Wärmezimmer, Wärmewannen) notwendig. Auf der anderen Seite aber droht stets die Gefahr der Überhitzung, die nur durch häufige Temperaturmessungen zu vermeiden ist.

<small>Pflege und Ernährung.</small>

Die Atmung muß dauernd beobachtet und beim Blauwerden der Kinder durch künstliche Reize angeregt werden, wie sie bei der Behandlung des Scheintodes der Neugeborenen (§ 462) bereits beschrieben sind. Wegen der großen Neigung unreifer Kinder zu äußeren und inneren Blutungen sind aber die schonenden Reize den eingreifenderen vorzuziehen. Vorsichtiges Beklopfen der Hinterbacken, warme Bäder mit kühler Begießung, vorsichtiges Abreiben von Brust und Rücken mit Alkohol oder Äther und, wenn diese Reize erfolglos bleiben, eine möglichst schonende Art der künstlichen Atmung. Neben den Schultzeschen Schwingungen, als deren Folgen bei kleinen Frühgeburten oft ausgedehnte und zum Tode führende Gehirn- und Lungenblutungen auftreten, sei namentlich folgendes Vorgehen empfohlen: Die Hebamme stellt sich an das Fußende des Kindes und umgreift mit beiden Händen dessen Brustkorb, so daß die Daumen vorn, die übrigen Finger am Rücken des Kindes liegen. Ein Hochheben des Rückens von der Unterlage bedeutet die Einatmung, ein Niedersenken, unterstützt durch leichten Druck der Daumen und Handballen auf die vorderen und seitlichen Teile des Brustkorbs, die Ausatmung. Diese Bewegungen sind in regelmäßigem Wechsel etwa 20 mal in der Minute zu wiederholen, bis das Kind von selbst wieder zu atmen beginnt.

Die wichtigste Vorbedingung zur Erhaltung des Lebens unreifer Kinder ist die Durchführung der natürlichen Ernährung. Gerade bei Frühgeburten treten aber häufig ernste Stillschwierigkeiten auf, deren Art und Überwindung bereits im § 261a Abs. 1 beschrieben ist. Bei gutem Stillwillen der Mutter wird aber die Hebamme mit Geduld und Geschick fast immer ihr Ziel erreichen!

Die wichtigsten Erkrankungen des Säuglings.

§ 506.

Die Verdauungsstörungen (Ernährungsstörungen).

Häufigkeit. Die Verdauungsstörungen gehören nicht nur zu den häufigsten Erkrankungen des Säuglingsalters, sondern sind auch die wichtigste Ursache für die große Säuglingssterblichkeit. Ernstere Verdauungsstörungen treten fast nur bei Flaschenkindern auf, während die Brustkinder gewöhnlich verschont bleiben. Wenn die Hebamme über die Entstehung und die Erscheinungen der Ernährungsstörungen genügend unterrichtet ist, so wird sie viele Menschenleben retten können.

Ursachen. Die Ursache einer Verdauungsstörung ist meist in Fehlern zu suchen, die bei der Ernährung des Kindes begangen wurden. Diese Fehler können erstens in der Art und Zusammensetzung der gereichten Nahrung liegen: Es gibt z. B. Kinder, die überhaupt keine unnatürliche Ernährung vertragen. In anderen Fällen enthält die verabfolgte Mischung zuviel oder zu wenig Eiweiß, Fett oder Zucker; oder es wird zu lange Zeit hindurch eine einseitige Kost aus Milch- und Mehlabkochungen ohne Gemüse oder gar eine reine Mehlnahrung gegeben. Der Fehler kann zweitens in der dargereichten Menge einer an und für sich zweckmäßig zusammengesetzten Nahrung begründet sein: Das Kind hat entweder zu viel oder zu wenig zu jeder Mahlzeit bekommen, oder die eingehaltenen Nahrungspausen sind zu kurz gewesen.

Viel seltener entstehen Verdauungsstörungen durch verdorbene Nahrung; sie werden am besten dadurch verhütet, daß die Milch sorgfältig gewonnen, zubereitet und aufbewahrt wird. (Vgl. §§ 265 u. 266). Auf den Einfluß der Sommerhitze wurde bereits im § 269 hingewiesen. Eine ähnliche, den Darm schwächende Wirkung vermögen verschiedene fieberhafte Krankheiten, z. B. Masern oder Grippe, auszulösen. Endlich ist noch das Zustandekommen von Verdauungsstörungen durch Ruhrbazillen oder ähnliche Krankheitskeime im Darm zu erwähnen.

Die Zeichen der Verdauungsstörungen bestehen erstens in krankhaften Veränderungen der Magen- und Darmtätigkeit, d. h. in Erbrechen, Eßunlust, Durchfall oder Verstopfung. Bei genauer Untersuchung des Kindes bemerkt man aber außerdem bald geringere, bald stärkere Störungen des Allgemeinbefindens. Das Körpergewicht nimmt nicht zu oder sogar ab; Fieber oder Untertemperaturen stellen sich ein, die Hautfarbe wird blaß, die Muskeln erschlaffen, die zufriedene, fröhliche Stimmung des gesunden Säuglings verwandelt sich in eine matte, weinerliche Laune; bei den schwersten Fällen kommt es zu raschem Verfall mit Trübung des Bewußtseins. *Zeichen der Verdauungsstörungen.*

Auf die geschilderten Veränderungen des Befindens hat die Hebamme ihr Augenmerk genau so zu richten, wie auf die Veränderungen der Stuhlbeschaffenheit; denn nur so wird sie einen Anhalt dafür gewinnen können, ob die vorliegende Ernährungsstörung leicht oder ernst zu nehmen und sofortige ärztliche Hilfe notwendig ist. **Auch wenn ein Kind bei normalen Stuhlentleerungen nicht gedeiht, soll die Hebamme möglichst bald einen Arzt zu Rate ziehen!**

Man kann die Ernährungsstörungen in rasch verlaufende (akute) und in langsam verlaufende (chronische) Formen einteilen. Bei jeder dieser beiden Arten lassen sich wiederum schwere und leichte Fälle unterscheiden, je nachdem die Magendarmerscheinungen und die Störungen des Allgemeinbefindens mehr oder weniger ausgeprägt sind. *Einteilung.*

§ 507.

Beim Brustkind kommen in der Regel nur leichte Störungen vor. Trinkt der Säugling an der leicht fließenden Mutter- oder Ammenbrust sehr große Milchmengen, so tritt zuweilen Erbrechen und Durchfall auf; doch braucht zunächst trotz des Vorhandenseins von Unruhe die Zunahme des Kindes nicht gestört zu sein. Wenn die Überernährung mit Hilfe der Wage sichergestellt ist, so genügt eine Verminderung der Zahl oder der Dauer der Mahlzeiten, um die Störung zu heilen. *Überernährung an der Brust.*

Ernstere Folgen kann die Unterernährung an der Brust haben. Ihre Zeichen sind meist Verstopfung, zuweilen aber auch Durchfall, in seltenen Fällen auffallende Unruhe oder auch vermehrte Schläfrigkeit des Kindes sowie Gewichtsstillstand oder Ab- *Unterernährung an der Brust.*

nahme. Wenn nicht rechtzeitig durch den sofort zu befragenden Arzt eine geeignete und ausreichende Zufütterung (mit abgespritzter Muttermilch, Ammenmilch oder Tiermilch) eingeleitet wird, so kann das Kind in einen bedrohlichen Hungerzustand geraten.

Magenpförtnerkrampf. Speien und Erbrechen haben beim Brustkind keine ernstere Bedeutung, solange die Gewichtszunahme gut ist. Nur in seltenen Fällen entwickelt sich im Laufe der ersten Wochen ein schweres Krankheitsbild, der sogenannte Magenpförtnerkrampf. Hierbei wird nach jedem Anlegen ein großer Teil der aufgenommenen Nahrung im Strahl erbrochen, das Kind nimmt stark an Gewicht ab und hat nur selten Stuhl und Urin. Die sofortige Einleitung ärztlicher Behandlung ist dringend geboten, da das Kind sonst verhungert!

Störungen durch schlechte oder falsch zusammengesetzte Brustmilch gibt es nicht.

Beim Flaschenkind merke sich die Hebamme folgende Hauptformen der Krankheitsbilder, zwischen denen natürlich zahlreiche Übergänge und Mischformen vorkommen:

1. Akute leichte Verdauungsstörung:

Das Kind entleert etwa 4—5 dünne oder schleimige Stühle, hat aber dabei noch leidliche Eßlust, ist auch ziemlich munter und nimmt nur wenig am Gewicht ab.

2. Akute schwere Verdauungsstörung:

Die Stuhlentleerungen sind noch häufiger, wäßrig, spritzend, oder sehr schleimig, zuweilen auch mit Blutbeimengungen, und haben meist einen sehr unangenehmen fauligen Geruch. Dazu kommen Erbrechen, Eßunlust, starke Gewichtsabnahme, öfter auch Temperatursteigerung und, wenn nicht sofort ärztliche Hilfe zur Stelle ist, Bewußtseinstrübung und rascher Verfall, aus dem das Kind in vielen Fällen nicht mehr zu retten ist. Die akute schwere Ernährungsstörung, die im Volksmund als Brechdurchfall bezeichnet wird, kommt besonders häufig im heißen Sommer vor.

3. Chronische leichte Verdauungsstörung:

Zuweilen ist etwas Durchfall vorhanden, in anderen Fällen aber besteht Verstopfung mit Entleerung hellgrauer, trockener, oft knolliger, harter Stühle, oder der Stuhlgang ist ganz normal. Eßlust und Allgemeinbefinden sind nicht wesentlich gestört; das Kind gedeiht aber nicht recht, es nimmt lange Zeit hindurch wenig zu oder bleibt mit seinem Gewicht stehen und wird allmählich etwas schlaffer und blasser.

4. **Chronische schwere Verdauungsstörung:**
Die Stuhlbeschaffenheit wechselt, wie unter 3 geschildert. Dazu treten ernste Störungen des Allgemeinbefindens. Das Kind wird immer blasser und schlaffer, magert ab, zeigt eine grämliche, weinerliche Laune, Untertemperaturen und Verlangsamung des Pulses machen sich bemerkbar, und wenn nicht bald ärztliche Behandlung eingeleitet wird, so entwickelt sich das Krankheitsbild, das im Volksmund unter dem Namen der Abzehrung bekannt ist. Hierbei ist das Leben des Kindes in höchstem Maße gefährdet.

§ 508.

Die Behandlung der Ernährungsstörung hat nur der Arzt zu bestimmen! Die Hebamme rate der Mutter, bei bestehendem Durchfall bis zu seinem Eintreffen die bisherige Nahrung fortzulassen und dem Kinde nur Tee ohne Zucker, mit Saccharin gesüßt oder abgekochtes Wasser zu reichen. Sie warne die Frauen dringend vor der leider weit verbreiteten Unsitte, auf eigene Faust herumzukurieren und dem Kind längere Zeit hindurch nur Schleimabkochungen ohne Milch zu geben, da bei solchem Vorgehen oft ein bedrohlicher Hungerzustand erzeugt wird, ohne daß die Verdauungsstörung heilt. Besonders bei den ernsteren Krankheitsformen säume man keine Stunde, den Arzt zu befragen, da die Möglichkeit, das Leben des Säuglings noch zu retten, oft schon infolge einer kurz dauernden Verschleppung des bedrohlichen Zustandes unwiderbringlich verloren geht!

Behandlung. Verhalten der Hebamme.

Ansteckende Krankheiten des Säuglingsalters.

§ 509.

Die ansteckenden Krankheiten, von denen hier die Rede sein soll, sind eigentlich keine Säuglingskrankheiten, da sie im späteren Kindesalter viel häufiger vorkommen als im ersten Lebensjahre. Eine zu ausführliche Beschreibung würde daher hier zu weit führen. Die Hebamme soll deshalb nur auf einige Besonderheiten des Verlaufs und der Pflege verschiedener Infektionskrankheiten im Säuglingsalter aufmerksam gemacht werden, da sie durch deren Kenntnis viel Nutzen stiften kann.

Mafern. Säuglinge im 1. Lebenshalbjahr sind für die Ansteckung mit Masern nur wenig empfänglich; im 2. Lebenshalbjahr aber wird fast jedes Kind mit Masern angesteckt, wenn es sich nur im gleichen Raum mit einem Masernkranken aufgehalten hat. Die Hebamme soll wissen, daß die Masern im allgemeinen um so ernster verlaufen, je jünger das betreffende Kind ist, und daß in jedem Jahre Hunderte von Säuglingen an Masern sterben, während z. B. das Leben eines Kindes von über 3 Jahren nur selten durch dieses Leiden und seine Folgeerscheinungen bedroht ist. Sie soll deshalb den Säugling schon vom 4. Lebensmonat an nicht, wie das noch häufig geschieht, absichtlich mit den an Masern erkrankten älteren Geschwistern zusammenlegen, sondern ihn nach Möglichkeit von masernkranken und masernverdächtigen Kindern fernhalten. Sollte der Säugling doch angesteckt worden sein, so gilt es oft, bei der Mutter den **törichten Glauben** auszurotten, daß die Zufuhr von Sonnenlicht und frischer Luft, sowie tägliches Baden oder Waschen dem Masernkinde schaden könnte. Denn gerade bei den Kindern, die im tief verdunkelten und ungelüfteten Zimmer liegen, treten zu den Masern Augenentzündungen sowie die schwersten Lungenentzündungen hinzu, die nur allzuoft den Tod herbeiführen.

Keuch-hufsen. Für die Ansteckung mit Keuchhusten sind schon Neugeborene empfänglich. Über die Besonderheiten des Verlaufs der Krankheit im Säuglingsalter ist fast das gleiche wie bei den Masern zu sagen. Je jünger das Kind, um so ernster der Verlauf; vor allem an den im 1. Lebensjahre häufig im Anschluß an Keuchhusten auftretenden Lungenentzündungen und Krämpfen gehen alljährlich ebensoviele Kinder wie an Masern zugrunde. Die Hebamme muß deshalb bestrebt sein, junge Säuglinge nach Möglichkeit vor dem Zusammensein mit keuchhustenkranken und keuchhustenverdächtigen Kindern zu schützen!

§ 510.

Diph-therie. Mit Diphtherie kann ein Kind schon vom 1. Lebenstage an infiziert werden. Die Hebamme muß wissen, daß die Erkrankung beim Neugeborenen und beim Säugling nicht im Rachen sitzt, wie beim älteren Kinde und beim Erwachsenen, sondern fast stets in der Nase. Hat das Kind einen länger dauernden Schnupfen mit starker Nasenverstopfung, kommt Blut oder Eiter aus der Nase, so muß man stets an Nasendiphtherie denken! Die Absonderungen aus der erkrankten Nase sind sehr ansteckend. Gelangen sie ins Auge oder auf die Nabelwunde, so können sie auch dort ernste, ja lebensgefährliche Entzündungen hervorrufen (Augendiphtherie und Nabeldiphtherie). Bei nachlässiger Pflege werden sie leicht von einem Kind aufs andere oder auf Erwachsene übertragen, so daß zuweilen eine richtige Epidemie in der Praxis einer Hebamme entstehen kann.

Jeder Verdacht einer Nasendiphtherie ist daher unverzüglich dem Arzt zu melden, der die genaue Untersuchung und Behandlung einleiten und der Hebamme sowie den Angehörigen alle Vorschriften über ihr weiteres Verhalten erteilen wird.

Die Ruhr kommt bereits beim jüngsten Säugling vor. Sie ist stets eine sehr gefährliche Erkrankung, die das Leben des Kindes um so ernster bedroht, je jünger es ist. Auch Brustkinder können an Ruhr erkranken. Das Leiden beginnt meist plötzlich mit Fieber und der Entleerung von häufigen, schleimigen, stinkenden Stühlen mit geringer oder stärkerer Blutbeimengung. Diese Entleerungen sind außerordentlich ansteckend! Beim geringsten Verdacht einer Ruhrerkrankung muß sofort ein Arzt gerufen werden. *Ruhr.*

§ 511.

Auch die im Volke meist nur als Folge einer Erkältung aufgefaßten Erkrankungen der Luftwege, Schnupfen, Husten und Lungenentzündung, gehören zu den ansteckenden Krankheiten und bilden neben den Ernährungsstörungen eine der häufigsten Todesursachen im Säuglingsalter. Besonders während der ersten Lebensmonate ist ihr Verlauf sehr ernst. Schon ein gewöhnlicher Schnupfen wird dem jungen Kinde wegen der durch ihn bedingten Gefährdung der Brusternährung oft verderblich (vgl. § 281a letzter Absatz); eine Lungenentzündung ist stets lebensgefährlich. *Erkältungskrankheiten.*

Die eben genannten Erkrankungen werden meist von älteren Kindern oder Erwachsenen, die selbst an einem vielleicht nur leichten Katarrh leiden und sich gar nicht für krank halten, auf den Säugling übertragen, und führen erst bei ihm zu bedrohlichen

Erscheinungen. Die Hebamme soll die an solchen Katarrhen
erkrankten Angehörigen des Kindes stets auf die
Gefahr der Ansteckung aufmerksam machen, die im
§ 258a geschilderten vorbeugenden Maßnahmen ergreifen
und bei trotzdem erfolgter Ansteckung rechtzeitig den Arzt
benachrichtigen!

§ 512.

Tuberkulose. Während ein kräftiger Erwachsener auch bei wochenlangem
Zusammenleben mit einem Schwindsüchtigen nicht unter allen
Umständen mit Tuberkulose infiziert werden muß, ist die Tuberkulose für den Säugling, besonders in den ersten Lebensmonaten, eine ebenso ansteckende Krankheit wie Masern,
Keuchhusten oder Grippe! Auch der Verlauf der Krankheit
ist ungleich ernster als bei älteren Kindern oder gar bei Erwachsenen.
Während sich die Tuberkulose im späteren Lebensalter über viele
Jahre hinzieht und bei guter Behandlung und Ernährung oft allmählich
ausheilt, entwickelt sich beim jungen Säugling schon
nach einem kurzen unvorsichtigen Zusammensein mit der schwindsüchtigen
Mutter oder anderen an offener Tuberkulose leidenden
Personen seiner Umgebung eine schwere tuberkulöse Durchseuchung
des ganzen Körpers, die nach wenigen Monaten
zum Tode führt. Bei älteren Säuglingen liegen die Verhältnisse
etwas günstiger. Doch stirbt auch von ihnen ein Teil schon nach
kurzer Zeit. Die übrigen bleiben vorläufig am Leben, gedeihen
aber schlecht; und erst im späteren Kindes- oder Jünglingsalter
bricht die Tuberkulose in mannigfacher Gestalt (Knochen-, Drüsen-,
Haut- oder Lungentuberkulose) wieder hervor. Es ist deshalb
unbedingte Pflicht der Hebamme, überall in ihrem
Wirkungskreise auf die große Übertragbarkeit
der Tuberkulose und ihre bedrohlichen Folgen für den
Säugling aufmerksam zu machen und schon bei jedem
Verdacht einer tuberkulösen Erkrankung unverzüglich
die Lungenfürsorgestelle und den Arzt zu benachrichtigen,
damit die sofort notwendige Absonderung des gefährdeten
Kindes eingeleitet sowie seine Ernährung und Pflege
zweckmäßig geregelt wird.

Syphilis. Die Syphilis des Neugeborenen und des Säuglings
ist stets von den erkrankten Eltern auf das Kind übertragen worden.
Ihre wichtigsten Zeichen sind mannigfache Ausschläge auf der

Haut, die teils blasenförmig, teils fleckig aussehen und am ganzen Körper, besonders auch an Handtellern und Fußsohlen, sitzen können; ferner ein bald nach der Geburt sich entwickelnder, lang dauernder, oft blutiger Schnupfen mit starker Nasenverstopfung, und ein eigentümlich gelblich blasses, etwas gebundenes Aussehen im Gesicht. Bei rechtzeitig eingeleiteter und durch viele Monate fortgesetzter Behandlung läßt sich das Leiden heilen, wenn die Veränderungen nicht allzuschwer sind. Bei Vernachlässigung oder Verschleppung der Krankheit gehen jedoch die Kinder rasch zugrunde, oder es entwickelt sich ein jahrelanges Siechtum.

Die Hebamme muß deshalb bei jedem Verdacht auf Syphilis die Angehörigen darauf aufmerksam machen, daß wahrscheinlich eine ansteckende Blutkrankheit vorliegt und es dringend geboten ist, unverzüglich den Arzt zu befragen und seine Anordnungen unbedingt zu befolgen! **Die Syphilis des Neugeborenen ist ebenso ansteckend wie die der Erwachsenen.**

Erkrankungen der Haut.

§ 513.

Die häufigste Hauterkrankung des Säuglings ist das Wundsein, das bei schlechter Pflege, bei besonders dazu veranlagten Kindern aber auch trotz sorgfältiger Pflege am Gesäß, in der Leistenbeuge, in der Hals- und Achselfalte sowie hinter den Ohren auftritt. Über seine Verhütung und Behandlung ist bereits im § 257 gesprochen. *Wundsein.*

Ferner ist der Milchschorf zu nennen, ein meist viele Wochen dauernder Wangenausschlag, bei dem starkes Nässen mit Krustenbildung wechselt und das Gesicht der Kinder zuweilen in erschreckender Weise entstellt sein kann. Die Erkrankung ist in der Regel ungefährlich, bei Unsauberkeit und schlechter Pflege nimmt sie aber doch zuweilen einen ernsten Verlauf. Ärztliche Behandlung ist stets notwendig. Den Aberglauben, daß der Ausschlag „nach innen schlagen" könne, wenn man ihn heilt, muß die Hebamme als töricht und für das Kind gefährlich bekämpfen. *Milchschorf.*

Ähnliche Veränderungen wie auf den Wangen entstehen bei manchen Kindern auch auf der Kopfhaut. Bei schlechter Pflege *Kopfausschlag.*

und fehlender Behandlung kann es zur Bildung von dicken Krusten und Borken auf dem Kopfe kommen, unter denen sich schließlich stinkender Eiter ansammelt. Um solche, auch für Leben und Gesundheit des Kindes nicht gleichgültigen Zustände zu verhüten, soll stets rechtzeitig der Arzt um Rat gefragt werden!

§ 513a.

Schwämmchen. Im Munde des Kindes können die sogenannten Schwämmchen auftreten. Es bilden sich kleine, weiße, festhaftende Auflagerungen auf der Innenseite der Wangen und der Lippen sowie auf der Zunge, die sich nicht abwischen lassen und bei stärkerer Ausbreitung schließlich die ganze Mundhöhle in Gestalt von dicken, zusammenhängenden Belägen auskleiden können. Diese weißen Stellen entstehen durch einen Schimmelpilz, der sich mit Vorliebe auf der Mundschleimhaut sehr junger oder schwer kranker Säuglinge ansiedelt. Der Schimmelpilz selbst entfaltet, im Gegensatz zu den Eiterspaltpilzen, in der Regel keine giftige oder krankmachende Wirkung. Das Vorhandensein von ausgedehnten Schwämmchen deutet aber stets auf eine ernstere Allgemeinerkrankung (Ernährungsstörung oder ansteckende Krankheit) hin und verlangt daher die sofortige Benachrichtigung eines Arztes. Wenn dieser das Grundleiden erforscht und behandelt, so werden die Schwämmchen mit der Kräftigung des Kindes von selbst verschwinden. Vorsichtige, vom Arzt zu verordnende Auspinselungen des Mundes mit reinigenden Mitteln können die Abstoßung der Auflagerungen beschleunigen. Leichte Schwämmchen kommen vorübergehend auch beim gesunden Brust- oder Flaschenkinde vor und bedürfen keiner besonderen Behandlung. Sie werden besonders durch Unsauberkeit der Flaschen und Sauger und vor allem durch die noch immer verbreitete Unsitte des Mundauswischens hervorgerufen.

Verbot des Mundauswischens. Es ist deshalb Pflicht der Hebamme, dringend vor dieser Unsitte zu warnen; denn durch sie entstehen oft kleine Verletzungen der zarten Schleimhaut, auf denen sich nicht nur die unschuldigen Schwämmchen, sondern auch giftige Eiterspaltpilze ansiedeln können, die schwere Entzündungen und Geschwüre hervorrufen, an deren Folgen schon viele junge Säuglinge zugrunde gegangen sind!

§ 514.
Die Englische Krankheit (Rachitis).

Die Englische Krankheit ist außerordentlich verbreitet. **Verbreitung** Sie tritt überwiegend bei Flaschenkindern auf; ihre schwersten Formen beobachtet man vorwiegend bei der Stadtbevölkerung, die in engen Straßen und engen, dunklen, schlecht durchlüfteten Wohnungen bei unzureichender Pflege und Ernährung lebt. Das Leiden entwickelt sich meist gegen Ende des 1. oder im Laufe des 2. und 3. Lebenshalbjahrs; seine traurigen Folgen aber können den Menschen durchs ganze Leben begleiten.

Die wichtigsten Veränderungen bei der Englischen **Krankheitszeichen.** Krankheit bestehen in Knochenerweichungen, in Knochenverdickungen an den Gelenkenden und zum Teil, als Folge schlechter Haltung (z. B. bei unzweckmäßigem Herumtragen der Kinder) oder vorzeitiger Belastung der noch weichen Knochen, in mannigfachen Knochenverkrümmungen. Die Erweichungen bemerkt man in der Regel zuerst am Hinterkopf, der sich zuweilen wie ein Pappdeckel anfühlt, sowie an den Rippen, die bei jeder tiefen oder angestrengten Einatmung nach innen eingezogen werden. Die Verdickungen treten besonders an den Knöcheln und Handgelenken auf, außerdem am vorderen Ende der knöchernen Rippen (rachitischer Rosenkranz). Die häufigsten Verkrümmungen sind bekannt als X-Beine oder O-Beine, als Engbrüstigkeit und rachitischer Buckel, sowie als rachitische Beckenverengerung, die die betroffenen Menschen nicht nur verunstalten, sondern sie oft genug in ihrer Arbeitsfähigkeit, ihrer Gebärfähigkeit (rachitisch plattes Becken s. § 363), ihrer ganzen Gesundheit und Lebensfreude aufs schwerste beeinträchtigen. Rachitische Kinder lernen das Sitzen, Stehen und Laufen später als gesunde Kinder; auch bekommen sie ihre Zähne spät und unregelmäßig.

Neben den Knochenveränderungen beobachtet man bei ausgeprägten Formen der Englischen Krankheit stets auch deutliche Störungen des Allgemeinbefindens: Zunehmende Blässe, Erschlaffung der Muskeln, schlechte Stimmung und eine gewisse Hemmung der geistigen Entwickelung.

Das beste Mittel zur Verhütung der Englischen **Vorbeugung.** Krankheit ist das Stillen des Säuglings an der Mutterbrust, ferner die rechtzeitige Zufütterung von Gemüse und Obst vom 6.—7. Lebensmonat ab und die reichliche Zuführung von Sonnenschein und frischer Luft. Es ist Aufgabe der Hebamme, auf die Notwendigkeit dieser Maßnahmen hinzuweisen und die Krankheit möglichst in ihren ersten Anfängen zu erkennen, damit rechtzeitig der Arzt benachrichtigt werden kann, der durch Einleitung einer zweckmäßigen Pflege, Ernährung und sonstigen Behandlung das Leiden heilen und die Entwickelung der schweren, verkrüppelnden Formen mit Sicherheit verhüten wird.

§ 515.
Die Krämpfe.

Krämpfe treten im Säuglingsalter viel häufiger auf als in späteren Lebensjahren. Ihre Ursachen sind mannigfacher Natur. Sie werden ausgelöst durch verschiedene Infektionskrankheiten (z. B. Grippe, Masern, Keuchhusten), ferner durch Entzündungen oder Blutungen im Gehirn (Geburtsverletzung, tuberkulöse oder eitrige Gehirnhautentzündung), endlich durch die sogenannte Krampfkrankheit, die fast nur bei unnatürlich ernährten, rachitischen Kindern im 2. Lebenshalbjahr auftritt und zu Stimmritzenkrämpfen und allgemeinen krampfhaften Zuckungen der Glieder und des Gesichts mit Bewußtseinstrübung führt. „Von den Zähnen" jedoch kommen die Krämpfe nie! Die Krämpfe sind stets der Ausdruck einer außerordentlich ernsten Erkrankung und gefährden das Leben sowie die geistige Entwickelung des Kindes; durch rechtzeitige Behandlung können sie aber in den meisten Fällen geheilt werden! Es ist daher die Pflicht der Hebamme, unverzüglich einen Arzt zu rufen und dem törichten Glauben, als ob es sich nur um sogenannte „Zahnkrämpfe" handle, mit allem Nachdruck entgegenzutreten, da durch solche Torheit oft die kostbarste Zeit zur Hilfe versäumt wird und zahlreiche Menschenleben nutzlos zugrunde gehen!

Anhang.

Die innere Wendung bei Querlage.

§ 1.

In dünnbevölkerten Gegenden kann es sich wohl einmal ereignen, daß ein Arzt nicht zu erreichen ist oder nicht rechtzeitig herankommen kann, um die Leitung der Geburt bei Querlage zu übernehmen und die notwendige Wendung auszuführen. In solchen Fällen wäre die Gebärende verloren, wenn nicht der Hebamme das Recht zugestanden würde, selbst die rettende Wendung vorzunehmen.

Für das preußische Staatsgebiet bezeichnet der Minister für Volkswohlfahrt diejenigen Kreise, in welchen den dort praktizierenden Hebammen die Pflicht auferlegt wird, unter den genannten Umständen die Wendung selbst auszuführen. Im allgemeinen Hebammenunterricht wird also die Wendung nicht mehr gelehrt werden, und es ist den Hebammen Preußens verboten, sie ohne die für einzelne Kreise gegebene besondere Anweisung auszuführen. Nur in den von der Regierung zu bezeichnenden Gegenden wird sie gelehrt und damit den Hebammen zur Pflicht gemacht, sie unter Umständen selbst auszuführen.

§ 2.

Diese Umstände sind folgende:

1. Hat die Hebamme auf das Eintreffen eines Arztes bei einer mit Querlage kreißenden Frau überhaupt nicht zu rechnen, so muß sie die Wendung selbst vornehmen. Solch ein Fall, in dem auf einen Arzt nicht zu rechnen war, ist z. B. folgender: Die Hebamme weiß, daß der einzige Arzt in der Gegend 3 bis 4 Wegstunden entfernt von der Gebärenden wohnt. Sie hat aber erfahren daß dieser Arzt zur Zeit gerade nach der entgegengesetzten

Richtung mehrere Stunden weit zu einem Kranken geholt ist, so daß ihn die Meldung gar nicht oder erst nach vielen Stunden erreichen kann. In einem solchen Fall ist nicht anzunehmen, daß der Arzt überhaupt noch zu der Geburt oder zu einer Zeit eintreffen kann, in der die Wendung noch möglich ist. Die Hebamme wird in solchen Fällen von ihrer Ortskenntnis genauen Gebrauch machen und alle Mittel anwenden, um den Arzt zu erreichen. Sie muß auch wissen, ob der Arzt nicht vielleicht telegraphisch oder durch den Fernsprecher zu erreichen ist. Er würde ihr dann vielleicht wichtige Anweisungen erteilen und über die Zeit seines Kommens Mitteilung machen können. Sie soll deshalb nicht etwa leichtsinnig und vorschnell die Wendung machen, sondern nur dann, wenn sie nach gewissenhafter Erwägung sich überzeugt hat: Einen Arzt bekomme ich nicht zu dieser Geburt. In diesem Fall übernimmt sie also die Geburt selbst und führt die Wendung rechtzeitig aus.

2. Die Hebamme kommt erst zur Gebärenden, wenn das Wasser bereits abgeflossen und der Muttermund schon für die Hand durchgängig ist. In diesem Fall ist es sehr bedenklich, noch länger als etliche Stunden auf die Wendung zu warten. Die Wehen würden die Schulter tiefer treiben, und die Wendung ist vielleicht dann gar nicht mehr möglich. In diesem Fall gilt die Vorschrift: **Ist die Blase gesprungen und der Muttermund für die Hand durchgängig, und ist auf das Eintreffen des Arztes spätestens nach zwei Stunden nicht zu rechnen, so mache die Hebamme die Wendung selbst.**

§ 3.

In jedem Falle, in dem die Hebamme die Wendung selbst hat ausführen müssen, muß sie nach Beendigung der Entbindung sofort Meldung an den Kreisarzt erstatten. Der Kreisarzt wird prüfen, ob in der Tat die Notwendigkeit vorlag, daß die Hebamme selbst die Wendung ausführte, oder ob sie etwa vorschnell gehandelt hat.

§ 4.

Bei der inneren Wendung geht man mit der Hand in die Gebärmutter ein, ergreift einen Fuß, führt ihn nach unten, wobei die Frucht sich umdreht und aus der Querlage eine Fußlage entsteht. Diese Wendung ist nur möglich, wenn der Muttermund die Einführung der Hand schon gestattet und der vorliegende Teil noch beweglich ist. Sie ist also nicht möglich im Beginn der Geburt und wird unmöglich, wenn die Schulter nach dem Blasensprung durch die Wehen schon tief in das Becken getrieben ist.

Der beste Zeitpunkt für die Wendung ist, wenn der Muttermund völlig verstrichen ist und die Blase noch steht. Auf diesen Zeitpunkt soll die Hebamme also möglichst warten. Jetzt ist die Wendung am leichtesten. Springt aber die Blase vorher, so wende sie sogleich, wenn der Muttermund das Einführen der Hand gestattet.

§ 5.
Ausführung der Wendung bei Querlagen.

Die Frau wird auf das Querbett gelagert. Die Harnblase muß entleert sein. Die Geschlechtsteile werden noch einmal abgeseift und dann mit Kresolseifenlösung abgewaschen. **Kurz vor dem Eingriff muß sich die Hebamme vorschriftsmäßig desinfizieren. Und zwar muß sich die Desinfektion bis über den Ellenbogen auf den unteren Teil des Oberarmes erstrecken.**

Die Hebamme muß schon vor der Wendung die Lage des Kindes genau festgestellt haben, jedenfalls muß sie wissen, auf welcher Seite der Mutter die Füße liegen (s. § 339).

Liegen die Füße links, so geht sie mit der rechten Hand ein; liegen sie rechts, so nimmt sie die linke Hand. Sie ergreift mit der eingeführten Hand den zunächstliegenden Fuß.

Unmittelbar vor dem Eingehen taucht sie die desinfizierte Hand nochmals in Kresolseifenlösung. Hierdurch wird die Hand schlüpfrig, und das Eingehen ist leichter. Die eine Hand hält jetzt die Schamspalte auseinander; die andere mit Kresolseifenlösung befeuchtete Hand wird kegelförmig zusammengelegt und nunmehr in die Scheide hineingeschoben bis an den Muttermund. Sollte eine Wehe eintreten, so bleibt die Hand ruhig liegen, bis die Wehe vorüber ist. Die andere Hand wird auf die Gebärmutter in die Gegend der Füße gelegt, um diese der inneren Hand entgegenzudrücken.

Steht die Blase noch, so zerreißt jetzt die Hebamme die Blase im Muttermund. Rasch wird die Hand nun während der Wehenpause in die Gebärmutter eingeführt. Der Arm der Hebamme füllt den Muttermund aus, und es wird nur wenig Fruchtwasser abfließen. Dann geht sie mit der Hand an dem Fruchtkörper entlang nach der Seite hin, wo die Füße liegen. Um sie zu erreichen, muß der Arm meist bis zum Ellenbogen eingeführt werden. Den Fuß erkennt sie an der Ferse. Sie faßt den zunächstliegenden Fuß um den Knöchel mit Daumen und Zeigefinger und führt ihn gegen den Muttermund herab. Dabei dreht sich das Kind meist leicht um, und es gelingt, den Schenkel bis vor die Geschlechtsteile zu führen. Die Wendung ist vollendet, wenn der Kopf im Grund der Gebärmutter, der Steiß im Becken steht. Dies ist geschehen, wenn der Schenkel bis zum Knie geboren ist. Jetzt ist eine unvollkommene Fußlage geschaffen, die zu leiten ist wie andere Fußlagen. Keinesfalls wird das Kind jetzt ohne weiteres herausgezogen; wohl aber bereite sich die Hebamme auf die Lösung der Arme und des Kopfes vor, die nicht immer ganz leicht sein wird, da bei der Umdrehung sich die Arme oft in die Höhe geschlagen haben werden.

Ist die Blase schon gesprungen, so ist die Wendung schwieriger, und die Hebamme hüte sich, irgend welche Gewalt bei dem Eingriff anzuwenden. Sie könnte sonst die Gebärmutter zerreißen. Die Schulter wird sanft zur Seite nach der Gegend des Kopfes hin gedrängt. Dann geht sie mit der Hand vorsichtig in die Gebärmutter dem Körper der Frucht entlang bis zum Fuß. Macht die Umdrehung Schwierigkeiten, so schiebe sie mit der äußeren Hand den Kopf in die Höhe. Glückt das nicht, so holt sie auch den zweiten Fuß herunter. Sie umschlingt den ersten Fuß mit einem Stück Nabelband und behält die Schlinge in der Hand; dann geht sie mit der anderen Hand aufs neue ein und ergreift den zweiten Fuß. Indem sie nunmehr gleichzeitig an beiden Füßen zieht, gelingt die Umdrehung meist glatt; doch sei sie hierbei sehr vorsichtig, warte jede Wehe ruhig ab, ehe sie weiter vordringt oder zieht, und hüte sich vor jedem gewaltsamen Vorgehen.

War eine Hand vorgefallen, so läßt sie diese ruhig liegen und macht die Wendung wie sonst. Ist die Nabelschnur vorgefallen, so kann sie diese mit in die Gebärmutterhöhle hineinnehmen, legt sie aber erst beiseite, ehe sie den Fuß faßt.

Dienstanweisung für die im preußischen Staatsgebiet tätigen Hebammen.

A. Allgemeiner Teil.

§ 1.
Pflicht zur Anmeldung beim Kreisarzt.

Die Hebamme hat sich vor Beginn ihrer Berufstätigkeit bei dem zuständigen Kreisarzt unter Vorlegung der erforderlichen Zeugnisse und der im § 194 des Lehrbuchs vorgeschriebenen Gerätschaften und Arzneimittel persönlich zu melden. Desgleichen hat die Hebamme dem Kreisarzt Meldung zu erstatten, wenn sie ihre Wohnung wechselt, ihren Wohnort verlegt oder nach längerer Unterbrechung ihre Berufstätigkeit wieder aufnimmt.

§ 2.
Tagebuch.

Über ihre Berufstätigkeit hat die Hebamme ein Tagebuch nach dem beigegebenen Formular (Seite 434 u. 435 des Hebammenlehrbuchs) zu führen und die erforderlichen Eintragungen in dieses Buch sofort nach beendeter Geburt, auch wenn es sich um eine Fehlgeburt oder eine Frühgeburt handelt, eigenhändig vorzunehmen.

Am Schlusse des Jahres ist das Tagebuch von der Hebamme abzuschließen und ohne besondere Aufforderung bis zum 15. Januar des folgenden Jahres dem Kreisarzt einzureichen, dem es auch sonst jederzeit auf Verlangen vorzulegen ist.

§ 3.
Anzeige der Geburt.

(Reichsgesetz vom 6. Februar 1875 über die Beurkundung des Personenstandes und die Eheschließung. R.G.Bl. S. 23, Gesetz vom 14. April 1905. R.G.Bl. S. 251 und Gesetz über den Personenstand vom 11. Juni 1920. R.G.Bl. S. 1209.)

Die Hebamme ist verpflichtet, jede uneheliche Geburt, bei der sie zugegen war, innerhalb einer Woche dem Standesbeamten des Bezirkes, in dem die Geburt stattgefunden hat, mündlich anzuzeigen, eine eheliche Geburt nur dann, wenn der zunächst zur Anzeige verpflichtete Vater verstorben, nicht zur Stelle oder an der Erstattung der Anzeige verhindert ist. Hat die Hebamme Zweifel über das Geschlecht des Kindes, so soll sie vor der Anzeige der Geburt für die Zuziehung eines Arztes Sorge tragen.

Ist das Kind totgeboren oder in der Geburt verstorben, so muß die Anzeige spätestens am nächsten Wochentage geschehen. Als totgeboren oder in der Geburt verstorben ist ein Kind anzusehen, wenn an ihm nach seinem Austritt aus dem Mutterleibe Herztöne nicht mehr wahrnehmbar sind.

Die Anzeige beim Standesbeamten unterbleibt bei denjenigen Totgeburten, die vor Ablauf des 6. Schwangerschaftsmonates erfolgen, oder bei denen die Länge der Frucht nicht mehr als 32 cm beträgt. In das Tagebuch der Hebamme müssen jedoch auch diese Totgeburten, mit einem entsprechenden Vermerk versehen, eingetragen werden.

§ 4.
Diensterfordernisse, Geräte und Arzneimittel der Hebammen
(§ 194 des Lehrbuchs). **Verbot des Kurierens.**

Die Hebamme muß die im § 194 des Lehrbuchs unter Nr. 1 bis 23 vorgeschriebenen Geräte und Arzneimittel besitzen und bei jeder Entbindung und jedem Wochenbettbesuch in einer rein gehaltenen Tasche mit sich führen. Doch ist es ihr auch erlaubt, bei einem Wochenbettbesuch die erforderlichen Geräte in einer besonderen, nur für solche Besuche bestimmten reinen Tasche mitzunehmen. Sofern diese Geräte bei der Wöchnerin vorhanden sind, ist die Mitnahme der Geräte zum Wochenbettbesuch nicht erforderlich.

Die Hebamme soll darauf hinwirken, daß sich jede Gebärende ein gläsernes Mutterrohr und ein gläsernes Afterrohr selbst beschafft.

Die Geräte sind unmittelbar vor und nach jedem Gebrauche vorschriftsmäßig zu reinigen und zu desinfizieren. Unbrauchbar gewordene oder verloren gegangene Gerätschaften sind sofort, nötigenfalls durch Vermittlung des Kreisarztes, zu ersetzen. Von den Gerätschaften und Arzneimitteln darf die Hebamme nur in den Fällen, die im Lehrbuch angegeben sind, den vorgeschriebenen Gebrauch machen, sie darf diese aber nie zu anderen Zwecken verwenden.

Überhaupt hat sich die Hebamme der Anwendung innerer und äußerer Arzneimittel, abgesehen von den Fällen, in denen ihr die

Anwendung im Lehrbuche bis zur Ankunft des Arztes gestattet ist, sowie jeder unbefugten Behandlung von Krankheiten, namentlich von Frauenkrankheiten, zu enthalten. Schutzpessare, Sicherheits= ovale oder ähnliche Mittel, die geeignet sind, die Schwangerschaft zu verhüten, darf die Hebamme weder empfehlen noch auch selbst in die Scheide einlegen. Sie ist verpflichtet, vor den Heilversuchen unberufener Personen zu warnen und dem Gebrauche aber= gläubischer und schädlicher Mittel bei Schwangeren, Gebärenden, Entbundenen und Neugeborenen, zum Beispiel des Branntweins, der Brech= und Abführmittel, nach Kräften zu steuern.

§ 5.
Verhalten der Hebamme im allgemeinen sowie gegen Behörden und Beamte. Kenntnis der bestehenden Bestimmungen und Für= sorgeeinrichtungen. Nachprüfung und Fortbildungslehrgang.

Die Hebamme soll einen einwandfreien Lebenswandel führen und ihre Berufspflichten stets gewissenhaft erfüllen. Den für sie zu= ständigen Beamten und Behörden, besonders dem Kreisarzte, ist die Hebamme Gehorsam und Achtung schuldig.

Anordnungen und Belehrungen des Kreisarztes, betreffend Wahrnehmung ihrer Berufspflichten, hat sie pünktlich zu befolgen. Beschwerden, die sich auf ihren Dienst beziehen, hat sie dem Kreis= arzte oder den zuständigen Behörden durch Vermittelung des Kreisarztes vorzulegen.

Mit allen Gesetzen, Verordnungen und Vorschriften, die sich auf ihren Beruf und Wirkungskreis beziehen, soll sich die Hebamme fortlaufend vertraut halten. Weiterhin soll sie sich über die in ihrem Bezirk bestehenden Fürsorgeeinrichtungen für Schwangere, Wöch= nerinnen und Säuglinge, wie z. B. Hebammenlehranstalten, öffentliche geburtshülfliche Kliniken, Wöchnerinnenheime, Kreis= fürsorgeämter, Säuglingsfürsorge= und Mütterberatungsstellen ständig unterrichten, soll ihre Schutzbefohlenen in allen geeigneten Fällen an diese Stellen verweisen und, soweit möglich, selbst an jenen Fürsorgebestrebungen tätig mitwirken.

Den Nachprüfungen und außerordentlichen Musterungen des Kreisarztes oder seines von der Behörde bestellten Vertreters hat sie sich willig zu unterziehen. Ist sie durch dringende Berufsarbeit, Krankheit oder andere zwingende Ursachen verhindert, an einer Nachprüfung teilzunehmen, so hat sie sich rechtzeitig bei dem Kreisarzte oder dessen Vertreter unter Angabe der Gründe für die

Behinderung zu entschuldigen. Auch an einem Fortbildungslehrgang, zu dem sie einberufen wird, hat sie teilzunehmen, sofern ihr der Ersatz der durch Teilnahme an dem Lehrgang entstehenden Unkosten gewährleistet und sie nicht durch zwingende Gründe an der Teilnahme verhindert ist.

§ 6.
Verhalten gegen Ärzte.

Den zugezogenen Ärzten soll die Hebamme mit gebührender Achtung begegnen, sowie über ihre Wahrnehmungen im Berufe gewissenhaft Auskunft erteilen. Den ärztlichen Anordnungen muß die Hebamme, falls jene Anordnungen nicht mit den Bestimmungen dieser Dienstanweisung in Widerspruch stehen, pünktlich Folge leisten und ihnen auch bei ihren Pflegebefohlenen und deren Angehörigen Geltung zu verschaffen suchen. Dabei soll sie alles vermeiden, was geeignet sein könnte, das Ansehen eines Arztes zu schmälern.

Die Wahl des zuzuziehenden Arztes soll die Hebamme in allen Fällen ihren Schutzbefohlenen oder deren Angehörigen überlassen. Unter keinen Umständen darf sie gegen den Wunsch der zu behandelnden Person für die Zuziehung eines bestimmten Arztes werben oder gar von der Inanspruchnahme des gewünschten Arztes abraten.

§ 7.
Verhalten gegen Berufsgenossinnen.

Die Hebamme soll anderen Hebammen mit Achtung und Anstand begegnen, sie nicht durch unwürdige und unlautere Mittel aus dem Vertrauen der Kundschaft verdrängen, vielmehr im Bedarfsfalle beruflich unterstützen. Hat eine Hebamme aushilfsweise Dienstverrichtungen für eine andere übernommen, so ist sie verpflichtet, falls die Pflegebefohlene nichts anderes bestimmt, derjenigen Hebamme, die sie vertreten hat, die Behandlung wieder zu überlassen, sobald der Grund der Verhinderung aufhört. Es ist im Interesse der Hebamme erwünscht, daß sie einem Hebammenvereine beitritt.

§ 8.
Verbot marktschreierischer oder unlauterer Reklame.

Der Hebamme ist es streng untersagt, durch wiederholte öffentliche Anzeigen, Veröffentlichungen von Danksagungen, durch Anerbietung von Rat und Hilfe in diskreten Fällen oder durch ähnliche Bekanntmachungen standesunwürdige Reklame zu machen.

§ 9.
Pflicht zur Hilfeleistung.

Die Hebamme soll allen Schwangeren, Kreißenden, Wöchnerinnen und Neugeborenen, für die ihr Beistand gefordert wird, ohne Unterschied des Standes und Vermögens bei Tag und Nacht ungesäumt Beistand leisten, sofern sie ohne eigene Gefahr oder ohne Verletzung anderer dringender Berufspflichten oder vertraglicher Verpflichtungen (z. B. Anstellung als Bezirkshebamme) dazu in der Lage ist.

Wird die Hebamme von verschiedenen Seiten für dieselbe Zeit berufen, so hat sie im allgemeinen die Aufträge nach der Reihenfolge ihres Einganges zu erledigen. Liegt aber an einer Stelle ein besonders dringender Fall vor, so hat sie sich zuerst dorthin zu wenden. Diejenigen, denen sie nicht behilflich sein kann, soll sie an andere Hebammen verweisen. Hat die Geburt bei der Ankunft der Hebamme noch nicht begonnen, so ist diese, falls sie wieder weggehen sollte, verpflichtet, von Zeit zu Zeit nach der Gebärenden zu sehen und diese davon in Kenntnis zu setzen, wenn sie durch unaufschiebbare Zwischengeschäfte von den Besuchen abgehalten sein sollte. Hat die Geburt begonnen, so darf die Hebamme die Gebärende frühestens 2 Stunden nach Vollendung der Geburt und auch nur dann verlassen, wenn dies ohne Gefahr für Mutter und Kind geschehen kann. Nur ausnahmsweise darf sie die Frau früher verlassen, wenn sie dringend zu einer anderen Hilfeleistung gerufen wird und sie sich dessen versichert hat, daß eine andere Hebamme ihre Stelle vertreten kann.

§ 10.
Entbindung in der Wohnung der Hebamme.

Wünscht eine Schwangere in der Wohnung der Hebamme entbunden zu werden, so hat diese dem Kreisarzte rechtzeitig Anzeige zu erstatten. Zur Errichtung einer Entbindungsanstalt bedarf die Hebamme der Konzession des Bezirksausschusses.

§ 11.
Stete Bereitschaft und Erhaltung der Berufstüchtigkeit.

Um zur Ausübung der Berufstätigkeit immer bereit und tüchtig zu sein, soll die Hebamme

a) stets reinlich an ihrem Körper und ihrer Kleidung sein, besonders die Hände immer möglichst rein halten und die Nägel an den Fingern gehörig beschneiden;
b) keine Arbeiten verrichten, durch die ihr Körper, besonders die Hände, für den Hebammenberuf weniger geeignet oder unbrauchbar werden;
c) keine Pflegedienste bei Kranken übernehmen, die ihrer Hebammenhilfe nicht bedürfen, und Kranke, die an übertragbaren Krankheiten leiden, überhaupt nicht besuchen (s. § 474 des Lehrbuchs);
d) die vorgeschriebenen Geräte und Arzneimittel (§ 194 des Lehrbuchs) jederzeit sauber und zweckmäßig zusammengestellt zum sofortigen Gebrauch bereit halten;
e) die für ihren Beruf erforderlichen Kenntnisse und Fertigkeiten ständig festigen und verbessern;
f) sich nie von ihrer Wohnung entfernen, ohne bestimmte Nachricht zu hinterlassen, wo sie zu finden ist.

§ 12.
Verhalten der Hebamme gegen Schwangere, Gebärende, Wöchnerinnen und Neugeborene.

Schwangeren, Gebärenden und Wöchnerinnen soll die Hebamme ohne Unterschied jederzeit freundlich und hilfsbereit begegnen, soll die Furchtsamen beruhigen und die Ungeduldigen bei langsam fortschreitender Geburt durch freundlichen Zuspruch trösten. Gefährliche Zufälle sind der Gebärenden möglichst zu verschweigen, aber den Angehörigen sofort mitzuteilen. Dies trifft auch zu bei Tod oder Mißgestaltung des Kindes.

Auch dem neugeborenem Kinde muß die Hebamme große Aufmerksamkeit und Sorgfalt widmen, selbst dann, wenn das Kind scheintot, zu schwach oder mit irgend einer Mißbildung zur Welt gekommen ist.

§ 13.
Verhalten beim Tode einer Schwangeren, Gebärenden oder Wöchnerin oder eines Säuglings.

Hat die Hebamme Grund zu vermuten, daß eine Schwangere in den letzten Monaten ihrer Schwangerschaft oder eine Gebärende noch vor erfolgter Entbindung sterben werde, so hat sie dies dem Kreisarzte oder dem nächsten Arzte rechtzeitig anzuzeigen, damit dieser in der Lage ist, sofort nach erfolgtem Tode der Mutter womöglich noch das Kind zu retten. Ist aber dem Anscheine nach der Tod schon unerwartet eingetreten, so hat sie darauf zu dringen, daß sogleich der nächste Arzt gerufen werde, und bis zu dessen Ankunft Wiederbelebungsversuche nach den Vorschriften des Lehrbuchs anzustellen.

Über jeden Todesfall einer Schwangeren, Gebärenden oder Wöchnerin in ihrer Praxis hat die Hebamme dem Kreisarzt ungesäumt einen schriftlichen Bericht zu erstatten. Desgleichen hat sie jeden in den ersten 10 Lebenstagen eintretenden Todesfall des Neugeborenen einer von ihr Entbundenen dem Kreisarzt unter Benutzung des vorgeschriebenen Vordrucks (S. 436 des Lehrbuches) anzuzeigen.

§ 14.
Pflicht zur Verschwiegenheit.

Der Hebamme ist ebenso wie dem Arzt durch § 300 des Strafgesetzbuches jede unbefugte Mitteilung von Privatgeheimnissen, die ihr bei Ausübung ihres Berufes zur Kenntnis gekommen sind, an dritte Personen unter Androhung von Strafe (1500 Mk. Geldstrafe oder Gefängnis) streng verboten. Die Hebamme soll deshalb über alles, was ihr in ihrem Berufe anvertraut wird, oder was sie sonst im Hause der Pflegebefohlenen sieht oder hört, auch über körperliche Fehler, geheime Gebrechen, häusliche Verhältnisse usw. strengstes Stillschweigen bewahren, abgesehen von dem, was dem Arzte oder der Behörde pflichtgemäß mitzuteilen ist (s. §§ 6, 15 und 16).

§ 15.
Anzeige von Vergehen oder Verbrechen.

Macht die Hebamme Beobachtungen, welche die Abtreibung oder Tötung der Leibesfrucht einer Schwangeren, die Unterschiebung, Verwechselung oder Aussetzung eines Kindes, die Verübung eines Kindesmordes oder sonst ein Vergehen gegen das Leben oder die Gesundheit der Mutter oder des Kindes vermuten lassen, so soll sie sich unverzüglich beim Kreisarzt oder — falls dieser nicht erreichbar ist — bei dem nächsten Hebammenlehrer Rat für ihr weiteres Verhalten erbitten, bevor sie die für gewisse Fälle vorgeschriebene Anzeige bei der Ortspolizeibehörde erstattet.

Sie darf jedoch der betreffenden Frau ihren Beistand nicht verweigern.

§ 16.
Verhalten bei behördlichen und gerichtlichen Untersuchungen.

Wird die Hebamme von einer Gerichtsbehörde aufgefordert, den körperlichen Zustand einer für schwanger gehaltenen oder sich dafür Ausgebenden festzustellen oder zu ermitteln, ob eine Frau geboren habe, oder andere in ihren Beruf einschlagende Fragen zu beantworten, so hat sie sich bei ihrer Untersuchung streng an die Vorschriften des § 272 des Lehrbuches zu halten und dasjenige, was sie bei der Untersuchung gefunden hat, der Wahrheit gemäß und nach bestem Wissen anzugeben.

B. Besonderer Teil.
Die besonderen Berufspflichten der Hebamme.

§ 17.
Die Hebamme soll bei Ausübung ihrer Berufstätigkeit die in dem Lehrbuche enthaltenen Regeln und Vorschriften, sowie die nachträglich getroffenen Änderungen dieser Vorschriften gewissenhaft befolgen. Es ist ihr streng untersagt, die Grenzen der ihr durch das Lehrbuch zugewiesenen Hilfeleistung zu überschreiten.

Fühlt sie sich in besonderen Fällen durch die Vorschriften der Religion oder durch ihr Gewissen verpflichtet, eine Nottaufe auszuführen, so muß sie sich hierbei vor jeder Zuwiderhandlung gegen die Vorschriften der §§ 19, 20, 21, 22 und 32 dieser Dienstanweisung und des § 192 Absatz 1 des Lehrbuches hüten.

Im einzelnen hat sie namentlich folgendes sorgfältig zu beachten:

§ 18.
Sie muß in Ausübung ihres Berufes bei den Geburten und den Wochenbettbesuchen stets waschbare Kleider tragen, deren Ärmel so eingerichtet sind, daß die Arme bis zur Mitte der Oberarme hinauf unbedeckt gehalten werden können.

Während der Hilfeleistung bei Gebärenden und Wöchnerinnen hat sie über dem Kleide eine waschbare, reine, weiße Schürze anzulegen, die vom Halse an den ganzen Körper und die Oberarme bedecken muß.

§ 19.
Bevor sich die Hebamme zu einer Schwangeren, Gebärenden oder Wöchnerin begibt, hat sie ihre Hände zu reinigen, d. h. die

Fingernägel zu säubern und die Hände und Vorderarme mit Seife und Bürste gründlich zu waschen.

§ 20.

Die Pflege der größten Reinlichkeit an ihrem Körper und ihrer Kleidung ist eine der wichtigsten Pflichten der Hebamme. Unter anderem soll sie auch die Mundhöhle und Zähne stets rein halten und ständig für gute Pflege ihrer Zähne Sorge tragen. Ohne Beobachtung der größten Reinlichkeit kann sie nicht erfolgreich tätig sein, sondern wird Schaden stiften.

Die wertvollsten Werkzeuge der Hebamme sind ihre Hände. Sie sind sorgfältig zu pflegen und immer rein zu halten, besonders auch die Gegend der Nägel. Die Nägel müssen kurz geschnitten sein. Nur eine gut gepflegte Hand ist gut zu desinfizieren. (Siehe § 113 des Lehrbuchs.)

Die Hände hat die Hebamme stets zu waschen, ehe sie ihre Schutzbefohlenen berührt; auch soll sie darauf bedacht sein, jede Berührung mit unsauberen Stoffen, unreinem Wasser u. dgl. von ihren Schutzbefohlenen fernzuhalten. Unmittelbar vor jeder inneren Untersuchung und bei jedem Wochenbettbesuch ist die vorschriftsmäßige Desinfektion der Hände vorzunehmen. Diese Desinfektion besteht 1. in dem Waschen der Hände und Unterarme mit heißem Wasser, Seife und Bürste mindestens 5 Minuten lang, mit folgender Reinigung der Nägel; 2. in dem Waschen und Abreiben der Hände und Unterarme mit Alkohol durch 3 Minuten; 3. in dem Abbürsten der Hände und Abwaschen der Unterarme mit einer $1^1/_2\%$ Kresolseifenlösung 2 Minuten lang (s. § 113). Die Untersuchung wird mit der nassen, von Kresolseifenlösung noch triefenden Hand vorgenommen, ohne daß die Hand vorher irgend einen Gegenstand berührt hat.

§ 21.

Alle Orte und Gegenstände, welche die gefährlichen Wundspaltpilze enthalten, hat die Hebamme nach Möglichkeit zu meiden. Besonders hüte sie sich vor Berührung mit Leichen, Kleidern von Leichen, allen faulenden Gegenständen, kranken, eiternden Wunden, übelriechenden Ausflüssen, wie sie im Wochenbett und auch bei krebskranken Frauen vorkommen, insbesondere aber mit Wöchnerinnen, die an Kindbettfieber oder unter Erscheinungen von Kindbettfieberverdacht erkrankt sind. Es ist der Hebamme streng untersagt, die Unterlagen im Wochenbett oder sonstige Wäsche der Wöchnerin oder des Kindes selbst zu waschen.

Ist aber die Hebamme trotz aller Vorsicht mit solchen Gegenständen in Berührung gekommen, so desinfiziere sie unmittelbar nach der Berührung ihre Hände, wie im § 113 des Lehrbuchs vorgeschrieben.

§ 22.

Die innere Untersuchung Gebärender ist so selten wie irgend möglich vorzunehmen, da sie in jedem Falle für die Frau gefährlich werden kann. Dagegen soll die Hebamme die äußere Untersuchung während der Geburt häufig ausüben; denn auch sie gibt wertvolle Aufschlüsse und ist ungefährlich. Eine Schwangere soll äußerlich, wenn sie sich ratsuchend an die Hebamme wendet, innerlich nur, wenn dringend nötig, und in allen Fällen nur nach vorschriftsmäßiger Desinfektion untersucht werden. Bei einer Wöchnerin darf die Hebamme nie die innere Untersuchung vornehmen.

§ 23.

Zur Geburt begibt sich die Hebamme mit der vorschriftsmäßigen Tasche. Ihre Geräte und Arzneimittel müssen jederzeit sauber und in gebrauchsfähigem Zustande sein.

§ 24.

Alle regelmäßigen Vorgänge bei Schwangeren, Gebärenden, Wöchnerinnen und neugeborenen Kindern leitet die Hebamme selbst. Sollten ihre Schutzbefohlenen oder deren Angehörige einen Arzt wünschen, so hat sich die Hebamme diesem Wunsche zu fügen.

Alle regelwidrigen Vorgänge bei Schwangeren, Geburten, im Wochenbett und bei neugeborenen Kindern behandelt der Arzt. Nur wenn ein Arzt nicht rechtzeitig zu erreichen ist, und nur unter den im Lehrbuch näher angegebenen Bedingungen darf die Hebamme gewisse Regelwidrigkeiten selbst behandeln (s. § 32). Es ist Aufgabe der Hebamme, diese Regelwidrigkeiten rechtzeitig zu erkennen und rechtzeitig einen Arzt zu benachrichtigen. Die Benachrichtigung während der Geburt muß schriftlich sein, doch kann sie auch durch Fernsprecher oder telegraphisch geschehen.

Übernimmt der Arzt die Behandlung, so ist die Hebamme seine Gehilfin.

§ 25.

Bei regelmäßiger Schwangerschaft hat sie ihrer Schutz= befohlenen die Befolgung der für Schwangere wichtigen Lebens= regeln anzuraten.

Bei der regelmäßigen Geburt ist die Hauptaufgabe der Hebamme, Keime von den verwundeten Geburtsteilen fern zu halten. Sie muß die Herztöne des Kindes sorgfältig überwachen, ebenso das Befinden der Gebärenden, sie muß den Damm schützen, die Abnabelung, wie vorgeschrieben, ausführen, in der Nachgeburts= zeit auf Blutungen achten und bei einem scheintoten Kinde Wieder= belebungsversuche machen.

Die Hebamme hat die Wöchnerin und das neugeborene Kind in den ersten zehn Tagen mindestens einmal täglich, wenn möglich, zweimal zu besuchen. Wie lange diese Besuche dann noch fort= zusetzen sind, hängt von dem Befinden und dem Wunsche der Wöchnerin ab.

Im regelmäßigen Wochenbett sorgt sie für Ruhe und Reinhalten der Wöchnerin. Sie besorgt das Kind immer vor der Mutter. Das Wochenbett wird durch tägliche Messungen mit dem Thermometer und Feststellung des Pulses beobachtet. Die er= mittelten Temperaturen und der Puls sind auf einen Zettel zu vermerken und später in das Tagebuch einzutragen.

Die Hebamme hat stets auf das Selbststillen der Wöch= nerin zu dringen. Bei Krankheiten der Wöchnerin entscheidet der Arzt (s. § 248).

§ 26.

Die regelwidrigen Vorgänge in der Schwangerschaft, während der Geburt und im Wochenbett, sowie bei den Neuge= borenen sind in dem Lehrbuch ausführlich geschildert. Die Hebamme weiß also, in welchen Fällen sie einen Arzt zu benachrichtigen hat. Die wichtigsten Fälle, in denen die ärztliche Hilfe besonders dringlich ist, seien hier noch einmal genannt:

Unstillbares Erbrechen in der Schwangerschaft, ein Bruch, der sich nicht zurückbringen läßt, Entzündung von Kindsadern und Platzen eines Blutaderknotens, allgemeine Erkrankung der Schwan= geren mit oder ohne Fieber, Krebs der Gebärmutter oder Brüste oder der Verdacht auf diese Krankheit, Syphilis und Tripper oder der Verdacht auf eine dieser Krankheiten, Harnverhaltung in den ersten Monaten der Schwangerschaft, Rückwärtsbeugung der

schwangeren Gebärmutter, jede Fehlgeburt insbesondere bei der Blasenmole, Verdacht auf Schwangerschaft außerhalb der Gebär=
mutter, drohender Tod der Mutter — das sind die wichtigsten Regelwidrigkeiten in der Schwangerschaft, für die die Vorschrift besteht, einen Arzt zu benachrichtigen.

§ 27.

Während der Geburt erfordern die regelwidrigen Lagen, Stellungen und Haltungen der Frucht die Leitung der Geburt durch einen Arzt.

Stets, wenn der Arzt gerufen wird, bereite die Hebamme alles sorgfältig für ihn vor, damit er, wenn nötig, ohne Säumen handeln kann; insbesondere denke sie bei Beckenendlagen an das Querbett und an die Wiederbelebung des Kindes.

Für Schädellagen gilt die Vorschrift: Wenn in der Aus=
treibungszeit nach Ablauf von zwei Stunden ein Fortschritt der Geburt nicht zu bemerken ist, so ist die Herbeirufung eines Arztes zu verlangen, es sei denn, daß der Zustand der Mutter oder das Sinken der Herztöne in der Wehenpause oder andere Ereignisse seine Herbeirufung schon früher notwendig machten.

Bei Feststellung oder beim Verdacht auf Vorliegen eines engen Beckens, bei Geschwülsten oder Verengungen des weichen Geburts=
kanals, bei mehrfacher Schwangerschaft, bei Mißbildung des Kindes, insbesondere dem gefährlichen Wasserkopf, bei Eklampsie, beim Absterben und besonders bei Fäulnis der Frucht und ihrer Anhänge ist stets ärztliche Hilfe notwendig.

In jedem Falle hat die Hebamme die Einträufelung mit 1%iger Höllensteinlösung in die Augen des Kindes auszuführen (s. § 380 des Lehrbuches). Bei Syphilis an den äußeren Geschlechtsteilen der Frau vermeidet sie möglichst die innere Untersuchung und übergibt die Geburt einem Arzt. Bei jedem Dammriß ist die Zuziehung eines Arztes zu verlangen.

Bei allen Blutungen während der Geburt ist schleunigst ein Arzt zu erbitten. Bis er kommt, muß die Hebamme die Blutung zu stillen suchen und den Zustand der Frau überwachen. Die gefähr=
lichste Blutung ist die Blutung bei vorliegendem Mutterkuchen. Beim Ausstopfen der Scheide muß die Hebamme in diesem Falle ganz besonders sauber und sorgfältig sein.

Ein Zustopfen der Scheide bei Nachgeburtsblutungen ist ein Kunstfehler, der nicht entschuldigt werden kann.

§ 28.

Im Wochenbett hat die Hebamme auf die Hinzuziehung eines Arztes zu bringen:
1. Wenn die Temperatur über 38° steigt,
2. bei jedem Schüttelfrost der Wöchnerin,
3. sobald ein Geschwür an den äußeren Geschlechtsteilen, das sich oft hinter einer Anschwellung der Teile verbirgt, entdeckt wird oder eines der im § 479 des Lehrbuches erwähnten Zeichen auftritt, auch wenn noch kein Fieber bestehen sollte,
4. sobald die Hebamme eine lebensbedrohende Gefahr anderer Art, z. B. eine Herzschwäche, erkennt. Diese ist anzunehmen, wenn Atembeklemmung auftritt und die Zahl der Pulsschläge beträchtlich, z. B. auf 120 oder mehr, in die Höhe geht, oder wenn eine auffallend niedrige Temperatur, besonders am Abend, vorhanden ist, z. B. 36° oder 35,5°.

Dem Kreisarzt ist jeder Fall von Fieber, das während der Geburt festgestellt wurde, sowie von Fieber im Wochenbett oder nach Fehlgeburt von mehr als 38° anzuzeigen. Die Hebamme hat sich bis zum Eintreffen einer mündlichen oder schriftlichen Belehrung des Kreisarztes jeder Tätigkeit als Hebamme bei einer anderen Person zu enthalten. Ist ein Arzt hinzugezogen, so meldet sie dessen Namen gleichzeitig dem Kreisarzt. Der Kreisarzt entscheidet, ob sie die erkrankte Wöchnerin weiter pflegen darf.

Den Tod einer Wöchnerin hat die Hebamme sofort dem Kreisarzt persönlich oder schriftlich zu melden.

Liegt Kindbettfieber vor, so tritt der § 8, Abs. 1, Ziffer 2, Abs. 3 des Gesetzes, betreffend die Bekämpfung übertragbarer Krankheiten, vom 28. August 1905 (Landesseuchengesetz) in Geltung: „Hebammen, welche bei einer an Kindbettfieber Erkrankten während der Entbindung oder im Wochenbett tätig sind, ist während der Dauer der Beschäftigung bei der Erkrankten und innerhalb einer Frist von 8 Tagen nach Beendigung derselben jede anderweitige Tätigkeit als Hebamme oder Wochenpflegerin untersagt. Auch nach Ablauf der achttägigen Frist ist eine Wiederaufnahme der Tätigkeit nur nach gründlicher Reinigung und Desinfektion ihres Körpers, ihrer Wäsche, Kleidung und Instrumente nach Anweisung des beamteten Arztes gestattet. Die Wiederaufnahme der Berufstätigkeit vor Ablauf dieser achttägigen Frist ist jedoch zulässig, wenn der beamtete Arzt dies für unbedenklich erklärt."

Eine Hebamme, die gegen diese Vorschrift verstößt, ladet eine besonders schwere Verantwortung und hohe Strafe auf sich.

§ 29.

Hat die Hebamme irgend welche verdächtigen Stoffe berührt, z. B. den Ausfluß einer fiebernden Wöchnerin, so hat sie stets und sofort eine gründliche Desinfektion (s. § 20) auszuführen, auch schon vor Ankunft des Kreisarztes.

Besitzt die Hebamme an ihren eigenen Händen eiternde Wunden oder Blutgeschwüre, so darf sie keine Geburt übernehmen.

Notfälle. Hat die Hebamme in ihrer Praxis eine Wöchnerin mit Kindbettfieber oder Kindbettfieberverdacht, und kommt jetzt eine Meldung zur Geburt, bei der eine andere Hebamme sie nicht vertreten kann, so besteht ein Notfall. Sie desinfiziert ihre Hände mehrfach mit Alkohol und Kresolseifenlösung, nimmt ein Bad, wechselt die Kleider, desinfiziert ihre Instrumente und begnügt sich mit der äußeren Untersuchung der Gebärenden. Zum Dammschutz und zur Reinigung der Geschlechtsteile zieht sie ihre wohlausgekochten Gummihandschuhe über die desinfizierten Hände. Glaubt sie mit der äußeren Untersuchung nicht auszukommen, so bittet sie einen Arzt zur Leitung der Geburt.

§ 30.

Heftige Nachwehen mit reichlichem blutigen Ausfluß, plötzliches Aufhören des Wochenflusses, Blutungen im Wochenbett, andauernder übler Geruch des Wochenflusses, Blasenkatarrh, unwillkürlicher Abgang von Harn oder Kot, Anschwellung eines Beines gebieten gleichfalls ärztliche Behandlung.

Schrunden an den Brustwarzen, deren Heilung sich verzögert, eine Milchdrüsenentzündung erheischen die Behandlung durch den Arzt.

§ 31.

Die meisten der aufgeführten Erkrankungen der Neugeborenen erfordern sogleich ärztliche Behandlung. Insbesondere sei die Hebamme an ihre große Verantwortlichkeit bei der Augenentzündung der Neugeborenen gemahnt. Ein Arzt ist sofort zu benachrichtigen. Kalte Umschläge und Auswaschungen des Auges sind bis zu seiner Ankunft zu machen.

§ 32.

Nur die folgenden Eingriffe ist die Hebamme berechtigt und verpflichtet, unter den im Lehrbuch dargelegten Umständen in der Praxis anzuwenden:

1. die Entwickelung des Kindes an den Schultern bei Kopflagen,
2. die Lösung der Arme und des Kopfes bei Beckenendlagen,
3. das Herunterholen eines Fußes bei Blutung infolge unvollständig vorliegenden Mutterkuchens nach erfolgtem Blasensprung,
4. die Tamponade bei Blutung infolge Fehlgeburt oder vorliegenden Mutterkuchens,
5. die Blasensprengung bei tiefem Sitz oder unvollständig vorliegendem Mutterkuchen und beim Sichtbarwerden der Blase in der Schamspalte,
6. die Nachgeburtslösung.

§ 33.

Arzneimittel ohne ärztliche Verordnung zu verabfolgen, ist der Hebamme nicht gestattet. Erlaubt ist ihr die Darreichung von warmem Kamillentee bei Krampfwehen und von einem Löffel Rizinusöl im Wochenbett, sowie bei neugeborenen Kindern die Anwendung von Streupulver, um dem Wundwerden vorzubeugen.

Vor dem Übermaß des Alkoholgenusses in der Schwangerschaft und im Wochenbett soll die Hebamme warnen.

§ 34.

Anzeige an den Kreisarzt muß die Hebamme erstatten:

1. beim Tode einer Schwangeren, Gebärenden oder Wöchnerin;
2. bei jedem in den ersten 10 Lebenstagen ererfolgten Tode eines Neugeborenen;
3. bei jedem Fall von Fieber während der Entbindung, im Wochenbett oder nach Fehlgeburt, wenn die Temperatur über 38° steigt, bei Wundrose und Wundstarrkrampf, sei die Mutter oder das Kind erkrankt;

4. bei jedem Fall, in dem sie einem Arzte bei der an einer fiebernden Person vorgenommenen Ausschabung der Gebärmutter oder Einleitung der Fehlgeburt oder Beseitigung von Eiresten Hilfe geleistet hat;
5. bei jedem Fall von Augenentzündung der Neugeborenen;
6. bei jedem Fall von Schälblasen der Neugeborenen;
7. bei jedem Fall von Nabelentzündung;
8. bei jedem Fall von **Verkrüppelung oder Anzeichen einer drohenden Verkrüppelung**, die sie an einem Neugeborenen feststellt;
9. bei jeder ihr bekannt gewordenen Erkrankung an Cholera, Pocken, Fleckfieber, Diphtherie, Kindbettfieber, Scharlach, Typhus, Ruhr, Wundrose und Wundstarrkrampf in dem Hause der Hebamme selbst oder in dem Hause, in dem die Hebamme eine Gebärende oder Wöchnerin zu besorgen hat;
10. bei Erkrankungen der Hebamme an krebsigen oder auf Krebs verdächtigen Geschwülsten, an Geschwüren der Hände, der Brust oder an übelriechenden Ausflüssen oder anderen Eiterungen am Körper und bei Verdacht auf Syphilis;
11. wenn die Hebamme eine an Krebs der Gebärmutter oder der Scheide oder der äußeren Geschlechtsteile erkrankte Schwangere oder Gebärende untersucht hat;
12. wenn die Angehörigen den Arzt bei Verdacht auf Kindbettfieber oder bei Kindbettfieber verweigern;
13. wenn eine Schwangere in der Wohnung der Hebamme entbunden zu werden wünscht;
14. wenn sie eine Nachgeburtslösung ausführen mußte[1]);
15. wenn ihr eine schriftliche Bescheinigung über die Ablehnung der von ihr verlangten ärztlichen Hilfe verweigert wird.

---

[1]) Die innere Wendung auf die Füße darf und muß die Hebamme nur in denjenigen Kreisen vornehmen, für deren Gebiet die Vornahme dieser Operation durch den Herrn Minister ausdrücklich vorgeschrieben ist. Hat die Hebamme die innere Wendung auf die Füße vorgenommen, so muß sie schleunigst dem Kreisarzt Anzeige erstatten.

Unter Aufhebung der bisher geltenden Dienstanweisung für die Hebammen erlasse ich vorstehende neue Dienstanweisung für die im preußischen Staatsgebiet tätigen Hebammen. Diese Dienstanweisung tritt drei Monate nach ihrer Veröffentlichung in Kraft.

Berlin, den 15. September 1920.

Der Minister für Volkswohlfahrt.

Stegerwald.

(Vordruck zu § 2, Abs. 1 der Dienstanweisung.)
(Seite 1 des Umschlags.)

Tagebuch

der **Hebamme**

in **Kreis**

für das Jahr

(Seite 2 und 3.)

Anweisung zur Führung des Tagebuchs.

Alle Eintragungen in das Tagebuch sind von der Hebamme mit **größter Sorgfalt und Gewissenhaftigkeit in gut leserlicher Schrift mit Tinte eigenhändig vorzunehmen**. Nachweislich falsche oder ungenaue und daher irreführende Eintragungen bedeuten einen schweren Verstoß gegen die Berufspflichten der Hebamme, der unter Umständen die Entziehung des Prüfungszeugnisses oder andere Strafen für die betreffende Hebamme zur Folge haben kann.

Die Bemerkungen zu Spalte 1—5, 7a, 10 und 11 sind von der Hebamme sofort nach der Geburt oder nach dem Eintreten der unter Spalte 5 genannten Regelwidrigkeiten einzutragen, zu Spalte 6, 7 b—d, 8 und 9, sobald die Hebamme ihre Tätigkeit bei der Wöchnerin beendet hat.

Diejenigen Hebammen, die ihren Beruf in den Gemeinden mehrerer benachbarten Kreise ausüben, haben für jeden Kreis ein besonderes Tagebuch oder Tagebuchblatt zu führen, die sämtlich bis zum 15 Januar dem zuständigen Kreisarzte vorzulegen sind. Sodann sind die der benachbarten Kreise den zuständigen benachbarten Kreisärzten bis zum 25. Januar einzureichen.

In das Tagebuch sind alle Geburten, auch wenn es sich um Fehlgeburt oder Frühgeburt handelt, aufzunehmen; und zwar ist für jede Geburt eine besondere, mit Nummer (Spalte 1) versehene Reihe auszufüllen. Auch bei Mehrgeburten (Zwillinge, Drillinge u. s. w.) sind die erforderlichen Bemerkungen für jedes Kind in einer besonderen Reihe einzutragen; doch ist in diesen Fällen mehrfacher Geburt, in denen es sich ja immer nur um die Entbindung einer Frau handelt, jedes Kind unter derselben Nummer (Spalte 1), aber mit hinzugefügten fortlaufenden, lateinischen Buchstaben, also z. B. 2a, 2b u. s. w., aufzunehmen.

Das Gewicht des Kindes ist in Spalte 4 unter g nur anzugeben, wenn die Hebamme zur Feststellung des Gewichtes eine zuverlässige Wage hat benutzen können.

Bei Frage 4b hat die Antwort „Schädellage", „Gesichtslage", „Steißlage", „Fußlage", „Querlage" oder „unbestimmte Lage" zu lauten.

Die Fragen zu Spalte 5 sind zwar möglichst kurz (z. B. „Querlage", oder „Dammriß") aber doch so bestimmt zu beantworten, daß der Kreisarzt in schwierigeren Fällen ein im allgemeinen klares Bild der vorgelegenen Regelwidrigkeit gewinnt, also z. B. „Verschleppte Querlage, infolgedessen Gebärmutterzerreißung schon beim Eintreffen der Hebamme" oder „Schwere Blutung infolge Wehenschwäche in der Nachgeburtsperiode".

In Spalte 6 ist, falls die Mutter gesund blieb, zu setzen „gesund", andernfalls ist zu bemerken, ob sie an „Kindbettfieber" oder „Entzündung der Brüste" oder an welcher anderen Krankheit erkrankte oder verstarb. Im Falle des Todes ist anzugeben, ob die Frau während der Geburt oder wieviel Stunden oder Tage danach verstorben ist.

Die Frage 7a ist entweder mit „totfaul" oder mit „tot" oder „scheintot" oder „lebend" zu beantworten. Erkrankte das Kind in den ersten 10 Tagen nach der Geburt nicht, so ist die Frage 7b mit „gesund" zu beantworten. Erkrankte es, so ist in 7c und d anzugeben, wieviel Stunden und Tage nach der Geburt und woran das Kind verstarb.

Spalte 9 soll Aufschluß geben über die unzeitigen vor Ablauf des 6. Schwangerschaftsmonats erfolgenden Geburten, die dem Standesbeamten nur angemeldet zu werden brauchen, wenn die Kinder nach der Geburt gelebt haben.

In Spalte 10 ist von der Hebamme anzugeben, welche Kunsthilfe und aus welchem Grunde sie diese angewandt hat.

War ein Arzt bei der Geburt oder während des Wochenbetts zugegen, so hat die Hebamme möglichst bald nach der Geburt oder dem Wochenbett in Spalte 11 Namen und Wohnort des Arztes, sowie die Art der von ihm bei der Geburt geleisteten Kunsthilfe (Zangengeburt, Wendung auf die Füße u. dergl.) einzutragen. Ist sie sich über die Art der geleisteten Kunsthilfe nicht klar, so befrage sie den Arzt. War ein Arzt nur im Wochenbett zugezogen worden, so schreibe die Hebamme unter den Namen des Arztes in Spalte 11 den Buchstaben W.

Von den im § 251 des Hebammen-Lehrbuches vorgeschriebenen Aufzeichnungen auf dem Temperatur- und Pulszettel sind nach Abschluß der Tätigkeit bei der Wöchnerin die erforderlichen Eintragungen in Spalte 12 zu machen.

Der Temperatur- und Pulszettel ist nach folgendem Muster einzurichten:

Hebamme (Vor- und Zuname) ....

in ....

Temperatur- und Pulszettel

für ....

in ...., ...straße Nr..........,

entbunden am .... ten .... 19........

Tag	Morgens		Abends		Kurze Angaben über das Befinden der Wöchnerin
	Temp.	Puls	Temp.	Puls	

1.	2.	3.	4.	5.	6.	7.	8.
Lfde. Nr.	a) Tag und Stunde der Geburt (Fehlgeburt, Frühgeburt). b) Wieviel Stunden dauerte die Geburt? c) Wann traf die Hebamme bei der Gebärenden ein?	a) Name, Stand, Alter, Wohnort, Wohnung der Entbundenen (bei Verheirateten: Name und Stand des Ehemannes). b) Wievielte Geburt?	a) Zahl b) Lage c) Geschlecht des Kindes? d) Wieviel Mondsmonate wurde es getragen? e) Länge f) Kopfumfang g) Gewicht des Kindes?	Regelwidrigkeiten während der Geburt und in der Nachgeburtszeit. (Einzutragen ist jede Abweichung der Lage. Ferner Blasenmole, Wasserkopf, Nabelschnurvorfall, Nabelschnurzerreißung, fehlerhafter Sitz des Mutterkuchens, Dammriß, Zerreißung der Gebärmutter, Blutungen vor, während und nach der Geburt. Krämpfe und sonstige besondere Regelwidrigkeiten.)	a) Blieb die Mutter gesund? b) Erkrankte sie, woran und an welchem Tage nach der Geburt? c) Starb sie, woran und an welchem Tage nach der Geburt?	a) Wurde das Kind totfaul, tot, scheintot oder lebend geboren? b) Blieb es in den ersten 10 Tagen gesund? c) Erkrankte es, woran, wieviel Stunden nach der Geburt? d) Starb es in den ersten 10 Tagen, an welchem Tage, woran?	Wurde das Kind durch die Mutter oder eine Amme gestillt oder nicht? Warum nicht?

a g e.) — 435 —

9.	10.	11.	12.			
a) Durch wen wurde die Geburt beim Standesamt gemeldet? b) Warum erfolgte keine Anzeige?	Welche Kunsthilfe wurde durch die Hebamme geleistet und aus welchem Grunde?	Welche Kunsthilfe wurde durch den Arzt geleistet? Name des Arztes	Temperatur und Puls der Frau, während der Geburt und im Wochenbett.			
			Tag der Geburt	Morgens		Abends	
				Temp.	Puls	Temp.	Puls
			1.				
			2.				
			des Wochenbettes				
			1.				
			2.				
			3.				
			4.				
			5.				
			6.				
			7.				
			8.				
			9.				
			10.				
			Tag der Geburt	Temp.	Puls	Temp.	Puls
			1.				
			2.				
			des Wochenbettes				
			1.				
			2.				
			3.				
			4.				
			5.				
			6.				
			7.				
			8.				
			9.				
			10.				

Bericht

der Hebamme (Vor- und Zuname) ....

in .... Kreis ....

über den in den ersten 10 Lebenstagen eingetretenen Tod des ehelichen (unehelichen) Kindes der (Namen, Stand, Wohnort und Wohnung der Eltern bezw. der Mutter)

....

(Siehe § 13 der Dienstanweisung für die Hebammen).

1.	Tag der Geburt des Kindes.
2.	Tag des Todes des Kindes.
3.	Welche Lage hatte das Kind in der Geburt?
4.	War Kunsthilfe erforderlich und welche? (Zugezogener Arzt.)
5.	War das Kind unmittelbar nach der Geburt lebenskräftig und gesund?
6.	Welches Geburtsgewicht wurde festgestellt?
7.	Wurde das Kind von der Mutter gestillt? Warum nicht?
8.	An welchen Tagen hat die Hebamme das Kind besorgt?
9.	Wann erkrankte das Kind?
10.	Welche Krankheitserscheinungen hat die Hebamme beobachtet?
11.	Ist ein Arzt zugezogen worden und wann? Name des Arztes?
12.	Aus welchem Grunde ist die Zuziehung eines Arztes unterblieben?
13	Woran ist das Kind vermutlich gestorben?

Zusammenstellung und Erklärung wichtiger Fremdwörter[1].

Abnorm	regelwidrig
Abortus, Abort (Abórt)[2]	Fehlgeburt
akut (akút)	schnellverlaufend (z. B. akute Krankheiten)
Anatomie (Anatomíh)	Zergliederung des menschlichen Körpers
Antiseptika (Antiséptika)	Mittel gegen die Fäulnis
Apparat (Apparáht)	Zubehör, Hilfsmittel zu einem Gebrauch
Arterie (Artéri-e)	Schlagader
Asepsis (Asépsis)	Freisein von Spaltpilzen oder Krankheitserregern.
Bakterien (Baktéri-en)	Spaltpilze, Krankheitserreger
Blutcirkulation	Blutkreislauf
Blutmole (Blutmóle)	mit Blut durchsetztes Ei.
Chemische Mittel (chémisch)	Mittel bestehend oder zusammengesetzt aus den in der Natur vorkommenden Grundstoffen (z. B. Kresolseife).
Chloroform (Kloroförm)	Mittel zur Betäubung
chronisch (krónisch)	langsam verlaufend (z. B. chronische Krankheiten)
Compressen (Kompréssen)	Druckläppchen auf Wunden
Dekubitus (Dekúbitus)	Wundliegen der Kranken
Delirien (Delíhri-en)	Irrereden
desinficieren (desinfizíhren)	keimfrei machen, Krankheitskeim abtöten
Desinfektion (Desinfektión)	Abtötung der Krankheitskeime
Desinficiens (Desinfízi-ens)	Mittel zur Keimtötung
diskret (diskréht)	verschwiegen, geheim, vertraulich.

[1] Nach „Dr. Rißmann, Aussprache und Erklärung der für das Hebammenlehrbuch wichtigen Fremdwörter." (Verlag von Elwin Staude, Berlin.)

[2] Das hinter dem Fremdwort in Klammern stehende Wort bezeichnet die Aussprache. Auf den Buchstaben, die mit einem Akzent (´) versehen sind, ruht die Betonung des Wortes.

Eklampsie (Eklampsíh)	Allgemeine Krämpfe bei Schwangeren, Gebärenden und Wöchnerinnen
elastisch (elástisch)	federnd
Epidemie (Epidemíh)	Seuche.
Epilepsie (Epilepsíh)	Fallsucht
Fontanelle (Fontanélle)	Lücken zwischen mehreren Schädelknochen am kindlichen Kopfe (z. B. große, kleine Fontanelle)
Formular (Formuláhr)	Vordruck zum Ausfüllen
Furunkel (Furúnkel)	Blutgeschwür.
Geburtsmechanismus (Geburtsmechanismus)	Drehungen des Kindes beim Durchtritt durch das mütterliche Becken
Genitalien (Genitáli-en)	Geschlechtsteile
Gynäkologe (Günäkológe)	Frauenarzt
Gynäkologie (Günäkologíh)	Die Lehre von der Natur und den Krankheiten des weiblichen Geschlechts.
Hallucinationen (Halluhzinatióhnen)	wirres Reden, Faselei, Träumerei
Hysterie (Hüsteríh)	Nervenkrankheit weiblicher Personen.
Infektion (Infekzión)	Ansteckung, Verunreinigung einer Wunde durch Krankheitskeime
insicieren (infizíhren)	anstecken, Keime in Wunden bringen
Injektion (Injekzión)	Einspritzung unter die Haut
Instrumente (Instruménte)	Werkzeuge
Irrigator (Irrigátor)	Gefäß mit Schlauch zur Spülung, zum Einlauf.
Karbunkel (Karbúnkel)	bösartiges Blutgeschwür (s. Furunkel)
Katarrh (Katárr)	Schleimhautentzündung (z. B. Luftröhrenkatarrh, Scheidenkatarrh)
Katheter (Katéhter)	Abzapfer, Röhrchen zum Harnablassen
Kolostrum (Kolóstrum)	erste Muttermilch
kombiniert (kombiníhrt)	zusammengesetzt, doppelt (z. B. kombinierte Untersuchung)
Konceffion (Konzeffión)	Erlaubnis, Zulassung
Kresol	Desinfektionsmittel
Kultur (Kultúr)	Anpflanzung, künstlich erzeugtes Wachstum von Spaltpilzen.
maceriert (mazeríhrt)	erweicht
Maximalthermometer (Maximálthermometer)	Thermometer, das auf dem höchsten Punkt stehen bleibt
Medikament (Medikamént)	Arzeneimittel
Menstruation (Menstruazión)	monatliche Regel
Mikroskop (Mikroskóp)	zusammengesetztes Vergrößerungsglas
Mole (Móle)	krankhaft verändertes Ei (s. Blutmole)

Myom (Müóm)	Fasergeschwulst, Muskelgeschwulst der Gebärmutter.
Narkose (Narkóse)	Betäubung
nervös (nervös)	nervenschwach, nervenkrank
normal (normál)	regelrecht, vorschriftsmäßig.
Operation (Operazión)	ärztlicher Eingriff mit Messer oder Instrument
Osteomalacie (Osteomalazíh)	Knochenerweichung.
Paragraph (Paragráf) §	Schriftabsatz, Beischrift, Vorschrift
Pathologie (Patologíh)	Krankheitslehre
Periode	Zeitabschnitt, Monatsregel
Phantom (Fantóm)	Scheinbild, Nachbildung z. B. eines weibl. Körpers für den Hebammenunterricht
Physiologie (Füsiologíh)	Lehre vom menschlichen Leben, von den Verrichtungen des menschlichen Körpers
Pipette (Pipétte)	Röhrchen zum Aufsaugen und Ausdrücken von Tropfen, Tropfer
Placenta (Plazénta)	Mutterkuchen
populär (populähr)	volkstümlich, allgemein verständlich
Präparat (Präparát)	zubereitete Sache (z. B. Nährpräparat = Mittel zum Nähren zubereitet).
Praxis (Práxis)	Berufstätigkeit
Rachitis (Rachítis)	englische Krankheit
Reform (Refórm)	Umformung, Verbesserung
regulieren (regulíhren)	regeln, in Ordnung bringen
Repetition (Repetizión)	Wiederholung.
Schema (Schéma)	Vorbild, Muster
Sepsis (Sépsis)	Fäulnis, Blutvergiftung
septisch (séptisch)	mit Fäulniskeimen, Eitererregern behaftet
solide (solíde)	fest, dauerhaft
Spekulum (Spékulum)	Instrument zur Untersuchung der Scheide
steril (steríl)	keimfrei
Sterilisation (Sterilisazión)	Vernichtung der Krankheitskeime
Sterilität (Steriliteht)	weibliche Unfruchtbarkeit.
Tampon (Tampóng)	Wattekugel
tamponieren	mit Wattekugeln ausstopfen
Taxe (Táxe)	der festgesetzte Preis, Gebühr
Thermometer (Termométer)	Fieber- oder Wärmemesser.
Vene (Wéhne)	Blutader
Ventilation (Wentilazión)	Durchlüftung
ventilieren (wentilíhren)	durchlüften.

Sachverzeichnis.

A.

Abfluß des Fruchtwassers S. 150 § 178.
— vorzeitiger S. 318 § 386.
Abnabelung S. 181 § 214.
Abnehmen des Harns S. 73 § 92.
Absterben der Frucht
— während der Geburt S. 356 § 457.
— in d. Schwangerschaft S. 251 § 292.
Abweichende Stellung
— bei Schädellagen S. 271 § 313.
Abweichungen vom regelmäßigen Verlauf
— der Geburt S. 269 § 311.
— der Schwangerschaft S. 232 § 274.
— des Wochenbetts S. 364 § 467.
Aderknoten S. 236 § 278.
Adern S. 14 § 16.
After S. 17 § 20.
Afterrohr S. 75 § 93, S. 168 § 194.
Alkohol S. 91 § 113, S. 93 § 115.
Allgemein verengtes Becken S. 304 § 361.
Amme S. 222 § 263.
Angeborene Mißbildungen S. 326 § 399.
Anlegen des Kindes S. 215 § 260.
Anmeldung der Hebamme beim Kreisarzt S. 415.
Anschwellung eines Beines im Wochenbett S. 382 § 491.
— der Brüste in der Schwangerschaft S. 117 § 137.
— — im Wochenbett S. 193 § 233.
— — der Neugeborenen S. 196 § 236.
— — wäßrige bei Kranken S. 50 § 69.
Ansteckende Geschlechtskrankheiten S. 63 § 83.
Ansteckende Krankheiten S. 42 § 58, S. 60—63 §§ 80—82a.
— der Neugeborenen und Säuglinge S. 403 §§ 509—512.
Antiseptika S. 88 § 109.
Anzeige der Geburt S. 415.
Anzeige von Vergehen oder Verbrechen S. 421.

Arm S. 7 § 5.
— Lösung des Armes S. 285 § 335.
— Vorfall des Armes S. 294 § 343.
Arzneimittel der Hebamme S. 416 und 429.
Arzt S. 52 § 70.
— dessen schriftliche Benachrichtigung S. 270 § 312.
— Verhältnis des Arztes zur Hebamme S. 1.
Atmung S. 12 § 14.
— bei Kindern S. 194 § 234.
— bei Kranken S. 47 § 66.
— Einleitung der künstlichen — S. 98 § 119.
Atmungsorgane S. 12 § 14.
Augen S. 4 § 3.
— Behandlung der Augen bei Neugeborenen S. 180 § 212, S. 184 § 218.
Augenentzündung d. Neugeborenen S. 392 § 502.
Augentropfglas S. 168 § 194.
Ausbleiben der Regel S. 131 § 157.
Ausgetragenes (reifes) Kind S. 110 § 129.
Auskochen der Instrumente S. 93 § 114.
Ausschlag syphilitischer Kinder S. 67 § 85 S. 406 § 512
Aussehen der Kranken S. 50 § 69.
Ausspülung der Scheide S. 76 § 94.
Austopfen der Scheide S. 77 § 95.
— bei Fehlgeburt S. 261 § 301.
— bei vorliegendem Mutterkuchen S. 341 § 427.
Ausstoßung der Nachgeburt S. 152 § 180.
Äußere Geschlechtsteile S. 31 § 41.
Äußere Handgriffe bei der Schwangerschaftsuntersuchung S. 121—125 § 144.
Äußere Untersuchung
— bei Gebärenden S. 170 § 198.
— bei Schwangeren S. 120 § 144.
Äußerer Handgriff zur Entfernung der Nachgeburt S. 185 § 219.
— bei Querlage S. 292 § 342.

— 441 —

Äußerer Muttermund S. 34 § 43.
Austastung des Beckens S. 128 § 149, S. 306 § 363.
Austreibende Kräfte S. 144 § 173.
Austreibungswehen S. 146 § 176.
Austreibungszeit S. 150 § 179, S. 175 § 208.
Auswurf S. 48 § 66, S. 59 § 77.

B.

Backen S. 6 § 3.
Bad des Kindes S. 183 u. 211 § 218 u. § 257.
Bäder S. 78 § 96.
Badethermometer S. 44 § 59, S. 167 § 194.
Bakterien S. 83—84 §§ 102—103.
Bänder am menschlichen Körper S. 4 § 2.
Bau des menschlichen Körpers S. 3 § 1.
— des weiblichen Körpers S. 24 § 30.
Bauch S. 6 § 4.
Bauchfell S. 20 § 22.
Bauchfellentzündung S. 72 § 90.
— im Wochenbett S. 372 § 478.
Bauchbinde
— bei Hängebauch S. 242 § 284.
— im Wochenbett S. 203 § 246.
Bauchhöhle S. 12 § 13.
Bauchpresse S. 145 § 174.
— deren Regelwidrigkeiten S. 302 § 358.
Bauchspeicheldrüse S. 18 § 21.
Becken S. 25 § 33.
— allgemein verengtes S. 304 § 361.
— enges S. 303 § 360.
— großes S. 28 § 36.
— kleines S. 28 § 36.
— plattes S. 304 § 362.
— rachitisch plattes S. 305 § 363.
— zu weites S. 315 § 378.
Beckenabschnitte S. 28 § 37.
Beckenausgang S. 28 § 37.
Beckendurchmesser S. 28 § 37.
Beckeneingang S. 28 § 37.
Beckenendgeburt S. 279 § 324.
— deren Leitung durch die Hebamme S. 282 § 329.
Beckenendlagen S. 276 § 320.
Beckenhöhle S. 28 § 37.
Beckenmaße S. 28 § 37.
Beckenneigung S. 29 § 38.
Beckenaustastung S. 128 § 149.
Befruchtung S. 99 § 121.
Beikost für den Säugling S. 218 § 260b.
Bein S. 7 § 5.
Beischlaf S. 99 § 121, S. 139 § 165 S. 203 § 246.

Berechnung (Zeitrechnung) der Schwangerschaft S. 134 §§ 160—162.
Beruf der Hebamme S. 1.
Berufspflichten, die besonderen — der Hebammen S. 422.
Berufstüchtigkeit der Hebamme und ihre stete Bereitschaft S. 419.
Berufsvormund für uneheliche Kinder S. 204 § 247.
Betäubung durch Chloroform oder Äther S. 81 § 100.
Bett für Kranke S. 54 § 73.
Bettpfanne (Bettschieber) S. 55 § 73.
Bewegungen der Frucht S. 126 §.145.
Bewegungsnerven S. 11 § 12.
Bindegewebe S. 21 § 25.
Blase (Harnblase) S. 20 § 23.
Blasenkatarrh S. 381 § 489.
Blasenmole S. 246 § 288.
Blasenschwäche S. 72 § 91.
Blasensprengung S. 319 § 387.
— bei unvollständig vorliegendem Mutterkuchen S. 342 § 427.
Blasensprung S. 149 § 178.
Bläuliche Verfärbung der Scheide S. 132 § 157.
Blinddarm S. 18 § 20.
Blut S. 22 § 26.
Blutaderknoten S. 236 § 278.
— Platzen solcher Knoten S. 237 § 278.
Blutadern S. 14 § 16.
Blutarmut, ihre lebensbedrohlichen Erscheinungen und Behandlung S. 344 § 432—433.
Blutgefäße S. 14 § 16.
Blutgeschwulst S. 353 § 449.
Blutkörperchen S. 22 § 26.
Blutkreislauf S. 14—15 §§ 16—17.
— Veränderungen des Blutkreislaufs bei Neugeborenen S. 194 § 234.
Blutmole S. 255 § 297.
Blutungen aus den Geschlechtsteilen der Mutter S. 334 § 411.
— aus Rissen S. 351 § 447.
— aus Wehenschwäche S. 345 § 435.
— — vor Ausscheidung der Nachgeburt S. 345 § 437.
— — nach Ausscheidung der Nachgeburt S. 349 § 442.
— bei Blasenmole S. 246 § 288.
— bei Fehlgeburt S. 255 § 296.
— des Kindes:
— — aus dem Darm S. 397 § 504.
— — aus dem Nabel S. 390 § 500.
— — bei häutiger Einpflanzung der Nabelschnur S. 250 § 291.
— bei vorliegendem Mutterkuchen S. 337 § 419.
— bei vorzeitiger Lösung des Mutterkuchens S. 337 § 418.

Blutungen in der Nachgeburtsperiode
S. 345 § 434.
— starke, bei der Regel S. 72 § 90.
— während der Geburt und in der Schwangerschaft S. 334—336 §§ 411—416.
Blutvergiftung S. 85 § 105.
Blutverlust, Zeichen des starken Blutverlustes und dessen Behandlung S. 344 §§ 432 u. 433.
Blutwärme S. 23 § 28.
Bogenlinie S. 27 § 35.
Brand S. 87 § 107a.
Breiumschläge S. 79 § 97.
Brechdurchfall des Kindes S. 400 § 506.
Brennspiritus zur Desinfektion S. 93 § 115.
— — im Wochenbett S. 210 § 255.
Bruch der Eingeweide S. 235 § 277.
Brust S. 6 § 4.
Brustbein S. 6 § 4.
Brüste S. 37 § 49.
— deren Anschwellung beim Kinde S. 196 § 236.
— in der Schwangerschaft S. 117 § 137.
— im Wochenbett S. 193 § 233.
Brusthöhle S. 12 § 13.
Brustkorb S. 6 § 4.
Brustkrebs S. 71 § 88.
Brustmilchstuhl des Neugeborenen S. 197 § 237.
Brustwarze S. 37 § 49.
Brustwirbel S. 6 § 4.
Bürsten zur Desinfektion S. 92 § 113 u. S. 167 § 194.

C.

Chloroformbetäubung, Hilfe der Hebamme hierbei S. 81 § 100.
Cholera S. 61 § 80.
Credéscher Handgriff S. 185 § 219.

D.

Damm S. 32 § 41.
Dammriß S. 333 §§ 406—410.
— dessen Verhütung S. 177 § 211.
— ärztliche Behandlung bei Dammriß S. 181 § 213.
Dammschutz S. 177 § 211.
Darm S. 17 § 20.
— Ausleerung S. 48 § 67.
— bei Neugeborenen S. 196 § 237.
Darmbein S. 27 § 35.
Darmbeinkamm S. 27 § 35.
Darmbeinschaufel S. 27 § 35.
Darmgeräusch S. 126 § 145.
Darmsaft S. 18 § 21.

Dauer der Schwangerschaft S. 99 § 120.
— der Geburt S. 154 § 181.
Dauer der Regel S. 39 § 53.
Dauer des Stillens des Neugeborenen S. 218 § 260b.
Decubitus S. 58 § 76.
Dehnung der Weichteile während der Geburt S. 142 § 171.
— mangelhafte S. 316 § 382.
Desinfektion S. 90 § 113.
— bei Untersuchung der Schwangeren S. 119 § 143.
— bei Untersuchung während der Geburt S. 171 § 198.
Desinfektionsapparate S. 89 § 112.
Desinfizieren S. 88 §§ 108 u. 109.
— der Hände S. 91 § 113.
— der Instrumente S. 93 § 114.
— der Verbandstoffe S. 89 § 109.
Dickdarm S. 17 § 20.
Dienstanweisung für die Hebammen in Preußen S. 415.
Diensterfordernisse der Hebammen S. 416.
Diphtherie S. 61 § 81.
— bei Säuglingen S. 404 § 510.
Doppelmißbildungen S. 328 § 401.
Doppelte Gebärmutter und Scheide S. 317 § 384.
Drehungen des Kopfes im Becken S. 156—160 § 184.
Drillinge S. 320 § 390.
Drillingsgeburt S. 324 § 397.
Drohende Fehlgeburt S. 258 § 298.
Dünndarm S. 17 § 20.
Durchfall S. 48 § 67.
— der Neugeborenen S. 401—402 §§ 506 u. 507.
— bei Wöchnerinnen S. 210 § 277.
Durchliegen S. 58 § 76.
Durchmesser
— des Beckens S. 28 § 37.
— des kindlichen Kopfes S. 112 § 131.
Durchschneiden des Kopfes S. 151 § 179.
Durchtritt des Kindes durchs Becken S. 155 § 184.

E.

Ei S. 37 § 48.
— reifes S. 104 § 124.
— dessen Veränderungen in der Schwangerschaft S. 100—104 §§ 122 u. 123.
Eiblase S. 147 § 178.
Eierstöcke S. 37 § 48.
Eierstockschwangerschaft S. 264 § 307.
Eigenwärme S. 23 § 28.

— 443 —

Eihäute S. 100—104 §§ 121—123.
Eileiter S. 36 § 47.
Eileiterschwangerschaft S. 264 § 307.
Einfluß der Geburt
— aufs Kind S. 154 § 183.
— auf die Mutter S. 154 § 182.
Eingeweide S. 10 § 12.
Einklemmung eines Bruches S. 235 § 277.
— der rückwärts gebeugten Gebärmutter S. 244 § 286.
Einlauf S. 75 § 93, S. 170 § 197.
Einpackung S. 79 § 97.
Einschneiden des Kopfes S. 151 § 179.
Einspritzung unter die Haut S. 74 § 92a.
Einträufelung von Höllensteinlösung S. 184, 315, 393 §§ 218, 380, 502.
Eireste S. 381 § 487.
Eisblase S. 80 § 97.
Eiterspaltpilze S. 84 § 103.
Eiterung S. 83 § 101.
Eklampsie S. 353 § 450.
Elle (Ellenbogenbein) S. 7 § 5.
Ellenbogengelenk S. 7 § 5.
Empfängnis (Befruchtung) S. 99 § 121.
Empfindungsnerven S. 11 § 12.
Enges Becken S. 303 § 360.
— Geburtsverlauf bei engem Becken S. 306 § 364.
— Verhalten der Hebamme S. 311 § 371.
Englische Krankheit S. 304 u. 409 §§ 362 u. 514.
Entbindung durch Kunsthilfe S. 141 § 168.
Entstehung der Schwangerschaft S. 99 § 121.
Entwickelung des Kindes an den Schultern S. 180 § 213.
Entwöhnen S. 218 § 260b.
Entzündung S. 85 § 105.
— der Augen der Neugeborenen S. 392 § 502.
— der Milchdrüsen S. 384 § 494.
— der Kindsadern S. 236 § 278.
— des Nabels der Neugeborenen S. 389 § 500.
— der Geburtswunden im Wochenbett S. 365 § 469.
Epidemie S. 42 § 58.
Epilepsie S. 50 § 69.
Erbrechen S. 48 § 67.
— der Säuglinge S. 401 § 506.
— in der Schwangerschaft S. 117 § 138.
— unstillbares S. 234 § 275.

Erfrorene und deren Behandlung S. 98 § 119.
Erhängte und deren Behandlung S. 98 § 119.
Erkennung der Schwangerschaft S. 131 § 157.
Ernährung des Körpers S. 22 § 27.
— natürliche des Kindes S. 213 § 259.
— künstliche des Kindes S. 223 § 264.
Eröffnende Wehen S. 146 § 176.
Eröffnungszeit S. 147 § 178.
Erste Hilfe bei Unglücksfällen S. 96 § 119.
Erste Lebenstage des Kindes S. 194 § 234.
Erste Schädellage S. 161 § 187.
Erste Schwangerschaft und deren Zeichen S. 133 § 159.
Erstickung, Hilfe bei ihr S. 98 § 119.
Ertrunkene und deren Behandlung S. 98 § 119.
Erweichung der Frucht S. 252 § 292.
Erweiterung des Muttermundes während der Geburt S. 147 § 178.
Eßlust
— der Kranken S. 48 § 67.
— der Schwangeren S. 117 § 138.

F.

Fallsucht S. 51 § 69.
Falsches Wasser S. 241 § 282.
Fäulnis der Frucht S. 358 § 458.
Fehlgeburt S. 141 § 167, S. 253 § 293.
— Behandlung S. 260 § 301.
— Verlauf S. 255 § 296.
Feigwarzen
— breite S. 66 § 85.
— spitze S. 64 § 84.
Feinerer Bau des menschlichen Körpers S. 20 § 24.
Ferse S. 7 § 5.
Feststellung einer vorausgegangenen Geburt S. 230 § 272.
Fett S. 9 § 9.
Fieber S. 45 § 61.
— während der Geburt S. 300 § 354.
— in d. Schwangerschaft S. 239 § 280.
— im Wochenbett S. 365 § 468.
Fiebererscheinungen S. 46 § 64.
Fiebergrenze S. 45 § 61.
Finger S. 7 § 5.
Fleckfieber S. 63 § 82.
Fleisch S. 8 § 8.
Fleischmole S. 255 § 297.
Fontanellen S. 111 § 130.
Fortbildungslehrgang der Hebamme S. 417.
Fortpflanzung S. 37 § 50.
Frauenkrankheiten S. 66 § 86.
Fremdwörterverzeichnis S. 437.

Froschkopf S. 329 § 402.
Frucht und deren Anhänge S. 104 § 124.
— Alter (Entwickelung) S. 108 § 128.
— Reife S. 110 § 129.
Fruchtblase S. 147 § 178.
Fruchtkuchen S. 105 § 126.
Fruchtwasser S. 107 § 127.
— Abfluß S. 150 § 178.
— vorzeitiger Abfluß S. 318 § 386.
— geringe Menge S. 249 § 289.
— übergroße Menge S. 248 § 289.
— stinkendes S. 320 § 388.
— verfärbtes S. 320 § 388.
Frühgeburt S. 253, 398 §§ 293 u. 505.
— Berechnung S. 140 § 167.
Frühreife Früchte S. 110 § 129.
— deren Behandlung S. 263 § 305.
Führungslinie S. 29 § 38.
Fürsorgeämter S. 204 § 247.
Fürsorgestelle für Lungenkranke S. 59 § 77.
— für Säuglinge S. 204 § 247.
Fuß S. 8 § 5.
— Herunterholen eines solchen bei unvollständig vorliegendem Mutterkuchen S. 342 § 427.
Fußlage S. 276 § 320.
— Erkennung der Fußlage S. 278 § 322.
Fußwurzel S. 8 § 5.

G.

Galle S. 18 § 21.
Gallenblase S. 18 § 21.
Gebärbett S. 174 § 204.
Gebärmutter S. 32 § 43.
— ihre Veränderungen in der Schwangerschaft S. 114 § 134.
— ihre Rückbildung im Wochenbett S. 189 § 224.
Gebärmutterbänder S. 35 § 45.
Gebärmuttergefäßgeräusch S. 125 § 145.
Gebärmuttergrund S. 34 § 43.
Gebärmutterkrebs S. 68 § 87, S. 317 § 385.
Gebärmuttervorfall S. 72 § 91.
Gebärzimmer S. 174 § 204.
Geburt S. 141 § 166.
— frühzeitige S. 141 § 167.
— rechtzeitige S. 141 § 167.
— Regelwidrigkeiten S. 269 § 311.
— unzeitige S. 141 § 167.
Geburtsbeginn S. 147 § 178.
Geburtsbett S. 174 § 204.
Geburtsdauer S. 154 § 181.
Geburtsgeschwulst S. 150 § 179, S. 280 § 325.
Geburtslager S. 174 § 204.

Geburtsmechanismus S. 155 § 184.
Geburtsperioden S. 146 § 177.
Geburtsverlauf S. 146 § 177.
— bei engem Becken S. 306 § 364.
Geburtsverletzungen des Neugeborenen S. 386 § 497.
Geburtswege S. 142 § 170.
Geburtswehen S. 144 § 173.
Gefrierpunkt S. 43 § 59.
Gehirn S. 10 § 12.
Gehirnschlag S. 52 § 69.
Gehörorgan S. 4 § 3.
Geisteskrankheiten im Wochenbett S. 386 § 495.
Geistiges Verhalten des Neugeborenen S. 198 § 239.
Gelber Körper S. 115 § 135.
Gelbliche Verfärbung der Haut des Neugeborenen S. 195 § 236.
Gelbsucht S. 50 § 69.
— der Neugeborenen S. 195 § 236, S. 397 § 504.
Gelenk S. 3 § 2.
Gelenkrheumatismus S. 60 § 79.
Gelüste der Schwangeren S. 118 § 138.
Gemütsstimmung bei Schwangeren S. 118 § 139.
Gerätschaften der Hebamme S. 167 § 194.
Gerippe S. 3 § 2.
Geruchsorgan S. 4 § 3.
Geschlechtskrankheiten S. 63 § 83.
Geschlechtsreife S. 38 § 51.
Geschlechtsteile S. 30 § 40.
— äußere S. 31 § 41.
— innere S. 32 § 42.
— Krankheiten der Geschlechtsteile in der Schwangerschaft S. 240 § 282.
Geschwulstbecken S. 314 § 375.
Geschwülste
— der Eierstöcke S. 71 § 89.
— der Gebärmutter S. 71 § 89.
— als Geburtshindernis S. 317 § 385.
Geschwür S. 87 § 107a.
Gesicht S. 4 § 3.
Gesichtslage S. 278 § 318.
Gewebe S. 21 § 24.
Gewicht des reifen Neugeborenen S. 110 § 129.
Gewichtsabnahme des Neugeborenen S. 197 § 238.
Gewichtszunahme des Neugeborenen S. 197 § 238.
Glieder S. 7 § 5.
Glückshaube S. 319 § 386.
Grippe S. 60 § 78.
Große Kindsteile S. 122 § 144.
Grund der Gebärmutter S. 34 § 43.
Gummihandschuhe S. 169 § 194.

H.

Haargefäße S. 15 § 17.
Hals S. 6 § 4.
Halskanal S. 33 § 43.
Halswirbel S. 6 § 4.
Haltung der Frucht S. 114 § 133.
— abweichende S. 271 § 313.
Hand S. 7 § 5.
Hände der Hebamme und deren Behandlung S. 90 § 113.
Handgelenk S. 7 § 5.
Handgriff, äußerer, zur Lösung der Nachgeburt S. 185 § 219
Handgriffe bei der äußeren Untersuchung S. 121—125 § 144.
Handtücher S. 167 § 194.
Hängebauch S. 241 § 284.
Harn S. 20 § 23.
— bei Krankheiten S. 49 § 68.
— des Neugeborenen S. 197 § 237.
Harnbereitende Organe S. 20 § 23.
Harnblase S. 20 § 23.
— übermäßige Ausdehnung S. 245 § 286.
Harndrang bei Schwangeren S. 116 § 136.
Harnentleerung und deren Störung im Wochenbett S. 202 § 245.
Harnfistel S. 72 § 91.
Harnleiter S. 20 § 23.
Harnröhre S. 20 § 23.
Harnträufeln bei Schwangeren S. 245 § 286.
Harnverhaltung in der Schwangerschaft S. 245 § 286.
— im Wochenbett S. 192 § 230.
Hasenscharte S. 329 § 402.
Haut S. 9 § 10.
— der Neugeborenen S. 195 § 236.
— Veränderungen der Haut bei Krankheiten S. 50 § 69.
— Veränderungen in der Schwangerschaft S. 117 § 137.
Hautnabel S. 390 § 500.
Hautpflege des Neugeborenen S. 211 § 257.
Häutige Einpflanzung der Nabelschnur S. 230 § 291.
Hebamme und deren Beruf S. 1.
Hebammenschülerin S. 2.
Heiße Ausspülungen S. 73 § 94.
Herunterholen eines Fußes bei unvollständig vorliegendem Mutterkuchen S. 342 § 427.
Herz S. 14 § 16.
Herzfehler S. 60 § 79.
— bei Schwangeren S. 238 § 280.
Herzschlag S. 14 § 16.
Herzschlag (Todesart) S. 52 § 69.

Herztöne des Kindes S. 125 § 145.
— Beschleunigung der Herztöne S. 300 § 354.
— Hören der Herztöne S. 125 § 145.
— Unregelmäßigkeit der Herztöne S. 300 § 354.
— Verlangsamung der Herztöne S. 357 § 458.
Hilfe bei Unglücksfällen S. 96 § 119.
Hilfeleistung, Pflicht der Hebamme dazu S. 419.
Hinterdammgriff S. 179 § 211.
Hinterhauptbein S. 111 § 130.
Hinterhaupts-Fontanelle (kleine Fontanelle) S. 112 § 130.
— -Höcker S. 111 § 130.
— -Naht S. 111 § 130.
Hinterhauptslagen S. 162—163 §§ 187 u. 188.
Hitze zum Keimfreimachen S. 88 § 109.
Hohlwarzen S. 219 § 261.
Höllensteinlösung 1% zur Eintraufelung S. 168 § 194.
Hüftbein S. 27 § 35.
Hüftbreite des Neugeborenen S. 112 § 131.
Hüftgelenk S. 7 § 5.
Husten S. 48 § 66.

J.

Impfen S. 61 § 82.
Impfgesetz S. 62 § 82.
Infektion S. 85 § 105.
Injektion von Arzneimitteln unter die Haut S. 74 § 92a.
Innere Blutung S. 436 § 437.
Innere Geschlechtsteile S. 32 § 42.
Innere Untersuchung von Gebärenden S. 166 § 192.
— Untersuchung von Schwangeren S. 127 § 148.
Innerer Muttermund S. 34 § 43.
Instrumente der Hebamme S. 167 § 194, S. 370.
Irrigator S. 75 § 93 S. 168 § 194.

J.

Jodoform S. 77 § 95.
Jodoformtampon S. 77 § 95.
Jungfernhäutchen S. 32 § 41.

K.

Kaiserschnitt S. 303 § 360.
Kalkablagerungen im Mutterkuchen S. 250 § 290.
Kälte und deren Heilwirkung S. 80 § 97.

Katheter S. 73 § 92, S. 168 § 194.
Katheterisieren S. 73 § 92.
— der Wöchnerin S. 202 § 245.
Kehlkopf S. 12 § 14.
Keimfreimachen S. 88 § 108.
Kennzeichen des neugeborenen Kindes S. 232 § 273.
— des starken Blutverlustes S. 344 § 432.
— des Lebens der Frucht S. 125 § 145.
— der Reife des Neugeborenen S. 110 § 129.
— des Todes der Frucht S. 252 § 292.
— einer vorausgegangenen Geburt S. 230 § 272.
Keuchhusten des Säuglings S. 404 § 509.
Kiefergriff S. 82 § 100.
Kind in den ersten Lebenstagen S. 194 § 234.
— Pflege des Kindes S. 210—229 §§ 257—270.
Kindbett S. 189 § 223.
Kindbettfieber S. 365—378 §§ 468—483.
— -Erscheinungen S. 371 § 478.
— -Erkennung S. 373 § 479.
— Ursache u. Verhütung S. 367 § 470.
— Verdacht S. 366 § 469.
— Verhalten der Hebamme und Vorschriften hierfür S. 374 § 481.
Kindbettfieberverdacht S. 366 § 469.
Kindsadern S. 116 § 136.
Kindsbewegungen S. 126 § 145.
Kindslagen S. 143 § 172.
Kindspech S. 110 § 129.
— dessen Abgang S. 357 § 458.
Kindsteile S. 122 § 144.
Kitzler S. 31 § 41.
Kleidung
— der Hebamme S. 166 § 193.
— des Kindes S. 227 § 269.
— der Schwangeren S. 139 § 165.
Kleine Kindsteile S. 122 § 144.
Klistier S. 75 § 93, S. 170 § 197.
Klistierrohr S. 75 § 93.
Kniegelenk S. 8 § 5.
Knielage S. 278 § 322.
Kniescheibe S. 8 § 5.
Knochen S. 3 § 2.
Knochenerweichung S. 312 § 374.
Knochengerüst S. 3 § 2.
Knochenhaut S. 8 § 6.
Knochenmark S. 8 § 6.
Knorpel S. 3 § 2.
Knoten in der Nabelschnur
— falsche S. 105 § 125.
— wahre S. 250 § 291.
Kohlensäure S. 14 § 15.

Kopf S. 4 § 3.
— des Neugeborenen S. 110 § 130.
Kopfblutgeschwulst S. 386 § 497.
Kopfdrehungen im Becken S. 155 § 184.
Kopfdurchmesser der Neugeborenen S. 112 § 131.
Kopfgeschwulst S. 161 § 185.
Kopflagen S. 143 § 172.
Körperschlagader S. 15 § 17.
Körperwärme S. 23 § 28.
— des Neugeborenen S. 198 § 238.
Kot S. 20 § 21.
Krampfadern (Kindsadern) S. 116 § 136.
Krämpfe S. 51 § 69.
— allgemeine der Schwangeren, Gebärenden u. Wöchnerin S. 353 § 450.
— des Säuglings S. 410 § 515.
Krampfwehen S. 301 § 357.
Krankenbeobachtung S. 43 § 59.
Krankenbett S. 54 § 73.
Krankenpflege S. 52 § 70.
Krankenthermometer S. 44 § 59.
Krankenzimmer S. 53 § 72.
Krankheiten
— akute S. 42 § 58a.
— ansteckende S. 42 § 58.
— chronische S. 42 § 58a.
— des Eies S. 246 § 288.
— der Geschlechtsteile der Schwangeren S. 240 § 282.
— der Neugeborenen S. 386—410 §§ 496—515.
— der Schwangeren S. 234 § 275.
Krankheitserscheinungen S. 43 § 59.
Krankheitslehre S. 41 § 57.
Krankheitsursachen S. 41 § 58.
Kranznaht S. 111 § 130.
Krebs der Brust S. 71 § 88.
— der Gebärmutter S. 68 § 87.
— als Geburtshindernis S. 317 § 385.
Kreisfürsorgeämter S. 204 § 247.
Kreislauf des Blutes S. 15 § 17.
Kresolseife S. 89 § 109, S. 91 § 113, S. 94 § 116.
Kresolseifenlösung S. 91 § 113.
Kreuzbein S. 25 § 34.
Kreuzbeinflügel S. 26 § 34.
Kreuzdarmbeinfuge S. 27 § 35.
Krüppelfürsorgegesetz S. 184 § 218.
— Anzeige auf Grund dieses Gesetzes S. 184 § 218.
Kuhmilchernährung S. 224 § 265.
Kulturen von Spaltpilzen S. 84 § 103.
Künstliche Atmung bei Neugeborenen S. 360 § 462.
— bei Erstickten S. 98 § 119.

Künstliche Ernährung des Kindes S. 223 § 264.
Kurieren, Verbot des Kurierens S. 416.

L.

Lage der Frucht S. 113 § 133.
— abweichende S. 271 § 313.
Lage der Kreißenden S. 175 § 206.
Lageabweichung der Gebärmutter in der Schwangerschaft S. 241 § 283.
Lagen des Kindes S. 143 § 172.
Lähmung des Blasenschließmuskels S. 382 § 489.
Landesseuchengesetz S. 376 § 482.
Länge der Früchte in einzelnen Monaten S. 109 § 128.
— des Neugeborenen S. 110 § 129.
Lebensfrisches Kind S. 195 § 234.
Lebensregeln für Schwangere S. 137 § 165.
Leber S. 18 § 21.
Leibbinde
— für Hängebauch S. 241 § 284.
— für Wöchnerinnen S. 203 § 246.
Leibwäsche S. 54 § 73.
Leitung der Geburt S. 164 § 190.
Lendenwirbel S. 6 § 4.
Lösung der Arme und des Kopfes S. 285 § 335.
— der Nachgeburt S. 348 § 441.
Luft und deren Erneuerung S. 53 § 72.
Luftkissen S. 58 § 76.
Luftröhre S. 12 § 14.
Lüftung der Zimmer S. 53 § 72.
Lungen S. 12 § 14.
Lungenatmung der Neugeborenen S. 194 § 234.
Lungenentzündung S. 60 § 78.
— beim Säugling S. 405 § 511.
Lungenfürsorgestelle S. 59 § 77.
Lungenschlag S. 52 § 69.
— im Wochenbett S. 385 § 495.
Lungentuberkulose S. 59 § 77.
— bei Schwangeren S. 238 § 280.
Lymphdrüsen S. 21 § 25.
Lymphe S. 21 § 25.
Lymphgefäße S. 21 § 25.

M.

Magen S. 17 § 20.
Magengrube S. 17 § 20.
Magenpförtnerkrampf des Säuglings S. 402 § 507.
Magensaft S. 18 § 21.
Mangel der vorderen Bauchwand bei Neugeborenen S. 329 § 402.
Mangelhafte Rückbildung der Gebärmutter im Wochenbett S. 379 § 485.
Masern des Säuglings S. 404 § 509.

Mastdarm S. 17 § 20.
Mastdarmriß S. 333 § 406.
Maximalthermometer S. 44 § 60.
Maceriertes Kind S. 252 § 292.
Mehrfache Schwangerschaft und Geburt S. 320 § 390.
Mekonium siehe Kindspech.
Messung der Körperwärme S. 44 § 60.
— bei Gebärenden S. 169 § 195, S. 177 § 209.
— bei Wöchnerinnen S. 207 § 251.
— bei Fehlgeburt S. 260 § 301.
— bei Tamponade S. 261 § 301, S. 342 § 427.
Mikroskop S. 21 § 24.
Milch S. 193 § 233.
— -Absonderung S. 193 § 233.
— — Störungen der Absonderung S. 385 § 494.
— Frauen- S. 193 § 233.
— -Kochapparat S. 225 § 266.
— Kuh- S. 224 § 265.
Milchdrüsen S. 37 § 49.
Milchdrüsenentzündung S. 384 § 494.
Milchsaft S. 18 § 21, S. 22 § 27.
Milchschorf S. 407 § 513.
Milz S. 20 § 23.
Mißbildungen des Kindes S. 326 § 399.
Mittelohrentzündung S. 397 § 504a.
Mole S. 255 § 297.
Monatliche Regel S. 38 § 52.
Mundhöhle S. 4 § 3.
— — Pflege der Mundhöhle der Hebamme S. 90 § 113, S. 423.
Mundspeichel S. 16 § 20.
Muskeln S. 8 § 8.
Mutterbänder S. 36 § 45.
Mutterkuchen S. 105 § 126.
— dessen vorzeitige Lösung S. 336 § 418.
— Vollständigkeit S. 186 § 220.
Muttermäler S. 329 § 402.
Muttermund
— bei Erstgebärenden S. 133 § 159.
— bei Mehrgebärenden S. 133 § 159.
— äußerer S. 34 § 43.
— innerer S. 34 § 43.
Muttermundslippe S. 34 § 43.
Mütterberatungsstellen S. 204 § 247.
Mütterheime S. 204 § 247.
Myrtenblattförmige Warzen S. 32 § 41.

N.

Nabel S. 9 § 8.
— Behandlung des Nabels des Neugeborenen S. 212 § 258.

Nabelband S. 168 § 194.
Nabelblutungen S. 390 § 500.
Nabelbruch S. 390 § 500.
Nabelentzündung S. 389 § 500.
Nabelerkrankungen S. 388 § 500.
Nabelgrube S. 195 § 235.
Nabelpflege S. 222 § 258.
Nabelschnur (Nabelstrang) S. 104 § 125.
— falscher Ansatz S. 250 § 291.
— zu kurze S. 251 § 291.
Nabelschnurabfall S. 195 § 235.
Nabelschnurblutader S. 104 § 125.
Nabelschnurbruch S. 328 § 402 u. S. 391 § 500.
Nabelschnurgeräusch S. 126 § 145.
Nabelschnurknoten
— falsche S. 105 § 125.
— wahre S. 250 § 291.
Nabelschnurkreislauf S. 106 § 126.
Nabelschnurschere S. 168 § 194.
Nabelschnurschlagader S. 104 § 125.
Nabelschnurumschlingung S. 180 § 212, S. 251 § 291.
Nabelschnurvorfall S. 295 § 347.
Nabelschwamm S. 39 § 500.
Nabelstrang s. Nabelschnur.
Nabelverband S 184 § 217, S. 212 § 258.
Nachgeburt S. 108 § 127.
— Besichtigung S. 186 § 220.
— Lösung S. 348 § 441.
Nachgeburtswehen S. 146 § 176.
Nachgeburtszeit S. 152 § 180.
— Störungen in der Nachgeburtszeit S. 345 § 434.
Nachprüfung der Hebamme S. 417.
Nachwasser S. 152 § 179.
Nachwehen S. 190 § 224.
— schmerzhafte S. 379 § 485.
Nägel S. 10 § 10.
Nagelreiniger S. 92 § 113, S. 167 § 194.
Nährboden S. 84 § 103.
Nahrung
— erste, des Kindes S. 196 § 237.
— der Schwangeren S. 139 § 165
— der Wöchnerin S.201 § 243 und § 244.
Nahrungsmittel S. 23 § 29.
Nähte S. 3 § 2 u. S. 111 § 130.
Narbe S. 83 § 101.
Narbige Verengung des Muttermundes und der Scheide S. 316 § 383.
Narkose S. 81 § 100.
Nasenhöhle S. 4 § 3.
Nebenmutterkuchen S. 249 § 290.
Neigung des Beckens S. 30 § 38.

Nerven S. 11 § 12.
— deren Krankheiten S. 51 § 69.
Netz S. 18 § 20.
Neugeborenes Kind S. 232 § 273.
— Krankheiten des Neugeborenen S. 3-6 § 496.
Neusilberkatheter S. 73 § 92, S. 168 § 194.
Nieren S. 20 § 23.
Nierenerkrankungen S. 60 § 79 u. S. 237 §§ 279 u 280.

O.
Oberarm S. 7 § 5.
Oberkiefer S. 4 § 3.
Oberschenkel S. 7 § 5.
Ohnmacht S. 51 § 69.
— der Schwangeren S. 234 § 276.
— bei Eileiterschwangerschaft S. 266 § 309.
Ohrenhöhle S. 4 § 3.
Organe S. 3 § 2.
Osteomalacie S. 312 § 374.

P.
Papierfrucht S. 321 § 391.
Periode S. 38 § 52.
Pfanne S. 27 § 35.
Pfeilnaht S. 111 § 130.
Pflege des Kindes S. 210 § 257.
— der Wöchnerin S. 198 § 240.
Pflegerin S. 41 § 57.
Plattes Becken S. 304 § 362.
Platzen eines Blutaderknotens S. 237 § 278.
Plazenta s. Mutterkuchen.
Pocken S. 61 § 82.
— bei Schwangeren S. 239 § 280.
Pockenimpfung S. 61 § 82.
Polypen S. 318 § 385, S. 336 § 416.
Preßwehen S. 146 § 176.
Priesnitzscher Umschlag S. 80 § 97.
Puls S. 14 § 16, S. 46 § 65.
Puls während der Geburt S. 154 § 182.
— im Wochenbett S. 192 § 229.
Pulszählen S. 46 § 65.
Pulszettel S. 207 § 251 und S. 433.

Q.
Querbett S. 283 § 332.
Querlage S. 278 § 333.
— Erkennung S. 288 § 339.
— Verhalten der Hebamme S. 292 § 342 und 411 Anhang.
Querstand des Kopfes im Beckenausgang S. 271 § 313.
Querverengtes Becken S. 314 § 375.
Querschung der Weichteile bei engem Becken S. 309 § 368.

— 449 —

R.

Rachitis S. 304 § 362, S. 409 § 514.
Rachitisches Becken S. 304 § 362, S. 305 § 363.
Regel S. 38 § 52.
— Dauer der Regel S. 39 § 53.
— Verhalten hierbei S. 39 § 54.
Regelwidrigkeiten
— der Bauchpresse S. 302 § 358.
— der Eihäute S. 318 § 386.
— des Fruchtwassers S. 248 § 289 und S. 320 § 388.
— der Geburt S. 269 § 311.
— des Geburtskanals S. 303 § 359.
— des Kindes S. 320 § 389.
— der austreibenden Kräfte S. 297 § 350.
— des Mutterkuchens S. 249 § 290.
— der Nabelschnur S. 250 § 291.
— der Schwangerschaft S. 233 § 274.
— des Wochenbettes S. 364 § 467.
Reibungen der Gebärmutter S. 350 § 443.
Reichswochenhilfe S. 203 § 247.
Reifes Kind S. 110 § 129.
Reinhaltung des Kindes S. 210 § 257.
— der Schwangeren S. 95 § 117.
Reinigung der Geschlechtsteile bei Wöchnerinnen S. 208 § 252.
Reklameverbot S. 418.
Riesenkind S. 320 § 389.
Rippen S. 6 § 4.
Rippenbogen S. 6 § 4.
Rißblutungen S. 351 § 447, S. 330 § 404.
Rizinusöl S. 202 § 245.
Rose (Wundrose) S. 87 § 107 a, S. 378 § 484, S. 394 § 503.
Rückbildung
— der Gebärmutter S. 189 § 224.
— mangelhafte S. 379 § 485
— der übrigen Geschlechtsorgane S. 190 § 225.
Rückenmark S. 10 § 12.
Rückgrat S. 6 § 4.
Rückgratskanal S. 6 § 4.
Rückwärtsbeugung der Gebärmutter S. 243 § 286.
Ruhr S. 61 § 80.
— des Säuglings S. 405 § 510.
Rumpf S. 3 § 1.

S.

Sackförmiger Anhang der Wirbelsäule S. 328 § 402.
Samen S. 99 § 121.
Sandsack S. 350 § 443.

Sanduhr S. 167 § 194.
Sauerstoff S. 14 § 15, S. 22 § 27.
Sauerstoffaufnahme der Frucht S. 101 § 123 u. S. 107 § 126 u. S. 56 § 457.
Saugadern S. 18 § 21.
Säugen (Stillen) S. 205 § 248.
— Störungen S. 383 § 492.
Säuglingsheime S. 204, § 247.
Säuglingsfürsorgestellen S. 201 § 247.
Sauger S. 225 § 266.
Saugflasche S. 225 § 266.
Saughütchen S. 217 § 260, S. 384 § 493.
Schädel S. 4 § 3.
— der Neugeborenen S. 110 § 130.
Schädelhöhle S. 10 § 12.
Schädelknochen S. 4 § 3.
Schädellage S. 143 § 172 u. S. 155 § 184.
Schälblasen S. 391 § 501 u. S. 407 § 512.
Schambein S. 27 § 35.
Schambeinkamm S. 27 § 35.
Schamberg S. 31 § 41.
Schambogen S. 27 § 35.
Schamfuge S. 27 § 35.
Schamlippen S. 31 § 41.
Schamlippenbändchen S. 31 § 41.
Schamspalte S. 31 § 41.
Schanker S. 66 § 85.
Charlach S. 61 § 81.
Scharlach im Wochenbett S. 386 § 495.
Scheide S. 32 § 42.
Scheideneingang S. 32 § 41.
Scheidengewölbe S. 32 § 42.
Scheidenblasenfistel S. 72 § 91 S. 309 § 368.
Scheidenmastdarmfistel S. 382 § 490.
Scheidenriß S. 332 § 405.
Scheidenrohr S. 76 § 94, S. 168 § 194.
Scheidenteil S. 32 § 42.
— bei Erstgebärenden S. 133 § 159.
— bei Mehrgebärenden S. 133 § 159.
Scheidenvorfall S. 72 § 91.
Scheintod S. 51 § 69.
— des Neugeborenen S. 356 § 457.
Scheitel S. 4 § 3.
Scheitelbein S. 111 § 130.
— Einstellung S. 308 § 365.
Schenkel S. 7 § 5.
Schiefhals S. 325 § 398.
Schieflage s. Querlage.
Schienbein S. 7 § 5.
Schilddrüse S. 13 § 14.
Schläfenbein S. 111 § 130.
Schläfengegend S. 6 § 3.
Schläfennaht S. 111 § 130.

— 450 —

Schlagadern S. 14 § 16.,
Schleimhaut S. 10 § 11.
— der Gebärmutter S. 34 § 43.
Schlüsselbein S. 7 § 4.
Schmerzhafte Nachwehen S. 379 § 485.
Schmerzhaftigkeit der Gebärmutter im Wochenbett S. 379 § 485.
Schnuller S. 229 § 269.
Schoßbein S. 27 § 35.
Schoßbogen S. 27 § 35.
Schoßfuge S. 27 § 35.
Schrägbett S. 283 § 332.
Schrägverengtes Becken S. 314 § 375.
Schrumpfung der Frucht S. 252 § 292.
Schrunden S. 383 § 492.
Schulterblatt S. 7 § 4.
Schulterlage s. Querlage.
Schultern
— Entwickelung an diesen S. 180 § 213.
Schulternbreite S. 112 § 131.
Schultzesche Schwingungen S. 360 § 462.
Schürze der Hebamme S. 167 § 194.
Schüttelfrost S. 46 § 64.
Schutzpockenimpfung S. 61 § 82.
Schwache Wehen S. 298 § 350.
Schwämmchen S. 408 § 513a.
Schwangere, Lebensregeln für S. 137 § 165.
Schwangerenfürsorge S. 204 § 247.
Schwangerschaft S. 99 § 120.
— außerhalb der Gebärmutter S. 264 § 307.
— Dauer der Schwangerschaft S. 99 § 120.
— Erkennung S. 131 § 157.
— mehrfache S. 320 § 390.
— regelmäßige S. 99 § 120.
— regelwidrige S. 233 § 274.
Schwangerschafts-Monat S. 99 § 121.
— -Streifen S. 116 § 136.
— -Veränderungen S. 114 § 134.
— -Zeichen S. 131 § 157.
Schweiß bei Wöchnerin S. 192 § 229.
— bei Kranken S. 50 § 69.
Schweißdrüsen S. 10 § 10.
Schwindsucht S. 59 § 77, S. 238 § 280, S. 406 § 512.
Schwingungen nach Schultze S. 360 § 462.
Sehnen S. 8 § 8.
Sehstörungen S. 354 § 451.
Seife S. 167 § 194.
Seifenbürste S. 92 § 113, S. 167 § 194.
Seitenfontanellen S. 112 § 130.

Seitenlage, Dammschutz in S. 177 § 211.
Selbstentwickelung S. 291 § 342.
Selbststillen S. 193 § 233.
Selbstwendung S. 290 § 342.
Semmelweis S. 365 § 468.
Senfpapier S. 81 § 97.
Senfteige S. 81 § 97.
Siebhaut S. 101 § 122.
Siedepunkt S. 44 § 59.
Sinken der kindlichen Herztöne S. 300 § 354.
Sinnesäußerungen des Kindes S. 198 § 239.
Sinnesnerven S. 11 § 12.
Sinnesorgane S. 4 § 3.
Sitz, tiefer des Mutterkuchens S. 338 § 420.
Sitzbein S. 27 § 35.
— -Höcker S. 27 § 35.
— -Stachel S. 27 § 35.
Sommersterblichkeit der Kinder S. 228 § 269.
Sorhletscher Milchkochapparat S. 225 § 266.
Spaltpilze S. 83 § 102.
Spaltung des Gaumens S. 329 § 402.
— der Oberlippe S. 329 § 402.
— der Wirbelsäule S. 328 § 402.
Spätgeburt S. 141 § 167.
Speiche S. 7 § 5.
Speichel S. 16 § 20.
Speicheldrüse S. 16 § 20.
Speichelfluß S. 234 § 275.
Speichenschlagaderpuls S. 46 § 65.
Speiglas S. 55 § 73.
Speisen für Gebärende S. 176 § 208.
— für Schwangere S. 139 § 165.
— für Stillende S. 201 §§ 243 u. 244.
Speiseröhre S. 17 § 20.
Sprache S. 13 § 14.
Sprengen der Eiblase S. 319 § 387 u. S. 342 § 427.
Springen der Blase S. 150 § 178.
Spülkanne S. 75 § 93, S. 168 § 194.
Spülung der Scheide S. 76 § 94.
Starke Wehen S. 301 § 356.
Starrkrampf
— der Gebärmutter S. 302 § 357.
— (Wundstarrkrampf) b. Neugeborenen S. 394 § 503.
— bei Wöchnerinnen S. 378 § 484.
Stechbecken S. 55 § 73.
Steinkind S. 266 § 308.
Steißbein S. 27 § 34.
Steißlage S. 276 § 320.
Stellung der Frucht S. 114 § 133.
— abweichende S. 271 § 313.

Sterbende und deren Pflege S. 58 § 76 a.
Steril (keimfrei) S. 88 § 108.
Stillen des Kindes S. 205 § 248, S. 213—221 § 259—261 b.
Stillhindernisse S. 220—221 §§ 261 a u. 261 b.
Stirnbein S. 111 § 130.
Stirnlage S. 273 § 317.
Stirnnaht S. 111 § 130.
Stoffwechsel S. 22 § 27.
— der Frucht S. 101 § 123 u. S. 107 § 126.
Strecklagen S. 271 § 314.
Streupuder S. 212 § 237.
Stuhlgang S. 48 § 67.
— des Kindes S. 196 § 237 u. S. 402 § 507.
— im Wochenbett S. 202 § 245.
Stuhlverstopfung S. 49 § 67.
— bei Schwangeren S. 235 § 277.
Sturzgeburt S. 301 § 356.
Subkutane Injektion S. 74 § 92 a.
Sulze S. 105 § 125.
Syphilis S. 66 § 85.
— bei der Geburt S. 316 § 381.
— in d. Schwangerschaft S. 240 § 281.
— des Neugeborenen S. 406 § 512.

T.

Tagebuch der Hebamme S. 434 und 435.
Talgdrüsen S. 10 § 10.
Tampon S. 77 § 95.
Tamponade S. 77 § 95.
— bei Fehlgeburt S. 261 § 301.
— bei vorliegendem Mutterkuchen S. 341 § 427.
Tasche der Hebamme S. 167 § 194.
Teeaufguß S. 81 § 98.
Temperatur
— bei Fehlgeburt S. 260 u. 261 § 301.
— der Gebärenden S. 177 § 209.
— des Menschen S. 23 § 28.
— im Gebärzimmer S. 174 § 204.
— im Krankenzimmer S. 54 § 72.
— im Wochenbett S. 192 § 228, S. 207 § 251.
— -Messung im After S. 45 § 62.
Temperatur- und Pulszettel S. 207 § 251 und S. 433.
Thermometer S. 44 § 59, S. 167 § 194.
— Messen mit dem Thermometer S. 44 § 60.
Tetanus s. Starrkrampf.
Tiefstand der großen Fontanelle S. 308 § 365.
— der kleinen Fontanelle S. 309 § 366.
Tiefer Querstand S. 271 § 313.

Tod S. 51 § 69.
— der Frucht in der Schwangerschaft S. 251 § 292.
— der Frucht während der Geburt S. 356 § 457.
— der Gebärenden S. 355 § 455.
— der Schwangeren S. 267 § 310.
— im Wochenbett S. 386 § 495.
— an Wochenbettfieber S. 372 u. 373 § 478.
Todeskampf S. 51 § 69.
Todesschweiß S. 50 § 69.
Totenstarre S. 52 § 69.
Tripper (ansteckender Ausfluß) S. 64 § 84.
— während der Geburt S. 315 § 380.
— in der Schwangerschaft S. 240 § 282.
— im Wochenbett S. 379 § 484.
— an den Augen des Neugeborenen S. 392 § 502.
Tropfglas S. 168 § 194.
Tuberkulose S. 59 § 77.
— des Säuglings S. 406 § 512.
— der Schwangeren S. 238 § 280.
Typhus S. 60 § 80.

U.

Übelkeiten in der Schwangerschaft S. 117 § 138.
Überernährung des Säuglings S. 401 § 507.
Überdehnung der Gebärmutter S. 330 § 404.
Übermäßige Ausdehnung des kindlichen Rumpfes S. 327 § 400.
— Größe des Kindes S. 320 § 389.
— Menge von Fruchtwasser S. 248 § 289.
Übler Geruch des Wochenflusses S. 380 § 486.
Umbeten S. 56 § 75.
Umfang des Leibes der Hochschwangeren S. 137 § 164.
— des kindlichen Kopfes S. 112 § 131.
Umschläge S. 79 § 97.
Umschlingung der Nabelschnur S. 251 § 291.
Umstülpung der Gebärmutter S. 352 § 448.
Unregelmäßigkeit der kindlichen Herztöne S. 300 § 354.
Unstillbares Erbrechen S. 234 § 275.
Unterarm S. 7 § 5.
Unterbindung der Nabelschnur S. 181 § 214.
Unterbrechung der Schwangerschaft S. 253 § 293.

Unterernährung des Säuglings
  S. 401 § 5 7.
Unterkiefer S. 4 § 3.
Unterlagen S. 55 § 73.
Unterleibsentzündung S. 72 § 90.
Unterschenkel S. 7 § 5.
Untersuchung, geburtshilfliche S. 118
  § 140.
— äußere S. 120 § 144, S. 170 § 198.
— innere S. 127 § 148, S. 171 § 198.
— durch das Gehör S. 125 § 145
— während der Geburt S. 170 § 198.
— in der Schwangerschaft S. 119 § 143.
Untersuchungsmittel b. Krankheiten
  S. 43 § 59.
Unvollkommene Fehlgeburt S. 257
  § 298.
Unwillkürlicher Abgang von Harn
  im Wochenbett S. 382 § 489.
— von Kot S. 382 § 490.
Unzeitige Frucht S. 141 § 167.
Urin f. Harn.
Urinblase f. Harnblase.
Uringlas S. 55 § 73.

V.

Ventilation S. 53 § 72.
Veränderung des mütterlichen Kör-
  pers in der Schwangerschaft S. 114
  § 134.
Verblutungstod S. 344 § 432.
Verbrennungen S. 97 § 119.
Verdauung S. 18 § 21.
— bei Kranken S. 48 § 67.
Verdauungsorgane S. 16 § 20.
Verdauungsstörungen beim Neu-
  geborenen und Säugling S. 400
  § 500 und S. 396 § 504.
Verdoppelung
— der Frucht S. 328 § 401.
— der Gebärmutter und Scheide S. 317
  § 384.
Verengerung des Muttermundes und
  der Scheide S. 316 § 383.
Verfärbungen in der Schwangerschaft
  S. 117 § 137.
— des Fruchtwassers S. 320 § 388.
Vergiftungen S. 97 § 119.
Vergrößerung der Gebärmutter als
  Schwangerschaftszeichen S. 151
  § 157.
Verhalten der Hebamme im allgemeinen, sowie gegen Behörden und
  Beamte. 417.
— gegen Ärzte S. 418.
— gegen Berufsgenossinnen S. 418.
— gegen Schwangere, Gebärende und
  Wöchnerinnen S. 420.
— bei behördlichen und gerichtlichen
  Untersuchungen S. 422.

Verklebung des Muttermundes S. 317
  § 383.
Verkrümmung der Wirbelsäule S. 314
  § 376
Verkrüppelungen der Neugeborenen
  S. 324 § 398.
— Anzeige solcher Leiden S. 184 § 218.
Verlangsamung der kindlichen Herz-
  töne S. 154 § 183.
Verletzungen des Neugeborenen
  S. 386 § 497.
— der Gebärenden S. 330 § 404.
Verrichtungen des Körpers S. 3 § 1.
— des weiblichen Körpers S. 37 § 50.
Verschiebungen der Schädelknochen
  S. 161 § 186.
Verschleppte Querlage S. 290 § 341.
Verschluß des Afters S. 328 § 402.
— der Harnröhre S. 328 § 402.
Verschwiegenheit und Verpflichtung
  der Hebamme hierzu. S. 421.
Versehen der Schwangeren S. 140
  § 165.
Verstopfung S. 49 § 67.
— in der Schwangerschaft S. 235
  § 277.
— bei Neugeborenen S. 401 § 506.
Verunstaltungen der Geschlechtsteile
  bei Neugeborenen S. 329 § 402.
Verwundungen und Hilfeleistung
  hierbei S. 96 § 119.
Vierlinge S. 321 § 390.
Vierlingsgeburt S. 324 § 397.
Vollbäder S. 78 § 96.
Vollständigkeit der Nachgeburt S.186
  § 220.
Vorbereitung
— der Gebärenden S. 170 § 197.
— des Querbettes S. 283 § 332.
— für den Arzt S. 282 § 331.
— für Behandlung des Scheintodes
  S. 283 § 332.
Vorberg S. 27 § 34.
Vorderhauptslage S. 272 § 316.
Vorfall des Armes S. 294 § 345.
— des Fußes S. 295 § 346.
— der Gebärmutter S. 72 § 91.
Vorfall der schwangeren Gebärmutter
  S. 245 § 287.
— der Nabelschnur S. 295 § 347.
Vorhersagende Wehen (Vorwehen)
  S. 146 § 176.
Vorhof S. 31 § 41.
Vorliegen des Armes S. 294 § 345.
— der Hand S. 294 § 344.
— der Nabelschnur S. 295 § 347.
Vorliegender Mutterkuchen S. 337
  § 419.
— Verhalten der Hebamme S. 341
  § 426.

Vorliegender Teil S. 127 § 148.
Vorschriften
— für die Desinfektion S. 90 § 113.
— für innere Untersuchung S. 166 § 192.
— für das Verhalten bei Kindbettfieber S. 374 § 481.
Vorwärtsbeugung der schwangeren Gebärmutter S. 241 § 284.
Vorwasser (erste Wasser) S. 150 § 178.
Vorzeitige Lösung des Mutterkuchens S. 336 § 418.
— Unterbrechung der Schwangerschaft S. 253 § 293.
Vorzeitiger Wasserabfluß S. 318 § 386.

W.

Wadenbein S. 8 § 5.
Wangen S. 6 § 3.
Warmblüter S. 23 § 28.
Wärme
— des Badewassers S. 79 § 96 und S. 211 § 257.
— Heilwirkung der Wärme S. 79 § 97.
— des Krankenzimmers S. 53 § 72.
— des Wochenzimmers S. 200 § 241.
Wärmebildung beim Menschen S. 23 § 28.
Wärmemesser S. 44 § 59.
Wärmeregelung für den Säugling S. 227 § 269.
Wärmestauung bei der Frucht S. 239 § 280.
— beim Säugling S. 227 § 269.
Wärmflasche S. 56 § 74.
Wärmwanne S. 264 § 306 und S. 399 § 505a.
Warze S. 37 § 49.
Warzenförmige Erhabenheiten S. 32 § 41.
Warzenhof S. 37 § 49.
Warzenhütchen s. Saughütchen.
Waschung der Hände S. 91 § 113.
Wasserabfluß S. 150 § 178.
— vorzeitiger S. 318 § 386.
Wasserbruch des Hodensackes S. 329 § 402.
Wasserdampf zur Desinfektion S. 88 § 109.
Wasserhaut S. 100 § 121 u. S. 104 § 123.
— deren Verwachsungen S. 249 § 289, S. 329 § 402.
Wässerige Anschwellungen S. 50 § 69.
— bei Schwangeren S. 116 § 136, S. 237 § 279.
Wasserkissen S. 58 § 76.
Wasserkopf S. 326 § 399.
Wassersucht S. 50 § 69.

Wechseljahre S. 40 § 56.
Wehen S. 144 § 173.
— krampfartige S. 301 § 357.
— schwache S. 298 § 350.
— starke S. 301 § 356.
Wehenpause S. 144 § 173.
Wehenschmerz S. 145 § 173.
Wehenschwäche S. 298 § 350
Weib S. 24 § 31.
Weichteile S. 8 § 7.
— Eröffnung S. 147 § 178.
— mangelhafte Dehnung S. 316 § 382.
— Quetschung S. 309 § 368.
— Verengerungen S. 316 § 383.
— Zerreißungen S. 330 § 404.
Wendung (innere) Anhang S. 411 § 1.
— (äußere auf den Kopf) S. 292 § 342.
Wiederbelebung des scheintoten Kindes S. 359 § 462.
Wiederbelebungsmittel bei Blutungen S. 344 § 433.
Wiederholte Schwangerschaft S. 133 § 159.
Wirbel S. 6 § 4.
Wirbelsäule S. 6 § 4.
Wochenbesuch S. 207 § 251.
Wochenbett
— regelmäßiges S. 189 § 223.
— regelwidriges S. 364 § 467.
Wochenfluß (Wochenreinigung) S. 190 § 226.
— dessen Regelwidrigkeiten S. 380 § 486.
Wochenhilfe S. 203 § 247.
Wochenpflegerin S. 210 § 256.
Wochenzimmer S. 200 § 241.
Wöchnerin S. 189 § 223, S. 190 § 240.
Wöchnerinnenheime S. 204 § 247.
Wohlfahrtsämter S. 204 § 247.
Wohnung der Hebamme und Entbindung an dieser Stelle S. 419.
Wolfsrachen S. 329 § 402.
Wundheilung S. 83 § 101.
— im Wochenbett S. 190 § 226.
Wundkrankheiten S. 83 § 102.
— des Wochenbettes S. 365 § 468.
— Ursache und Verhütung dieser Krankheiten im Wochenbett S. 367 § 470.
— Erscheinungen S. 371 § 478.
— Verhalten der Hebamme S. 374 § 481.
Wundnaht S. 83 § 101.
Wundrose S. 87 § 107a.
— bei Neugeborenen S. 394 § 503.
— im Wochenbett S. 378 § 484.
Wundschutz S. 87 § 108.
Wundsein der Brustwarzen S. 383 § 492.

Wundsein der Haut der Neugeborenen S. 212 § 257 u. S. 407 § 513.
— Verhütung des Wundseins bei Neugeborenen S. 212 § 257.
Wundspaltpilze S. 84 § 103.
Wundstarrkrampf S. 87 § 107a.
— bei Neugeborenen S. 394 § 503.
— im Wochenbett S. 378 § 484.
Wundwatte S. 168 § 194.
Wurzelbürste S. 92 § 113, S. 167 § 194.

3.

Zähne, angeborene S. 330 § 402.
Zahnpflege der Hebamme S. 90 § 113, S. 423.
Zehen S. 8 § 5.
Zeichen der Schwangerschaft S. 131 § 157.
— der ersten und wiederholten S. 133 § 159.
— der Lösung des Mutterkuchens S. 182 § 217.
Zeitrechnung der Schwangerschaft S. 134 § 160.
Zellen S. 21 § 24.
Zerreißung
— des Dammes S. 333 § 406.
— der Gebärmutter S. 330 § 404.
— des Gebärmutterhalses S. 332 § 405.
— der Nabelschnur S. 250 u. 251 § 291.
— der Scheide S. 332 § 405.

Zersetzung des Fruchtwassers S. 320 § 388.
Zimmerthermometer S. 44 § 59.
Zotten S. 100 § 121 u. S. 101 § 123.
Zottenhaut S. 101 § 123 u. S. 104 § 123.
Zu weites Becken S. 315 § 378.
Zubereitung der Milch bei unnatürlicher Ernährung S. 224 § 266.
Zufälle bei der Geburt S. 330 § 403.
Zufällige Erkrankungen im Wochenbett S. 385 § 495.
Zurückbleiben von Eihäuten S. 187 § 220.
— von Eiteilen S. 257 § 298.
— von Mutterkuchen S. 187 § 220, S. 249 § 290.
Zusammenziehungen der Gebärmutter S. 144 § 173.
Zweite Schädellage S. 163 § 188.
Zwerchfell S. 12 § 13.
Zwiemilchernährung des Neugeborenen S. 222 § 262.
Zwillinge S. 320 § 390.
Zwillingsgeburt S. 322 § 392.
— Leitung dieser Geburt S. 323 § 394.
Zwillingsschwangerschaft S. 321 § 391.
Zwischenzottenraum S. 101 § 123, S. 104 § 123.
Zwölffingerdarm S. 17 § 20.

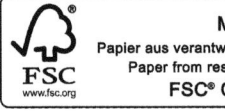

If you have any concerns about our products,
you can contact us on
ProductSafety@springernature.com

In case Publisher is established outside the EU,
the EU authorized representative is:
**Springer Nature Customer Service Center GmbH
Europaplatz 3, 69115 Heidelberg, Germany**

Printed by Libri Plureos GmbH
in Hamburg, Germany